Therapiemanual Kurzdarmsyndrom und Chronisches Darmversagen

Tamara Jannasch · Michaela Brandstätter
Hrsg.

Therapiemanual Kurzdarmsyndrom und Chronisches Darmversagen

Für medizinische Fachkräfte zur Behandlung von Kindern, Jugendlichen und Erwachsenen

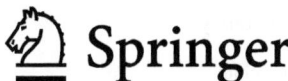 Springer

Hrsg.
Tamara Jannasch
Fuldatal, Deutschland

Michaela Brandstätter
Fürth, Deutschland

ISBN 978-3-662-70709-8   ISBN 978-3-662-70710-4 (eBook)
https://doi.org/10.1007/978-3-662-70710-4

Die Deutsche Nationalbibliothek verzeichnet diese Publikation in der Deutschen Nationalbibliografie; detaillierte bibliografische Daten sind im Internet über https://portal.dnb.de abrufbar.

Planung/Lektorat: Renate Eichhorn
Springer ist ein Imprint der eingetragenen Gesellschaft Springer-Verlag GmbH, DE und ist ein Teil von Springer Nature.
Die Anschrift der Gesellschaft ist: Heidelberger Platz 3, 14197 Berlin, Germany

Wenn Sie dieses Produkt entsorgen, geben Sie das Papier bitte zum Recycling.

Widmung

Dieses Buch ist all jenen gewidmet, die mit Leidenschaft und Motivation für das Wohl der Patienten mit Chronischem Darmversagen und Kurzdarmsyndrom einstehen.

Ein besonderer Platz gebührt Jutta Vollmer-Klitzing, die mit ihrer visionären Pionierarbeit und ihrem innovativen Therapiekonzept die einzigartige Koordinationsstelle Kurzdarmsyndrom gGmbH ins Leben gerufen hat. Mit großem Engagement strebt sie danach, die Lebensqualität der Betroffenen zu verbessern und ihnen neue Perspektiven zu eröffnen.

In besonderer Erinnerung an Dr. Angela Jordan, eine herausragende Kollegin und engagierte Expertin, deren Einsatz und hohe medizinisch-wissenschaftliche Fachexpertise dieses Fachgebiet bereichert haben. Sie ist viel zu früh von uns gegangen, doch ihr Wissen lebt in unserer Arbeit weiter.

Unser tiefster Dank gilt auch den Patientinnen und Patienten, deren Mut, Stärke und Lebenswille uns täglich inspirieren, die Herausforderungen dieses besonderen Lebens zu meistern.

Ihr aller Engagement und Vertrauen sind der Grundstein dieses Werks.

Geleitwort

Liebe Kolleginnen und Kollegen,

Chronisches Darmversagen (CDV) oder das Kurzdarmsyndrom (KD) bei Erwachsenen ist eine äußerst komplexe Erkrankung, die weitreichende physiologische Belastungen für die Betroffenen verursacht. Gleichzeitig beeinträchtigt sie erheblich ihre Lebensqualität, soziale Integration und psychische Gesundheit. Sowohl für die Betroffenen als auch für die behandelnden Fachkräfte stellt die Therapie dieser Krankheit eine erhebliche Herausforderung dar.

Die physiologischen Aspekte des CDV/KD sind vielschichtig. Der Verlust von Dünndarm führt zu einer verminderten Nahrungsaufnahme und -verwertung, was eine stetige Herausforderung für die körperliche Gesundheit der Patienten darstellt. Fortschritte in der medizinischen Versorgung und der Entwicklung interdisziplinär strukturierter Rehabilitationsprogramme haben jedoch dazu beigetragen, die Überlebens- und Lebensqualität signifikant zu verbessern. Das primäre Ziel der Behandlung bleibt die Stabilisierung der Patienten und die Förderung einer nachhaltigen Lebensqualität. Für manche Patienten ist es möglich, eine gewisse oral-enterale Autonomie zu erreichen oder die Notwendigkeit medizinischer Ernährungstherapie zu verringern. Allerdings ist dies nicht für alle Patienten realisierbar, was in der Regel eine individuell zugeschnittene Therapie notwendig macht.

Neben den physiologischen Aspekten muss auch die psychische Belastung der Patienten berücksichtigt werden. Das Leben mit Chronischem Darmversagen geht häufig mit Ängsten, Unsicherheiten und sozialer Isolation einher, die die Lebensqualität erheblich beeinträchtigen können. Eine enge interdisziplinäre Zusammenarbeit und ein ganzheitlicher Behandlungsansatz sind daher unverzichtbar, um sowohl die körperliche als auch die psychische Gesundheit der Betroffenen zu fördern.

In diesem Fachbuch werden die verschiedenen Dimensionen des Chronischen Darmversagens im Erwachsenenalter eingehend behandelt – von der Diagnostik und Therapie bis hin zu den psychosozialen und praktischen Herausforderungen, die für die Betroffenen oft von ebenso großer Bedeutung sind. Die interdisziplinäre Zusammenarbeit, die eng zwischen den verschiedenen medizinischen Disziplinen und den Fachbereichen aufbaut, ist hierbei von entscheidender Bedeutung, um den bestmöglichen Behandlungserfolg zu erzielen.

Mein Dank gilt den Herausgeberinnen Michaela Brandstätter und Tamara Jannasch für ihre Vision und ihr unermüdliches Engagement, dieses wertvolle Werk zu realisieren. Mit Unterstützung zahlreicher Expertinnen und Experten ist es ihnen gelungen, ein umfassendes und praxisorientiertes Buch zu entwickeln, das eine unverzichtbare Ressource für alle Fachkräfte im Bereich der Versorgung von Patienten mit Chronischem Darmversagen darstellt. Ein besonderer Dank geht auch an die Autorinnen und Autoren sowie die Lektorinnen und Lektoren, deren Expertise und Hingabe dieses Buch maßgeblich geprägt haben.

Abschließend möchte ich den Patientinnen und Patienten danken, deren Erfahrungen und Geschichten uns immer wieder dazu anregen, die Versorgung zu verbessern und neue Lösungsansätze zu finden.

Ich lade Sie herzlich ein, die folgenden Kapitel zu lesen und die wertvollen Informationen für Ihre tägliche Arbeit zu nutzen. Möge dieses Buch Ihnen neue Einsichten und Impulse für Ihre therapeutische Praxis bieten.

Frankfurt, Deutschland   Prof. Dr. Irina Blumenstein
Dezember 2025

Geleitwort

Liebe Kolleginnen und Kollegen,

das Chronische Darmversagen bei Kindern beeinflusst sämtliche Lebensbereiche und wirkt weit in das Umfeld der Betroffenen hinein. Auch deswegen stellt es eine große Herausforderung für alle Beteiligten dar – in erster Linie für die Patientinnen und Patienten, aber auch für die Familien sowie die behandelnden Fachkräfte. Letztere haben durch die Gründung von interdisziplinär strukturierten, intestinalen Rehabilitationsprogrammen ein Konzept für diese multisystemische Erkrankung entwickelt und Erfolge erzielt: die verbesserten Überlebenschancen bei geringeren Komplikationsraten ermöglichen inzwischen, den Blick verstärkt auf die langfristige Entwicklung und die Zukunftsgestaltung zu richten – mit und ohne Erreichen einer enteralen Autonomie. Diese Beendigung künstlicher Ernährung und den damit verbundenen medizinischen Risiken und Abhängigkeiten wird als ultimatives Ziel betrachtet, kann jedoch bei einigen Kindern nicht bzw. nur teilweise erreicht werden. Entscheidend auf diesem Weg ist daher stets auch die bestmögliche Lebensqualität mit Teilhabe und Zugang zu den Selbstverständlichkeiten gesunder Kinder und Jugendlicher im Fokus zu halten. Dieser Wunsch der betroffenen Patienten und ihrer Familien definiert das gemeinsame Ziel aller in der Versorgung Beteiligten und ist unser Auftrag – und auch die Motivation dieses Fachbuch über die seltenste Form eines Organversagens, das Chronische Darmversagen, zu verfassen.

Stellvertretend für die Herausgeberinnen ist es mir eine große Freude, Sie zum zweiten Teil dieses Fachbuches ansprechen und zur Lektüre einladen zu dürfen. Ausgewählte Themenbereiche des Pädiatrisch-chronischen Darmversagens erweitern bzw. konkretisieren die vorangegangenen Kapitel um kinderspezifische Aspekte. Die pädiatrische intestinale Rehabilitation ist nach wie vor als junges und sich dynamisch weiterentwickelndes Fach zu verstehen, sodass die Autorinnen und Autoren in den folgenden Kapiteln Evidenz und Erfahrung bündeln. Der inhaltliche Bogen wird gespannt von der Entstehung des Darmversagens über wesentliche Managementstrategien der intestinalen Rehabilitation bis hin zur Transition junger Menschen in das erwachsenenorientierte Gesundheitssystem.

Mein persönlicher Dank gilt dem Herausgeberinnen-Duo, Michaela Brandstätter und Tamara Jannasch, welche sich die Erstellung des ersten umfassenden deutschsprachigen Buches zu diesem Thema zur Herzensangelegenheit gemacht haben. Ihnen und allen Autorinnen und Autoren möchte ich zudem zur Mitgestaltung und -begründung dieses Erstlingswerkes, welches in der Lage ist, eine Fachbuch-Lücke zu schließen, gratulieren. Auch den Patinnen und Paten, welche die Kapitel mit Fachexpertise Korrektur gelesen haben, gebührt großer Dank. Und letztlich und ausdrücklich sei den Kindern und Jugendlichen mit Chronischem Darmversagen sowie deren Familien und den Selbsthilfevereinen (beispielsweise K.i.s.E. e.V., Kinder in schwieriger Ernährungssituation) gedankt, welche nicht locker lassen und die positiven Antreiber unseres fachlichen Tuns sind.

Tübingen, Deutschland   Johannes Hilberath
August 2025

Vorwort der Herausgeberinnen

Liebe Leserinnen und Leser,

mit großer Freude und Hingabe präsentieren wir Ihnen dieses Werk, das nicht nur das Resultat unserer gemeinsamen Arbeit, sondern auch unsere Leidenschaft für die ganzheitliche Versorgung von Menschen mit Chronischem Darmversagen und Kurzdarmsyndrom widerspiegelt.

Unsere langjährige Praxiserfahrung zeigt, dass Chronisches Darmversagen (CDV) noch immer eine wenig verstandene Erkrankung ist, die in der medizinischen Gemeinschaft oft auf viele offene Fragen stößt. Dies führt dazu, dass zahlreiche Patienten nicht umfassend versorgt werden können. Mit unserem Ansatz möchten wir eine detaillierte Übersicht über das Chronische Darmversagen bieten, um das Verständnis für diese komplexe Erkrankung zu verbessern und die Versorgung der Betroffenen nachhaltig zu optimieren.

Dabei ist uns bewusst, dass ein Werk wie dieses niemals vollständig sein kann. Die Vielfalt und Dynamik der wissenschaftlichen Erkenntnisse sowie die unterschiedlichen Facetten und Ausprägungen des Chronischen Darmversagens machen es unmöglich, alle Aspekte abschließend zu behandeln.

Die Medizin und Ernährungswissenschaft entwickeln sich kontinuierlich weiter, und es werden immer wieder neue Erkenntnisse zu den Ursachen, Therapieansätzen und Versorgungskonzepten für diese Erkrankung gewonnen. Dieses Buch versteht sich daher als Momentaufnahme des aktuellen Wissensstands, der ständig erweitert und ergänzt werden muss.

Als Herausgeberinnen dieses Projekts möchten wir Ihnen ein umfassendes und praxisorientiertes Konzept an die Hand geben, das speziell auf die Bedürfnisse von Erwachsenen, Kindern und Jugendlichen mit dieser seltenen, aber schwerwiegenden Erkrankung abgestimmt ist.

Chronisches Darmversagen und Kurzdarmsyndrom stellen die betroffenen Patientinnen und Patienten sowie ihre Familien und das betreuende medizinische Personal vor enorme Herausforderungen. Unsere Intention ist es, mit diesem Werk konkrete Unterstützung und wissenschaftlich fundierte Leitfäden für die Versorgung dieser Patientengruppen bereitzustellen. Dabei gehen wir sowohl auf die speziellen physiologischen und psychischen Bedürfnisse von Erwachsenen als auch auf die besonderen Anforderungen in der Kinder- und Jugendmedizin ein.

Das Projekt basiert auf einem interdisziplinären Ansatz, der Experten aus der Medizin, Ernährungstherapie und weiteren Fachbereichen vereint, um den betroffenen Menschen eine ganzheitliche, individuell angepasste Versorgung zu ermöglichen. Wir möchten durch dieses Werk dazu beitragen, die Lebensqualität der Patientinnen und Patienten zu steigern und die fachliche Expertise im Umgang mit den komplexen Symptomen und Herausforderungen des Chronischen Darmversagens und Kurzdarmsyndroms weiter zu stärken.

Unser Ziel ist es, allen Fachkräften in der Behandlung und Betreuung von Patientinnen und Patienten praxisnahe und wissenschaftlich fundierte Handlungsempfehlungen zu bieten, die auf die besonderen Bedürfnisse von Kindern, Jugendlichen und Erwachsenen abgestimmt sind. Wir sind überzeugt, dass dieses Projekt sowohl in der klinischen Praxis als auch in der Weiterbildung von Fachkräften einen wertvollen Beitrag leisten wird.

Wir danken allen, die dieses Projekt unterstützt haben, und hoffen, dass es Ihnen als wertvolle Ressource dient und dazu beiträgt, das Verständnis und die Versorgung von Menschen mit Kurzdarmsyndrom und Chronischem Darmversagen weiter zu fördern.

Abschließend möchten wir betonen, dass die Herausforderungen, die mit einem Chronischen Darmversagen oder einem Kurzdarmsyndrom verbunden sind, weit über medizinische Fragen hinausgehen. Der Umgang mit der Erkrankung erfordert nicht nur tiefgehendes Wissen über die medizinischen Aspekte, sondern auch ein hohes Maß an Anpassungsfähigkeit und psychischer Stärke im Alltag.

Ausblick: Es ist uns ein Anliegen, ein weiteres Fachbuch als fundierte Grundlage zu erstellen, das den Patienten und ihren Angehörigen hilft, die medizinischen Herausforderungen zu verstehen und zu bewältigen. Doch der Alltag mit einer chronischen Erkrankung umfasst weit mehr als nur die medizinische Versorgung. Es geht um die Integration der Erkrankung in das tägliche Leben, um die Auseinandersetzung mit sozialen Aspekten und die langfristige Lebensqualität.

Aus diesem Grund freuen wir uns, bereits jetzt auf den kommenden Ratgeber hinzuweisen, der sich verstärkt auf die praktischen Herausforderungen und den Umgang im Alltag konzentrieren wird. In diesem Ratgeber werden wir nicht nur konkrete Tipps zur Ernährung und Therapie vermitteln, sondern auch den Blick auf die sozialen und emotionalen Dimensionen erweitern. Wir möchten betroffenen Menschen helfen, nicht nur ihre körperlichen Bedürfnisse zu verstehen und zu erfüllen, sondern auch ihre sozialen Beziehungen, ihre berufliche Integration und ihre persönliche Lebensgestaltung in den Fokus zu nehmen.

Es ist unser Ziel, mit diesem Ratgeber einen wertvollen Beitrag zu leisten, um Menschen mit Chronischem Darmversagen oder Kurzdarmsyndrom zu ermutigen, ihre Lebensqualität nachhaltig zu verbessern und ihre Erkrankung als Teil ihres Lebens zu akzeptieren, ohne dass sie ihre Lebensfreude und sozialen Kontakte verlieren müssen.

Mit besten Wünschen,

Fuldatal, Deutschland   Tamara Jannasch
Fürth, Deutschland   Michaela Brandstätter

Danksagung

Die Entstehung dieses Fachbuchs war für uns, Michaela Brandstätter und Tamara Jannasch, ein gemeinsames Herzensprojekt, das nur durch die Zusammenarbeit und das Engagement vieler Mitwirkender Wirklichkeit werden konnte. Mit großer Dankbarkeit blicken wir auf die vielen Monate intensiver Arbeit zurück, die uns – als Autoren, Lektoren und Unterstützer – miteinander verbunden haben.

Unser besonderer Dank gilt allen Co-Autoren, die mit Leidenschaft, Fachwissen und unermüdlichem Einsatz die Kapitel dieses Buches mitgestaltet haben:

- Frau Prof. Dr. Irina Blumenstein
- Herr Dr. Gunter Burmester
- Frau Dr. Judith Felcht
- Frau Christa Handte
- Herr Dr. Johannes Hilberath
- Frau Dr. Barbara John
- Herr Prof. Dr. Jan de Laffolie
- Frau Franziska Lang
- Frau Antje Paul
- Herr Prof. Dr. Wolfgang Steurer
- Frau Dr. Sandra Ulrich-Rückert

Ihr wertvoller Beitrag hat dieses Werk nicht nur wissenschaftlich fundiert, sondern auch praxisnah und vielseitig gemacht.

Ein ebenso großer Dank gilt unseren Lektoren, die mit viel Hingabe und Sorgfalt jedes Kapitel geprüft haben. An erster Stelle möchten wir Frau Dr. Christiane Eglmeier nennen, durch deren Hände jedes einzelne Kapitel dieses Buches gegangen ist. Ebenso danken wir Frau Dr. Elisabeth Blüthner, Frau Prof. Dr. Hannelore Daniel, Frau Jutta Vollmer-Klitzing und Fr. Dr. Martina Kohl-Sobania für alle Ideen und kritischen Anmerkungen.

Wir möchten auch die Rolle unserer Arbeitgeber hervorheben, die uns bei der Realisierung dieses Projekts unterstützt haben. Dank Fresenius Kabi Deutschland GmbH (Michaela Brandstätter) und der Koordinationsstelle Kurzdarmsyndrom gGmbH (Tamara Jannasch) konnten wir unsere beruflichen Erfahrungen einbringen.

Unser besonderer Dank gilt zudem den Ansprechpartnern des Springer Verlags, insbesondere Frau Renate Eichhorn und Frau Dr. Esther Dür, die uns während des gesamten Prozesses mit Rat und Tat zur Seite standen. Ihr Engagement und ihre Unterstützung haben wesentlich dazu beigetragen, dieses Buch Wirklichkeit werden zu lassen. Ebenso danken wir dem Verlag Springer Nature, der diesem Werk ein Zuhause gegeben hat und dessen Expertise es ermöglicht, ein breites Publikum zu erreichen.

Nicht zuletzt gilt unser Dank allen, die im Hintergrund – mit ermutigenden Worten, fachlichem Austausch oder technischer Unterstützung – zum Gelingen dieses Buches beigetragen haben.

Bücher werden nicht bei Sonnenschein und viel vorhandener Freizeit erstellt, sondern spät nachts. Deswegen möchten wir uns auch bei unseren Familien für die Geduld und Unterstützung bedanken.

Dieses Werk widmen wir allen, die mit Hingabe und Expertise im Gesundheitswesen tätig sind und sich täglich für das Wohl anderer einsetzen.

Tamara Jannasch
Michaela Brandstätter

Inhaltsverzeichnis

**5   Therapie bei Kurzdarmsyndrom und Chronischem
      Darmversagen** 239
Michaela Brandstätter, Jan de Laffolie, Franziska Lang und
Johannes Hilberath

Abkürzungsverzeichnis

ABDA-Datenbank	Apotheker-Datenbank
AM-RL	Arzneimittel-Richtlinie
ATP	Adenosintriphosphat
AZ	Allgemeinzustand
BCAAs	Branched-Chain Amino Acids
b. B.	bei Bedarf
BIA	Bioimpedanzmessungen
BMI	Body-Mass-Index
BPD	Bronchopulmonale Dysplasie
bzw.	beziehungsweise
ca.	circa
CDD	chemisch definierte Diäten
CED	Chronisch Entzündliche Darmerkrankungen
CDV	Chronisches Darmversagen
CLABSI	central line-associated bloodstream infection
cm	Zentimeter
CRBSI	catheter related bloodstream infection
CRP	C-reaktives Protein
CKK	Cholecystokinin
D-2-HDH	D-2-hydroxyacid dehydrogenase
DEHP	Diethylhexylphthalat
DGEM	Deutsche Gesellschaft für Ernährungsmedizin
d. h.	das heißt
DHA	Docosahexaenoic acid
dl	Deziliter
EAF	Enteroatmosphärische Fisteln
ECF	Enterokutane Fisteln
ECL-Zellen	Enterochromaffin-ähnliche Zellen
EE	Enterale Ernährungstherapie
EFSA	Europäische Behörde für Lebensmittelsicherheit
EGRAC	Erythrozyten-Glutathionreduktase-Aktivierungskoeffizienten
engl.	englisch
ENS	enterisches Nervensystem

EPA	Eicosapentaenoic acid
ESPEN	European Society for Clinical Nutrition and Metabolism
ESPHGAN	European Society for Paediatric Gastroenterology, Hepatologie and Nutrition
et al.	et alii
etc.	et cetera
e. V.	eingetragener Verein
evtl.	eventuell
EZ	Ernährungszustand
FAP	Familiäre Adenomatöse Polyposis Coli
F. i. Tr.	Fett in Trockenmasse
FKJ	Feinnadelkatheterjejunostomie
G	Gramm
GALT	Darm-assoziiertes Immunsystem (gut associated lymphoid tissue)
GERD	Gastroösophagealer Reflux
GFR	Glomuläre Filtrationsrate
ggf.	gegebenfalls
GIP	Glukoseabhängiges insulinotropes Peptid
GIT	Gastrointestinaltrakt
GMP	good manufacturing practice
GNL	Gesamtnährlösung
GLP-1	Glucagon-like-Peptide-1
GLP-2	Glucagon-like Peptide-2
GPGE	Gesellschaft für Pädiatrische Gastroenterologie
h	hours (Stunden)
HPE	Heimparenterale Ernährung
i. d. R.	in der Regel
I.E.	Internationale Einheiten
IFALD	intestinal failure-associated liver disease
IgA	Immunglobulin A
IGF-1	Insulin-like Growth Factor 1
i.m.	intramuskulär
IPOM	Intra-Peritoneale-Onlay-Mesh
i.v.	intravenös
kcal	Kilokalorie
KD	Kurzdarmsyndrom
KG	Körpergewicht
kg	Kilogramm
KUSMEL	Ketoazidose, Urämie, Salicylsäure, Methanol, Ethylenglycol oder Laktatazidose
LCT	long chain triglycerides
LDL	Low Density Lipoprotein
LILT	Longitudinal Intestinal Lengthening and Tailoring
m	männlich

m^2	Quadratmeter
MAFLD	Metabolic Associated Fatty Liver Disease
max.	maximal
MCT	Mittelkettige Triglyceride
MDR	Medizinprodukteverordnung
mEq	Milliäquivalent
mg	Milligramm
min	Minuten
MK-4	Menachinon-4
ml	Milliliter
mm	Millimeter
mmol	Millimol
NASPGHAN	North American Society for Pediatric Gastroenterology, Hepatology and Nutrition
NDD	nährstoffdefinierte Diäten
NEC	nekrotisierende Enterokolitis
ng	Nanogramm
PAL	Physical Activity Level
PE	Parenterale Ernährungstherapie
PEG	perkutane endoskopische Gastrostomie
PEJ	perkutane endoskopische Jejunostomie
pH	Potenzial des Wasserstoffs
PICC	peripherally inserted central catheter
PNDI	Parenteral Nutrition Dependency Index
PPE	partielle parenterale Ernährung
PPI	Protonenpumpenhemmer
PUR	Polyurethan
RAE	retinol activity equivalent
RE	Retinol-Äquivalenten
REE	Ruheenergieumsatz
RNA	Ribonukleasen
ROS	reaktiver Sauerstoffspezies
SCFA	kurzkettigen Fettsäuren
SGB	Sozialgesetzbuch
SIBO	Dünndarmfehlbesiedlung
SILT	Spiral Intestinal Lengthening and Tailoring
s.	siehe
s. o.	siehe oben
sog.	sogenannt
SSW	Schwangerschaftswoche
STEP	Serial Transverse Enteroplasty
TEF	thermischer Effekt der Nahrungsaufnahme
Tl	Teelöffel
TPE	totale parenterale Ernährung
u.	und

u. a.	unter anderem
u. ä.	und Ähnliche
UF-Heparin	unfraktioniertes Heparin
V. a.	Verdacht auf
VDR	Vitamin-D-Rezeptor
VKDPs	Vitamin-K-abhängige Proteine
Vs.	versus
w	weiblich
z. B.	zum Beispiel
ZNS	zentralen Nervensystem
ZVK	zentraler Venenkatheter
µg	Mikrogramm
25-OHD	25-Hydroxyvitamin D

Übersicht des Gastrointestinaltrakts

1

Tamara Jannasch

1.1 Einleitung

Die Bedeutung des Gastrointestinaltrakts (GIT) für die menschliche Gesundheit kann nicht hoch genug eingeschätzt werden. Dieses komplexe System, das von der Mundhöhle bis zum Anus reicht, ist für die Digestion (Verdauung) und Resorption (Aufnahme) von Nährstoffen sowie für die Ausscheidung von Abfallprodukten verantwortlich. In diesem Kapitel wird ein umfassender Überblick über die Anatomie und Funktion des Gastrointestinaltrakts gegeben, gefolgt von einer detaillierten Betrachtung der Verdauungssekrete, Hormone und Peptide, die die Verdauung regulieren. Darüber hinaus wird die Rolle der Intestinalen Mikrobiota, die zunehmend als entscheidend für die Gesundheit des Darms und des gesamten Organismus erkannt wird, beleuchtet.

Ein tiefes Verständnis dieser grundlegenden Aspekte ist essenziell, um die Komplexität und Herausforderungen des Chronischen Darmversagens (CDV) und des Kurzdarmsyndroms (KD) zu erfassen. Beide Erkrankungen sind durch erhebliche Beeinträchtigungen der Digestions- und Resorptionsprozesse gekennzeichnet, die zu einer Vielzahl von gesundheitlichen Komplikationen führen können. Durch die Betrachtung der normalen Funktionen und Strukturen des GIT wird die Basis geschaffen, um die pathophysiologischen Veränderungen bei CDV und KD besser zu verstehen.

T. Jannasch (✉)
Fuldatal, Deutschland
E-Mail: tamara.jannasch@web.de

1

1.2   Anatomie und Funktion des Gastrointestinaltrakts

Der Gastrointestinaltrakt (GIT) spielt eine zentrale Rolle im menschlichen Körper, indem er nicht nur die Digestion und Resorption lebenswichtiger Nährstoffe gewährleistet, sondern auch entscheidend zur Immunabwehr und endokrinen Regulation beiträgt. Ein tiefgreifendes Verständnis der komplexen anatomischen und physiologischen Strukturen des GIT ist besonders relevant für die Therapie und das Management von Chronischem Darmversagen (CDV) und Kurzdarmsyndrom (KD). Diese Erkrankungen erfordern spezifisches Wissen über die Funktionsweise des GIT, um gezielte therapeutische Ansätze entwickeln und die Lebensqualität der betroffenen Patienten verbessern zu können. In diesem Kapitel werden daher die Strukturen und Funktionen des GIT detailliert erläutert, um die Grundlage für eine erfolgreiche Behandlung und Begleitung dieser komplexen Krankheitsbilder zu schaffen.

1.2.1   Makroskopische Anatomie

Die grobe Einteilung des Gastrointestinaltrakts (GIT) erfolgt in drei Abschnitte. Der obere GIT umfasst Mundhöhle, Rachen und Oesophagus (Speiseröhre).

Zu der Mundhöhle zählen Mundvorhof, Mundhöhle, Gaumensegel, Schlundenge, Gaumenbogen, Zunge, Speicheldrüsen und Zähne. Das Milchzahngebiss umfasst 20 Milchzähne und das Gebiss eines Erwachsenen 32 Zähne.

Der Oesophagus mündet in den Magen und verbindet die Mundhöhle mit dem mittleren Abschnitt. Der Magen umfasst Kardia, Fundus, Korpus, Magenausgang mit Antrum, Pyloruskanal und Pyloruspförtner. Der Magen bildet zusammen mit dem Dünndarm den mittleren Abschnitt. Der Dünndarm schließt sich an den Magen an und wird in drei Teile gegliedert: das Duodenum, das Jejunum und das Ileum.

Durch die Ileocaecalklappe wird der zweite Abschnitt von dem dritten, dem Dickdarm, anatomisch, wie auch funktional abgegrenzt. Dieser besteht aus dem Caecum mit Appendix, Colon ascendens, Colon transversum, Colon descendens, Colon sigmoideum, Rectum und Analkanal.

Zusätzlich zählen zum GIT beteiligte Drüsen und Organe, wie die Leber, die Gallenblase und das Pankreas (Abb. 1.2) (Aumüller et al. 2010; Behrends et al. 2009; Riemann et al. 2008; Schünke et al. 2022). Die Tab. 1.1 bietet einen Überblick über alle beteiligten Organe des GIT.

Bei CDV/KD sind insbesondere der Dünn- und Dickdarm sowie seine Fähigkeit zur Resorption von Nährstoffen und Flüssigkeiten von Bedeutung. Das Verständnis der makroskopischen Anatomie sowie Physiologie dieser Regionen ist daher essenziell für die Beurteilung und Therapie dieser Erkrankungen.

Tab. 1.1 Organe des Gastrointestinaltrakts und ihre Abschnitte

Organe	Abschnitte
Cavum oris **(Mundhöhle)**	• Vestibulum oris (Mundvorhof) • Cavitas oris propria (Mundhöhle) • Velum palatinum (Gaumensegel) • Isthmus faucium (Schlundenge) • Gaumenbogen (Arcus palatini) • Zähne: 20 Milchzähne, 32 Zähne für das Dauergebiss • Zunge und Speicheldrüsen
Pharynx **(Rachen)**	• Pars nasalis pharyngis (Epipharynx) • Pars oralis pharyngis (Mesopharynx) • Pars laryngea pharyngis (Hypopharynx)
Oesophagus **(Speiseröhre)**	• Pars cervicalis (Halsabschnitt) • Pars thoracalis (Brustabschnitt) • Pars abdominalis (Bauchabschnitt)
Magen **(Gaster)**	• Pars cardiaca (Kardia) • Fundus gastricus (Fundus) • Corpus gastricum (Korpus) • Pars pylorica ventriculi (Magenausgang) mit Antrum, Canalis pyloricus (Pyloruskanal) und Pylorus (Pförtner)

Intestinum **tenue** **(Dünndarm)**	• Duodenum (Zwölffingerdarm)
	   – Pars superior
	   – Pars descendens
	   – Pars horizontalis
	   – Pars ascendens
	 • Jejunum (Leerdarm)
	 • Ileum (Krummdarm) mit Ileocaecalklappe (Bauhin-Klappe)

Intestinum **crassum** **(Dickdarm)**	• Caecum (Blinddarm) mit Appendix vermiformis (Wurmfortsatz)
	 • Colon (Kolon)
	   – Colon ascendens (aufsteigendes Kolon)
	   – Colon transversum (querverlaufendes Kolon)
	   – Colon descendens (absteigendes Kolon)
	   – Colon sigmoideum (Sigma)
	 • Rectum (Mastdarm)
	 • Canalis analis (Analkanal)

Beteiligte **Drüsen**	• Leber (Hepar) • Gallenblase (Vesica biliaris oder Vesica fellea) • Pankreas (Bauchspeicheldrüse)

1.2.2 Mikroskopische Anatomie

Der histologische Grundaufbau ist in allen Abschnitten des Gastrointestinaltrakts (GIT) weitestgehend gleich. Folgende Schichten weisen alle Abschnitte von der Speiseröhre bis zum Rectum von innen nach außen hin auf (Abb. 1.1):

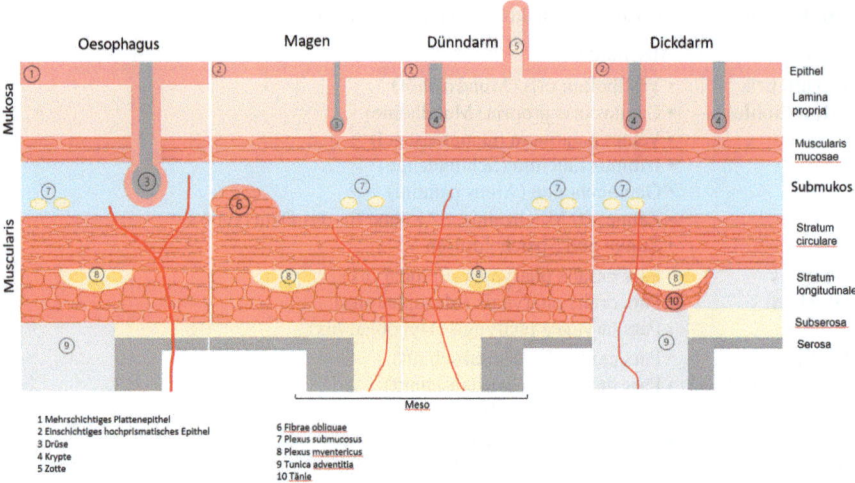

Abb. 1.1 Wandaufbau des Gastrointestinaltrakts

1. **Mukosa bzw. Tunica mucosa (Schleimhaut):** Diese Schicht besteht aus drei Teilen:
   - **Lamina epithelialis mucosae:** Eine Epithelschicht, die den Innenraum des GIT auskleidet.
   - **Lamina propria mucosae:** Eine Bindegewebsschicht, die Blutgefäße, Nerven und Immunzellen enthält.
   - **Lamina muscularis mucosae:** Eine dünne Schicht glatter Muskulatur, die für die Bewegung der Schleimhaut verantwortlich ist.
2. **Tunica submucosa (Bindegewebsschicht):** Diese Schicht besteht aus lockerem Bindegewebe, das größere Blutgefäße, Lymphgefäße und Nerven enthält. Sie ermöglicht die Beweglichkeit der Mukosa.
3. **Tunica muscularis (Muskelschicht):** Diese Schicht besteht aus zwei Schichten glatter Muskulatur:
   - **Stratum circulare:** Die innere ringförmige Muskelschicht, die für die peristaltischen Bewegungen verantwortlich ist.
   - **Stratum longitudinale:** Die äußere längsverlaufende Muskelschicht, die zur Längenkontraktion des GIT beiträgt.
4. **Tunica serosa (äußere Schicht):** Diese Schicht besteht aus einer dünnen Membran und Bindegewebe. In Bereichen, die sich außerhalb oder hinter dem Peritoneum befinden, wird sie als Subserosa oder Adventitia bezeichnet (Lüllmann-Rauch und Asan 2024).

Funktion und Bedeutung der Zotten und Krypten

Der gesamte Darm hat eine Länge von etwa 6 bis 8 m.

- Der Dünndarm misst etwa 6 m und hat einen Durchmesser von ca. 2,5 bis 3 cm.
- Der Dickdarm ist etwa 1,5 m lang und hat einen Durchmesser von etwa 6 bis 7,5 cm.

Die Ileocaecalklappe trennt den Dünndarm vom Dickdarm. Die Oberfläche des Dünndarms wird durch Kerckring-Falten, Zotten (Ausstülpungen) und Krypten (Einbuchtungen) erheblich vergrößert. Kerckring-Falten sind ringförmige Falten der Schleimhaut, die entlang der gesamten Länge des Dünndarms verlaufen und die Oberfläche zusätzlich vergrößern. Diese Falten sind besonders ausgeprägt im Duodenum und im proximalen Jejunum.

Zotten sind fingerförmige Ausstülpungen der Schleimhaut, die mit säulenförmigen Epithelzellen bedeckt sind. Diese Zellen spielen eine wichtige Rolle bei der Resorption von Nährstoffen. Krypten sind hingegen Einbuchtungen in der Schleimhaut, deren Zellen hauptsächlich sekretorische Funktionen übernehmen. Diese Strukturen erhöhen die Resorptionsfläche auf etwa 32 m^2.

Der Dickdarm besitzt keine Zotten, jedoch wird seine Oberfläche durch Haustren (Ausbuchtungen) und Krypten vergrößert. Eine weitere Oberflächenvergrößerung im gesamten Darm wird durch die Mikrovilli gewährleistet. Diese winzigen, haarähnlichen Strukturen auf den Epithelzellen erhöhen die Resorptionskapazität erheblich (Abb. 1.1) (Schünke et al. 2022).

Epitheltyp und Permeabilität

Die Schleimhaut des Gastrointestinaltrakts (GIT) unterscheidet sich in Epitheltyp und Permeabilität sowie in der Anordnung von Zotten und Krypten.

Das Epithel der Schleimhaut des GIT besteht überwiegend aus einschichtigen Zylinderepithel. Dieses ist für die Resorption und Sekretion von Stoffen besonders geeignet. Ausnahmen bilden der Oesophagus und der Analkanal, die mit mehrschichtigen unverhornten Plattenepithel ausgekleidet sind. Plattenepithele bieten besseren mechanischen Schutz, was in diesen Bereichen notwendig ist.

Die Permeabilität des Darmepithels variiert entlang des GIT und nimmt nach distal stetig ab. Demnach ist das Jejunum durch ein lockeres Epithel gekennzeichnet, das eine hohe Ionendurchlässigkeit und eine erleichterte Resorption von Nährstoffen ermöglicht. Im Gegensatz dazu ist der Dickdarm durch ein dichteres Darmepithel charakterisiert. Folglich ist die Resorption herabsetzt, um den Wasser- und Elektrolytverlust zu minimieren.

Unterschiede von Zotten und Krypten zwischen Dünndarm und Dickdarm

Im Dünndarm, insbesondere im Duodenum und Jejunum, sind Zotten und Krypten deutlich ausgeprägt. Diese Strukturen vergrößern die Resorptionsfläche erheblich. Die Zotten sind mit säulenförmigen Epithelzellen ausgestattet, die häufig resorbierende Funktionen übernehmen, während die Zellen der Krypten vor allem sekreto-

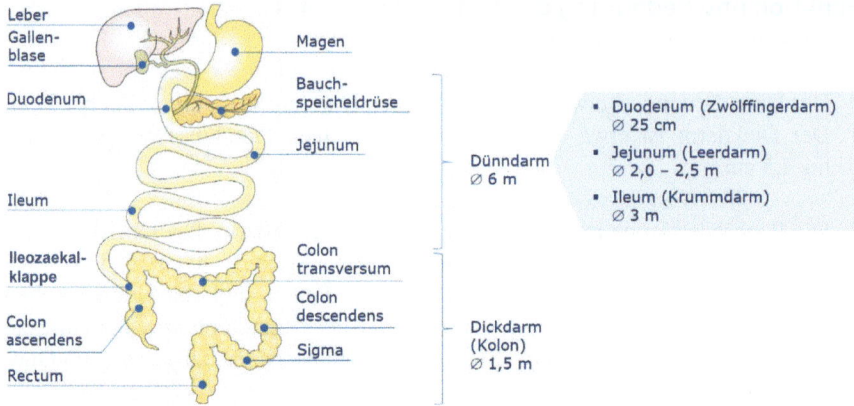

Abb. 1.2 Aufbau des Gastrointestinaltrakts (Modifiziert nach Kiela und Ghishan 2016). (© Fresenius Kabi, mit freundlicher Genehmigung)

rische Aufgaben haben. Der Dünndarm ist zudem durch Kerckring-Falten gekennzeichnet, die weitere Oberflächenvergrößerungen bewirken und die Passage der Nahrung verlangsamen, um die Resorption zu optimieren. Im Dickdarm fehlen Zotten, und die Oberfläche wird stattdessen durch Haustren und weiterhin vorhandene Krypten vergrößert. Die Krypten im Dickdarm sind tief und enthalten zahlreiche Becherzellen, die Schleim produzieren, damit der Darminhalt gut gleiten kann (Lüllmann-Rauch 2006) (Abb. 1.2).

Detaillierter Wandaufbau des Darms
Tight Junctions und Permeabilität
Die Tight Junctions im Darmepithel regulieren die Permeabilität des Gastrointestinaltrakts, indem sie die Zellen des Epithels dicht miteinander verbinden. Dies ist entscheidend für die selektive Resorption von Nährstoffen und den Schutz vor dem Eindringen von Krankheitserregern.

Darmassoziiertes Immunsystem
Das darmassoziierte Immunsystem (GALT) umfasst Peyer-Plaques, isolierte Lymphfollikel und Mesenteriallymphknoten.

Peyer-Plaques sind Ansammlungen von Lymphfollikeln im Ileum, die eine wichtige Rolle im GALT spielen. Sie dienen der Immunüberwachung des Darminhaltes und der Produktion von Antikörpern.

Isolierte Lymphfollikel sind kleinere Lymphgewebeansammlungen, die entlang des gesamten Dünn- und Dickdarms verteilt sind und ebenfalls zur Immunabwehr beitragen.

Mesenteriallymphknoten sind Lymphknoten, die im Mesenterium (der Aufhängung des Darms) liegen. Sie sind Teil des lymphatischen Systems und filtern Lymphe aus dem GIT, um Pathogene und Fremdstoffe zu entfernen.

Einführung in das enterische Nervensystem
Aufbau und grundlegende Struktur

Das enterische Nervensystem (ENS) ist ein komplexes Netzwerk von Neuronen, das in die Wände des Gastrointestinaltrakts (GIT) eingebettet ist. Es wird oft als das „zweite Gehirn" des Körpers bezeichnet, da es autonom arbeiten kann und eine große Anzahl von Neuronen enthält – vergleichbar mit der Anzahl von Neuronen im Rückenmark. Es umfasst zwei Hauptplexus: den Plexus myentericus (Auerbach-Plexus) und den Plexus submucosus (Meissner-Plexus), die die Motilität und Sekretion im Darm regulieren.

Das ENS hat mehrere wichtige Funktionen:

Regulation der Motilität: Es steuert die Peristaltik, die wellenförmigen Muskelkontraktionen, die die Nahrung durch den Darm bewegen. Diese Kontraktionen sorgen dafür, dass die Nahrung effizient durch das Verdauungssystem transportiert wird.

Sekretionssteuerung: Es reguliert die Sekretion von Enzymen, Schleim und Elektrolyten in den Verdauungstrakt, was für die Verdauung und den Schutz der Schleimhaut wichtig ist.

Blutflussregulation: Das ENS beeinflusst den Blutfluss zu den verschiedenen Abschnitten des Darms, um den Bedürfnissen der Verdauung gerecht zu werden.

Sensorische Funktionen: Es registriert mechanische und chemische Veränderungen im Darminhalt und passt die Motilität und Sekretion entsprechend an.

Interaktion mit dem Immunsystem: Das ENS spielt eine Rolle in der Immunüberwachung des Darms, indem es mit dem darmassoziierten Immunsystem interagiert.

Das ENS arbeitet in enger Verbindung mit dem zentralen Nervensystem, aber es kann auch unabhängig davon funktionieren. Dies ermöglicht eine schnelle und direkte Reaktion auf lokale Bedingungen im Darm.

Einführung in die Intestinale Mikrobiota

Die Intestinale Mikrobiota des Darms besteht aus einer Vielzahl von Mikroorganismen, einschließlich Bakterien, Viren, Pilzen und Protozoen. Diese Mikroorganismen sind in verschiedenen Regionen des Darms unterschiedlich verteilt und tragen zur Verdauung, Immunfunktion und zum Schutz vor Krankheitserregern bei.
(Verweis Abschn. 1.4)

1.2.3 Physiologie der verschiedenen Organe und Abschnitte des Gastrointestinaltrakts

Allgemeine Physiologie

Die Mundhöhle ist der Ort der mechanischen und enzymatischen Verdauung. Hier wird die Nahrung durch Kauen zerkleinert und mit dem Speichel, der Enzyme enthält, vorverdaut.

Der Rachen spielt eine zentrale Rolle beim Schluckvorgang, dient als Transportweg für die Nahrung und leitet gleichzeitig Luft zu den Atemwegen.

Der Oesophagus fungiert als Transportweg, der die Nahrung vom Rachen in den Magen befördert.

Der Magen ist für die enzymatische und chemische Spaltung der Nahrung mittels Magensäure verantwortlich. Er dient als Reservoir, in dem die Nahrung zwischengespeichert und portioniert weitergegeben wird. Zudem synthetisiert der Magen den Intrinsic Factor, der für die Aufnahme von Cobalamin (Vitamin B_{12}) notwendig ist.

Der Dünndarm, bestehend aus Duodenum, Jejunum und Ileum, erfüllt mehrere entscheidende Funktionen: Er synthetisiert Flüssigkeit, neutralisiert den sauren Chymus (Speisebrei) aus dem Magen und mischt und transportiert den Chymus mittels Peristaltik weiter. Im Dünndarm findet die enzymatische Verdauung der Nahrung statt, gefolgt von der Resorption von Mikro- und Makronährstoffen sowie Flüssigkeit. Das Jejunum ist besonders bekannt für das Hauptvorkommen des Enzyms Laktase, welches für die Spaltung der Laktose notwendig ist. Das Ileum übernimmt die exklusive Resorption von Gallensäuren und Cobalamin.

Der Dickdarm hat mehrere wichtige Aufgaben: Er spielt eine Rolle in der Immunabwehr, resorbiert Flüssigkeit und Elektrolyte, synthetisiert Phyllochinon (Vitamin K), Biotin und kurzkettige Fettsäuren, dient als Reservoir für den Stuhl und ist am Prozess der Defäkation beteiligt. Die Immunabwehr im Dickdarm wird durch mehrere Systeme gewährleistet: lymphatische Gewebe wie Peyer-Plaques und isolierte Lymphfollikel, das darmassoziierte lymphatische Gewebe, Immunzellen in der Schleimhaut, die Intestinale Mikrobiota und die sekretorische Immunität durch Immunglobulin A (IgA).

Die Leber speichert Vitamine, Fette, Glykogen und Eisen. Sie synthetisiert Proteine, Fette und Lipoproteine sowie Galle, Cholesterin und Gallensäuren. Zudem ist die Leber für den Abbau und die Entgiftung von Substanzen (Medikamente, Bilirubin, etc.) verantwortlich, reguliert den Säure-Basen-Haushalt und spielt eine Rolle in der Immunabwehr.

Die Gallenblase fungiert als Reservoir für die Galle. Über die Gallenwege wird die Galle bei Bedarf in das Duodenum abgegeben.

Das Pankreas produziert Verdauungsenzyme, die in das Duodenum abgegeben werden (exokrin), sowie Hormone, die wichtige regulatorische Funktionen im Körper übernehmen (endokrin). Ein Überblick über die Funktionen des Gastrointestinaltrakts bietet die Tab. 1.2 (Behrends et al. 2009)

Nährstoffresorption
Nährstoffe sind essenzielle Substanzen, die der Körper für eine Vielzahl physiologischer Prozesse benötigt. Zu den Makronährstoffen zählen Kohlenhydrate, Proteine und Fette, während Mikronährstoffe Vitamine, Mineralstoffe und Spurenelemente umfassen. Die Resorption dieser Nährstoffe erfolgt überwiegend im Dünndarm, wo sie zunächst in ihre kleineren Bestandteile (z. B. Glukose, Aminosäuren, Fettsäuren) zerlegt und anschließend über die Darmschleimhaut aufgenommen werden. Diese Nährstoffe werden über den Blutkreislauf den physiologischen Prozessen im Körper zugeführt.

Tab. 1.2 Physiologie des Gastrointestinaltrakts

Organe	Physiologie
Cavum oris (Mundhöhle)	• Mechanische und enzymatische Verdauung
Pharynx (Rachen)	• Schluckvorgang, Transportweg, Luftleitung
Oesophagus (Speiseröhre)	• Transportweg der Nahrung
Magen (Gaster)	• Enzymatische und chemische Spaltung (Digestion) mittels Magensäure • Reservoir für den Chymus (Speisebrei) • Portionierung und Weitergabe des Chymus • Synthese des Intrinsic Factors
Intestinum tenue (Dünndarm)	Gesamter Dünndarm: • Synthese von Flüssigkeit • Neutralisierung des sauren Chymus • Durchmischung und Weitergabe (Peristaltik) des Chymus • Enzymatische Digestion der Nahrung • Resorption von Mikro-, Makronährstoffen und Flüssigkeit Besonderheit Jejunum: • Hauptvorkommen von Laktase Besonderheit Ileum: • Ausschließliche Resorption von Gallensäuren und Cobalamin
Intestinum crassum (Dickdarm)	• Immunabwehr • Resorption von Flüssigkeit und Elektrolyten • Synthese von Vitamin K, Biotin und kurzkettigen Fettsäuren • Reservoir für den Stuhl • Defäkation
Beteiligte Drüsen	Leber: • Speicherung von Vitaminen, Fetten, Glykogen und Eisen • Synthese von Proteinen, Fetten und Lipoproteinen • Synthese der Galle, Cholesterin und Gallensäuren • Abbau und Entgiftung von Medikamenten, Bilirubin, etc. • Regulation des Säure-Basen-Haushalts • Immunabwehr Gallenblase und -gänge: • Reservoir der Galle • Transport und Sekretion in das Duodenum Pankreas und -gänge: • Synthese von Verdauungsenzymen (exokrin) • Sekretion in das Duodenum • Synthese von Hormonen (endokrin)

Die Resorption beginnt im Duodenum und Jejunum, den oberen Abschnitten des Dünndarms, die aufgrund ihrer anatomischen Struktur eine besonders hohe Resorptionsfähigkeit aufweisen. Hier sind die Mukosafalten größer und zahlreicher, die Zotten länger und die Resorptionsoberfläche insgesamt ausgeprägter als im distalen Dünndarm (Ileum). Zusätzlich nimmt der Durchmesser des Darmlumens nach distal ab, was die Resorptionsrate im Ileum weiter verringert. Demnach ist der größte Teil der Makronährstoffe bereits in den proximalen Abschnitten des Dünndarms resorbiert, sodass die Aufnahme im Ileum weitestgehend abgeschlossen ist.

Die besonderen anatomischen Gegebenheiten führen dazu, dass die Nährstoff-
konzentration im Duodenum und Jejunum signifikant höher ist als im distalen
Dünndarm. Für eine vertiefte Betrachtung der spezifischen Resorptionsmechanis-
men und Transportwege von Kohlenhydraten, Proteinen und Fetten verweisen wir
auf Abschn. 3.7 (Tappenden 2014).

Resorption von Mikronährstoffen
Die Resorption von Mikronährstoffen erfolgt in spezifischen Abschnitten des Darms
(Abb. 1.3 und Tab. 1.3).

Im Duodenum werden bereits Folat, Kalzium und Eisen aufgenommen. Der
Großteil der wasser- und fettlöslichen Vitamine sowie Mineralstoffe wird im Jejunum resorbiert. Besonderheiten bilden das Cobalamin (Vitamin B$_{12}$) und die Gallensäuren, die ausschließlich im Ileum aufgenommen werden.

Das Ileum besitzt die Fähigkeit, Funktionen anderer Dünndarmabschnitte teilweise zu kompensieren, wohingegen das Resorptionsvermögen von Gallensäuren
und Cobalamin im Duodenum und Jejunum nicht vorhanden ist.

Der Dickdarm hat ebenfalls eine gewisse Fähigkeit zur Kompensation, insbesondere in Bezug auf die Resorption von Wasser und Elektrolyten. Bei Verlust großer
Dünndarmabschnitte kann der Dickdarm diese Funktionen verstärken, um die Flüs-
sigkeits- und Elektrolytbalance aufrechtzuerhalten und somit den Verlust zu mil-

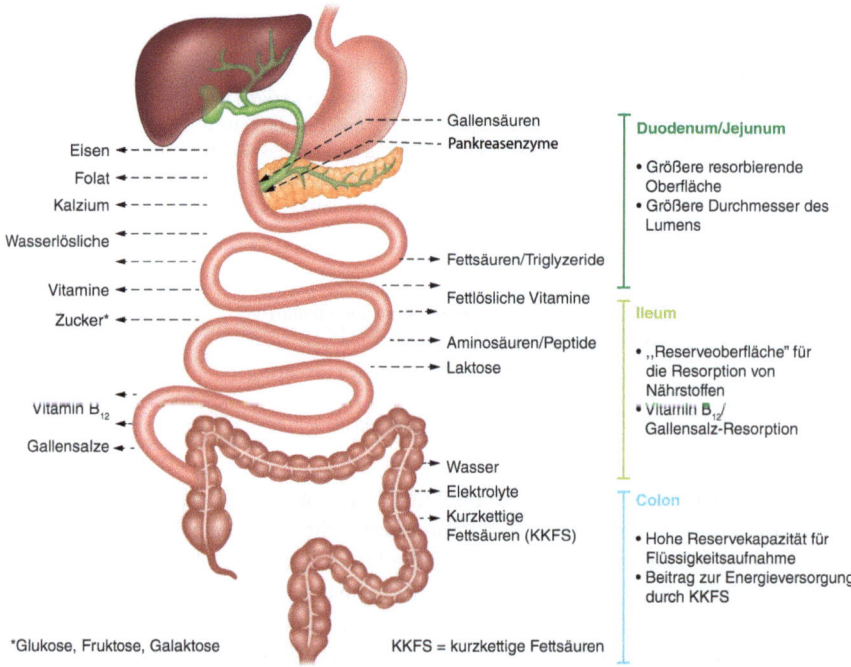

Abb. 1.3 Resorptionsorte von Makro- und Mikronährstoffen (Modifiziert nach Tappenden 2014).
(© Fresenius Kabi, mit freundlicher Genehmigung)

Tab. 1.3 Nährstoffresorption

Nährstoffgruppe	Resorptionsort	Resorptionsmechanismus
Proteine	Dünndarm	Aktiver Transport, Peptidtransporter
Fette	Dünndarm	Passiver Transport (Mizellenbildung, Resorption von Fettsäuren und Monoglyceriden), Transport durch Chylomikronen im Lymphsystem
Kohlenhydrate	Dünndarm	Aktiver Transport (Glukose, Galaktose: SGLT1, Fruktose: GLUT5)
Mikronährstoffe	Duodenum, Jejunum, Ileum	Verschiedene Mechanismen: passive Diffusion, aktive Transporter
Flüssigkeit	Dünndarm, Dickdarm	Osmose, parazellulärer Transport
Elektrolyte	Dünndarm, Dickdarm	Aktiver und passiver Transport
Gallensäuren	Ileum	Aktiver Transport

dern. Der Dickdarm kann jedoch nicht die spezifische Resorption von Mikronährstoffen wie Gallensäuren oder Cobalamin übernehmen, da ihm die dafür notwendigen Mechanismen fehlen (Tappenden 2014).

Enterohepatischer Kreislauf der Gallensäuren

Gallensäuren sind das Endprodukt des Cholesterinstoffwechsels und spielen eine zentrale Rolle bei der Emulgierung, Digestion und Resorption von Fetten und fettlöslichen Vitaminen. Der Körper recycelt Gallensäuren über den enterohepatischen Kreislauf. Die Synthese der primären Gallensäuren, Cholsäure und Chenodesoxycholsäure, findet in der Leber statt. Täglich werden etwa 800 bis 1000 ml Gallensäure in der Leber produziert, und der Gallensäurepool des Körpers umfasst etwa 2500 bis 4000 mg Gallensäure (Abb. 1.4).

Nach ihrer Synthese werden die Gallensäuren in der Gallenblase gespeichert. Bei Bedarf, insbesondere während der Nahrungsaufnahme, werden sie über den Gallengang (Ductus choledochus) in das Duodenum abgegeben, wo sie die Fettverdauung unterstützen, indem sie Fette emulgieren und die Resorption von fettlöslichen Vitaminen fördern.

Die Rückresorption der Gallensäuren erfolgt hauptsächlich im terminalen Ileum. Etwa 95 % der Gallensäuren werden hier zurückresorbiert und gelangen über die Pfortader zurück zur Leber. In der Leber werden sie erneut in den Gallensäurekreislauf eintreten.

Der enterohepatische Kreislauf ist ein effizienter Recyclingprozess, der sicherstellt, dass Gallensäuren nicht ständig neu produziert werden müssen. Die Menge an Gallensäuren, die täglich recycelt wird, liegt bei etwa 20 bis 30 g, während die Ausscheidung über den Stuhl in der Regel weniger als 0,5 g pro Tag beträgt.

Dieser Kreislauf trägt zur Aufrechterhaltung eines stabilen Gallensäurepools bei und ermöglicht eine kontinuierliche Unterstützung der Fettverdauung und -resorption. Bei Störungen des enterohepatischen Kreislaufs kann es zu einer verminderten Fettresorption und zu Mangelerscheinungen kommen (di Ciaula et al. 2017; Grüner und Mattner 2021).

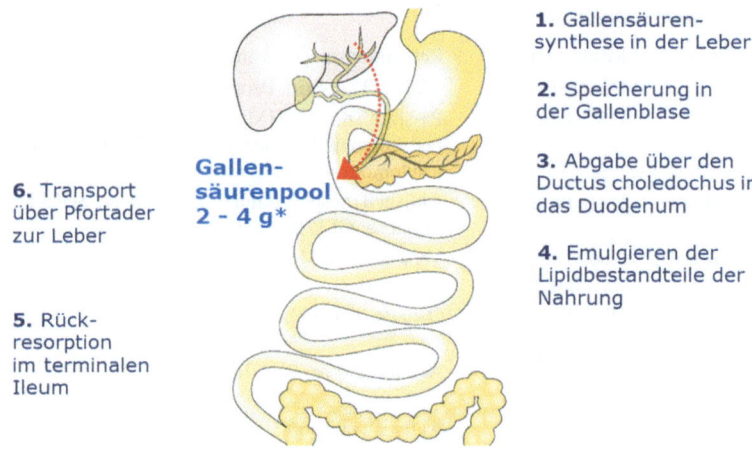

1. Gallensäuren-
synthese in der Leber

2. Speicherung in
der Gallenblase

3. Abgabe über den
Ductus choledochus in
das Duodenum

4. Emulgieren der
Lipidbestandteile der
Nahrung

6. Transport
über Pfortader
zur Leber

**Gallen-
säurenpool
2 - 4 g***

5. Rück-
resorption
im terminalen
Ileum

*4 - 12 mal zirkulierend in 24 h

Abb. 1.4 „Recycling" der Gallensäuren in der Leber (Modifiziert nach Tappenden 2014). (© Fresenius Kabi, mit freundlicher Genehmigung)

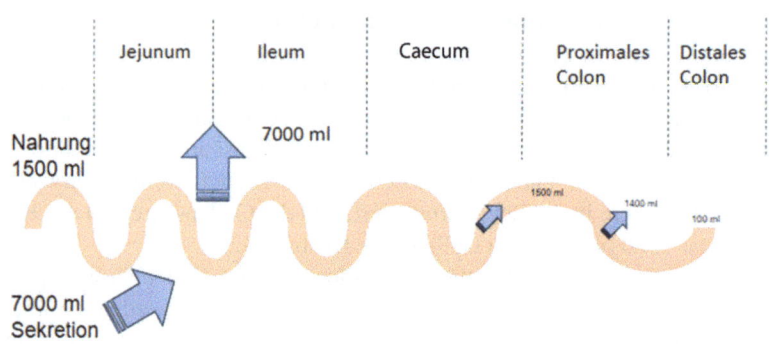

| Jejunum | Ileum | Caecum | Proximales Colon | Distales Colon |

Nahrung 1500 ml

7000 ml

7000 ml Sekretion

1500 ml

1400 ml

100 ml

Abb. 1.5 Flüssigkeitsbewegungen entlang des Gastrointestinaltrakts

Resorption von Flüssigkeit und Elektrolyten

Die Flüssigkeitsresorption ist ein entscheidender Prozess im GIT, der sowohl für die allgemeine Gesundheit als auch speziell für Patienten mit CDV/KD von großer Bedeutung ist. Täglich passieren etwa 9 l Flüssigkeit den Dünndarm, wovon rund 2 l aus der Nahrung und Getränken stammen und die restlichen 7 l aus Verdauungssäften (Speichel, Magensaft, Pankreassaft, Galle und Darmsäfte) bestehen (Abb. 1.5).

Dünndarm

Im Dünndarm werden etwa 80–85 % der Gesamtflüssigkeit resorbiert. Dies entspricht ungefähr 7–7,5 l pro Tag. Die Resorption erfolgt hauptsächlich durch osmotische Prozesse und den aktiven Transport von Elektrolyten wie Natrium und Chlorid, welche Wasser nachziehen. Die hohe Resorptionskapazität des Dünndarms ist essenziell für die Aufrechterhaltung des Flüssigkeits- und Elektrolythaushalts im Körper.

Dickdarm
Der verbleibende Flüssigkeitsanteil, etwa 1,5–2 l, gelangt in den Dickdarm. Hier werden weitere 90–95 % dieser Flüssigkeit resorbiert, was ungefähr 1,3–1,8 l entspricht. Die Resorption im Dickdarm erfolgt ebenfalls durch osmotische Prozesse und den aktiven Transport von Elektrolyten. Der Dickdarm spielt somit eine wichtige Rolle bei der Konzentration des Darminhaltes und der Bildung von festem Stuhl.

Elektrolytkonzentrationen und Osmolarität
Mit der Flüssigkeit gelangen täglich etwa 700 mmol Chlorid, 100 mmol Kalium und 800 mmol Natrium in das Darmlumen. Die Zusammensetzung des Chymus beeinflusst den osmotischen Gradienten, also die Osmolarität des Chymus im Vergleich zum Plasma:

- **Hyperosmolarer Chymus:** Wenn der Chymus eine höhere Osmolarität als das Plasma hat, wird Wasser aus dem Körper in das Darmlumen sezerniert, um das osmotische Gleichgewicht wiederherzustellen. Dies kann durch die hohe Konzentration von gelösten Stoffen im Chymus verursacht werden.
- **Hypoosmolarer Chymus:** Ein Chymus mit niedrigerer Osmolarität als das Plasma ist hypotonisch. In diesem Fall wird Wasser aus dem Darmlumen in das Plasma resorbiert, um die Osmolarität im Blut auszugleichen.
- **Isoosmolarer Chymus:** Wenn der Chymus eine gleiche Osmolarität wie das Plasma aufweist, besteht ein Gleichgewicht zwischen den osmotischen Drücken. In dieser Situation sind die Wasserbewegungen zwischen dem Darmlumen und dem Plasma weitgehend neutral, da keine Netto-Wasserbewegung erforderlich ist, um das osmotische Gleichgewicht zu erhalten.

Diese Mechanismen sind entscheidend für die Aufrechterhaltung der Homöostase des Körpers und gewährleisten eine effektive Resorption von Nährstoffen und Flüssigkeit. Störungen in diesen Prozessen können zu Problemen wie Dehydration oder Überwässerung führen (Lamprecht 2016; Kiela und Ghishan 2016) (Abb. 1.6).

1.2.4 Spezielle Themen der Physiologie

Motilität und Peristaltik
Die Motilität des GIT bezieht sich auf die koordinierte Muskelbewegung, die Nahrung durch den Verdauungstrakt transportiert. Diese Bewegung wird als Peristaltik bezeichnet und unterscheidet sich in verschiedenen Abschnitten des GIT:

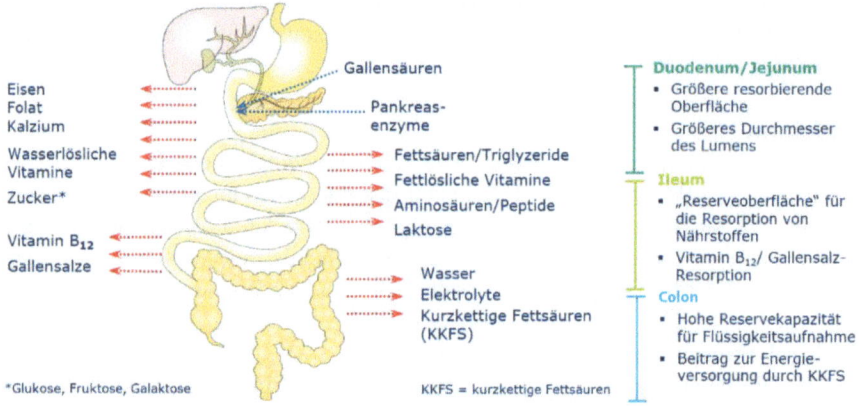

Abb. 1.6 Resorptionsorte von Makro- und Mikronährstoffen (Modifiziert nach Tappenden 2014). (© Fresenius Kabi, mit freundlicher Genehmigung)

1. **Oesophagus:**
   Die Peristaltik im Oesophagus besteht aus wellenartigen Muskelkontraktionen, die die Nahrung vom Rachen in den Magen befördern.
2. **Magen:**
   Hier erfolgt die Durchmischung und Zerkleinerung der Nahrung durch rhythmische Kontraktionen der Magenwand. Diese Bewegungen ermöglichen auch die allmähliche Freisetzung des Chymus in den Dünndarm.
3. **Dünndarm:**
   Die Peristaltik im Dünndarm besteht aus segmentalen und propulsiven Bewegungen, die den Chymus mischen und vorwärts transportieren. Segmentale Bewegungen mischen den Chymus durch rhythmische Kontraktionen der Ringmuskulatur. Propulsive Bewegungen sorgen durch wellenartige Kontraktionen für den Weitertransport. Diese Bewegungen sind entscheidend für die effiziente Digestion und Resorption der Nährstoffe.
4. **Dickdarm:**
   Hier sind die peristaltischen Bewegungen langsamer und dienen hauptsächlich der Wasserresorption und der Formung des Stuhls. Peristaltische Bewegungen treten ein- bis dreimal täglich auf und schieben den Stuhl zum Rectum.

Die Regulation der Motilität erfolgt durch das enterische Nervensystem und wird von hormonellen und neuronalen Signalen beeinflusst. Eine gestörte Motilität kann zu verschiedenen Verdauungsproblemen führen, die bei Patienten mit CDV und KD besonders relevant sind.

Detaillierte Funktionen des enterischen Nervensystems

Das enterische Nervensystem (ENS) ist ein komplexes Netzwerk von Neuronen, das als „Gehirn des Darms" bezeichnet wird. Es spielt eine zentrale Rolle bei der Regulation der Verdauungsprozesse:

Regulation der Verdauungsprozesse: Das ENS steuert die Motilität, die Sekretion von Verdauungsenzymen und die Durchblutung des GIT. Es ermöglicht eine koordinierte Reaktion auf den Nahrungsinhalt und sichert so eine effiziente Digestion und Resorption.

Interaktion mit dem zentralen Nervensystem (ZNS): Das ENS interagiert mit dem ZNS über das vegetative Nervensystem, insbesondere über den Vagusnerv. Diese Verbindung ermöglicht die bidirektionale Kommunikation und spielt eine Rolle bei der Steuerung der Digestion sowie bei der Vermittlung von Bauchschmerzen und anderen Symptomen.

pH-Werte des Gastrointestinaltrakts

Die pH-Werte in verschiedenen Abschnitten des GIT variieren stark und sind für die Verdauungsprozesse und die Resorption von entscheidender Bedeutung:

Der pH-Wert im Magen liegt etwa bei 1,5 bis 3,5. Die saure Umgebung aktiviert Pepsinogen zu Pepsin (Verdauungsenzym) und beginnt die Proteindenaturierung und -verdauung.

Der pH-Wert im Dünndarm steigt auf etwa 6 bis 7,5 an. Dies ist optimal für die Aktivität der pankreatischen Enzyme und die Neutralisierung des sauren Chymus.

Der pH-Wert im Dickdarm liegt zwischen 5,5 und 7. Hier ist ein leicht saurer bis neutraler pH-Wert wichtig für die Fermentation durch Darmbakterien und die Resorption von Wasser und Elektrolyten.

Funktion des Mikrobioms des Darms

Das Darmmikrobiom besteht aus Billionen von Mikroorganismen, die eine entscheidende Rolle in der Digestion und der Immunabwehr spielen:

Digestion: Das Mikrobiom unterstützt die Fermentation von unverdaulichen Kohlenhydraten und die Synthese von kurzkettigen Fettsäuren, die den Enterozyten als Energiequelle dienen.

Immunabwehr: Es fördert die Entwicklung des Immunsystems und schützt vor pathogenen Mikroorganismen.

Interaktion mit dem ENS: Das Mikrobiom kommuniziert mit dem ENS und beeinflusst die Motilität und Sekretion im GIT. Diese Interaktion ist besonders wichtig für Patienten mit CDV und KD, da eine gestörte Mikrobiom-Homöostase zu zusätzlichen Verdauungsproblemen führen kann.

(Verweis Abschn. 1.4)

Darmpermeabilität und ihre Rolle in der Pathophysiologie: Mechanismen, Regulation und Krankheitsrelevanz

Die Permeabilität des Darmepithels ist entscheidend für den Austausch von Nährstoffen, Flüssigkeiten und Elektrolyten. Dieser Austausch erfolgt über verschiedene Mechanismen, wobei sowohl der transzelluläre als auch der parazelluläre Transport eine zentrale Rolle spielen.

Transzellulärer Transport ermöglicht den aktiven und passiven Transport von Nährstoffen wie Glukose, Aminosäuren und Lipiden durch die Epithelzellen. Im Gegensatz dazu erfolgt der parazelluläre Transport von Wasser, Elektrolyten, Calcium und Magnesium durch die Tight Junctions, die den interzellulären Raum regulieren. Diese spezialisierte Verbindung zwischen Epithelzellen kontrolliert die Durchlässigkeit der Barriere.

Tight Junctions sind essenziell für die Aufrechterhaltung der Barriereintegrität. Sie verhindern das Eindringen von schädlichen Substanzen wie Pathogenen und Toxinen. Zonulin, ein Schlüsselprotein, reguliert die Permeabilität der Tight Junctions. Eine übermäßige Freisetzung von Zonulin kann zu einer erhöhten Durchlässigkeit führen, bekannt als „Leaky Gut". Diese erhöhte Permeabilität kann das Eindringen von Antigenen und Mikroorganismen in die Submukosa erleichtern und somit Entzündungsreaktionen auslösen.

Eine gestörte Darmpermeabilität ist mit verschiedenen Erkrankungen assoziiert, einschließlich Zöliakie, Reizdarmsyndrom, entzündlichen Darmerkrankungen (wie Morbus Crohn und Colitis ulcerosa) sowie systemischen Erkrankungen wie Diabetes und Autoimmunerkrankungen.

Zusätzlich kann die Darmbarriere durch verschiedene Faktoren beeinflusst werden. Entzündungsmediatoren wie Zytokine, die bei entzündlichen Darmerkrankungen vermehrt auftreten, können die Tight Junctions schädigen und die Permeabilität erhöhen. Nährstoffe und diätetische Faktoren spielen ebenfalls eine Rolle; während Fettsäuren und Polyphenole die Barriere stabilisieren, können Alkohol und bestimmte Medikamente die Permeabilität erhöhen. Auch oxidativer Stress, verursacht durch freie Radikale, kann die Proteine der Tight Junctions schädigen und zu einer erhöhten Permeabilität führen.

Insgesamt ist die Regulation der Tight Junctions und die Kontrolle der Darmpermeabilität von zentraler Bedeutung für die Aufrechterhaltung der Darmbarriere und die Verhinderung der Entwicklung von Krankheitszuständen.

Immunologische Aspekte des Darms

Die lymphatischen Strukturen im Darm, einschließlich der Peyer Plaques sowie isolierter und mesenterialer Lymphfollikel, tragen wesentlich zur Immunabwehr bei, indem sie verschiedene Mechanismen der Immunüberwachung und Immunantwort unterstützen:

Antigenpräsentation: In den lymphatischen Strukturen werden Antigene von antigenpräsentierenden Zellen (wie Makrophagen und dendritischen Zellen) erkannt und aufgenommen. Diese Zellen präsentieren die Antigene dann den T-Lymphozyten, um eine spezifische Immunantwort auszulösen.

Produktion von Antikörpern: In den Peyer-Plaques und isolierten Lymphfollikeln werden B-Lymphozyten aktiviert, um Antikörper zu produzieren, die an Antigene binden und diese neutralisieren können. Diese Antikörper spielen eine entscheidende Rolle bei der Abwehr von pathogenen Mikroorganismen und Toxinen im Darm.

Regulation der Immunantwort: Die lymphatischen Strukturen im Darm helfen auch bei der Regulation der Immunantwort, indem sie zwischen pathogenen und nicht-pathogenen Antigenen unterscheiden und so eine übermäßige Immunreaktion verhindern.

Entzündliche Reaktionen: Bei Bedarf können lymphatische Strukturen im Darm entzündliche Reaktionen koordinieren, um Infektionen einzudämmen und zu bekämpfen.

Induktion der Toleranz: Neben der Abwehr von Pathogenen spielen die lymphatischen Strukturen eine Rolle bei der Induktion der oralen Toleranz gegenüber Nahrungsmittelantigenen und der Darmflora. Dies ist wichtig, um autoimmune Reaktionen und überschießende Immunantworten zu vermeiden.

Zusammenfassend tragen Peyer-Plaques, isolierte Lymphfollikel und mesenteriale Lymphknoten im Darm durch ihre vielfältigen immunologischen Funktionen maßgeblich zur lokalen und systemischen Immunabwehr bei, wodurch die Gesundheit des Darms und des gesamten Organismus geschützt wird (Iacob und Iacob 2019).

Reparatur- und Regenerationsmechanismen

Die Reparatur- und Regenerationsmechanismen des Darms sind entscheidend für die Erhaltung der Darmgesundheit und spielen besonders bei CDV/KD-Patienten eine bedeutende Rolle. Hier sind einige zusätzliche Informationen zu diesen Mechanismen:

Proliferation der Epithelzellen: Die Epithelzellen, die die Darmwand auskleiden, haben die Fähigkeit zur schnellen Teilung und Vermehrung, was als Proliferation bezeichnet wird. Diese Zellen sind für die Barrierefunktion des Darms entscheidend und sorgen dafür, dass die Darmwand intakt bleibt und ihre Funktion erfüllt.

Regeneration der Mukosa: Die Mukosa des Darms umfasst die Schleimhautschicht, die für die Resorption von Nährstoffen und Flüssigkeiten verantwortlich ist. Nach Schädigungen durch Entzündungen, Infektionen oder anderen Ursachen kann sich die Mukosa regenerieren. Dieser Prozess umfasst die Neubildung und Differenzierung von Zellen, um die strukturelle Integrität und die Funktion des Darms wiederherzustellen.

Bedeutung für CDV/KD: Bei den Patienten ist die Oberfläche des Darms reduziert, was die Resorptionskapazität einschränken kann. Die Fähigkeit zur schnellen und effektiven Reparatur der Darmwand ist daher von großer Bedeutung, um die Funktionen des verbleibenden Darms zu maximieren. Dies kann durch gezielte therapeutische Ansätze unterstützt werden, die die Regeneration fördern und die Epithelzellproliferation stimulieren.

(Verweis Abschn. 3.4)

Therapeutische Implikationen: Für die medizinische Ernährungstherapie ist es wichtig, diese Reparatur- und Regenerationsmechanismen zu unterstützen. Dies geschieht oft durch die Bereitstellung spezifischer Nährstoffe oder Medikationen, die die Zellteilung und Gewebegeneration fördern, sowie durch die Optimierung der Ernährung, um die gesamte Darmgesundheit zu verbessern.

1. **Bereitstellung spezifischer Nährstoffe:**
   - **Glutamin:** Glutamin ist eine Aminosäure, die als bevorzugter Brennstoff für die Epithelzellen des Darms dient. Studien zeigen, dass eine erhöhte Glutamindosierung die Regeneration der Darmmukosa bei Patienten mit

Chronischem Darmversagen unterstützen kann. Zum Beispiel hat eine Untersuchung gezeigt, dass Glutamin die Heilung von Darmschleimhautver-
letzungen beschleunigt und die Permeabilität der Darmschleimhaut verbessert (van der Hulst et al. 1993).

- **Fettsäuren:** Mittelkettige Triglyceride (MCTs) sind leichter verdaulich
und resorbierbar als langkettige Fettsäuren. Die Verwendung von MCTs in
der Ernährung kann die Fettresorption optimieren und die Belastung des verbleibenden Darms reduzieren, was besonders wichtig ist, wenn die Darmoberfläche reduziert ist (Jeppesen und Fuglsang 2018).
- **Vitamin A:** Vitamin A ist wichtig für die Aufrechterhaltung der Integrität der
Epithelzellen und kann die Mukosareparatur fördern. Eine Supplementierung
mit Vitamin A kann die Epithelzellen schützen und ihre Regeneration nach
einer Schädigung unterstützen (Litvak et al. 1998).
2. **Medikation zur Förderung der Zellteilung und Gewebegeneration:**
- **Glucagon-like Peptide-2 (GLP-2):** GLP-2 ist ein Hormon, das die Zellproliferation in der Darmmukosa stimulieren kann. Therapeutische GLP-2-
Analoga werden verwendet, um die Mukosareparatur und -regeneration zu
unterstützen. Studien zeigen, dass GLP-2 die Schleimhautheilung fördert und
die Darmbarrierefunktion verbessert (Litvak et al. 1998).
- **Zink:** Zink ist ein essenzielles Spurenelement, das eine Schlüsselrolle bei der
Zellteilung und Gewebereparatur spielt. Eine Supplementierung mit Zink
kann die Heilung der Darmmukosa fördern und die Funktion der Epithelzellen verbessern (Mahan und Escott-Stump 2012).
3. **Optimierung der Ernährung zur Verbesserung der gesamten Darmgesundheit:**
- **Ballaststoffe:** Lösliche Ballaststoffe können die Produktion von kurzkettigen
Fettsäuren (SCFAs) fördern, die die Darmgesundheit unterstützen. SCFAs
wie Butyrat sind wichtig für die Aufrechterhaltung der Integrität der Darmschleimhaut und können die Regeneration der Darmbarriere fördern (Facchin
et al. 2024).
- **Probiotika:** Probiotische Bakterien können das Mikrobiom des Darms stabilisieren und eine gesunde Darmbarriere unterstützen. Die Supplementierung
mit bestimmten Probiotika hat gezeigt, dass sie die Darmbarriere stärken und
entzündliche Prozesse reduzieren können (Gibson und Roberfroid 1995).

Zusammenfassend sind die Reparatur- und Regenerationsmechanismen des
Darms entscheidend für die Aufrechterhaltung seiner Funktionen und spielen eine
Schlüsselrolle in der Therapie und Pflege von Patienten mit Chronischem Darmver-
sagen und Kurzdarmsyndrom. Die gezielte Verwendung von Nährstoffen und
Medikamenten kann die Zellteilung und Gewebereparatur optimieren und die ge-
samte Funktion des verbleibenden Darms verbessern.

Einfluss von Ernährung und Diät auf die Darmfunktion

Die Ernährung hat einen erheblichen Einfluss auf die Darmgesundheit:

- **Verschiedene Ernährungsweisen:** Ballaststoffreiche Diäten fördern die Darm-motilität und die Mikrobiomvielfalt, während fett- und zuckerreiche Diäten entzündliche Prozesse begünstigen können.
- **Therapie von CDV/KD:** Eine angepasste Ernährung ist entscheidend für das Management der oralen und enteralen Ernährungstherapie. Zum Beispiel können mittelkettige Triglyceride bei Fettverwertungsstörungen eingesetzt werden.

(Verweis Abschn. 3.2.1)

Pharmakologische Interventionen

Pharmakologische Ansätze können die Darmfunktion unterstützen und Symptome bei CDV/KD behandeln.

Medikamente wie Prokinetika können die Motilität fördern, während Antidiarr-hoika die Flüssigkeitsresorption verbessern können.

Entzündungshemmende Medikamente und Immunmodulatoren können entzünd-liche Prozesse im Darm reduzieren und die Darmgesundheit unterstützen.

GLP-2-Analoga sind Medikamente, die die intestinale Resorption durch die Ver-größerung der Resorptionsfläche verbessern. Sie stimulieren die Proliferation der Darmschleimhaut und steigern die Zottenlänge und Kryptentiefe. Folglich wird die Nährstoffaufnahme und die Schleimhautfunktion bei Patienten mit eingeschränkter Darmoberfläche gesteigert. Diese Therapie ist besonders vorteilhaft bei Patienten mit Kurzdarmsyndrom, da sie die Fähigkeit des Darms zur Nährstoffversorgung fördern.

(Verweis Abschn. 3.4)

Besonderheiten bei Kindern und Jugendlichen

Kinder und Jugendliche unterscheiden sich in vielerlei Hinsicht von Erwachsenen, insbesondere was die Anatomie und Physiologie ihres Gastrointestinaltraktes (GIT) betrifft. Diese Unterschiede haben wesentliche Auswirkungen auf die medizinische Ernährungstherapie bei Chronischem Darmversagen (CDV) und Kurzdarm-syndrom (KD).

Anatomische Besonderheiten

Die Entwicklungsstadien und Größenunterschiede des Darms sind bei Kindern und Jugendlichen deutlich ausgeprägt. Im Vergleich zu Erwachsenen ist der Darm bei Kindern kürzer und die Darmwand dünner. Diese anatomischen Unterschiede be-einflussen die Effizienz der Digestion und die Resorption von Nährstoffen erheblich.

Physiologische Besonderheiten

In der Nährstoffresorption gibt es ebenfalls Unterschiede. Bei Kindern und Jugend-lichen ist die Resorptionskapazität des Darms aufgrund der noch nicht vollständig entwickelten Darmzotten und Mikrovilli oft reduziert. Gleichzeitig befinden sich die Darmflora und das Immunsystem noch in der Entwicklung, was die Anfälligkeit für Infektionen erhöhen und die Digestion von bestimmten Nährstoffen beeinflussen kann. Besonders die Digestion und Resorption von Makro- und Mikronährstoffen weisen bei Kindern und Jugendlichen spezifische Besonderheiten auf, die in der medizinischen Ernährungstherapie berücksichtigt werden müssen.

Relevanz für die medizinische Ernährungstherapie
Bei der Behandlung von CDV und KD bei Kindern und Jugendlichen ist es entscheidend, die spezifischen Anforderungen und Bedürfnisse dieser Altersgruppe zu berücksichtigen. Auf Grund des erhöhten Nährstoffbedarfs während des Wachstums müssen die Ernährungsstrategien sorgfältig geplant und individuell angepasst werden. Sowohl parenterale (PE) als auch enterale Ernährungstherapien (EE) müssen so gestaltet werden, dass sie eine optimale Entwicklung und Gesundheit fördern. Dies beinhaltet die Anpassung der Nährstoffzusammensetzung und die Überwachung der Aufnahme, um Mangelerscheinungen zu vermeiden und die allgemeine Gesundheit zu unterstützen.

Zusammenfassend ist bei Kindern und Jugendlichen mit CDV oder KD eine individuelle und sorgfältig abgestimmte Ernährungstherapie unerlässlich, um deren spezifische Wachstums- und Entwicklungsbedürfnisse zu erfüllen und eine bestmögliche Lebensqualität zu gewährleisten.

1.3   Verdauungssekrete, Hormone und Peptide des Gastrointestinaltrakts

Tamara Jannasch

Die Verdauung umfasst die mechanische Zerkleinerung und enzymatische Spaltung von Nährstoffen in ihre kleinsten Bestandteile, wodurch die Resorption von Glukose, Aminosäuren, Fettsäuren, etc. und der Transport im Organismus ermöglicht wird. Dieser Prozess wird durch humorale und neuronale Faktoren reguliert. Bei Patienten mit Chronischem Darmversagen (CDV) und/oder Kurzdarmsyndrom (KD) ist die Digestion und Resorption von Nährstoffen erheblich beeinträchtigt. Eine wesentliche Ursache für die Malnutrition ist die verminderte Resorptionsfläche des Gastrointestinaltrakts (GIT), die in einer unzureichenden Nährstoffresorption resultiert. Daher ist ein umfassendes Verständnis der Verdauungsprozesse und der unterstützenden Faktoren unerlässlich, um eine effektive medizinische Ernährungstherapie zu entwickeln.

Tab. 1.4 Übersicht Verdauungssekrete

Verdauungssekret	Zusammensetzung	Wirkung
Speichel	Wasser, Elektrolyte, Lysozym, Muzine, IgA, Verdauungsenzyme wie alpha-Amylase, saure Lipase, Ribonukleasen	• bakterizide Wirkung • karioprotektive Wirkung • Spaltung von Stärke und RNA • Teilweise Neutralisierung von Magensäure
Magensaft	Wasser, Salzsäure, Pepsin, Muzine, Bicarbonat, Intrinsic Faktor, Lipasen	• Denaturierung von Proteinen • bakterizide Wirkung Beachte: Intrinsic Faktor ermöglicht die Aufnahme von Cobalamin (Vitamin B_{12}) im Ileum.
Gallensaft	Wasser, Gallensäuren, Lecithin, Phospholipide, Cholesterin, Abbauprodukte der Leber	• Neutralisierung des Chymus • Emulgierung von Fetten • Spaltung von Fetten • Ausscheidung nicht wasserlöslicher Produkte wie Bilirubin, Giftstoffe, Medikamente, Cholesterin etc.
Pankreassaft	Verdauungsenzyme wie Proteasen, α-Amylase, Lipasen	Exokriner Anteil: • Neutralisierung des Chymus • Spaltung von Proteinen, Fetten und Kohlenhydraten Beachte: Die meisten Enzyme das Pankreas werden im Duodenum erst unter einem optimalen pH-Wert (7 bis 8) aktiv.
Dünndarmsaft	Alkalische Sekrete, Muzine	• Neutralisierung des Chymus • Schutz der Schleimhaut

Die Synthese von Verdauungssekreten und die Ausschüttung von Mediatoren werden durch verschiedene Reize angeregt, wie z. B. sensorische Stimulation durch den Anblick oder Geruch von Nahrungsmitteln, was zur Speichelproduktion führt. Die Wirkung und Zusammensetzung relevanter Verdauungssekrete sind in der Tab. 1.4 „Übersicht Verdauungssekrete" zusammengefasst.

Die Verdauungssekrete spielen eine wesentliche Rolle bei der Digestion und Resorption von Nährstoffen im GIT (Tab. 1.4, Abb. 1.7). Bei CDV/KD-Patienten können die Produktion und Zusammensetzung von Verdauungssekreten wie Speichel, Magensaft, Gallensaft und Pankreassaft stark beeinträchtigt sein. Dies führt zu einer unzureichenden Spaltung und Resorption von Nährstoffen, was zu Mangelernährung und anderen gesundheitlichen Komplikationen führen kann. Eine gezielte Unterstützung dieser Sekrete durch therapeutische Maßnahmen kann daher entscheidend sein.

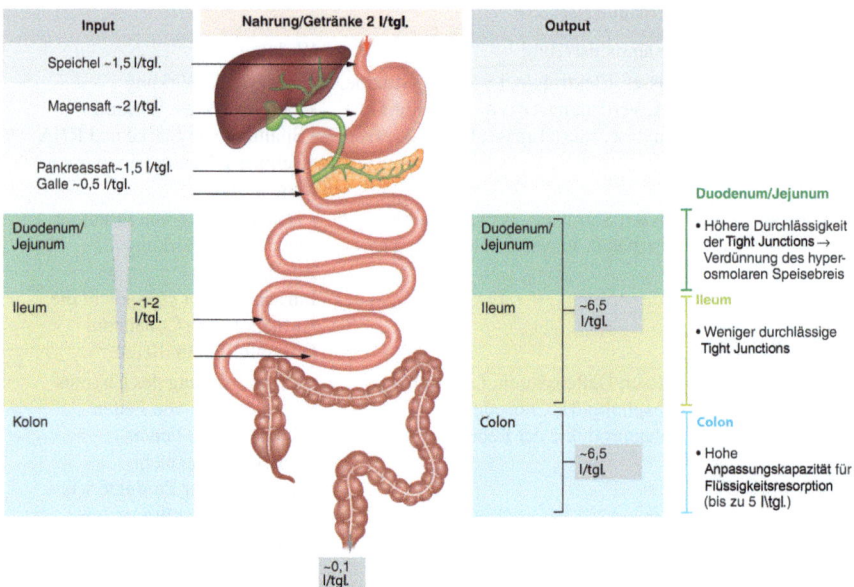

Abb. 1.7 Verdauungssekrete (Modifiziert nach Kiela und Ghishan 2016). (© Fresenius Kabi, mit freundlicher Genehmigung)

1.3.1 Übersicht Verdauungssekrete

Der **Speichel** enthält Wasser, Elektrolyte, Lysozym, Muzine, IgA sowie Verdauungsenzyme wie α-Amylase, saure Lipase und Ribonukleasen. Diese Substanzen tragen zur bakteriziden und karioprotektiven Wirkung bei, spalten Stärke und RNA und neutralisieren teilweise die Magensäure. Bei Patienten mit Chronischem Darmversagen (CDV) oder Kurzdarmsyndrom (KD) kann die Speichelproduktion reduziert sein, was zu einer verminderten Vorverdauung von Kohlenhydraten führt und die Mundgesundheit beeinträchtigt. Die Reduktion der Speichelproduktion bei Patienten mit CDV/KD kann mehrere Ursachen haben, die häufig mit den zugrunde liegenden physiologischen Veränderungen und den Therapiemaßnahmen zusammenhängen:

1. **Eingeschränkte Nahrungsaufnahme:** Patienten mit CDV und/oder KD können aufgrund der Notwendigkeit einer speziellen medizinischen Ernährungstherapie eine stark reduzierte Nahrungsaufnahme haben. Diese verringerte Nahrungsaufnahme beeinflusst die Speichelproduktion, da diese normalerweise durch sensorische Reize beim Kauen und Schlucken von Nahrung stimuliert wird. Wenn bestimmte Nahrungsmittel vermieden werden müssen oder die Nahrungsaufnahme stark reduziert ist, wird die Speichelproduktion entsprechend weniger angeregt.

2. **Medikamentöse Therapie:** Viele CDV/KD-Patienten sind auf medikamentöse Therapien angewiesen, die möglicherweise die Speichelproduktion beeinträchtigen können. Bestimmte Medikamente, die zur Behandlung von gastrointestinalen Symptomen oder Begleiterkrankungen eingesetzt werden, haben eine Auswirkung auf die Speichelproduktion. Opioide, Protonenpumpenhemmer oder Diuretika können sich negativ auf die Speichelproduktion auswirken (Riley et al. 2017; Sachs et al. 2006; Han et al. 2015).

3. **Allgemeine physiologische Veränderungen:** CDV/KD und die damit verbundenen physiologischen Veränderungen im GIT können sich auch auf die allgemeine Gesundheit des Mundraumes auswirken. Nährstoffmängel, Elektrolytstörungen und chronische Entzündungsprozesse, die bei CDV/KD häufig vorkommen, beeinträchtigen die Mundgesundheit und können die Speichelproduktion reduzieren. Zusätzlich kann eine parenterale Ernährung die orale Aktivität verringern und so indirekt die Speicheldrüsenfunktion beeinträchtigen, was das Risiko für Mundtrockenheit und damit verbundene Probleme erhöht. Der allgemeine Gesundheitszustand des Körpers und des Mundes stehen somit in enger Verbindung. Insgesamt führen diese Mechanismen dazu, dass die Patienten ein erhöhtes Risiko für eine reduzierte Speichelproduktion haben, was wiederum die Vorverdauung von Kohlenhydraten beeinträchtigen und die Mundgesundheit negativ beeinflussen kann (Position of the American Dietetic Association 2007; Schütz et al. 2010; Stefanski et al. 2017; Lamprecht et al. 2014)

Der **Magensaft** setzt sich aus Wasser, Salzsäure, Pepsin, Muzinen, Bicarbonat, Intrinsic Faktor und Lipasen zusammen. Er denaturiert Proteine, hat eine bakterizide Wirkung und ermöglicht durch den Intrinsic Faktor die Aufnahme von Cobalamin (Vitamin B_{12}) im Ileum. Bei CDV/KD-Patienten kann die Produktion von Magensaft verringert oder die Zusammensetzung gestört sein, was zu einer unzureichenden Denaturierung von Proteinen und einer gestörten Cobalamin-Aufnahme führen kann. Mögliche Ursachen für eine verringerte Produktion von Magensäure können die Schädigung oder Reduktion der Magenschleimhaut durch chronische Entzündungen oder mechanische Interventionen wie Operationen sein. Außerdem können bestimmte Medikamente oder Ernährungsumstellungen, die häufig bei CDV/KD-Patienten nötig sind, die Produktion und Zusammensetzung des Magensaftes beeinflussen.

Bei CDV/KD kann es allerdings auch zu einer erhöhten Produktion von Magensäure kommen. Die gesteigerte Produktion von gastrinreichen Peptiden und Hormonen bei den Patienten kann durch mehrere Mechanismen bedingt sein, die mit den Veränderungen im GIT und der Resektion des Dünndarms zusammenhängen:

1. **Enterozytenverlust und Kompensation**: Beim CDV/KD führt die Resektion eines Teils des Dünndarms dazu, dass Enterozyten (Zellen der Dünndarmschleimhaut) verloren gehen. Diese Zellen sind unter anderem für die Produktion und Freisetzung von Hormonen wie Gastrin und Cholecystokinin (CCK) verantwortlich. Gastrin spielt eine Schlüsselrolle bei der Regulierung der Magensäureproduktion. Durch den Verlust dieser hormonproduzierenden Zellen kann

es zu einem Ungleichgewicht kommen, was den Verdauungsprozess beeinträchtigt. Der Körper kann versuchen, diesen Hormonmangel zu kompensieren, indem er die verbleibenden Enterozyten dazu anregt, mehr Hormone zu produzieren. Dies kann jedoch zu einer unzureichenden Regulation der Magensäure führen, was wiederum zu Verdauungsproblemen, wie einer Über- oder Unterproduktion von Magensäure, beitragen kann. Diese kompensatorischen Mechanismen sind oft nicht ausreichend, um den Verlust vollständig auszugleichen, was die therapeutischen Herausforderungen bei den Patienten verdeutlicht (Li et al. 1995; Nightingale 2006; Pironi et al. 2016).

2. **Nahrungsmittel-induzierte Stimulation der Hormone:** Patienten mit CDV/KD haben oft eine veränderte Nahrungsmittelaufnahme und -verarbeitung, einschließlich einer erhöhten Rate der Magenentleerung und erhöhten Säureproduktion als Reaktion auf die Nahrung. Diese Veränderungen können die Freisetzung von Hormonen wie Gastrin, das für die Regulation der Magensäureproduktion wichtig ist, stimulieren.

3. **Adaption des verbliebenen Dünndarms:** Der verbliebene Dünndarm bei KD-Patienten kann sich an die neuen physiologischen Bedingungen anpassen, um eine effizientere Nahrungsaufnahme zu ermöglichen. Diese Anpassung kann auch die hormonelle Regulation beeinflussen, indem sie die Produktion und Freisetzung von Peptidhormonen wie Gastrin erhöht.

4. **Entzündungsreaktion und Anpassung:** Chirurgische Eingriffe und die damit verbundenen Veränderungen im GIT können zu einer milden Entzündungsreaktion führen, die wiederum die hormonelle Regulation beeinflussen kann. Entzündungsmediatoren und Zytokine können die Freisetzung von Peptidhormonen beeinflussen, was zu einer gesteigerten Produktion führt.

Der **Gallensaft** enthält Wasser, Gallensäuren, Lecithin, Phospholipide, Cholesterin sowie Abbauprodukte der Leber. Er neutralisiert den Chymus (Speisebrei), emulgiert und spaltet Fette und scheidet nicht wasserlösliche Produkte wie Bilirubin, Giftstoffe/Medikamente und Cholesterin aus. Bei CDV/KD-Patienten kann die Gallensaftproduktion unzureichend sein, was zu einer gestörten Fettverdauung und -resorption führt, sowie zu Problemen bei der Ausscheidung von Lebermetaboliten. Die verringerte Gallensaftproduktion kann mehrere Ursachen haben, die mit den anatomischen und physiologischen Veränderungen im GIT zusammenhängen:

1. **Resektion des Dünndarms:** Durch die chirurgische Entfernung eines Teils des Dünndarms, wie es bei den Patienten der Fall ist, kann die Oberfläche für die Resorption von Nährstoffen und die Sekretion von Verdauungssäften verringert sein. Dies kann die Fähigkeit des Körpers beeinträchtigen, ausreichend Gallensäuren und andere Bestandteile für die Gallensaftproduktion bereitzustellen.

2. **Verminderte Stimulation durch Nahrungsfette:** Die Gallensaftproduktion wird normalerweise durch das Vorhandensein von Fett in der Nahrung stimuliert. Bei reduzierter Nahrungsaufnahme oder gestörter Fettverdauung kann die natürliche Stimulierung der Gallensaftproduktion beeinträchtigt sein.

3. **Adaption des verbliebenen Dünndarms:** Nach einer Darmresektion passt sich der verbleibende Dünndarm an die veränderte physiologische Situation an. Diese Anpassung führt zu funktionellen Veränderungen, die auch die Gallensäureproduktion und -sekretion betreffen können. Durch die Adaption des Darms wird die Resorptionskapazität erhöht, indem sich die Darmzotten verlängern und die Oberfläche vergrößert wird. Wenn das terminale Ileum entfernt wurde, kann der enterohepatische Kreislauf der Gallensäuren gestört sein, was die Leber dazu zwingt, mehr Gallensäuren zu produzieren. Zudem können veränderte Signale vom Darm zur Leber den Gallenfluss beeinflussen, was zu Schwankungen in der Gallensaftproduktion führen kann, bis sich der Körper an die neuen Bedingungen angepasst hat (Pironi et al. 2016; Kesseli und Sudan 2019; Squires et al. 2012).

4. **Malabsorption von Gallensäuren:** Durch Resektion des Ileums kann die Resorption von Gallensäuren gestört werden. Dies führt zu einem Mangel an recycelten Gallensäuren, die für die Gallensaftproduktion notwendig sind.

Zusammengenommen können diese Faktoren dazu führen, dass die Gallensaftproduktion bei Patienten mit CDV/KD unzureichend ist. Dies hat direkte Auswirkungen auf die Fettverdauung und -resorption im Darm sowie auf die Ausscheidung von Lebermetaboliten wie Bilirubin und Cholesterin, was zu weiteren Verdauungs- und Stoffwechselproblemen führen kann.

Der **Pankreassaft** enthält Verdauungsenzyme wie Proteasen, α-Amylasen und Lipasen. Diese Enzyme neutralisieren den Chymus und spalten Proteine, Fette und Kohlenhydrate unter einem optimalen pH-Wert im Duodenum. Die meisten Pankreasenzyme werden erst im Duodenum unter einem optimalen pH-Wert von 7 bis 8, also im leicht alkalischen Bereich, aktiv. Der saure Chymus aus dem Magen muss im Duodenum durch Bicarbonat neutralisiert werden, um diese Enzyme zu aktivieren. Bei Patienten mit CDV/KD ist es besonders wichtig, diesen pH-Wert zu regulieren, da eine unzureichende Neutralisation die Digestion und Nährstoffresorption beeinträchtigen kann. Therapeutische Ansätze umfassen die Gabe von Pankreasenzym- und Bicarbonat-Präparaten sowie Ernährungsanpassungen, um die Digestion zu unterstützen. Die Überwachung und individuelle Anpassung der Therapie sind entscheidend, um die optimale Enzymaktivität und Nährstoffresorption sicherzustellen.

Der **Dünndarmsaft** besteht aus alkalischen Sekreten und Muzinen, die den Chymus neutralisieren und die Schleimhaut schützen. Bei CDV/KD-Patienten kann die Produktion von Dünndarmsaft reduziert sein, was zu einer gestörten Neutralisierung des Chymus und zu Schleimhautschäden führen kann. Ursachen für eine reduzierte Produktion von Dünndarmsaft können folgende sein:

1. **Resektion des Dünndarms:** Bei Patienten mit CDV/KD wurde ein Teil des Dünndarms chirurgisch entfernt, was die Oberfläche für die Produktion von Dünndarmsaft verringert.

2. **Veränderte Stimulation:** Die Produktion von Dünndarmsaft wird durch die Anwesenheit von Nahrung und die Digestion stimuliert. Bei Patienten mit reduzier-

ter Nahrungsaufnahme oder veränderter Darmmotilität aufgrund von CDV/KD kann die natürliche Stimulation der Dünndarmsaftproduktion beeinträchtigt sein.

3. **Adaption des verbliebenen Dünndarms**: Der verbleibende Dünndarm kann sich nach einer Resektion adaptieren, was zu Veränderungen in der Sekretionskapazität der Dünndarmschleimhaut führen kann. Diese Anpassungen können vorübergehend zu einer reduzierten Produktion von Dünndarmsaft führen, bis sich der Darm weiter angepasst hat.

4. **Malabsorption von Nährstoffen**: Durch die verminderte Oberfläche des Dünndarms kann auch die Resorption von Nährstoffen gestört sein, was sich negativ auf die Stimulation und Produktion von Dünndarmsaft auswirken kann.

Mechanische und chemische Reize im Speisebrei lösen die Freisetzung von Mediatoren aus, die verschiedene Prozesse im Magen-Darm-Trakt regulieren, wie die Magensäureproduktion, die Magen-Darm-Motilität und das Darmwachstum. Die Effekte dieser Botenstoffe sind sowohl von der Digestionsphase als auch vom Abschnitt im Magen-Darm-Trakt abhängig, in dem sie ausgeschüttet werden. Die Tab. 1.5 „Wichtige Mediatoren zur Nährstoffverteilung" bietet eine Übersicht über die wichtigsten Mediatoren der Nährstoffverteilung.

Die Kenntnis dieser Prozesse ist besonders relevant für die medizinische Ernährungstherapie bei Patienten mit CDV/KD, da eine gezielte Unterstützung der Digestion und Nährstoffresorption entscheidend für die Gesundheit und Lebensqualität dieser Patientengruppe ist (Ernährungsumschau 2018; Ramsay und Carr 2011; Carpenter 2013; Cummings und Overduin 2007).

1.3.2 Übersicht der relevanten Botenstoffe zur Regulierung der Nährstoffverwertung

Die **Regulierung der Nährstoffverwertung** im Gastrointestinaltrakt (GIT) wird durch verschiedene **Botenstoffe** wie Gastrin, Ghrelin, Histamin, Glukagon, Insulin, Cholecystokinin (CKK), Sekretin, Neurotensin, Peptide YY, Glucagon-like-Peptide-1 (GLP-1), GLP-2, Somatostatin und Serotonin beeinflusst (Tab. 1.5).

Tab. 1.5 Übersicht der relevanten Botenstoffe zur Regulierung der Nährstoffverwertung

Botenstoff	Syntheseort	Wirkung
Gastrin	G-Zellen des Magens und Duodenums	• Steigerung der Motilität von Dünndarm und Gallenblase • Steigerung der Magensäuresekretion • Stimulation der Insulinsekretion
Ghrelin	P/D1-Zellen des Magens, Pankreas	• Steigerung des Hungergefühls
Histamin	ECL-Zellen des Magens	• Steigerung der Magensäureproduktion • Stimulation der Motilität des GIT

Tab. 1.5 (Fortsetzung)

Botenstoff	Syntheseort	Wirkung
Glukagon	A-Zellen der Langerhans-Inseln	• Steigerung des Blutzuckerspiegels
Insulin	B-Zellen der Langerhans-Inseln	• Senkung des Blutzuckerspiegels Beachte: Oral zugeführte Glukose bewirkt, im Gegensatz zur gleichen intravenös verabreichten Glukosemenge, eine höhere Ausschüttung von Insulin und zusätzliche eine Freisetzung von gastrointestinalen Peptidhormonen wie Gastrin, Sekretin, GIP, GLP-1
Cholecystokinin (CKK)	I-Zellen des ZNS, Duodenums, Jejunums	• Relaxation des Sphinkters • Steigerung der Magensäuresekretion • Verlangsamung der Magenentleerung • Steigerung der Enzymsekretion des Pankreas • Steigerung der Motilität der Gallenblase
Sekretin	S-Zellen des Duodenums, Jejunums	• Sekretion von Wasser und Bicarbonat durch Pankreas, Duodenaldrüsen und Gallengänge • Hemmung der Magensäureproduktion • Verzögerung der Magenentleerung
Neurotensin	Zentrales Nervensystem und N-Zellen des Dünndarms	• Hemmung der Magensäureproduktion • Stimulation der Darmmotilität • Regulation der Glukagonfreisetzung
Peptid YY	Überwiegend in den neuroendokrinen Zellen des Ileums und Colons	• Hemmung der Magenmotilität • Verlangsamung der Magenentleerung • Hemmung der Magensäure- und Pankreassaftproduktion • Steigerung der Resorption von Elektrolyten und Wasser im Colon • Steigerung des Sättigungsgefühls
Glucagon-like-peptide 1 (GLP-1)	L-Zellen des Dünn- und Dickdarms, Hirnstamm	• Steigerung der Insulinsekretion • Hemmung der Glukagonsekretion • Verlangsamung der Magenentleerung • Steigerung des Sättigungsgefühls
Glucagon-like-peptide 2 (GLP-2)	Enteroendokrine Zellen des Darms	• Steigerung der Nährstoffaufnahme • Steigerung des Wachstums von Darmzotten und Krypten • Unterstützung der Schleimhautintegrität
Somatostatin	D-Zellen der Langerhans-Inseln von Pankreas, Magen und Dünn- und Dickdarm	• Hemmung endokriner Zellen
Serotonin	Enterochromaffine (EC)-Zellen des Magens und Dünn- und Dickdarms	• Steigerung der Darmmotilität

Diese hormonelle Regulation ist bei Patienten mit Chronischem Darmversagen (CDV) oder Kurzdarmsyndrom (KD) oft gestört. Zum Beispiel kann die Produktion von Ghrelin und anderen gastrointestinalen Hormonen verändert sein, was zu einer Dysregulation des Hungergefühls und der Nährstoffverwertung führt. Eine gezielte Hormontherapie könnte daher eine vielversprechende Strategie zur Verbesserung der Nährstoffresorption und des allgemeinen Wohlbefindens sein.

Gastrin, produziert in G-Zellen des Magens und Duodenums, steigert die Motilität von Dünndarm und Gallenblase, die Magensäureproduktion und die Insulinsekretion. Ghrelin aus P/D1-Zellen des Magens und Pankreas erhöht das Hungergefühl.

Histamin, synthetisiert in Enterochromaffin-ähnlichen Zellen (ECL-Zellen) des Magens, verstärkt die Magensäureproduktion und die Motilität des GIT.

Glukagon und **Insulin**, produziert in den A- bzw. B-Zellen der Langerhans-Inseln, regulieren den Blutzuckerspiegel. Oral zugeführte Glukose führt zu einer höheren Insulinausschüttung als die gleiche Menge intravenös verabreichter Glukose, da sie zusätzlich die Freisetzung gastrointestinaler Peptidhormone wie Gastrin, Sekretin, glukoseabhängiges insulinotropes Peptid (GIP) und GLP-1 stimuliert. Diese Hormone fördern die Insulinfreisetzung und unterstützen die Digestion und Nährstoffresorption. Bei der intravenösen Verabreichung fehlen diese hormonellen Signale, was die geringe Insulinantwort erklärt. Dieser Mechanismus ist wichtig für die Gestaltung von medizinischen Ernährungsstrategien bei CDV/KD-Patienten, um eine optimale Blutzuckerkontrolle und Nährstoffverwertung zu gewährleisten.

Cholecystokinin (CCK), hergestellt in I-Zellen des Zentralen Nervensystems (ZNS), Duodenums und Jejunums, entspannt den Sphinkter, erhöht die Magensäuresekretion, verlangsamt die Magenentleerung und steigert die Pankreasenzymsekretion sowie die Gallenblasenmotilität.

Sekretin wird in S-Zellen des Duodenums und Jejunums produziert. Es fördert die Sekretion von Wasser und Bicarbonat und hemmt die Magensäureproduktion. Bei CDV/KD-Patienten könnte die Sekretinproduktion reduziert sein, was zu einer gestörten Regulation des pH-Werts im GIT führt und die Digestion beeinträchtigt.

Neurotensin, produziert im Zentralen Nervensystem und in den N-Zellen des Dünndarms, hemmt die Magensäureproduktion, stimuliert die Darmmotilität und reguliert die Glukagonfreisetzung. Peptid YY, hauptsächlich in neuroendokrinen Zellen des Ileums und Dickdarms produziert, hemmt die Magenmotilität und -entleerung, reduziert die Magensäure- und Pankreassaftproduktion, fördert die Elektrolyt- und Wasserresorption im Dickdarm und steigert das Sättigungsgefühl.

GLP-1 (Glucagon-like Peptide 1) wird in den L-Zellen des Dünndarms und, in geringerem Maße, im Dickdarm produziert. Es beeinflusst die Insulinsekretion (steigert sie) und die Glukagonsekretion (senkt sie), verlangsamt die Magenentleerung und erhöht das Sättigungsgefühl. Es wirkt daher regulierend auf den Blutzuckerspiegel und das Hungergefühl.

GLP-2 (Glucagon-like Peptide 2) wird ebenfalls in den L-Zellen des Dünndarms produziert. Es spielt eine wichtige Rolle bei der Erhaltung der Darmbarriere, der Förderung der Darmregeneration und der Verbesserung der Darmmotilität. GLP-2 unterstützt die Regeneration der Schleimhaut und trägt zur Erhöhung der Resorptionsfläche des Darms bei.

Therapeutische Anwendung von GLP-2-Analoga:

- **Teduglutid** ist ein GLP-2-Analogon, das therapeutisch eingesetzt wird, um die Darmfunktion bei Patienten mit CDV/KD zu verbessern. Durch die Förderung der Regeneration der Darmschleimhaut und die Verbesserung der Nährstoffresorption kann Teduglutid die Abhängigkeit von parenteraler Ernährung verringern.

Regulation der Verdauungsprozesse:

- Die beschriebenen Botenstoffe (GLP-1 und GLP-2) spielen eine zentrale Rolle bei der Regulation der Verdauungsprozesse und der Nährstoffaufnahme im GIT. Ihre Wirkungen sind besonders relevant für Patienten mit CDV/KD, da diese Therapieansätze die Digestion und Nährstoffresorption unterstützen und somit die Lebensqualität verbessern können.

Somatostatin wird in D-Zellen der Langerhans-Inseln von Pankreas, Magen sowie Dünn- und Dickdarm produziert. Es hemmt die Aktivität endokriner Zellen und reguliert die Freisetzung von Insulin, Glukagon und anderen Hormonen. Bei CDV/KD-Patienten könnte die Produktion von Somatostatin gestört sein, was zu einer gesteigerten Hormonaktivität und einer ungünstigen Regulation der Nährstoffverwertung führen könnte.

Serotonin wird in den Enterochromaffinen (EC)-Zellen des Magens und Dünn- sowie Dickdarms produziert. Serotonin bewirkt die Steigerung der Darmmotilität (Ernährungsumschau 2018; Cummings und Overduin 2007; Tappenden 2014) (Abb. 1.8).

1.3.3 Anpassung der Ernährung

Die Erkenntnisse über Verdauungssekrete und Mediatoren können gezielt zur Anpassung der medizinischen Ernährungstherapie bei CDV/KD genutzt werden. Beispielsweise können spezifische Diäten entwickelt werden, um die Enzymaktivität zu optimieren und die Nährstoffresorption zu maximieren. Der Einsatz von Enzympräparaten kann dabei helfen, die Verdauungseffizienz zu verbessern. Diese Diäten werden in spezialisierten Kliniken, Ernährungsberatungszentren und Forschungseinrichtungen entwickelt, die auf gastrointestinale Erkrankungen und medizinische Ernährungstherapie spezialisiert sind. Auch spezialisierte Firmen und Gesundheitsdienstleister bieten individuelle, evidenzbasierte Ernährungstherapien an, die auf den spezifischen Bedürfnissen der Patienten basieren.
(Verweis Abschn. 3.2.1)

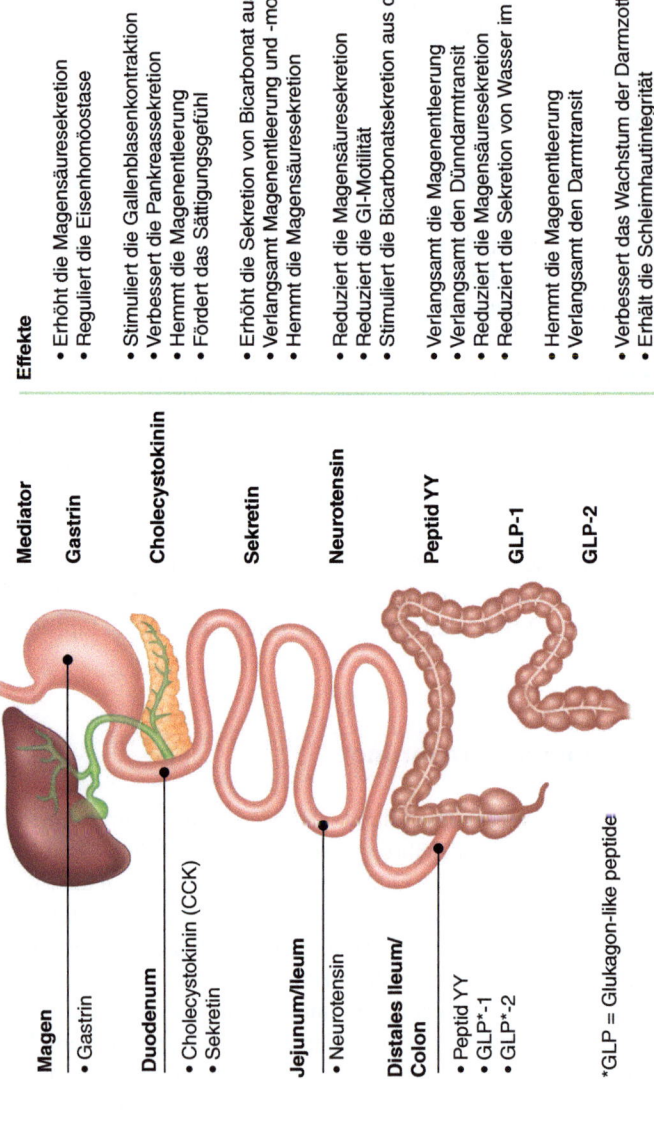

Magen
• Gastrin

Duodenum
• Cholecystokinin (CCK)
• Sekretin

Jejunum/Ileum
• Neurotensin

Distales Ileum/Colon
• Peptid YY
• GLP*-1
• GLP*-2

*GLP = Glukagon-like peptide

Mediator	Effekte
Gastrin	• Erhöht die Magensäuresekretion • Reguliert die Eisenhomöostase
Cholecystokinin	• Stimuliert die Gallenblasenkontraktion • Verbessert die Pankreassekretion • Hemmt die Magenentleerung • Fördert das Sättigungsgefühl
Sekretin	• Erhöht die Sekretion von Bicarbonat aus der Bauchspeicheldrüse • Verlangsamt Magenentleerung und -motilität • Hemmt die Magensäuresekretion
Neurotensin	• Reduziert die Magensäuresekretion • Reduziert die GI-Motilität • Stimuliert die Bicarbonatsekretion aus der Bauchspeicheldrüse
Peptid YY	• Verlangsamt die Magenentleerung • Verlangsamt den Dünndarmtransit • Reduziert die Magensäuresekretion • Reduziert die Sekretion von Wasser im oberen Dünndarm
GLP-1	• Hemmt die Magenentleerung • Verlangsamt den Darmtransit
GLP-2	• Verbessert das Wachstum der Darmzotten/Krypten • Erhält die Schleimhautintegrität • Erhöht die Nährstoffaufnahme

Abb. 1.8 Botenstoffe zur Regulierung der Nährstoffverwertung (Modifiziert nach Tappenden 2014). (© Fresenius Kabi, mit freundlicher Genehmigung)

1.3.4 Pharmakologische Interventionen

Medikamente wie Protonenpumpenhemmer, Prokinetika und Gallensäurebinder können gezielt eingesetzt werden, um die Funktion der Verdauungssekrete und Mediatoren zu modifizieren. Diese pharmakologischen Interventionen sind essenziell, um die Symptome zu lindern und die Nährstoffresorption zu verbessern.
(Verweis Abschn. 3.4)

1.3.5 Langzeitüberwachung und Anpassung

Eine kontinuierliche Überwachung und Anpassung der Therapie ist notwendig, um die Effizienz der Nährstoffaufnahme und die Lebensqualität der Patienten zu gewährleisten. Regelmäßige Kontrollen und individualisierte Anpassungen der Ernährungs- und Medikationstherapie sind unerlässlich.
(Verweis Abschn. 3.4)

1.3.6 Interdisziplinäres Management

Die Behandlung und Betreuung von Patienten mit CDV/KD erfordert ein interdisziplinäres Team aus Gastroenterologen, Ernährungswissenschaftlern, Chirurgen und Pflegekräften. Dieses Team stellt sicher, dass alle Aspekte der Erkrankung und Therapie optimal berücksichtigt werden.
(Verweis Teil III: „Chancen des Casemanagement – Interdisziplinäre Arbeit")

1.4 Intestinale Mikrobiota

Tamara Jannasch

Der Darm bietet mit seiner enormen Oberfläche eine bedeutende Angriffsfläche für Schadstoffe aus der Umwelt und der Nahrung. Dies gilt besonders für Patienten mit Chronischem Darmversagen (CDV) und Kurzdarmsyndrom (KD), bei denen die Schutzmechanismen des Darms oft stark beeinträchtigt sind. Aus diesem Grund bilden **drei Schutzinstanzen** eine wesentliche Rolle gegen potenzielle Toxine und Pathogene: die **Intestinale Mikrobiota**, die **Intestinale Mukosa** und das **darmassoziierte Immunsystem**.
Im Folgenden wird die Intestinale Mikrobiota näher beschrieben, um ihre Bedeutung für die Gesundheit und die spezifischen Herausforderungen bei CDV und KD zu verdeutlichen. Hierbei soll der Schwerpunkt auf die Bakterien im Darm gelegt werden (Iacob und Iacob 2019) (Abb. 1.9).

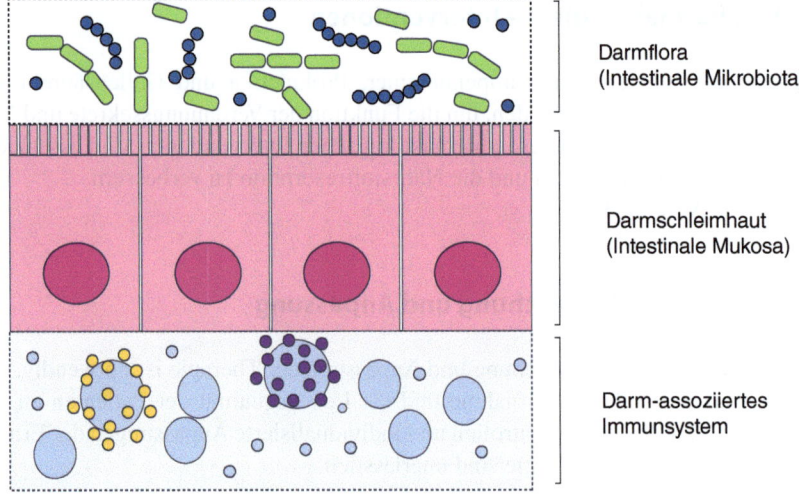

Darmflora
(Intestinale Mikrobiota)

Darmschleimhaut
(Intestinale Mukosa)

Darm-assoziiertes
Immunsystem

Abb. 1.9 Die drei Schutzebenen des Darms

1.4.1 Begrifflichkeit

Die **Intestinale Mikrobiota** umfasst alle Mikroorganismen, die den menschlichen Darm besiedeln, darunter Bakterien, Viren, Pilze und Archaeen. Der Begriff **Mikrobiom** hingegen bezieht sich auf die Gesamtheit der Gene und der Stoffwechselprodukte dieser Mikroorganismen (Piper 2018).

1.4.2 Zusammensetzung der Intestinalen Mikrobiota

Die **Zusammensetzung** der **Intestinalen Mikrobiota** wird durch diverse Faktoren beeinflusst, wie das Nahrungsangebot, das Vorhandensein von Verdauungsenzymen, den Sauerstoffgehalt, den pH-Wert, Erkrankungen, Medikamente, Stress und übermäßige Hygiene. Daher unterscheidet sich die Intestinale Mikrobiota zwischen Dünn- und Dickdarm, wobei die Ileocaecalklappe beide Abschnitte voneinander abgrenzt. Der **Dünndarm** ist mit etwa 10^4–10^8 **Keime/g Darminhalt** weniger besiedelt als der **Dickdarm**, der 10^8–10^{11} **Keime/g Darminhalt** aufweist.

Alle Menschen haben eine „**Kern-Mikrobiota**", die für alle wesentlichen Funktionen der Mikrobiota verantwortlich ist. Diese Kern-Mikrobiota umfasst vier dominierende Bakterienstämme: Bacteroidetes, Firmicutes, Proteobacteria und Actinobacteria. Zusätzlich besitzt jeder Mensch etwa 160 spezifische Bakterienarten.

Eine gesunde Intestinale Mikrobiota zeichnet sich durch eine erhebliche Diversität an mikrobiellen Organismen, eine hohe Anzahl an nützlichen Bakterien und einen geringen Anteil an pathogenen Bakterien aus. Trotz der Identifizierung von etwa 250 Einflussfaktoren auf die Diversität des Mikrobioms können nur 15 % der Variabilität erklärt werden; 85 % bleiben unerklärt (Ruan et al. 2020; Vasapolli et al. 2019; Blaut 2011) (Tab. 1.6).

Tab. 1.6 Übersicht der Zusammensetzung der Intestinalen Mikrobiota

Abschnitt	Dünndarm	Dickdarm
Keime/g **Darminhalt**	10^4–10^8	10^8–10^{11}
Keimarten	Bacteroides spp. Streptococcus spp. Lactobacillus spp. Prevotella spp. Veillonella spp. Fusobacterium spp. Enterococcus spp. Escheria spp.	Bacteroides spp. Bifidobacterium spp. Eubacterium spp. Clostridium spp. Roseburia spp. Blautia spp. Faecalibacterium prausnitzii Akkermansia muciniphilia

(Blaut 2011; Schulze 2014, Die Relevanz der intestinalen Mikrobiota in Prävention und Therapie 2021)

1.4.3 Funktion der Mikrobiota

Die **Funktionen** der **Intestinalen Mikrobiota** reichen weit über die Verdauung hinaus. **Die Mukusschicht trennt die Bakterien von den Darmepithelzellen; die innere Schicht des Mukus ist praktisch steril und verhindert den direkten Kontakt zwischen Bakterien und Epithelzellen.** Dieser Kontakt entsteht nur, wenn das Epithel gestört ist. Durch die enge Interaktion mit der Mukosa unterstützt die Intestinale Mikrobiota Aufgaben wie Barrierefunktion, Modulation der Darm-Hirn-Achse, Kolonisationsresistenz, Stoffwechselfunktionen, Modulation und Training des Immunsystems sowie epigenetische Regulationen. Diese Prozesse werden teilweise durch die Resorption von mikrobiellen Stoffwechselprodukten vermittelt.

Bei Patienten mit Chronischen Darmversagen (CDV) und Kurzdarmsyndrom (KD) sind diese Funktionen oft stark beeinträchtigt. Die reduzierte Barrierefunktion kann zu einer erhöhten Permeabilität führen, wodurch das Risiko für systemische Infektionen steigt. Dysbiosen können die Immunmodulation negativ beeinflussen und die Anfälligkeit für Infektionen und Entzündungen erhöhen. Eine gestörte Darm-Hirn-Achse kann darüber hinaus neurologische Symptome verstärken.

1.4.4 Intestinale Mikrobiota und Medikamente

Die Intestinale Mikrobiota wird von zahlreichen Faktoren beeinflusst, darunter Ernährung, Stress und insbesondere Medikamente. **Antibiotika** können die Intestinale Mikrobiota nachhaltig schädigen und Dysbiosen verursachen. Das Ausmaß der Schädigung hängt von der Art des Antibiotikums, der Dauer der Therapie, der Dosierung, der Zusammensetzung der Intestinale Mikrobiota, dem Alter des Patienten und früheren Antibiotikabehandlungen ab (Becattini et al. 2016; Weersma et al. 2020).

Protonenpumpenhemmer, die zur Behandlung von säureabhängigen Erkrankungen eingesetzt werden, senken die Magensäureproduktion und beeinträchtigen dadurch die unspezifischen Immunabwehr, was das Risiko für Infektionen erhöht. Zusätzlich beeinflussen sie den pH-Wert des Darms, was zu einer Veränderung

der Intestinalen Mikrobiota führen kann. Dies kann ein Überwachsen des Dünndarms mit pathogenen Bakterien fördern (Weersma et al. 2020; Horvath und Stadlbauer 2021).

Auch **Abführmittel** beeinflussen die Darmpassagezeit, die Bakterienmenge und
die Stuhlkonsistenz und können vorübergehend die Schleimhautbarriere stören
sowie die Intestinale Mikrobiota verändern. Weitere Medikamente wie **Opiate**,
Antidepressiva, Statine, Metformin, L-Thyroxin und **nichtsteroidale Anti-
rheumatika** beeinflussen die Diversität, Spezieszusammensetzung und Bakteriendichte im Darm (Weersma et al. 2020; Wang und Roy 2017).

1.4.5   Probiotika und Intestinale Mikrobiota

Der Einsatz von **Probiotika** kann dabei helfen, eine gesunde Intestinale Mikrobiota
nach einer Dysbiose oder Dünndarmfehlbesiedlung (SIBO) wiederherzustellen. Besonders bei Patienten mit CDV/KD kann die Entfernung der Ileocaecalklappe eine
Dysbiose/SIBO begünstigen. Durch den Wegfall dieser Barriere können Bakterien
aus dem Dickdarm in den Dünndarm aufsteigen, was zur Entstehung einer SIBO
führen kann. SIBO äußert sich durch Meteorismus, Diarrhoe und Malnutrition und
kann die gesundheitliche Situation der Patienten erheblich verschlechtern.

Probiotika fördern die Ansiedlung nützlicher Bakterien und können das Gleichgewicht der Intestinalen Mikrobiota wiederherstellen. Verschiedene Probiotika wirken sich jedoch unterschiedlich auf Symptome aus, weshalb eine gezielte Auswahl
wichtig ist. Die S3-Leitlinie zum Reizdarmsyndrom bietet hier hilfreiche Empfehlungen. Probiotika können insbesondere bei der Behandlung von SIBO als primäre
oder sekundäre Therapie nach Antibiotika eingesetzt werden.

**Allerdings gibt es noch keine spezifischen Leitlinien für diesen An-
satz bei CDV/KD und die Behandlung basiert oft auf praktischer Erfahrung.
Wichtig: Bestimmte Probiotika dürfen bei Patienten mit zentralvenösem Zugang nicht verwendet werden! Diese sind der Roten Liste zu entnehmen.**

1.4.6   Pflege der Intestinalen Mikrobiota

Die Pflege der Intestinalen Mikrobiota ist entscheidend für die Erhaltung der Darmgesundheit. Wichtige Maßnahmen umfassen:

- **Ernährung:** Eine ballaststoffreiche Ernährung mit präbiotischen Lebensmitteln
  fördert das Wachstum nützlicher Bakterien. Besonders lösliche Ballaststoffe
  werden von Darmbakterien fermentiert, wobei kurzkettige Fettsäuren (SCFAs)
  wie Butyrat entstehen. Diese SCFAs dienen den Enterozyten als wichtige
  Energiequelle und stärken die Darmbarriere, indem sie Entzündungen reduzieren und die Barrierefunktion der Mukosa unterstützen. Zudem verbessern lösliche Ballaststoffe die Stuhlkonsistenz, was bei Diarrhoe oder Obstipation hilfreich sein kann. Bei Patienten mit CDV/KD sollte jedoch auf die Auswahl

der Ballaststoffe geachtet werden, da diese zu Meteorismus und vermehrten Stuhlgängen führen können (Macfarlane und Macfarlane 2012; Pryde et al. 2002). (Verweis Abschn. 3.2.1)

- **Vermeidung unnötiger Antibiotika:** Übermäßiger Einsatz von Antibiotika kann zu Dysbiosen führen.
- **Probiotika:** Regelmäßige Einnahme von Probiotika kann das Gleichgewicht der Mikrobiota unterstützen. Wichtig: Auf die Rote Liste für Probiotika beim zentralvenösen Zugang achten!
- **Stressmanagement:** Chronischer Stress kann die Zusammensetzung der Intestinalen Mikrobiota negativ beeinflussen.
- **Hygiene:** Ein ausgewogenes Maß an Hygiene ist wichtig, um die Diversität der Intestinalen Mikrobiota zu erhalten. Bei Patienten mit einem zentralvenösen Zugang ist besonders der Schutz vor Infektionen zu berücksichtigen.

1.4.7 Schlussfolgerung

Diverse Faktoren wie Medikamente und Ernährung beeinflussen die Diversität, Zusammensetzung und Bakteriendichte der Intestinalen Mikrobiota. Eine abweichende Intestinale Mikrobiota kann metabolische, physiologische und immunologische Prozesse stören, wie etwa die Barrierefunktion des Darms. Die fortlaufende Erforschung der Mikrobiota ist entscheidend, um das Verständnis von Gesundheit und Krankheit zu vertiefen. Probiotika und eine gezielte Pflege können besonders bei Chronischem Darmversagen/Kurzdarmsyndrom unterstützend wirken. Dies gilt es allerdings noch weiter zu erforschen und unterliegt eigener praktischer Erfahrungen.

Literatur

Aumüller G, Aust G, Doll A, Engele J, Kirsch J, Mense S, Reißig D, Salvetter J, Schmidt W, Schmitz F, Schulte E, Spanel-Borowski K, Wolff W, Wurzinger LJ, Zilch H-G (Hrsg) (2010) Anatomie. Georg Thieme. https://doi.org/10.1055/b-002-46981

Becattini S, Taur Y, Pamer EG (2016) Antibiotic-induced changes in the intestinal microbiota and disease. Trends Mol Med 22(6):458–478. https://doi.org/10.1016/j.molmed.2016.04.003

Behrends et al. (2009) Duale Reihe Physiologie, 1. Aufl. Thieme, ISBN: 978-3-131-38411-9

Blaut M. (2011) Ecology and physiology of the intestinal tract, S. 247–272. https://doi.org/10.1007/82_2011_192

Carpenter GH (2013) The secretion, components, and properties of saliva. Annu Rev Food Sci Technol 4(1):267–276. https://doi.org/10.1146/annurev-food-030212-182700

di Ciaula A, Garruti G, Lunardi Baccetto R, Molina-Molina E, Bonfrate L, Wang DQ-H, Portincasa P (2017) Bile acid physiology. Ann Hepatol 16:S. 4–S.14. https://doi.org/10.5604/01.3001.0010.5493

Cummings DE, Overduin J (2007) Gastrointestinal regulation of food intake. J Clin Invest 117(1):13–23. https://doi.org/10.1172/JCI30227

Die Relevanz der intestinalen Mikrobiota in Prävention und Therapie (2021) In Wissenschaft und Medizin, 2. Aufl., S 29. nutrimmun.

Ernährungsumschau (2018) M458 Tabelle 2 gastrointestinale Hormone und Ihre Wirkung auf den Magen, August. Wiesbaden

Facchin S, Bertin L, Bonazzi E, Lorenzon G, de Barba C, Barberio B, Zingone F, Maniero D, Scarpa M, Ruffolo C, Angriman I, Savarino EV (2024) Short-chain fatty acids and human health: from metabolic pathways to current therapeutic implications. Life 14(5):559. https://doi.org/10.3390/life14050559

Gibson GR, Roberfroid MB (1995) Dietary modulation of the human colonic microbiota: introducing the concept of prebiotics. J Nutr 125(6):1401–1412. https://doi.org/10.1093/jn/125.6.1401

Grüner N, Mattner J (2021) Bile acids and microbiota: multifaceted and versatile regulators of the liver-gut axis. Int J Mol Sci 22(3). https://doi.org/10.3390/ijms22031397

Han P, Suarez-Durall P, Mulligan R (2015) Dry mouth: a critical topic for older adult patients. J Prosthodont Res 59(1):6–19. https://doi.org/10.1016/j.jpor.2014.11.001

Horvath A, Stadlbauer V (2021) Das Mikrobiom als Drehscheibe für Nebenwirkungen der Protonenpumpenhemmer-Therapie. Zentralbl Chir 146(02):165–169. https://doi.org/10.1055/a-1312-7587

van der Hulst RRWJ, von Meyenfeldt MF, Deutz NEP, Soeters PB, Brummer RJM, von Kreel BK, Arends JW (1993) Glutamine and the preservation of gut integrity. Lancet 341(8857):1363–1365. https://doi.org/10.1016/0140-6736(93)90939-E

Iacob S, Iacob DG (2019) Infectious threats, the intestinal barrier, and its trojan horse: dysbiosis. Front Microbiol 10. https://doi.org/10.3389/fmicb.2019.01676

Jeppesen PB, Fuglsang KA (2018) Nutritional therapy in adult short bowel syndrome patients with chronic intestinal failure. Gastroenterol Clin N Am 47(1):61–75. https://doi.org/10.1016/j.gtc.2017.10.004

Kesseli S, Sudan D (2019) Small bowel transplantation. Surg Clin N Am 99(1):103–116. https://doi.org/10.1016/j.suc.2018.09.008

Kiela PR, Ghishan FK (2016) Physiology of intestinal absorption and secretion. Best Pract Res Clin Gastroenterol 30(2):145–159. https://doi.org/10.1016/j.bpg.2016.02.007

Lamprecht G. (2016) Kurzdarmsyndrom und Darmversagen, 1. Aufl. UNI-MED Science, Bremen

Lamprecht G, Pape U-F, Witte M, Pascher A (2014) S3-Leitlinie der Deutschen Gesellschaft für Ernährungsmedizin e.V. in Zusammenarbeit mit der AKE, der GESKES und der DGVS. Aktuel Ernährungsmed 39(02):e57–e71. https://doi.org/10.1055/s-0034-1369922

Li J, Kudsk KA, Gocinski B, Dent D, Glezer J, Langkamp-Henken B (1995) Effects of parenteral and enteral nutrition on gut-associated lymphoid tissue. J Trauma 39(1):44–52. https://doi.org/10.1097/00005373-199507000-00006

Litvak DA, Hellmich MR, Evers BM, Banker NA, Townsend CM (1998) Glucagon-like peptide 2 is a potent growth factor for small intestine and colon. J Gastrointest Surg 2(2):146–150. https://doi.org/10.1016/S1091-255X(98)80005-X

Lüllmann-Rauch, R. (2006) Histologie, 2. Aufl. Thieme, ISBN: 3-131-29242-3

Lüllmann-Rauch R, Asan E (2024) Taschenlehrbuch Histologie. Georg Thieme, Stuttgart

Macfarlane GT, Macfarlane S (2012) Bacteria, colonic fermentation, and gastrointestinal health. J AOAC Int 95(1):50–60. https://doi.org/10.5740/jaoacint.SGE_Macfarlane

Mahan L. K., Escott-Stump S. (2012) Zink in gut health. Krause's food & the nutrition care process, 13. Aufl. Link

Nightingale J (2006) Guidelines for management of patients with a short bowel. Gut 55(suppl_4):iv1–iv12. https://doi.org/10.1136/gut.2006.091108

Piper HG (2018) Intestinal microbiota in short bowel syndrome. Semin Pediatr Surg 27(4):223–228. https://doi.org/10.1053/j.sempedsurg.2018.07.007

Pironi L, Arends J, Bozzetti F, Cuerda C, Gillanders L, Jeppesen PB, Joly F, Kelly D, Lal S, Staun M, Szczepanek K, van Gossum A, Wanten G, Schneider SM (2016) ESPEN guidelines on chronic intestinal failure in adults. Clin Nutr 35(2):247–307. https://doi.org/10.1016/j.clnu.2016.01.020

Position of the American Dietetic Association (2007) Oral health and nutrition. J Am Diet Assoc 107(8):1418–1428. https://doi.org/10.1016/j.jada.2007.06.003

Pryde SE, Duncan SH, Hold GL, Stewart CS, Flint HJ (2002) The microbiology of butyrate formation in the human colon. FEMS Microbiol Lett 217(2):133–139. https://doi.org/10.1111/j.1574-6968.2002.tb11467.x

Ramsay PT, Carr A (2011) Gastric acid and digestive physiology. Surg Clin N Am 91(5):977–982. https://doi.org/10.1016/j.suc.2011.06.010

Riemann JF, Fischbach W, Galle PR, Mössner J (Hrsg) (2008) Gastroenterologie in Klinik und Praxis. Georg Thieme. https://doi.org/10.1055/b-002-79386

Riley P, Glenny A-M, Hua F, v Worthington H (2017) Pharmacological interventions for preventing dry mouth and salivary gland dysfunction following radiotherapy. Cochrane Database Syst Rev 7(7):CD012744. https://doi.org/10.1002/14651858.CD012744

Ruan W, Engevik MA, Spinler JK, Versalovic J (2020) Healthy human gastrointestinal microbiome: composition and function after a decade of exploration. Dig Dis Sci 65(3):695–705. https://doi.org/10.1007/s10620-020-06118-4

Sachs G, Shin JM, Howden CW (2006) Review article: the clinical pharmacology of proton pump inhibitors. Aliment Pharmacol Ther 23(s2):2–8. https://doi.org/10.1111/j.1365-2036.2006.02943.x

Schulze J (2014) Humanes Mikrobiom – Wie Mensch und Mikrobe zusammenwirken. Dtsch Heilpraktiker Z 9:4–11

Schünke M, Schulte E, Schumacher U (2022) PROMETHEUS Innere Organe – Lern Atlas der Anatomie. Georg Thieme, Stuttgart

Schütz T, Herbst B, Weimann A (2010) ESPEN-Leitlinien Parenterale Ernährung – Zusammenfassung. Aktuel Ernährungsmed 35(02):68–69. https://doi.org/10.1055/s-0029-1223443

Squires RH, Duggan C, Teitelbaum DH, Wales PW, Balint J, Venick R, Rhee S, Sudan D, Mercer D, Martinez JA, Carter BA, Soden J, Horslen S, Rudolph JA, Kocoshis S, Superina R, Lawlor S, Haller T, Kurs-Lasky M, Belle SH (2012) Natural history of pediatric intestinal failure: initial report from the pediatric intestinal failure consortium. J Pediatr 161(4):723–728.e2. https://doi.org/10.1016/j.jpeds.2012.03.062

Stefanski A-L, Tomiak C, Pleyer U, Dietrich T, Burmester GR, Dörner T (2017) The diagnosis and treatment of Sjögren's syndrome. Dtsch Arztebl Int. https://doi.org/10.3238/arztebl.2017.0354

Tappenden KA (2014) Pathophysiology of short bowel syndrome. J Parenter Enter Nutr 38(1S). https://doi.org/10.1177/0148607113520005

Vasapolli R, Schütte K, Schulz C, Vital M, Schomburg D, Pieper DH, Vilchez-Vargas R, Malfertheiner P (2019) Analysis of transcriptionally active bacteria throughout the gastrointestinal tract of healthy individuals. Gastroenterology 157(4):1081–1092.e3. https://doi.org/10.1053/j.gastro.2019.05.068

Wang F, Roy S (2017) Gut homeostasis, microbial dysbiosis, and opioids. Toxicol Pathol 45(1):150–156. https://doi.org/10.1177/0192623316679898

Weersma RK, Zhernakova A, Fu J (2020) Interaction between drugs and the gut microbiome. Gut 69(8):1510–1519. https://doi.org/10.1136/gutjnl-2019-320204

Chronisches Darmversagen und Kurzdarmsyndrom bei Erwachsenen, Kindern und Jugendlichen

2

Jan de Laffolie, Johannes Hilberath und Tamara Jannasch

2.1 Definition und Epidemiologie des Chronischen Darmversagen und Kurzdarmsyndrom bei Erwachsenen, Kindern und Jugendlichen

Jan de Laffolie und Johannes Hilberath

Chronisches Darmversagen (CDV, engl. chronic intestinal failure) wurde 1981 von Fleming und Remington als **„A reduction in the functioning gut mass below the minimal amount necessary for adequate digestion and absorption of food"** definiert (Fleming und Remington 1981).

Über die Unfähigkeit der adäquaten Digestion und Resorption hinaus wurde inzwischen auch die Notwendigkeit der Supplementierung zur Aufrechterhaltung von Gesundheit und Wachstum hinzugefügt. Häufig wird die Notwendigkeit parenteraler Substitution (intravenous supplementation, IVS) als Abgrenzung zwischen CDV und Darminsuffizienz (intestinal insufficiency) genutzt. So lautete die ESPEN Definition für Darmversagen (Intestinal Failure, IF) „the reduction of gut function below the minimum necessary for the absorption of macronutrients and/or water and electrolytes such that IVS is required to maintain health and/or growth" (Pironi et al. 2015).

J. de Laffolie
Universitätsklinikum Gießen und Marburg, Deutschland

J. Hilberath
Universitätsklinikum Tübingen, Deutschland

T. Jannasch (✉)
Fuldatal, Deutschland
E-Mail: tamara.jannasch@web.de

Darmversagen ist also die Reduktion der Darmfunktion unter das Minimum, das für die Resorption von Makronährstoffen und/oder Wasser und Elektrolyte notwendig ist, sodass parenterale Supplementierung zur Aufrechterhaltung von Gesundheit und Wachstum notwendig ist.

Weiterführende Klassifikationen unterscheiden Darmversagen nach Schwere, Pathophysiologie und Ursachen. Pathophysiologisch werden Kurzdarmsyndrom (mit Verlust von Darmmasse nach chirurgischer Resektion), Fisteln, Dysmotilität/ Obstruktion sowie mukosale Dünndarmerkrankungen unterschieden. (Verweis Abschn. 2.2)

Die Einteilung nach klinischer Situation, z. B. nach Shaffer et al. in Typ 1 akutes, kurzfristiges und meist selbstlimitierendes Darmversagen, Typ 2 prolongierte akute Situation, z. B. bei metabolisch instabilen Patienten und Supplementierung über Wochen und Monate bis Typ 3 CDV bei metabolisch stabilen Patienten über Monate bzw. Jahre, ist weder eine Einteilung nach Schwere noch nach Ausdehnung der Erkrankung, sondern beschreibt nur unterschiedliche klinische Situationen. Mit der letzten Situation ist die Verabreichung heimparenteraler Ernährung (Homeparenteral Nutrition, HPN) verbunden.

Zur **Epidemiologie** bestehen sehr unterschiedliche Angaben.

Europäische Prävalenzschätzungen für HPN betragen zwischen 5–20 Fälle pro 1 Mio. Einwohner, davon 90 % Erwachsene und 10 % Kinder (Pironi et al. 2015). Diese Seltenheit und die Komplexität der erforderlichen Versorgung müssen zu Netzwerken von Experten führen, die die notwendige Expertise und gemeinsame Lernkurve teilen, um kontinuierlich die Behandlungsergebnisse zu verbessern. In Deutschland geschieht dies z. B. über das Register für Kurzdarmsyndrom und Chronisches Darmversagen ReKuDa. REKUDA – Register für Kurzdarmsyndrom & Darmversagen (dgem.de)

Epidemiologische Angaben stehen für das Kindesalter nur ungenügend zur Verfügung und variieren in den Publikationen teils erheblich. Das Chronische Darmversagen bei Kindern ist nicht nur eine seltene Erkrankung, sondern auch die seltenste Form eines Organversagens (Lezo et al. 2022).

Für das Vereinigte Königreich wurde kürzlich eine Prävalenz heimparenteral ernährter Kinder mit 30 pro 1 Mio. Kindern ermittelt (Wiskin et al. 2021). Gemäß der Auswertung eines französischen Registers wird die Prävalenz des Chronischen Darmversagens mit 10 pro 1 Mio. Personen unter 18 Jahren angegeben (Goulet et al. 2021).

Die häufigste Ursache für das pädiatrisch Chronische Darmversagen ist das Kurzdarmsyndrom, gefolgt von Darmmotilitätsstörungen und mukosalen Enteropathien (Kaenkumchorn et al. 2024).

Frühgeborene sind vor allem aufgrund der zugrunde liegenden Erkrankungen häufiger vom Kurzdarmsyndrom betroffen. So wird bei einem Geburtsgewicht unter 1500 g ein Risiko zwischen 0,5–0,7 % geschätzt. Die NEC-Inzidenz (Nekrotisierende Enterokolitis) als Hauptrisikofaktor steigt je 250 g unter 1500 g Geburtsgewicht um 3 %. Zusätzlich hat sich durch die neonatologische Versorgung das Überleben dieser Kinder in der Akutphase stark verbessert.

Die Mortalitätsrate für das pädiatrische chronische Darmversagen unabhängig der Grunderkrankung wurde in der französischen Registerarbeit mit 3,6 % ermittelt (Goulet et al. 2021).

2.2 Ätiologie des Chronischen Darmversagens/ Kurzdarmsyndroms

Johannes Hilberath und Tamara Jannasch

Die Ursachen des Chronischen Darmversagens (CDV) und des Kurzdarmsyndroms (KD) sind vielfältig und lassen sich in erworbene, angeborene sowie systemische Erkrankungen unterteilen. Zu berücksichtigen sind hierbei spezifische Unterschiede zwischen der Ätiologie bei Erwachsenen und bei Kindern und Jugendlichen. Aufgrund der direkten Bedeutung der Ätiologie für die therapeutische Ausrichtung wird auf eine detaillierte Erläuterung dieser Ursachen in den entsprechenden Abschnitten eingegangen.

2.2.1 Ätiologie des Chronischen Darmversagens und Kurzdarmsyndroms bei Erwachsenen

Tamara Jannasch

Das Chronische Darmversagen (CDV) ist ein komplexes Syndrom, das aus verschiedenen anatomischen und funktionellen Störungen des Darms resultiert. Es führt zu einer unzureichenden Resorption von Nährstoffen, Flüssigkeiten und Elektrolyten. Eine der häufigsten Ursachen für CDV ist das Kurzdarmsyndrom (KD), das durch signifikante Darmresektionen entsteht. Neben dem KD gibt es jedoch weitere Formen des CDV, wie die chronische intestinale Pseudoobstruktion (CIPO) und mukosale Enteropathien.

Das Kurzdarmsyndrom bei Erwachsenen entsteht häufig durch erworbene Erkrankungen und postoperative Komplikationen. Die häufigsten Ursachen umfassen:

- **Mesenterialinfarkt (45 %):**
  Eine ischämische Schädigung des Darms führt zu schweren Resektionen, die den Funktionsverlust des Darms bedingen. Ein Mesenterialinfarkt ist die häufigste Ursache für das Kurzdarmsyndrom bei Erwachsenen.
- **Chronische Enteropathien (25 %):**
- Dazu gehören insbesondere:
  - **Chronisch entzündliche Darmerkrankungen (CED):**
    Besonders Morbus Crohn und Colitis ulcerosa können bei schwerem Verlauf zu umfangreichen Resektionen führen. Bei Morbus Crohn benötigen etwa 5–10 % der Patienten signifikante Resektionen.

– **Strahlenenteritis**:
   Eine Folge von Strahlenbehandlungen des Abdomens oder Beckens, die chronische Entzündungen und Gewebeschäden verursachen können.
- **Chirurgische Komplikationen (10 %)**:
   Postoperative Schwierigkeiten, wie etwa Anastomoseninsuffizienzen, können die Darmfunktion beeinträchtigen und zu wiederholten Resektionen führen.
- **Weitere Ursachen (ca. 5 %)**:
   Dazu gehören unter anderem Malrotation, familiäre Polyposis coli, nekrotisierende Enterokolitis, bariatrische Eingriffe und umfangreiche Tumorresektionen (Billiauws et al. 2018; Aksan et al. 2021).

Neben dem Kurzdarmsyndrom gibt es weitere wichtige Ursachen für das Chronische Darmversagen:

- **Chronische intestinale Pseudoobstruktion (CIPO)**:
   Diese seltene Motilitätsstörung ahmt mechanische Obstruktionen nach und kann zu einer schweren intestinalen Funktionsstörung führen. Ursachen sind meist idiopathisch, können jedoch genetisch oder sekundär (z. B. durch Autoimmunerkrankungen) bedingt sein.
- **Mukosale Enteropathien**:
   Funktionelle Störungen der Darmschleimhaut, wie Autoimmunenteropathien oder primäre Lymphangiektasien, führen zu einer gestörten Resorption und können CDV verursachen. Sie sind selten, stellen jedoch bei betroffenen Patienten eine signifikante Herausforderung dar.

2.2.2 Ätiologie des Chronischen Darmversagens und Kurzdarmsyndroms bei Kindern und Jugendlichen

Johannes Hilberath

Ursachen des Chronischen Darmversagens (CDV) im Kindesalter lassen sich in drei Haupt-Kategorien einteilen. Die häufigste Ätiologie stellt mit knapp 85 % der Fälle das Kurzdarmsyndrom (KD) dar (Gattini et al. 2021). Weitere Ursachen sind zum einen intestinale Motilitätsstörungen und zum anderen die ätiologisch sehr heterogene Krankheitsgruppe der kongenitalen Diarrhoen und Enteropathien (Tab. 2.1).

Das mit einem Chronischen Darmversagen assoziierte pädiatrische Kurzdarmsyndrom entsteht bei angeborenem Fehlen oder nach ausgedehnter chirurgischer Resektion von Darm mit einer Restdünndarmlänge, welche die kritische Kapazität zur Nährstoffversorgung unterschreitet (Goulet et al. 2004). Diese praxisrelevante Definition basiert auf der Definition des Chronischen Darmversagens und verzichtet auf konkrete Längenangaben zur Diagnosestellung. Beim so genannten Ultrakurzdarmsyndrom sind nach operativer Entfernung weniger als 10 % der für das (Gestations-)Alter anzunehmenden Darmlänge verblieben (Modi et al. 2022).

Tab. 2.1 Ursachen des Chronischen Darmversagens bei Kindern (Auswahl)

Kurzdarmsyndrom	Intestinale Dysmotilität Pädiatrisch Intestinale Pseudoobstruktion (PIPO)	Mukosale Enteropathien und kongenitale Diarrhoen
Kongenital Atresie Gastroschisis (± Atresie) Extensive Aganglionose/ Langstreckiger Morbus Hirschsprung Bauchwanddefekte Kongenitales Kurzdarmsyndrom Erworben Nekrotisierende Enterokolitis Volvulus bei Malrotation oder Tumoren Mekoniumileus Erworben – selten Darminvagination Trauma Gefäßverschlüsse Morbus Crohn	Primär – sporadisch Neuropathie (z. B. (progressive) Hypoganglionose, Inflammation), Myopathie, Mesenchymopathie Primär – genetisch Morbus Hirschsprung Megazystis-Mikrokolon-Intestinales Hypoperistaltik-Syndrom (MMIHS) Mitochondriale Myopathie MNGIE Waardenburg-Shah-Syndrom Typ 4 Sekundär – enterisches Nervensystem Post-viral (inflammatorische Neuropathie), z. B. VZV, CMV, EBV, HIV Dysfunktion des autonomen Nervensystems Sekundär – intestinale glatte Muskulatur Rheumatologische Erkrankungen, z. B. SLE, Muskeldystrophie Duchenne Sekundär – endokrinologisch Hypothyreose, Hypoparathyreoidismus Sekundär – metabolisch Urämie, Elektrolytstörungen (z. B. Kalium, Magnesium, Kalzium), Carnitin-Mangel Mitochondriopathie Sekundär – toxisch-medikamentös z. B. Opiate, Kalziumkanalblocker, Clonidin Sekundär – weitere Ursachen Ischämischer Schaden des enterischen Nervensystems und der glatten Muskulatur: Nekrotisierende Enterokolitis, Gastroschisis, Volvulus, intestinale Atresie Post-Bestrahlung Post-Chemotherapie/ Stammzelltransplantation Gastroschisis-assoziierte Motilitätsstörung Angioödem Eosinophile gastrointestinale Erkrankung Kawasaki Erkrankung	Defekte in der Enterozytenstruktur/ Polarisation Mikrovillus Einschlusskörperchen-Erkrankung (MVID) Tufting Enteropathie/ Intestinale Epitheliale Dysplasie Tricho-hepato-enterisches Syndrom Defekte in Digestion, Resorption und Transport Kongenitale Natrium-Diarrhoe Kongenitale Chlorid-Diarrhoe Defekte der enteroendokrinen Zelldifferenzierung Proprotein Konvertase 1/3 Defizienz Immunsystem-Defekte mit intestinaler Beteiligung X-chromosomales Immun-Dysregulation-Polyendokrinopathie-Enteropathie-Syndrom Andere Darm Graft-versus-Host Erkrankung Primäre und sekundäre Eiweißverlustenteropathie/ intestinale Lymphangiektasie

Modifiziert nach Belza und Wales 2023; Turcotte und Faure 2022; Nham et al. 2022; Pezzella et al. 2017. CMV, Cytomegalievirus. CODE, congenital diarrhea and enteropathies. EBV, Epstein-Barr-Virus. HIV, Human Immunodeficiency Virus. MNGIE, Mitochondrial Neurogastrointestinal Encephalopathy. MVID, microvillus inclusion disease. SLE, Systemischer Lupus Erythematodes. VZV, Varizella Zoster Virus

Die Ursachen des pädiatrischen KD sind vielfältig. Jedoch werden circa 80 % der Kurzdarmsyndrom-Fälle bereits in der Neonatalperiode manifest und sind insbesondere auf die nekrotisierende Enterokolitis, Mekoniumileus, Volvulus sowie auf angeborene Fehlbildungen wie Darmatresien, langstreckige Aganglionosen und Bauchwanddefekte (z. B. Gastroschisis) zurückzuführen (Belza und Wales 2023; Wales et al. 2004). In einer kanadischen Untersuchung für das neonatale Kurzdarmsyndrom werden die Inzidenz auf 24,5 pro 100.000 Lebendgeburten und die Prävalenz auf 4,8 pro 1 Mio. Einwohner geschätzt (Wales et al. 2004). Weitere Ursachen für kritischen Verlust von Darmanteilen, teils im späteren Kindesalter, können neben einem Volvulus vaskulär bedingte Ischämien, eine Invagination, Traumata oder der Morbus Crohn sein.

Pädiatrisch intestinale Pseudoobstruktionen (PIPO) sind klinisch gekennzeichnet durch eine chronische (d. h. mindestens über 2 Monate bei postnatalem Beginn bzw. über mehr als 6 Monate bei Auftreten in späterem Lebensalter) schwere Darmtransportstörung ohne Vorliegen einer mechanischen Obstruktion (Nham et al. 2022). Die PIPO Inzidenz wird mit einer Neuerkrankung auf 40.000–100.000 geschätzt (Mutanen et al. 2023). Die Unfähigkeit, den Darminhalt effektiv anterograd zu transportieren, kann zu Nahrungsunverträglichkeit mit (Sub-)Ileusepisoden und konsekutiv zur Notwendigkeit einer parenteralen Ernährung und/oder Anlage von Dekompressionsstomata führen. Die Mehrheit der pädiatrischen PIPO-Fälle ist kongenital (bis zu 80 %), neuropathisch (circa 70 %) und von primärer Ursache (sekundäre Formen in <10 %) (Tab. 2.1) (Thapar et al. 2018). Die Diagnosestellung ist herausfordernd und stützt sich auf Befunde aus Anamnese, Klinik, Bildgebung, Labor, Elektrophysiologie, Manometrie, Histo- bzw. Neuropathologie und Humangenetik. Darüber hinaus müssen in Diagnostik und Management (extraintestinale) Komorbiditäten bzw. Begleiterkrankungen berücksichtigt werden (z. B. Taubheit; Herzrhythmusstörungen; Uropathien). Therapeutische Maßnahmen beinhalten unter anderem Ernährungsmodifikation, Medikation (z. B. Prokinetika) und Chirurgie. Die Behandlung soll multidisziplinär in spezialisierten Intestinalen Rehabilitationszentren erfolgen (Thapar et al. 2018).

Die kongenitalen Diarrhoen und Enteropathien (englisch CODEs, congenital diarrhea and enteropathies) umfassen eine sehr seltene, heterogene Gruppe genetischer Störungen mit schwerer Diarrhoe und Malabsorption (Posovszky 2016; Thiagarajah et al. 2018). Die Symptomatik beginnt in aller Regel im frühen Neugeborenen- bzw. jungen Säuglingsalter und ist gekennzeichnet durch wässrige und/oder blutige Durchfälle, Steatorrhoe, Dehydratation, Elektrolytimbalancen, metabolische Dekompensation und Gedeihstörung (Kijmassuwan und Balouch 2024). Zu diesen rasch zum Darmversagen führenden Diagnosen gehören unter anderem die Mikrovillus-Einschlusskörperchen-Erkrankung, die Tufting Enteropathie und die kongenitale Natrium- bzw. Chlorid-Diarrhoe (Tab. 2.1). Die Abgrenzung zu infektiösen, anatomischen und immunologischen Erkrankungen, deren Ausschluss erforderlich ist, kann herausfordernd sein. Die frühzeitige Diagnosestellung bei ausgeprägter Symptomatik mit relevanter Morbidität und Mortalität ist wichtig und basiert daher neben der (Familien-)Anamnese auf mikrobiologischen, immunologischen, laborchemischen, endoskopischen (inklusive Histopathologie, Immunhistochemie und Elektronenmikroskopie) sowie insbesondere humangenetischen Testverfahren (Kijmassuwan und Balouch 2024). Letztere können sowohl für die Diagnosestellung als auch Genotyp-Phänotyp-Korrelation (z. B. MYO5B Mutation) und Prognose (z. B. Tufting Enteropathie) von Bedeutung sein (Aldrian et al. 2021; Ashworth et al. 2018). Teilweise beinhalten die unterschiedlichen Erkrankungsbilder systemische bzw. extraintestinale Auffälligkeiten, beispielsweise eine mögliche Hepatopathie bei der Mikrovillus-Einschlusskörperchen-Erkrankung. Die Behandlung soll an einem Intestinalen Rehabilitationszentren erfolgen und stützt sich auf die Zufuhr individueller heimparenteraler Ernährung, Ernährungstherapie, Ausgleich von Defiziten und Vermeiden CDV-assoziierter Komplikationen (Merritt et al. 2017; Spector Cohen et al. 2024). Die Prognose für CDV-Kinder mit kongenitaler Diarrhoe und Enteropathie ist je nach Grunderkrankung variabel, jedoch im Vergleich zu pädiatrischen Patienten mit Kurzdarmsyndrom im Hinblick auf Überleben und Erreichen der enteralen Autonomie im Allgemeinen schlechter (Kijmassuwan und Balouch 2024; Spector Cohen et al. 2024).

2.2.3 Vergleich der Ätiologie des Chronischen Darmversagens und Kurzdarmsyndroms bei Erwachsenen sowie Kindern und Jugendlichen

Tamara Jannasch

Die Ätiologie des CDV/KD unterscheidet sich zwischen Erwachsenen sowie Kindern und Jugendlichen und erfordert daher differenzierte therapeutische Konzepte. Ein entscheidender Aspekt bei der Differenzierung der Ätiologien ist das Wachstumspotenzial des verbliebenen Darms bei Kindern und Jugendlichen. Während erwachsene Patienten in der Regel eine dauerhafte Einschränkung der Darmfunktion aufweisen, ermöglicht die stärkere Fähigkeit zur intestinalen Adaption bei jüngeren Patienten eine bessere Prognose. Das Verständnis der spezifischen Ursachen sowie der anatomischen und physiologischen Anpassungsfähigkeit des Darms, insbesondere im Kindesalter, ist von zentraler Bedeutung für die individuelle Anpassung der Therapieansätze. Dazu gehören neben chirurgischen und medikamentösen Maßnahmen auch Ernährungsinterventionen, die die Darmadaption fördern und langfristig die Lebensqualität der Patienten verbessern.

2.3 Anatomie und Pathophysiologie des Chronischen Darmversagens und Kurzdarmsyndroms

Tamara Jannasch

Das Chronische Darmversagen (CDV) und das Kurzdarmsyndrom (KD) sind komplexe Krankheitsbilder, die sich aus einer erheblichen Verkürzung der resorbierenden Darmlänge ergeben können. Dies kann durch chirurgische Eingriffe, Erkrankungen oder andere pathologische Prozesse verursacht werden. Die resultierende Malabsorption von Nährstoffen, Flüssigkeiten und Elektrolyten stellt eine erhebliche Herausforderung für die medizinische Versorgung und das Management der Patienten dar. Ein fundiertes Verständnis der zugrunde liegenden Anatomie und Pathophysiologie ist entscheidend für die Entwicklung und Umsetzung effektiver Therapiestrategien. In diesem Kapitel werden die verschiedenen Typen des KDs und CDVs beschrieben, gefolgt von einer detaillierten Analyse der physiologischen Veränderungen, die diese Erkrankungen charakterisieren. Wir beleuchten die Mechanismen der Adaption des verbleibenden Darms, untersuchen die Rolle der intestinalen Mikrobiota und gehen auf die immunologischen Aspekte sowie die psychosozialen Auswirkungen ein. Besonderes Augenmerk gilt den Herausforderungen und Besonderheiten bei Kindern und Jugendlichen mit diesen Erkrankungen. Durch die Darstellung aktueller wissenschaftlicher Erkenntnisse und klinischer Erfahrungen soll dieses Kapitel ein umfassendes Bild der anatomischen und pathophysiologischen Grundlagen vermitteln und damit eine solide Basis für das Verständnis und die Behandlung dieser komplexen Krankheitsbilder schaffen.

2.3.1   Einteilung des Chronischen Damversagens/ Kurzdarmsyndroms

Die Klassifikation des Chronischen Darmversagens (CDV) und des Kurzdarmsyndroms (KD) ist entscheidend für die Entwicklung einer individualisierten medizinischen Ernährungstherapie. Die anatomische Struktur des verbleibenden Darms und etwaige Vorerkrankungen des Gastrointestinaltrakts (GIT) beeinflussen maßgeblich die resorptive Kapazität. Dies gilt insbesondere nach ausgedehnten Darmresektionen, Strahlentherapie, chronisch entzündlichen Darmerkrankungen und Vorliegen von Dysmotilitätsstörungen. Die genaue Kenntnis der anatomischen Gegebenheiten, wie sie aus Arztbriefen und Operationsberichten hervorgeht, ist daher ein essenzielles Werkzeug für die Planung und Anpassung der nachfolgenden Therapie (Lamprecht et al. 2014)

Kurzdarmtypen anhand der postoperativen Anatomie
Die postoperative Anatomie bestimmt den verbleibenden Funktionsabschnitt des Darms und ist ausschlaggebend für die Wahl der therapeutischen Maßnahmen. Man unterscheidet folgende Kurzdarmtypen (Abb. 2.1):

- **Typ 1: Endständiges Dünndarmstoma**
  Dieser Typ zeichnet sich durch das Fehlen einer kontinuierlichen Verbindung zum distalen Darm aus, was zu einer signifikanten Reduktion der Flüssigkeits- und Nährstoffresorption führt. Diese Stoma-Form entsteht typischerweise nach kompletter oder nahezu kompletter Entfernung des Dickdarms und/oder Enddarms. Die Haupttherapieziele umfassen die Flüssigkeits- und Elektrolytbilanz sowie die Vermeidung von Dehydratation und Mangelernährung.

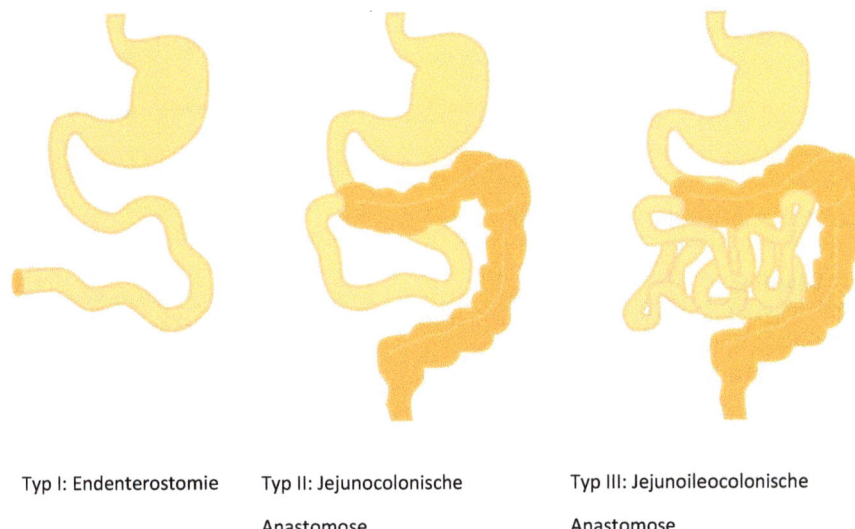

Typ I: Endenterostomie   Typ II: Jejunocolonische   Typ III: Jejunoileocolonische

                            Anastomose   Anastomose

Abb. 2.1 Kurzdarmtypen anhand der postoperativen Anatomie (Modifiziert nach Lamprecht et al. 2014).

- **Typ 2: Jejunocolonische Anastomose**
  Bei dieser Konstellation ist das Jejunum mit dem Colon verbunden. Diese Patienten profitieren oft von einer erhöhten Kapazität zur Flüssigkeits- und Elektrolytresorption, was die Möglichkeit einer partiellen oralen oder enteralen Ernährung erhöht. Die Anpassung der Diät ist entscheidend, um eine optimale Nährstoffaufnahme zu gewährleisten und Komplikationen wie etwa chologene Diarrhoe (durch erhöhte Gallensäurekonzentration bedingt) zu minimieren.
- **Typ 3: Jejunoileocololonische Anastomose**
  Hier ist das Jejunum mit einem verbleibenden Ileumsegment und dem Colon verbunden. Diese anatomische Anordnung bietet das höchste Potenzial für eine intestinale Adaption und eine bessere langfristige Prognose. Die Behandlung fokussiert sich auf die Maximierung der enteralen Ernährung und die Förderung der intestinalen Adaption.

Postoperative Phasen
Die postoperativen Phasen sind klinisch relevant und beeinflussen das Management der Patienten (Abb. 2.2):

1. **Hypersekretion:**
   Ist gekennzeichnet durch hohe Flüssigkeits- und Elektrolytverluste, die eine intensive Überwachung und Anpassung der parenteralen Ernährung erfordern. Typischerweise tritt diese Phase in den ersten Wochen nach der Operation auf, wenn der verbleibende Darm noch nicht ausreichend angepasst ist.

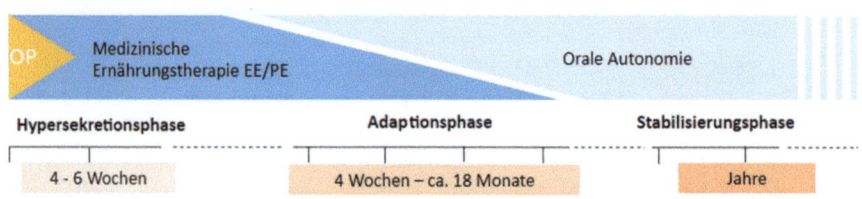

Abb. 2.2 Postoperative Phasen (Modifiziert nach Pape 2018).

2. **Adaption:**
Diese Phase ist durch eine zunehmende Fähigkeit zur Flüssigkeits- und Nähr-stoffresorption gekennzeichnet. Die Förderung der enteralen Ernährung ist hier besonders wichtig, um die intestinale Adaption zu unterstützen. Der Darm be-ginnt, seine Resorptionskapazität zu verbessern und die Nährstoffaufnahme zu stabilisieren.
3. **Stabilisierung:**
Langfristige Anpassungen führen zu einer stabilen Aufnahme von Nähr-stoffen, was eine Reduktion der parenteralen Unterstützung ermöglicht. In die-ser Phase kann der Patient oft auf eine vorwiegend orale Ernährung umsteigen.

Typen des Darmversagens
Die Einteilung des Darmversagens gibt Hinweise auf die Prognose und die not-wendige Intensität der therapeutischen Maßnahmen:

* **Typ I: Passageres Darmversagen**
Ein kurzfristiges Darmversagen, meist aufgrund postoperativer Komplikatio-nen. Hier steht die Unterstützung der Heilung im Vordergrund, mit dem Ziel, die normale Darmfunktion wiederherzustellen.
* **Typ II: Komplikativer Verlauf**
Dieser Typ umfasst komplexere Verläufe mit multiplen Komplikationen, die eine längere Hospitalisierung und umfassende interdisziplinäre Betreuung er-fordern. Ziel ist die Stabilisierung des Patienten und die Vorbereitung auf eine langfristige Versorgung.
* **Typ III: Stabiles Darmversagen**
Eine chronische Situation, bei der eine dauerhafte Unterstützung, häufig in Form von heimparenteraler Ernährung, notwendig ist. Das Management zielt auf die Aufrechterhaltung der Lebensqualität, die Minimierung von Komplika-tionen sowie die Vermeidung von Mangelernährung ab.

2.3.2 Pathophysiologie des Chronischen Darmversagens/ Kurzdarmsyndroms

Flüssigkeit und Elektrolytbewegungen
Beim Chronischen Darmversagen (CDV) und Kurzdarmsyndrom (KD) treten er-hebliche Veränderungen in der Flüssigkeits- und Elektrolytbewegung auf, die stark

von der verbleibenden Darmlänge, dem Resektionsort und der Ätiologie abhängen. Patienten verlieren aufgrund der reduzierten Resorptionskapazität vermehrt Flüssigkeit und Elektrolyte, was zu Dehydratation und Elektrolytstörungen führen kann. Die typischen Verluste sind:

1. **Natrium:** Erhebliche Verluste (bis zu 60–120 mEq/Tag) können auftreten, was zu Hyponatriämie führt. Diese Verluste sind häufig bei Patienten mit ausgedehnten Dünndarmresektionen oder Stoma vorhanden (Hyman et al. 2006).
2. **Kalium:** Der Verlust von Kalium (20–40 mEq/Tag) kann zu Hypokaliämie führen, besonders bei Patienten mit hohen Stomaverlusten. Hypokaliämie kann zu Muskelkrämpfen und Herzrhythmusstörungen führen (Platell 2002)
3. **Magnesium:** Ein häufiges Problem ist die Hypomagnesiämie, insbesondere bei Verlusten über ein Ileostoma. Verluste können signifikant sein, wobei ein genauer Zahlenbereich schwer festzulegen ist, da die individuelle Situation und die Menge des Stomasekrets stark variiert. Verluste können 5–10 mmol/Tag betragen. Hypomagnesiämie kann neurologische Symptome wie Zittern oder Krämpfe verursachen (Nightingale 1995).

Diese Zahlen unterstreichen die Notwendigkeit einer sorgfältigen Überwachung und Anpassung der Flüssigkeits- und Elektrolytzufuhr bei den Patienten. Die Behandlung beinhaltet oft die Gabe von Elektrolytlösungen und das Monitoring des Säure-Basen-Haushalts (Cole et al. 2009; Hofmann 1999).
(Verweis Abschn. 3.6 und 3.8. „Störungen des Säure-Basen-Haushaltes beim Kurzdarmsyndrom")

Nährstoffresorption
Die Resorptionskapazität für Nährstoffe ist bei den Patienten stark eingeschränkt, was verschiedene klinische Konsequenzen hat:

1. **Energiebedarf:** Der Energiebedarf kann durch Malabsorption erhöht sein. Patienten benötigen häufig energiereiche Diäten, um den Bedarf zu decken. Eine unzureichende Nährstoffaufnahme kann zu Gewichtsverlust und allgemeiner Schwäche führen (Green und Heatley 1992).
2. **Osmotische Diarrhoe:** Diese entsteht durch die unvollständige Resorption von Kohlenhydraten und führt zu Flüssigkeitsverlusten. Eine Anpassung der Diät und die Gabe von Enzympräparaten können helfen, diese Form der Diarrhoe zu kontrollieren (O'Keefe et al. 2006).
3. **Chologene Diarrhoe:** Aufgrund des Gallensäureverlustsyndroms treten häufig Diarrhoe und Steatorrhoe auf, was zu einer Malabsorption von Fett und fettlöslichen Vitaminen führt. Das Gallensäureverlustsyndrom entsteht durch unzureichende Rückresorption der Gallensäuren im Ileum (Tappenden 2014).
4. **Steatorrhoe und Oxalsäurenephrolithiasis:** Eine erhöhte Ausscheidung von Fett im Stuhl kann zu einer Oxalatüberladung führen, was das Risiko für Nierensteine erhöht. Die Kombination von Steatorrhoe und Oxalatrückresorption kann

das Risiko für Oxalatnephrolithiasis signifikant erhöhen (Cole et al. 2010; Hofmann 1999; Jeppesen 2014).

Kompensation durch Ileum und Colon: Nach einer Resektion können Ileum und Colon versuchen, den Verlust an Resorptionskapazität auszugleichen, aber die Effizienz dieser Kompensation ist begrenzt und variiert individuell (Cole et al. 2010; Hofmann 1999).

Mikrobiologische Veränderungen
Die intestinale Mikrobiota spielt eine zentrale Rolle bei der Aufrechterhaltung der Darmgesundheit. Nach einer Darmresektion treten oft signifikante Veränderungen auf:

1. **Abnahme der bakteriellen Diversität:**
   Dies kann die Barrierefunktion des Darms beeinträchtigen und das Risiko für Infektionen erhöhen. Eine reduzierte Diversität kann die Darmflora weniger widerstandsfähig gegenüber pathogenen Mikroben machen (Boulangé et al. 2016)
2. **Veränderung der Mikrobiota-Zusammensetzung:**
   Eine Zunahme pathogener Bakterien kann zu einer bakteriellen Überwucherung führen, was Diarrhoe und eine verminderte Nährstoffresorption begünstigen kann (Smet et al. 2022).

Immunologische Aspekte
Die Resektion großer Darmabschnitte hat tiefgreifende Auswirkungen auf das Darmimmunsystem:

1. **Funktion der Darmbarriere:**
   Die Barrierefunktion wird oft durch die reduzierte Oberfläche und strukturelle Veränderungen geschwächt, was die Anfälligkeit für Infektionen erhöht. Eine beeinträchtigte Barrierefunktion kann auch zu einer erhöhten systemischen Entzündungsreaktion führen (Peterson und Artis 2014).
2. **Veränderungen der Immunantwort:**
   Ein erhöhtes Risiko für Autoimmunerkrankungen kann durch eine gestörte Immunhomöostase entstehen. Eine veränderte Immunantwort kann die Fähigkeit des Körpers beeinträchtigen, zwischen körpereigenen und fremden Antigenen zu unterscheiden (Kaser et al. 2010).

Die klinische Herausforderung besteht darin, Infektionen zu verhindern und gleichzeitig eine angemessene immunologische Überwachung und Unterstützung bereitzustellen (Cole et al. 2010; Hofmann 1999).

Langzeitkomplikationen
Langfristige gesundheitliche Komplikationen sind bei den Patienten häufig:

1. **Lebererkrankungen:**
   Durch die langfristige parenterale Ernährung besteht ein Risiko für Leber-steatose und Cholestase. In schweren Fällen kann dies zu einer Leberzirrhose führen. Eine regelmäßige Überwachung der Leberwerte ist daher unerlässlich (O'Keefe et al. 2006).
2. **Nierensteine:**
   Ein erhöhtes Risiko für Oxalatsteine ist aufgrund von Steatorrhoe und Hype-roxalurie gegeben. Präventive Maßnahmen wie eine Anpassung der Diät sind es-senziell, um die Bildung von Nierensteinen zu vermeiden (Rudziński et al. 2022).
3. **Knochenstoffwechselstörungen:**
   Aufgrund der Malabsorption von Kalzium und Vitamin D sind Patienten für Osteoporose und Osteomalazie gefährdet. Die Supplementierung und regel-mäßige Überwachung der Knochenmineraldichte sind daher notwendig, um Knochenschwund vorzubeugen (Phan und Guglielmi 2016).

2.3.3   Adaption

Bedeutung der Adaption
Die Adaption ist ein zentraler Prozess nach einer Darmresektion, bei dem sich der verbleibende Darm an die neuen anatomischen und funktionellen Gegebenheiten anpasst, um die Nährstoffaufnahme zu maximieren. Diese Anpassung ist entscheidend, um die Abhängigkeit von parenteraler Ernährung zu verringern und die Lebensqualität der Betroffenen zu verbessern. Die Adaption umfasst sowohl strukturelle als auch funktionelle Veränderungen im Darm, die darauf abzielen, die Resorptionskapazität zu optimieren (O'Brien et al. 2001).

Phasen der Adaption
Die Adaption des Darms nach einer Resektion verläuft in mehreren Phasen:

- **Akutphase:** Unmittelbar nach der Operation kommt es zu einer gesteigerten Se-kretion und Motilität. Diese Phase ist durch einen erheblichen Verlust an Flüssig-keit und Elektrolyten gekennzeichnet. Hier ist eine intensive Überwachung der Flüssigkeits- und Elektrolytzufuhr erforderlich (Pironi et al. 2016).
- **Subakutphase:** In dieser Phase reduziert sich die übermäßige Sekretion und Motilität, während die ersten funktionellen und strukturellen Anpassungen be-ginnen. Der Darm beginnt sich zu reorganisieren, um seine Resorptionsfähigkeit zu verbessern (Ziegler et al. 1998).
- **Langzeitphase:** Diese Phase, die über Monate bis Jahre andauern kann, ist durch die maximale Effektivität der Anpassungsmechanismen gekennzeichnet. Die endgültige Resorptionskapazität des Darms wird etabliert, was die langfristige Ernährungsplanung und das Management bestimmt (Reinshagen et al. 2008).

Mechanismen der Adaption
Strukturelle Anpassungen (morphologische Veränderungen)
Nach einer Darmresektion finden verschiedene strukturelle Anpassungen statt, um die Resorptionskapazität zu erhöhen:

- **Hyperplasie der Mukosa:** Die Zellzahl in der Darmschleimhaut steigt, was zu einer Vergrößerung der Darmzotten und einer Vertiefung der Krypten führt. Studien zeigen, dass nach einer Resektion die Darmzotten um bis zu 50 % vergrößert sein können (Tappenden 2014).
- **Darmdilatation:** Der verbleibende Darmabschnitt dehnt sich aus, um das Volumen für die Nährstoffaufnahme zu erhöhen. Diese Dilatation verlängert die Verweildauer der Nährstoffe im Darm und verbessert so die Resorption (Ziegler et al. 1998).
- **Verdickung der Darmwand:** Durch Hypertrophie der Muskelschicht und erhöhte Zellproliferation wird die Darmwand dicker. Dies steigert nicht nur die mechanische Stabilität des Darms, sondern auch seine Resorptionsfähigkeit (Pironi et al. 2016).

Funktionelle Anpassungen
Neben den morphologischen Veränderungen erfolgen auch funktionelle Anpassungen des Darms:

- **Erhöhte Enzymaktivität:** Die Aktivität von Verdauungsenzymen wie Laktase und Sucrase nimmt zu, um die Effizienz der Nährstoffverdauung zu verbessern. Dies ist besonders relevant in der subakuten und langfristigen Anpassungsphase (Green und Heatley 1992).
- **Verzögerte Darmpassage:** Eine verlängerte Transitzeit erhöht die Kontaktzeit zwischen Nährstoffen und der Darmmukosa, was die Resorption verbessert. Beispielsweise führt eine verlängerte Transitzeit im Ileum zu einer besseren Resorption von Fetten und Gallensäuren (O'Keefe et al. 2006).
- **Veränderung der Hormonsekretion:** Die Produktion von Hormonen wie GLP-2, das die Darmregeneration und Resorption fördert, nimmt zu. Studien haben gezeigt, dass GLP-2-Analoga die Darmlänge und die Resorptionsfähigkeit signifikant erhöhen können (Jeppesen 2003, 2014).

Faktoren, die die Adaption beeinflussen
Ernährung

- **Enterale Ernährung:** Eine frühzeitige enterale Ernährung stimuliert die Darmadaption, indem sie trophische Effekte auf die Darmmukosa fördert. Die Zusammensetzung der enteralen Ernährung spielt eine entscheidende Rolle. Klinische Studien zeigen, dass eine frühzeitige enterale Ernährung die Darmmukosa schützt und die Resorptionskapazität erhöht (Lamprecht et al. 2014).

- **Nährstoffzusammensetzung:** Der Einsatz von MCT (mittelkettige Triglyceride), die schneller und effizienter resorbiert werden als langkettige Fettsäuren, kann die Fettresorption verbessern. Proteine und Kohlenhydrate sollten in angepassten Mengen zugeführt werden, um die Resorption zu maximieren und gastrointestinale Symptome wie Diarrhoe zu minimieren (Hyman et al. 2006).

(Verweis Abschn. 3.3)

Pharmakologische Interventionen
- **Trophische Faktoren:** Der Einsatz von GLP-2-Analoga kann die Darmmukosa regenerieren und die Adaption fördern. Klinische Studien haben gezeigt, dass GLP-2 die Darmzottenhyperplasie und die Gesamtresorption verbessern kann (Jeppesen 2003; Green und Heatley 1992).
- **Antisekretorische Mittel:** Medikamente wie Protonenpumpenhemmer (PPI) reduzieren den Säuregehalt und verringern sekretorische Verluste, was zur Stabilisierung der Flüssigkeits- und Elektrolytbilanz beiträgt (Wang et al. 2022).

Chirurgische Techniken
- **Segmentverlängerung:** Diese Technik beinhaltet die Verlängerung des verbleibenden Darmsegments, um die Resorptionsfläche zu maximieren. Klinische Studien zeigen, dass diese Eingriffe die langfristige Unabhängigkeit von parenteraler Ernährung fördern können (Nightingale 1995).
- **Stimulation der Darmmotilität:** Techniken wie der Einsatz eines Darmpacemakers können die Darmmotilität verbessern und die Kontaktzeit der Nährstoffe mit der Darmmukosa verlängern (Green und Heatley 1992).

Monitoring der Adaption
Eine kontinuierliche Überwachung ist entscheidend, um den Fortschritt der Anpassung zu beurteilen und die Therapie anzupassen:

- **Klinische Überwachung:** Regelmäßige Überprüfungen des Nährstoffstatus und der körperlichen Entwicklung sind besonders wichtig bei Kindern.
- **Diagnostische Tests:** Funktionstests wie Atemtests und Blutuntersuchungen bewerten die Resorptionskapazität und den Nährstoffstatus (Cole et al. 2010).
- **Endoskopische Untersuchungen:** Bildgebende Verfahren wie die Endoskopie werden verwendet, um strukturelle Anpassungen im Darm visuell zu überwachen und zu dokumentieren (Wyllie et al. 2015).

Langzeitmanagement
Eine langfristige Betreuung ist notwendig, um Fortschritte in der Adaption zu sichern und mögliche Komplikationen zu vermeiden:

- **Ernährungsberatung:** Kontinuierliche Anpassungen der Ernährung sind notwendig, um den individuellen Bedürfnissen des Patienten gerecht zu werden (DeLegge 2008).

- **Medizinische Betreuung:** Regelmäßige Nachsorgetermine und diagnostische Überprüfungen sind unerlässlich, um die Therapie optimal anzupassen (Hofmann 1999).
- **Psychosoziale Unterstützung:** Da das Kurzdarmsyndrom eine chronische Erkrankung ist, ist psychosoziale Unterstützung sowohl für Patienten als auch deren Familien wichtig, um die emotionalen und praktischen Herausforderungen zu bewältigen (Mackner et al. 2013).

2.3.4 Psychosoziale Auswirkungen

Das Chronische Darmversagen (CDV) und Kurzdarmsyndrom (KD) stellen nicht nur medizinische Herausforderungen dar, sondern haben auch tiefgreifende psychosoziale Auswirkungen auf die betroffenen Patienten und ihre Familien. Diese Auswirkungen sind erheblich und beeinflussen die Lebensqualität auf mehreren Ebenen.

Herausforderungen im Alltag
Auswirkungen auf die Lebensqualität: Die Patienten erleben eine Vielzahl von Herausforderungen, die ihre Lebensqualität erheblich beeinträchtigen können. Zu den häufigsten Belastungen gehören:

- **Soziale und emotionale Belastungen:** Die Notwendigkeit, sich regelmäßig einer intensiven medizinischen Betreuung zu unterziehen, kann zu sozialen Einschränkungen führen. Patienten können Schwierigkeiten haben, an sozialen Aktivitäten teilzunehmen oder soziale Kontakte zu pflegen, was zu einem Gefühl der Isolation führen und das emotionale Wohlbefinden beeinträchtigen kann (Hyman et al. 2006).
- **Umgang mit chronischen Symptomen und Einschränkungen:** Chronische Symptome wie wiederkehrende Diarrhoen, Meteorismus und allgemeine Müdigkeit erfordern eine ständige Anpassung im Alltag. Diese Symptome können die Teilnahme an alltäglichen Aktivitäten und die allgemeine Lebensqualität erheblich beeinträchtigen. Die ständige Notwendigkeit, Diäten und medizinische Anweisungen zu befolgen, kann ebenfalls stressig und belastend sein.

Psychologische Unterstützung
Bedeutung von psychologischer Beratung: Die psychologische Unterstützung ist ein wesentlicher Bestandteil des Managements. Die Belastungen, die mit dieser Erkrankung einhergehen, können sowohl körperlicher als auch psychischer Natur sein. Daher ist es wichtig, dass Patienten und deren Familien Zugang zu psychologischer Beratung und Unterstützung erhalten, um den emotionalen und sozialen Herausforderungen begegnen zu können. Psychologische Unterstützung kann helfen:

- **Psychosoziale Belastungen zu bewältigen:** Ein Psychotherapeut oder -berater kann Patienten und ihren Familien helfen, Strategien zur Bewältigung der emotionalen Belastungen zu entwickeln und Wege zu finden, mit den sozialen Einschränkungen und der Isolation umzugehen (Duggan und Jaksic 2017).
- **Stress und Angst zu reduzieren:** Stressbewältigungstechniken wie Achtsamkeit, Entspannungsübungen und kognitive Verhaltenstherapie können helfen, die Auswirkungen von Stress und Angst zu verringern. Regelmäßige psychologische Sitzungen können dazu beitragen, dass Patienten besser mit ihrer Erkrankung umgehen und ein höheres Maß an Lebensqualität aufrechterhalten.

Spezifische Probleme und Unterstützungsmaßnahmen

Psychologische Belastung durch parenterale Ernährung: Die parenterale Ernährung, die für viele Patienten notwendig ist, kann psychologisch belastend sein. Die Notwendigkeit, sich an einen regelmäßigen Ernährungsplan zu halten, die mögliche Sichtbarkeit der Ernährungsmethode (z. B. durch einen zentralen Zugang) und die Einschränkungen im Lebensstil können zu Gefühlen der Stigmatisierung und Isolation führen (Mackner et al. 2013).

- **Strategien zur Bewältigung:** Eine regelmäßige psychologische Begleitung kann dabei helfen, diese Gefühle zu adressieren. Unterstützung durch Selbsthilfegruppen oder Online-Foren kann ebenfalls nützlich sein, um sich mit anderen Patienten auszutauschen und Unterstützung zu erhalten.
- **Soziale Isolation:** Die Einschränkungen, die durch die Erkrankung und die notwendigen Behandlungen entstehen, können zu sozialer Isolation führen. Patienten könnten Schwierigkeiten haben, an sozialen Ereignissen teilzunehmen oder ein normales Sozialleben aufrechtzuerhalten.
- **Ressourcen:** Es gibt verschiedene Unterstützungsmaßnahmen, die Patienten helfen können, ihre soziale Integration zu verbessern. Hierzu zählen lokale Selbsthilfegruppen, soziale Netzwerke und Organisationen, die spezielle Programme für Menschen mit chronischen Erkrankungen anbieten. Die Einbeziehung von Sozialarbeitern in die Betreuung kann ebenfalls hilfreich sein, um die soziale Unterstützung zu stärken und die Integration in die Gemeinschaft zu fördern (Koletzko et al. 2015).

Schlussfolgerung

Insgesamt ist die psychosoziale Unterstützung für Patienten mit Chronischem Darmversagen/Kurzdarmsyndrom von zentraler Bedeutung. Durch gezielte psychologische Beratung und die Nutzung verfügbarer Ressourcen können die emotionalen und sozialen Herausforderungen, die mit der Erkrankung einhergehen, besser bewältigt werden. Die richtige Unterstützung trägt dazu bei, die Lebensqualität der Patienten zu verbessern und hilft ihnen, ein erfülltes und aktives Leben zu führen.

2.3.5   Fallbeispiel

Patient: Max, 28 Jahre alt
Diagnose:

- Morbus Crohn mit intestinaler Fistelung

Anamnese:

- Vorgeschichte von chronischen Bauchschmerzen, Gewichtsverlust und inter-mittierenden Durchfällen seit dem 22. Lebensjahr
- Diagnostiziertem Morbus Crohn vor 6 Jahren, bisher behandelt mit Immun-modulatoren und Kortikosteroiden

Klinische Präsentation:

- Starke Bauchschmerzen im rechten Unterbauch, Fieber und Übelkeit
- Verschlechterung der Symptome, erneuter Schub, unzureichende Kontrolle durch aktuelle Medikation

Diagnostische Untersuchungen:

- Koloskopie: Bestätigung von tiefen, länglichen Ulzerationen im Ileum und Colon
- MRT-Enterografie: Nachweis einer enterokutanen Fistel vom terminalen Ileum zur Haut im rechten Unterbauch
- Laborwerte: Erhöhte Entzündungsmarker (CRP, BSG), Anämie

Behandlung:

- Akutphase: Hospitalisierung, intravenöse Flüssigkeits- und Elektrolytzufuhr, Antibiotika gegen bakterielle Infektion
- Medikamentöse Therapie: Eskalation der Therapie mit einem TNF-α-Inhibitor (z. B. Infliximab)
- Ernährungsunterstützung: Parenterale Ernährung zur Entlastung des Darms

Chirurgische Intervention:

- Aufgrund der persistierenden Fistel und der Unwirksamkeit der medikamentö-sen Therapie Entscheidung zur Operation
- Operation: Resektion des betroffenen Ileumsegments mit Fistel und Anlage eines temporären Ileostomas

Postoperative Phase:

• Intensive Überwachung im Krankenhaus, langsame Einführung einer enteralen Ernährung
• Fortsetzung der TNF-α-Inhibitor -Therapie zur Verhinderung von Rezidiven
• Stoma-Schulung und Unterstützung durch einen Stomatherapeuten

Langzeitmanagement:

• Regelmäßige Nachsorgeuntersuchungen, Überwachung der Entzündungsparameter
• Psychosoziale Unterstützung: Beratung durch einen Psychologen zur Bewältigung der chronischen Erkrankung und der Auswirkungen des Stomas auf die Lebensqualität

Ergebnisse:

• Gute postoperative Erholung, schrittweise Rückkehr zu einer normalen/oralen Ernährung, Verbesserung der Lebensqualität und Reduktion der Symptome durch Kombination aus chirurgischer, medikamentöser und ernährungstherapeutischer Therapie

2.3.6 Besonderheiten in der Anatomie und Pathophysiologie bei Kindern und Jugendlichen mit Chronischem Darmversagen/Kurzdarmsyndrom

Kinder und Jugendliche mit Chronischem Darmversagen (CDV) und Kurzdarmsyndrom (KD) weisen spezifische anatomische und pathophysiologische Merkmale auf, die eine besondere Berücksichtigung im Vergleich zu erwachsenen Patienten erfordern.

Wachstum und Entwicklung
• **Wachstumsverzögerungen:** Aufgrund der Malabsorption von Nährstoffen sind Kinder anfälliger für Wachstumsverzögerungen. Im Gegensatz zu Erwachsenen, deren Wachstum abgeschlossen ist, kann eine beeinträchtigte Nährstoffaufnahme in der Kindheit erhebliche Auswirkungen auf die körperliche und kognitive Entwicklung haben. Eine regelmäßige Überwachung von Wachstum und Entwicklung ist daher essenziell, um frühzeitig intervenieren zu können und mögliche Entwicklungsstörungen zu minimieren. Dies erfordert eine multidisziplinäre Herangehensweise, die sowohl medizinische als auch ernährungswissenschaftliche Expertise umfasst (Hyman et al. 2006).
   (Verweis „Teil II – Chronisches Darmversagen/Kurzdarmsyndrom bei Kindern und Jugendlichen")

- **Entwicklung:** Malnutrition kann die kognitive und körperliche Entwicklung signifikant beeinträchtigen. Kinder, die in kritischen Entwicklungsphasen eine unzureichende Nährstoffversorgung erfahren, können bleibende Defizite entwickeln, die ihre schulische Leistung und Lebensqualität langfristig beeinflussen. Die Anpassung der Ernährung und eine engmaschige Überwachung sind unerlässlich, um die Entwicklung so optimal wie möglich zu unterstützen (Koletzko et al. 2015; Hyman et al. 2006).

Ernährung

- **Erhöhter Nährstoffbedarf:** Kinder haben im Vergleich zu Erwachsenen einen deutlich höheren Nährstoffbedarf pro Kilogramm Körpergewicht, insbesondere während Phasen schnellen Wachstums. Diese Tatsache stellt besondere Herausforderungen an die medizinische Ernährungstherapie bei diesen Patienten, da die geringe intestinale Resorptionskapazität den ohnehin erhöhten Bedarf weiter erschwert. Eine individuelle Ernährungsplanung, die auf den spezifischen Nährstoffbedarf und die Resorptionskapazität des Kindes abgestimmt ist, ist von zentraler Bedeutung (Jeppesen 2014; Olieman et al. 2010).
  (Verweis „Teil II – Chronisches Darmversagen/Kurzdarmsyndrom bei Kindern und Jugendlichen")
- **Angepasste Nährstoffzufuhr:** Spezielle enterale Formeln und Supplemente müssen verwendet werden, um den erhöhten Bedarf an Makro- und Mikronährstoffen zu decken. Dies schließt die gezielte Supplementierung von Vitaminen und Mineralstoffen ein, um Defizite zu vermeiden und eine adäquate körperliche Entwicklung zu gewährleisten (Lamprecht et al. 2014; Koletzko et al. 2015).
  (Verweis „Teil II – Chronisches Darmversagen/Kurzdarmsyndrom bei Kindern und Jugendlichen")

Immunologische Aspekte

- **Anfälligkeit für Infektionen:** Kinder, insbesondere solche, die auf parenterale Ernährung angewiesen sind, haben ein erhöhtes Risiko für Infektionen. Ihr unreifes Immunsystem und die ständige Exposition gegenüber invasiven medizinischen Eingriffen machen sie besonders vulnerabel. Es ist von entscheidender Bedeutung, strenge aseptische Techniken einzuhalten und regelmäßige Überwachungen durchzuführen, um Infektionen frühzeitig zu erkennen und zu behandeln. In der klinischen Praxis ist die Verwendung von zentralen Venenkathetern (ZVK) unter möglichst sterilen Bedingungen sowie die sorgfältige Überwachung der ZVK-Pflege entscheidend, um das Infektionsrisiko zu minimieren (Mackner et al. 2013; Green und Heatley 1992).
  (Verweis „Teil II – Chronisches Darmversagen/Kurzdarmsyndrom bei Kindern und Jugendlichen")

Psychosoziale Auswirkungen

- **Einfluss auf das Familienleben**: Die chronische Erankung kann erhebliche Belastungen für die gesamte Familie mit sich bringen. Die ständige medizinische Versorgung und die Unsicherheit über die gesundheitliche Entwicklung des Kindes führen häufig zu emotionalem Stress und sozialer Isolation. Psychologische Unterstützung für das betroffene Kind und seine Familie ist daher oft notwendig, um die Bewältigung der Krankheit zu erleichtern und die Lebensqualität zu verbessern.
- **Schulische und soziale Integration:** Die Erkrankung kann sowohl die schulische Leistung als auch die soziale Integration beeinträchtigen. Die Kinder benötigen möglicherweise spezielle Unterstützung durch Lehrer und Schulbegleiter, um ihren Bildungsweg erfolgreich zu meistern. Darüber hinaus ist es wichtig, das Umfeld des Kindes über die Erkrankung aufzuklären, um Missverständnisse zu vermeiden und ein unterstützendes Netzwerk zu schaffen (Mackner et al. 2013).
  (Verweis Abschn. 5.6)

Langzeitprognose

- **Verbesserung der Regenerationsfähigkeit:** Im Vergleich zu Erwachsenen haben Kinder aufgrund ihrer höheren Regenerationsfähigkeit ein größeres Potenzial für die intestinale Adaption. Diese Fähigkeit ermöglicht es dem verbleibenden Darm, sich besser an die veränderten anatomischen und funktionellen Bedingungen anzupassen, was die langfristige Prognose verbessern kann. Studien zeigen, dass Kinder, die frühzeitig adäquat behandelt werden, bessere Chancen auf eine weitgehende Unabhängigkeit von parenteraler Ernährung haben (Cole und Kocoshis 2013; Green und Heatley 1992).
- **Lebenslange Überwachung:** Trotz der besseren Adaptionsfähigkeit ist eine lebenslange medizinische Überwachung notwendig, um Langzeitkomplikationen wie Lebererkrankungen oder Osteopenie frühzeitig zu erkennen und zu behandeln. Eine enge Zusammenarbeit zwischen verschiedenen Fachdisziplinen, einschließlich Gastroenterologie, Ernährungswissenschaft und Endokrinologie, ist entscheidend, um den langfristigen Therapieerfolg sicherzustellen (Nightingale 2006; Duggan und Jaksic 2017).

2.3.7 Zusammenfassung

Im Erwachsenenalter manifestiert sich das Chronische Darmversagen und Kurzdarmsyndrom durch verschiedene morphologische und funktionelle Anpassungen des verbleibenden Darms. Die strukturellen Anpassungen umfassen eine Zottenhyperplasie, Erweiterung der Darmkrypten und eine Verdickung der Darmwand, die zusammen die Resorptionskapazität optimieren. Funktionell zeigen sich Anpassungen durch erhöhte Enzymaktivität, verlängerte Transitzeiten und veränderte Hormonsekretion. Diese Anpassungen sind essenziell, um die Nährstoffaufnahme zu verbessern und die Abhängigkeit von parenteraler Ernährung zu minimieren.

Die klinische Relevanz dieser Anpassungen ist erheblich. Die Überwachung von Flüssigkeits- und Elektrolytbewegungen, die gezielte Anpassung der Ernährung sowie der Einsatz spezifischer Medikamente und chirurgischer Techniken sind zentrale Elemente im Management von CDV/KD. Langfristige Komplikationen wie Lebererkrankungen und Nierensteine erfordern eine kontinuierliche medizinische Überwachung und gezielte Prävention.

Bei Kindern und Jugendlichen treten spezifische Herausforderungen auf, die durch das Wachstum und die Entwicklungsbedürfnisse dieser Altersgruppe bedingt sind. Die höhere Nährstoffnachfrage und das Risiko für Wachstumsverzögerungen und Beeinträchtigungen der kognitiven und körperlichen Entwicklung erfordern eine besonders präzise medizinische Ernährungstherapie und regelmäßige Überwachung.

Die erhöhte Anfälligkeit für Infektionen und die psychosozialen Auswirkungen, die eine chronische Erkrankung auf die Familie und das soziale Umfeld haben, sind zusätzliche Faktoren, die eine umfassende Betreuung und Unterstützung notwendig machen. Die erhöhte Regenerationsfähigkeit kann zu besseren langfristigen Ergebnissen führen, was die Notwendigkeit einer lebenslangen Überwachung und angepassten medizinischen Strategien unterstreicht.

Das Verständnis der Anatomie und Pathophysiologie ist entscheidend für die effektive Behandlung und Unterstützung der Patienten. Die Kenntnisse über die adaptiven Prozesse, spezifische Anpassungen und mögliche Langzeitkomplikationen ermöglichen eine fundierte, individualisierte Therapie. Besondere Aufmerksamkeit gilt der präzisen Anpassung der Ernährung, der Überwachung des Nährstoffstatus und der Implementierung von Präventionsmaßnahmen gegen Komplikationen.

Für Fachkräfte in der klinischen Praxis bedeutet dies, dass sie nicht nur die physiologischen Veränderungen verstehen müssen, sondern auch die therapeutischen und unterstützenden Maßnahmen gezielt anpassen müssen, um die Lebensqualität der Patienten zu optimieren und die bestmöglichen Behandlungsergebnisse zu erzielen.

Literatur

Aksan A, Farrag K, Blumenstein I, Schröder O, Dignass AU, Stein J (2021) Chronic intestinal failure and short bowel syndrome in Crohn's disease. World J Gastroenterol 27(24):3440–3465. https://doi.org/10.3748/wjg.v27.i24.3440

Aldrian D, Vogel GF, Frey TK et al (2021) Congenital diarrhea and cholestatic liver disease: phenotypic spectrum associated with MYO5B mutations. J Clin Med 10.481

Ashworth I, Wilson A, Aquilina S et al (2018) Reversal of intestinal failure in children with tufting enteropathy supported with parenteral nutrition at home. J Pediatr Gastroenterol Nutr 66:967–971

Belza C, Wales PW (2023) Intestinal failure among adults and children: similarities and differences. Nutr Clin Pract 38(Suppl 1):S98–S113

Billiauws L, Maggiori L, Joly F, Panis Y (2018) Medical and surgical management of short bowel syndrome. J Visc Surg 155(4):283–291. https://doi.org/10.1016/j.jviscsurg.2017.12.012

Boulangé CL, Neves AL, Chilloux J, Nicholson JK, Dumas M-E (2016) Impact of the gut micro-biota on inflammation, obesity, and metabolic disease. Genome Med 8(1):42. https://doi.org/10.1186/s13073-016-0303-2

Cole CR, Kocoshis SA (2013) Nutrition management of infants with surgical short bowel syn-drome and intestinal failure. Nutr Clin Pract 28(4):421–428. https://doi.org/10.1177/0884533613491787

Cole CR, Frem JC, Schmotzer B, Gewirtz AT, Meddings JB, Gold BD, Ziegler TR (2010) The rate of bloodstream infection is high in infants with short bowel syndrome: relationship with small bowel bacterial overgrowth, enteral feeding, and inflammatory and immune responses. J Pedi-atr 156(6):941–947.e1. https://doi.org/10.1016/j.jpeds.2009.12.008

DeLegge M (2008) Nutrition in gastrointestinal disease (clinical gastroenterology). Human Press, New Jersey

Duggan CP, Jaksic T (2017) Pediatric intestinal failure. N Engl J Med 377(7):666–675. https://doi.org/10.1056/NEJMra1602650

Fleming CR, Remington M (1981) Intestinal failure. In: Hill GL (Hrsg) Nutrition and the surgical patient. Churchill Livingstone, Edinburgh, S 219e35

Gattini D, Roberts AJ, Wales PW et al (2021) Trends in pediatric intestinal failure: a multicenter, multinational study. J Pediatr 237:16–23.e4

Goulet O, Ruemmele F, Lacaille F, Colomb V (2004) Irreversible intestinal failure. J Pediatr Gas-troenterol Nutr 38:250–269

Goulet O, Breton A, Coste M-E et al (2021) Pediatric home parenteral nutrition in France: a six years national survey. Clin Nutr 40:5278–5287

Green JH, v Heatley R (1992) Nutritional management of patients with short-bowel syndrome. Nutrition (Burbank, Los Angeles County, Calif) 8(3):186–190; discussion 193-4

Hofmann AF (1999) The continuing importance of bile acids in liver and intestinal disease. Arch Intern Med 159(22):2647. https://doi.org/10.1001/archinte.159.22.2647

Hyman PE, Milla PJ, Benninga MA, Davidson GP, Fleisher DF, Taminiau J (2006) Childhood functional gastrointestinal disorders: neonate/toddler. Gastroenterology 130(5):1519–1526. https://doi.org/10.1053/j.gastro.2005.11.065

Jeppesen PB (2003) Clinical significance of GLP-2 in short-bowel syndrome. J Nutr 133(11):3721–3724. https://doi.org/10.1093/jn/133.11.3721

Jeppesen PB (2014) Spectrum of short bowel syndrome in adults. J Parenter Enter Nutr 38(1S). https://doi.org/10.1177/0148607114520994

Kaenkumchorn TK, Lampone O, Huebner K, Cramer J, Karls C (2024) When parenteral nutrition is the answer: the case of pediatric intestinal rehabilitation. Nutr Clin Pract 39(5):991–1002

Kaser A, Zeissig S, Blumberg RS (2010) Inflammatory bowel disease. Annu Rev Immunol 28(1):573–621. https://doi.org/10.1146/annurev-immunol-030409-101225

Kijmassuwan T, Balouch F (2024) Approach to congenital diarrhea and enteropathies (CODEs). Indian J Pediatr 91:598–605

Koletzko B, Bhatia J, Bhutta ZA, Cooper P, Makrides M, Uauy R, Wang W (Hrsg) (2015) Pediatric nutrition in practice, Bd 113. S. Karger AG. https://doi.org/10.1159/isbn.978-3-318-02691-7

Lamprecht G, Pape U-F, Witte M, Pascher A (2014) S3-Leitlinie der Deutschen Gesellschaft für Ernährungsmedizin e.V. in Zusammenarbeit mit der AKE, der GESKES und der DGVS. Ak-tuel Ernährungsmed 39(02):e57–e71. https://doi.org/10.1055/s-0034-1369922

Lezo A, Diamanti A, Marinier EM et al (2022) Chronic intestinal failure in children: an internati-onal multicenter cross-sectional survey. Nutrients 14:1889

Mackner LM, Greenley RN, Szigethy E, Herzer M, Deer K, Hommel KA (2013) Psychosocial is-sues in pediatric inflammatory bowel disease. J Pediatr Gastroenterol Nutr 56(4):449–458. https://doi.org/10.1097/MPG.0b013e3182841263

Merritt RJ, Cohran V, Raphael BP et al (2017) Intestinal rehabilitation programs in the manage-ment of pediatric intestinal failure and short bowel syndrome. J Pediatr Gastroenterol Nutr 65:588–596

Modi BP, Galloway DP, Gura K et al (2022) ASPEN definitions in pediatric intestinal failure. JPEN J Parenter Enteral Nutr 46:42–59

Mutanen A, Demirok A, Wessel L, Tabbers M (2023) Pediatric intestinal pseudo-obstruction: an international survey on diagnostic and management strategies in the european reference network for rare inherited and congenital anomalies intestinal failure teams. J Pediatr Gastroenterol Nutr 77:24–30

Nham S, Nguyen ATM, Holland AJA (2022) Paediatric intestinal pseudo-obstruction: a scoping review. Eur J Pediatr 181:2619–2632

Nightingale JMD (1995) Das Kurzdarmsyndrom. Eur J Gastroenterol Hepatol 7(6):514–520

Nightingale J (2006) Guidelines for management of patients with a short bowel. Gut 55(suppl_4):iv1–iv12. https://doi.org/10.1136/gut.2006.091108

O'Brien D-P, Nelson LA, Huang FS, Warner BW (2001) Intestinal adaptation: structure, function, and regulation. Semin Pediatr Surg 10(2):56–64. https://doi.org/10.1053/spsu.2001.22383

O'Keefe SJD, Buchman AL, Fishbein TM, Jeejeebhoy KN, Jeppesen PB, Shaffer J (2006) Short bowel syndrome and intestinal failure: consensus definitions and overview. Clin Gastroenterol Hepatol 4(1):6–10. https://doi.org/10.1016/j.cgh.2005.10.002

Olieman JF, Penning C, Ijsselstijn H, Escher JC, Joosten KF, Hulst JM, Tibboel D (2010) Enteral nutrition in children with short-bowel syndrome: current evidence and recommendations for the clinician. J Am Diet Assoc 110(3):420–426. https://doi.org/10.1016/j.jada.2009.12.001

Peterson LW, Artis D (2014) Intestinal epithelial cells: regulators of barrier function and immune homeostasis. Nat Rev Immunol 14(3):141–153. https://doi.org/10.1038/nri3608

Pezzella. V, Grimaldi G, Russo M et al (2017) New insights and perspectives in congenital diarrheal disorders. Curr Pediatr Rep 5:156–166

Phan C, Guglielmi G (2016) Metabolic bone disease in patients with malabsorption. Semin Musculoskelet Radiol 20(04):369–375. https://doi.org/10.1055/s-0036-1592429

Pironi L, Arends J, Baxter J, Bozzetti F, Pelaez RB, Cuerda C et al (2015) Home artificial nutrition & chronic intestinal failure; acute intestinal failure special interest groups of ESPEN. ESPEN endorsed recommendations. Definition and classification of intestinal failure in adults. Clin Nutr 34(2):171e80

Pironi L, Arends J, Bozzetti F, Cuerda C, Gillanders L, Jeppesen PB, Joly F, Kelly D, Lal S, Staun M, Szczepanek K, van Gossum A, Wanten G, Schneider SM (2016) ESPEN guidelines on chronic intestinal failure in adults. Clinical Nutrition 35(2):247–307. https://doi.org/10.1016/j.clnu.2016.01.020

Platell CFE (2002) The management of patients with the short bowel syndrome. World J Gastroenterol 8(1):13. https://doi.org/10.3748/wjg.v8.i1.13

Posovszky C (2016) Congenital intestinal diarrhoeal diseases: a diagnostic and therapeutic challenge. Best Pract Res Clin Gastroenterol 30:187–211

Reinshagen K, Kabs C, Wirth H, Hable N, Brade J, Zahn K, Hagl C, Jester I, Waag K (2008) Long-term outcome in patients with short bowel syndrome after longitudinal intestinal lengthening and tailoring. J Pediatr Gastroenterol Nutr 47(5):573–578. https://doi.org/10.1097/MPG.0b013e31816232e3

Rudziński M, Ławiński M, Gradowski Ł, Antoniewicz AA, Słodkowski M, Bedyńska S, Kostro J, Singer P (2022) Kidney stones are common in patients with short-bowel syndrome receiving long-term parenteral nutrition: a predictive model for urolithiasis. J Parenter Enter Nutr 46(3):671 677. https://doi.org/10.1002/jpen.2133

Smet A, Kupcinskas J, Link A, Hold GL, Bornschein J (2022) The role of microbiota in gastrointestinal cancer and cancer treatment: chance or curse? Cell Mol Gastroenterol Hepatol 13(3):857–874. https://doi.org/10.1016/j.jcmgh.2021.08.013

Spector Cohen I, Belza C, Courtney-Martin G et al (2024) Improved long-term outcome of children with congenital diarrhea followed by an intestinal rehabilitation program. J Pediatr Gastroenterol Nutr 79(2):269–277

Tappenden KA (2014) Intestinal adaptation following resection. J Parenter Enter Nutr 38(1S). https://doi.org/10.1177/0148607114525210

Thapar N, Saliakellis E, Benninga MA et al (2018) Paediatric intestinal pseudo-obstruction: evidence and consensus-based recommendations from an ESPGHAN-led expert group. J Pediatr Gastroenterol Nutr 66:991–1019

Thiagarajah JR, Kamin DS, Acra S et al (2018) Advances in evaluation of chronic diarrhea in infants. Gastroenterology 154:2045–2059.e6

Turcotte M-C, Faure C (2022) Pediatric intestinal pseudo-obstruction: progress and challenges. Front Pediatr 10:837462

Wales PW, de Silva N, Kim J, Lecce L, To T, Moore A (2004) Neonatal short bowel syndrome: population-based estimates of incidence and mortality rates. J Pediatr Surg 39:690–695

Wang T, Camillery M, Lebwohl B, Lok A, Sandborn W, Wang K, Wu G (2022) Yamada's textbook of gastroenterology, Bd 1, 7. Aufl. Wiley Blackwell, Hoboken

Wiskin AE, Russell R, Barclay AR, Thomas J, Batra A (2021) Prevalence of home parenteral nutrition in children. Clin Nutr ESPEN 42:138–141

Wyllie R, Hyams J, Kay M (2015) Pediatric gastrointestinal and liver disease, 5. Aufl. Elsevier, Philadelphia

Ziegler TR, Mantell MP, Chow JC, Rombeau JL, Smith RJ (1998) Intestinal adaptation after extensive small bowel resection: differential changes in growth and insulin-like growth factor system messenger ribonucleic acids in jejunum and ileum*. Endocrinology 139(7):3119–3126. https://doi.org/10.1210/endo.139.7.6097

Therapie bei Chronischem Darmversagen und Kurzdarmsyndrom

3

Michaela Brandstätter, Irina Blumenstein, Gunter Burmester, Tamara Jannasch, Johannes Hilberath, Christa Handte, Barbara John, Jan de Laffolie und Sandra Ulrich-Rückert

3.1 Therapieziele

Michaela Brandstätter

Die klinische Behandlung von Patienten mit Chronischem Darmversagen und/oder Kurzdarmsyndrom (CDV/ KD) zielt auf einen stabilen Ernährungszustand ab. Die therapeutischen Maßnahmen und Therapieziele von Betroffenen mit CDV/ KD konzentrieren sich auf mehrere Hauptziele. (Bischoff et al. 2024; Cuerda et al. 2021; Pape et al. 2013)

M. Brandstätter (✉)
Fürth, Deutschland
E-Mail: michela.br@me.com

I. Blumenstein
Universitätsklinikum Frankfurt (Main), Deutschland

G. Burmester
Altonaer Kinderkrankenhaus, Hamburg, Deutschland

T. Jannasch
Fuldatal, Deutschland
E-Mail: tamara.jannasch@web.de

J. Hilberath
Universitätsklinikum Tübingen, Deutschland

C. Handte · B. John
Leonberg, Deutschland

J. de Laffolie
Universitätsklinkum Gießen und Marburg, Deutschland

S. Ulrich-Rückert
Universitätsklinikum Frankfurt (Main), Deutschland

T. Jannasch, M. Brandstätter (Hrsg.), *Therapiemanual Kurzdarmsyndrom und Chronisches Darmversagen*, https://doi.org/10.1007/978-3-662-70710-4_3

Prävention und Beseitigung von Mangelernährung

Ein zentrales Ziel ist es, den Ernährungszustand der Patienten zu stabilisieren und zu verbessern sowie Mangelernährung und Fehlernährung zu verhindern. Dies kann durch die Bereitstellung einer ausreichenden Menge an Nährstoffen und Energie sowie durch die Sicherstellung einer oralen, enteralen und/oder parenteralen Nährstoffaufnahme als medizinische Ernährungstherapie erreicht werden. Dies muss an die individuellen Bedürfnisse der Patienten angepasst sein.

Kontrolle der Ein- und Ausfuhr durch individuelle Flüssigkeitszufuhr

Betroffene haben oft Schwierigkeiten bei der Resorption von Flüssigkeiten und können dadurch anfälliger für Dehydratation sein. Ziel ist, eine ausgewogene Flüssigkeitszufuhr sicherzustellen, um den Flüssigkeitsverlust auszugleichen und zu vermeiden.

Förderung der Anpassung des Darms durch orale Nährstoffzufuhr

Die Anpassung des Restdarmes soll mit gezielten Maßnahmen gefördert werden, um die Nährstoffaufnahme zu verbessern. Dies kann durch spezielle Ernährung, medizinische Ernährungstherapie und Diätmaßnahmen erreicht werden.

Vermeidung von Komplikationen

Ein weiteres Ziel ist, Komplikationen zu verhindern oder zu minimieren. Dazu gehören unter anderem Probleme bei der Nährstoff- und Flüssigkeitsaufnahme, drohende Infektionen, konsequent durchgeführtes Katheter- und Nebenwirkungsmanagement und Vermeidung weiterer gesundheitlicher Risiken durch Komorbiditäten.

Behandlung von Beschwerden zur Verbesserung der Lebensqualität

Patienten können unter verschiedenen Symptomen und zahlreichen Beschwerden leiden. Die Therapie zielt darauf ab, diese Beschwerden zu lindern und damit die Lebensqualität der Patienten zu verbessern.

Förderung der Autonomie im Alltag

Es ist wichtig, Betroffene zu unterstützen, damit sie ein möglichst stabiles und autonomes Leben führen können. Dies kann in speziellen CDV/KD Zentren (Liste im Anhang) durch wiederholt gezielte Ernährungsberatung, Überprüfung und Anpassung der Ernährungsregime, Monitoring der Laborparameter, EZ (Ernährungszustand) & AZ (Allgemeinzustand), psychologische Unterstützung und Schulungen zur Selbstversorgung erreicht werden.

Die genauen Therapieziele und therapeutischen Maßnahmen können nach den individuellen Bedürfnissen und dem Schweregrad der Erkrankung variieren. Je nach Phase der Erkrankung und Alter des Betroffenen stehen unterschiedliche Maßnahmen und Therapien im Vordergrund. Es ist wichtig, dass diese Therapien in einem qualifizierten medizinischen Team eng abgestimmt werden, um die besten Ergebnisse für den Patienten zu erzielen.

Eine Anbindung an spezielle Zentren ist oft eine essenzielle Grundlage in der Versorgung von betroffenen Patienten. Diese erfolgt oft über viele Jahre. Die Zusammenarbeit unterschiedlicher Fachrichtungen wie z. B.: Chirurgie, Innere Medizin, Pädiatrie, Neonatologie und viele weiteren Fachrichtungen sind wichtigster Baustein einer erfolgreichen Therapie.

Die Betroffenen benötigen oft jahrelang begleitende Therapien. Das Management von CDV/KD erfordert komplexe Techniken, multidisziplinäre und multiprofessionelle Aktivitäten und Expertise in der Behandlung von CDV, sowie die adäquate Durchführung einer häuslichen parenteralen/enteralen Ernährungstherapie. Oft ist, vor allem am Beginn der Therapie, ein speziell geschulter Pflegedienst notwendig und gibt Sicherheit in der Durchführung der komplexen Behandlung mit enteraler/parenteraler Ernährungstherapie sowie bei Bedarf der Stomapflege und weiterer pflegerischen Interventionen, bis Betroffene diese selbstständig durchführen können.

3.2 Therapieoptionen

Tamara Jannasch

Die Komplexität des Krankheitsbildes Chronisches Darmversagen (CDV) und Kurzdarmsyndrom (KD) spiegelt sich in der Behandlung der Patienten wider. Die Auswahl der medizinischen Ernährungstherapie ist spezifisch und von diversen Faktoren abhängig, darunter die Ätiologie des CDV/KD und der Typ des Kurzdarmsyndroms. Diese Aspekte haben wesentlichen Einfluss auf die Behandlungsstrategie und die Auswahl der Interventionen. Im Abschn. 2.3 Anatomie und Pathophysiologie werden die Besonderheiten der Kurzdarmtypen detailliert erläutert. Die anatomischen Voraussetzungen beeinflussen die Dauer der postoperativen Phasen, die in Hypersekretions-, Adaptions- und chronische/ adaptierte Stabilisierungsphase unterteilt werden.

Aufgrund der Komplexität der medizinischen Ernährungstherapie ist ein interdisziplinäres Behandlerteam erforderlich, dass Ärzte, Therapeuten, Pflegepersonal und andere Fachkräfte umfasst. Dieses Team arbeitet zusammen, um die bestmögliche Versorgung der Patienten zu gewährleisten.

3.2.1 Orale Therapie

Die **orale Ernährung** stellt die erste und zentrale Maßnahme zur Unterstützung von Patienten mit Chronischem Darmversagen (CDV) und Kurzdarmsyndrom (KD) dar. Sie zielt darauf ab, die intestinale Adaption zu fördern, die Nährstoffresorption zu maximieren und die Lebensqualität der Patienten zu verbessern. Die orale Ernährung umfasst diätetische Lebensmittel, Trinknahrung und Nährstoffsupplemente wie Proteinpulver, MCT-Fette und Maltodextrin. Idealerweise sollte die orale Ernährung so früh wie möglich integriert werden, sobald es die klinische Situation erlaubt. Dies unterstützt nicht nur die Darmfunktion, sondern kann auch dazu beitragen, den Bedarf an intensiven Therapien zu reduzieren. Die orale Ernährung sollte kontinuierlich angepasst werden, um den sich ändernden Bedürfnissen und der Verträglichkeit des Patienten gerecht zu werden. Bei der Auswahl der Nahrungsmittel und Supplemente ist es wichtig, auf individuelle Verträglichkeit und spezifische Ernährungsbedürfnisse einzugehen, um eine effektive und nachhaltige Unterstützung zu gewährleisten. (Lamprecht et al. 2014; Pironi et al. 2016; Lamprecht 2016). (Siehe Abschn. 3.3).

3.2.2   Enterale Ernährungstherapie

Die **enterale Ernährungstherapie** ist eine entscheidende Therapieoption für Patienten mit CDV und KD, insbesondere wenn die orale Ernährung allein nicht ausreicht, um den Nährstoffbedarf zu decken. Ihr Hauptziel ist es, eine adäquate Versorgung mit Makro- und Mikronährstoffen sicherzustellen und die intestinale Adaption zu fördern. Dies wird erreicht, indem Nährstoffe direkt über den Gastrointestinaltrakt zugeführt werden, entweder durch Trinknahrung, Sondennahrung oder spezifische Nährstoffsupplemente. Ein wesentlicher Vorteil der enteralen Ernährungstherapie liegt in ihrer Fähigkeit, den Darm zu stimulieren und die Barrierefunktion zu unterstützen, was die langfristige Anpassung und Regeneration des Darms begünstigt. Die frühzeitige Einführung der enteralen Ernährung kann helfen, die Notwendigkeit einer vollständigen parenteralen Ernährung zu verzögern, zu verringern oder zu vermeiden und trägt somit zur Verbesserung der Lebensqualität bei. Die enterale Ernährungstherapie sollte kontinuierlich überwacht und angepasst werden, um die Nährstoffbedürfnisse des Patienten optimal zu decken und mögliche Nebenwirkungen oder Unverträglichkeiten frühzeitig zu erkennen. Dazu gehört auch, die Art der Nahrungszufuhr und die Zusammensetzung der Ernährung auf die individuellen Bedürfnisse und die spezifische klinische Situation des Patienten abzustimmen. Es ist entscheidend, Kontraindikationen wie Ileus, Malassimilation oder Ischämie zu berücksichtigen, da diese Zustände die Effektivität der enteralen Ernährung beeinträchtigen können. Eine enge Zusammenarbeit zwischen dem behandelnden Team, einschließlich Ärzten, Therapeuten und Pflegepersonal, ist notwendig, um die enterale Ernährung effektiv zu planen und umzusetzen. (Lamprecht et al. 2014; Pironi et al. 2016; Lamprecht 2016). (Siehe Abschn. 3.4).

3.2.3   Parenterale Ernährungstherapie

Die **parenterale Ernährungstherapie** stellt eine wesentliche Therapieoption für Patienten mit CDV und KD dar, insbesondere wenn eine ausreichende orale oder enterale Nährstoffzufuhr nicht möglich ist. Sie ermöglicht die vollständige Nährstoffversorgung des Körpers über intravenöse Zufuhr, unter Umgehung des Gastrointestinaltrakts. Diese Therapie ist insbesondere in akuten Phasen und bei chronischen Fällen unverzichtbar, um eine adäquate Versorgung mit Makro- und Mikronährstoffen sowie Flüssigkeit sicherzustellen. Ein zentrales Ziel der parenteralen Ernährungstherapie ist die Nährstoffversorgung zu optimieren und die physiologischen Bedürfnisse des Körpers zu decken, wenn der Darm nicht in der Lage ist, dies auf natürlichem Wege zu leisten. Die parenterale Ernährungstherapie kann in Form von **totaler parenteraler Ernährung (TPE)**, die eine vollständige Nährstoffzufuhr gewährleistet, oder **ergänzender parenteraler Ernährung** erfolgen, die zusätzlich zur oralen oder enteralen Zufuhr erfolgt.

Neben der Nährstoffzufuhr spielt die **Flüssigkeitstherapie** eine entscheidende Rolle. Die ausreichende Zufuhr von Flüssigkeit ist essenziell, um eine angemessene Hydratation aufrechtzuerhalten und Elektrolytstörungen zu vermeiden. Die Flüssigkeitszufuhr muss individuell angepasst werden, um den spezifischen Bedürfnissen und dem Zustand des Patienten gerecht zu werden. Die parenterale Ernährung ist mit möglichen Komplikationen, wie Katheterinfektionen, Refeeding-Syndrom, Elektrolytstörungen und Intestinal failure-associated liver disease (IFALD), verbunden. Daher sind eine sorgfältige Überwachung und Anpassung der Therapie erforderlich. Der Einsatz von **parenteraler Ernährungstherapie** sollte möglichst effizient und nach den individuellen Bedürfnissen des Patienten erfolgen – **so früh wie nötig, so spät wie möglich und so lange wie erforderlich**. Eine enge Zusammenarbeit zwischen dem medizinischen Team, einschließlich Ärzten, Therapeuten und Pflegepersonal, ist für die Planung und Durchführung der parenteralen Ernährungstherapie unerlässlich, um die bestmöglichen Ergebnisse zu erzielen und Komplikationen zu minimieren. (Lamprecht et al. 2014; Pironi et al. 2016; Lamprecht 2016). (Siehe Abschn. 3.5).

3.2.4 Medikamentöse Therapie

Die **medikamentöse Therapie** spielt eine zentrale Rolle in der Behandlung von Patienten mit CDV und KD, da sie dazu beiträgt, das therapeutische Outcome zu verbessern. Verschiedene Medikamente kommen zum Einsatz, um unterschiedliche Aspekte der Erkrankung zu adressieren. Dazu gehören Medikamente zur Regulation der Peristaltik, Förderung der Digestion und Resorption, Stimulation der intestinalen Adaption und Hemmung der Sekretion. Diese therapeutischen Maßnahmen tragen dazu bei, einen stabilen und ausgewogenen Ernährungszustand zu erreichen und die Symptome der Erkrankung zu lindern.

Regulation der Peristaltik: Medikamente, die die Peristaltik beeinflussen, können dabei helfen, die Darmbewegungen zu regulieren, was besonders wichtig ist, um eine optimale Nährstoffresorption und -verwertung zu gewährleisten.

Förderung der Digestion und Resorption: Enzympräparate und andere Medikamente können die Digestion und Resorption von Nährstoffen verbessern, was für Patienten mit eingeschränkter Darmoberfläche von entscheidender Bedeutung ist.

Stimulation der intestinalen Adaption: Einige Medikamente können die Anpassungsprozesse des verbleibenden Darms fördern, was zu einer besseren Nutzung der vorhandenen Darmoberfläche führt.

Hemmung der Sekretion: Medikamente, die die Sekretion von Flüssigkeiten und Elektrolyten im Gastrointestinaltrakt hemmen, können dazu beitragen, die Flüssigkeits- und Elektrolytbilanz des Patienten zu stabilisieren.

Achtung: Bei der Auswahl und Verordnung von Medikamenten ist es wichtig, mögliche Wechselwirkungen zu berücksichtigen. Medikamente können in Wechselwirkung miteinander treten, was die Wirkung beeinflussen oder unerwünschte Nebenwirkungen hervorrufen kann. Eine sorgfältige Überwachung und Anpassung der Medikation sind daher notwendig.

Tipps und Tricks aus der Praxis
Nach ausgedehnten Darmoperationen ist die Resorption von Tabletten oder Kapseln möglicherweise eingeschränkt. Daher sollte die Darreichungsform der Medikamente überdacht werden, um eine optimale Wirkung zu gewährleisten. Flüssige Formulierungen oder andere alternative Darreichungsformen können in solchen Fällen eine bessere Option darstellen. (Lamprecht et al. 2014; Pironi et al. 2016; Lamprecht 2016, 2,4) (Siehe Abschn. 3.13).

3.2.5 Intestinale Rehabilitation

Wenn konservative Maßnahmen bei der Behandlung von CDV/KD nicht den gewünschten Erfolg bringen oder Komplikationen auftreten, können chirurgische Eingriffe eine wertvolle Behandlungsoption darstellen. Diese zielen darauf ab, die intestinale Funktion zu verbessern und die Lebensqualität der Patienten zu erhöhen.

Rekonstruktive chirurgische Eingriffe: Zu den wichtigsten Maßnahmen zählen rekonstruktive Eingriffe wie der Verschluss von Fisteln, Reanastomosen zur Wiederherstellung der Darmkontinuität sowie Operationen zur Verlangsamung der Peristaltik. Diese Verfahren können dazu beitragen, die Darmfunktion zu optimieren und Symptome wie Malnutrition oder High-Output zu lindern.

Chirurgische Eingriffe bei dilatiertem Dünndarm: Bei Patienten mit dilatiertem Dünndarm können gezielte chirurgische Maßnahmen notwendig sein, um die Funktion des betroffenen Darmabschnitts zu verbessern und die Nährstoffresorption zu fördern.

Darm- und Multiviszeraltransplantationen: Wenn alle anderen Therapieoptionen ausgeschöpft sind oder unzureichend wirken, können Darm- und Multiviszeraltransplantationen als letzte Behandlungsoption in Betracht gezogen werden. Diese komplexen Eingriffe sind mit erheblichen Risiken verbunden, jedoch haben Fortschritte in der Transplantationsmedizin sowie verbesserte postoperative Versorgungsstandards die Überlebensraten in den letzten Jahren deutlich verbessert.

Zusätzliche Überlegungen: Bei der Entscheidung für chirurgische Maßnahmen ist eine enge Zusammenarbeit mit einem interdisziplinären Team, bestehend aus Chirurgen, Ernährungsmedizinern, Pflegekräften und anderen Fachleuten, von ent-

scheidender Bedeutung. Eine individuelle Beurteilung und Planung sind unerlässlich, um die bestmöglichen Ergebnisse für den Patienten zu erzielen. (Lamprecht
et al. 2014; Pironi et al. 2016; Grant et al. 2015; Lamprecht 2016) (Siehe Kap. 4).

3.2.6 Therapiehierarchie und Interdisziplinärer Ansatz bei Chronischen Darmversagen und Kurzdarmsyndrom

Die Therapie von CDV und KD folgt einer klaren Hierarchie, die darauf abzielt, die
intestinale Autonomie zu fördern und eine optimale Patientenversorgung sicherzustellen. Die Behandlung wird schrittweise angepasst, basierend auf den individuellen Bedürfnissen und dem Fortschritt des Patienten.

Orale Ernährungstherapie: Um die intestinale Autonomie zu unterstützen,
sollte die orale Ernährung frühzeitig in die medizinische Ernährungstherapie integriert werden. Eine gezielte Auswahl diätetischer Lebensmittel und Nahrungsergänzungsmittel kann die Nährstoffresorption verbessern und die intestinale Adaption
fördern. Wenn eine orale Ernährung verträglich ist, kann sie in Kombination mit enteraler Ernährung durchgeführt werden, um eine umfassende Nährstoffversorgung
zu gewährleisten.

Enterale Ernährungstherapie: Reicht die orale Ernährung allein nicht aus,
wird die enterale Ernährungstherapie eingesetzt. Trink- und Sondennahrung sowie
Nährstoffsupplemente werden verwendet, um den Nährstoffbedarf zu decken und
die intestinale Adaption zu unterstützen. Die enterale Ernährungstherapie sollte
möglichst frühzeitig und kontinuierlich in die Ernährungstherapie integriert werden, um die Darmfunktion zu stärken und die allgemeine Ernährungssituation zu
verbessern.

Parenterale Ernährungstherapie: Diese Therapieform wird dann erforderlich,
wenn eine ausreichende Versorgung mit Makro- und Mikronährstoffen sowie
Flüssigkeit durch orale und/oder enterale Ernährung nicht möglich ist. Ziel der parenteralen Ernährungstherapie ist es, den Nährstoff- und Flüssigkeitsbedarf zu decken. Dauer, Häufigkeit und Intensität der parenteralen Ernährung werden an die
individuellen Bedürfnisse des Patienten angepasst. Wenn orale und enterale Zufuhr
nicht möglich ist, wird die totale parenterale Ernährung (TPE) notwendig. Bei an-
teiliger oraler und/oder enteraler Nährstoffaufnahme wird die parenterale Ernährung
supplementiert. Im Verlauf der Behandlung sollte die orale Nahrungsaufnahme
schrittweise eingeführt und den Bedürfnissen des Patienten angepasst werden.

Medikamentöse Therapie: Die medikamentöse Therapie unterstützt den
Therapieerfolg durch den Einsatz spezifischer Medikamente, die Nährstoff- und
Flüssigkeitsversorgung, Körpergewicht, Begleitsymptome und intestinale Adaption
positiv beeinflussen können. Die Auswahl der Medikamente muss individuell auf
den Patienten abgestimmt und potenzielle Wechselwirkungen berücksichtigt werden. Die Darreichungsformen der Medikamente sollten an die anatomischen und
funktionellen Gegebenheiten des Patienten angepasst werden.

Intestinale Rehabilitation: Wenn konservative und medikamentöse Maßnahmen nicht den gewünschten Erfolg bringen oder mit Komplikationen verbunden

sind, können chirurgische Eingriffe in Erwägung gezogen werden. Diese zielen darauf ab, die intestinale Funktion zu verbessern und die Lebensqualität der Patienten zu steigern. Darm- und Multiviszeraltransplantationen stellen die letzte Option dar, wenn andere Therapien versagen, auch wenn sie mit erheblichen Risiken verbunden sind.

Diese hierarchische Vorgehensweise gewährleistet eine strukturierte und patientenzentrierte Therapie bei CDV und KD, wobei die individuellen Bedürfnisse und Fortschritte des Patienten kontinuierlich berücksichtigt werden. (Lamprecht et al. 2014; Pironi et al. 2016; Grant et al. 2015; Lamprecht 2016) (Tab. 3.1)

Tab. 3.1 Therapiehierarchie und Interdisziplinärer Ansatz bei Chronischen Darmversagen und Kurzdarmsyndrom

Therapieverfahren	Therapieform	Ziele und Indikationen	Anmerkungen und Hinweise
Orale Ernährungstherapie	• Feste Nahrung (abhängig von Verträglichkeit) • Trinknahrung • Supplemente (z. B. Proteinpulver, MCT-Fette, Maltodextrin)	• Förderung der intestinalen Adaption • Verbesserung der Nährstoffresorption	• Einleitung der oralen Ernährung so früh wie möglich • Kombination mit enteraler Ernährungstherapie möglich
enterale Ernährungstherapie	• Sondennahrung • Nährstoffsupplemente (wie bei oraler Ernährung)	• Sicherstellung der Nährstoffversorgung, wenn orale Ernährung nicht ausreicht • Unterstützung der intestinalen Adaption	• Anpassung an individuelle Bedürfnisse und Verträglichkeit • Überwachung auf mögliche Komplikationen
parenterale Ernährungstherapie	• Totale parenterale Ernährung (TPE) • Supplementierte parenterale Ernährung	• Ausreichende Versorgung mit Makro- und Mikronährstoffen sowie Flüssigkeit • Anwendung bei Unzulänglichkeiten der oralen/enteralen Ernährung	• TPE als letzte Option • Supplementierung erfordert anteilige orale/enterale Ernährung
Medikamentöse Therapie	• Oral • Sublingual • Intravenös • Subkutan • Intramuskulär	• Regulation der Peristaltik • Verbesserung der Digestion und Resorption • Stimulation der Adaption und Hemmung der Sekretion	• Berücksichtigung von Wechselwirkungen • Anpassung an die individuelle Anatomie des Patienten

Tab. 3.1 (Fortsetzung)

Therapieverfahren	Therapieform	Ziele und Indikationen	Anmerkungen und Hinweise
Intestinale Rehabilitation	• Rekonstruktive chirurgische Maßnahmen (z. B. Fistelschluss, Reanastomosen • Darm- und Multiviszeraltrans- plantationen	• Verbesserung der intestinalen Funktion • Letzte Option bei Versagen anderer Therapien	• Hohe Komplikationsrate bei Transplantationen • Zunehmende Überlebensraten in den letzten Jahren

3.3   Orale Ernährungstherapie

Sandra Ulrich-Rückert

Ernährungstherapie bei Chronischem Darmversagen/Kurzdarmsyndrom
Das Ernährungsmanagement ist ein integraler Bestandteil des multidisziplinären Therapiekonzeptes in der Behandlung des Kurzdarmsyndroms, einer der Ursachen für Chronisches Darmversagen. Neben der parenteralen Ernährung- und Flüssigkeitstherapie zur Gewährleistung einer ausreichenden Nährstoffversorgung, insbesondere in der postoperativen Phase, spielt die enterale Ernährung eine zentrale Rolle in der Stimulation und Optimierung der intestinalen Rehabilitation. Die Auswahl geeigneter Nahrungsmittel fördert beispielsweise die intestinale Adaption durch Stimulation der Magen-Darm-Funktionen und trägt zur Regeneration der Darmstrukturen bei.

3.3.1   Orale Ernährung

Die Zusammensetzung der empfohlenen Diät hängt dabei maßgeblich von Länge und Funktion des verbliebenen Dünndarms, des Vorhandenseins des Colons und der Ileocaecalklappe in Kontinuität, sowie der jeweiligen Phase der intestinalen Adaption ab. Je nach Anatomie des Restdarms werden drei Kategorien des Kurzdarms unterschieden: End-Jejunostomie ohne durchgehenden Dickdarm, jejunocolonische Anastomose ohne Ileocaecalklappe und mit einem Teil des durchgehenden Dickdarms sowie jejunoileale Anastomose mit Ileocaecalklappe und dem gesamten durchgehenden Dickdarm in Kontinuität. Abb. 3.1 (Siehe Abschn. 2.3).

Auch wenn in der Hypersekretionsphase die parenterale Ernährung, sowie die i. v. Elektrolyt- und Flüssigkeitstherapie im Vordergrund stehen, sollte frühzeitig mit einer oralen Ernährung im Rahmen der Verträglichkeit begonnen werden, da diese neben der Makro- und Mikronährstoffversorgung zusätzlich zur Regeneration der Darmstrukturen beiträgt. Es wird angenommen, dass das Vorhandensein von

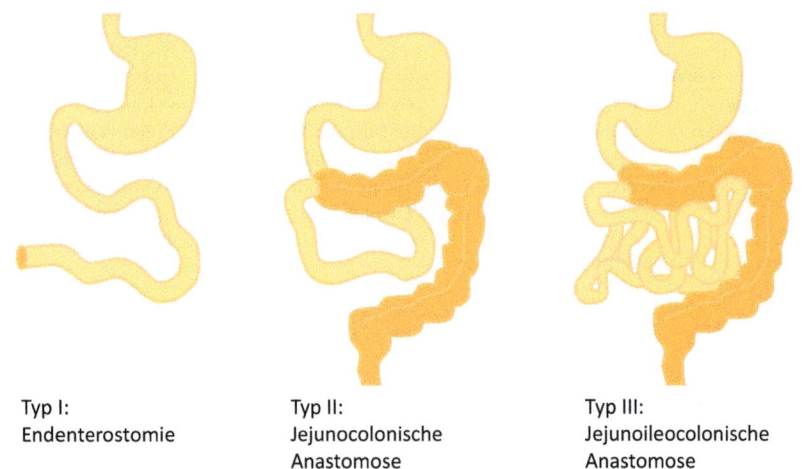

Typ I:
Endenterostomie

Typ II:
Jejunocolonische
Anastomose

Typ III:
Jejunoileocolonische
Anastomose

Abb. 3.1 Typen des Kurzdarmsyndroms (Modifiziert nach Messing et al.). (© Fresenius Kabi, mit freundlicher Genehmigung)

polymeren (intakten) enteralen oder oralen Nährstoffen im Dünndarm die Hyperplasie der Kryptenzellen, die Produktion von Darmhormonen, das Wachstum der Darmzotten und die Darmsekretion anregt, um so die Darmautonomie zu fördern.

Der postoperative Kostaufbau sollte langsam, beginnend mit einer ballaststofffreien, niedrigosmolaren Kost (z. B. Tee, Zwieback, Schleimsuppe) erfolgen und sich nach der individuellen Verträglichkeit und dabei insbesondere nach der Stuhlkonsistenz und -frequenz, oder der Ausfuhr über das Stoma richten. Bei guter Verträglichkeit können dann weitere Lebensmittelgruppen schrittweise nach den Prinzipien der angepassten Vollkost eingeführt werden. Entsprechende Tabellen mit geeigneten/ungeeigneten Lebensmitteln sollen dabei aber lediglich der Orientierung dienen und nicht als Erlaubt- und Verbotslisten angesehen werden. Generell gilt: Was vertragen wird, ist erstmal auch erlaubt (Tab. 3.2).

Es hat sich gezeigt, dass die Aufnahme von 6–8 kleinen häufigen Mahlzeiten über den Tag verteilt Erbrechen, Völlegefühl und Blähungen bei Patienten mit verschiedenen Magen-Darm-Erkrankungen verringert und gleichzeitig die Kalorienzufuhr erhöht. Die Portionsgrößen, sowie die Häufigkeit und der Zeitpunkt der Mahlzeiten müssen daher insbesondere zu Beginn der Adaptionsphase individuell angepasst werden. Durch gründliches Kauen wird die Nährstoffausnutzung zusätzlich positiv beeinflusst. Eine Liberalisierung der Ernährungsvorgaben kann im Laufe der Zeit mit dem Fortschreiten der intestinalen Anpassung erfolgen.

Ist die Nahrungsaufnahme relevant eingeschränkt oder liegt ein Energiedefizit vor, sollte der Einsatz von Trink- oder Sondennahrung (über Nasogastralsonde/ PEG) (siehe Abschn. 3.4) ggf. ergänzend zu einer parenteralen Ernährung (siehe Abschn. 3.5) erwogen werden.

Tab. 3.2 Lebensmittelempfehlungen für den Kostaufbau

Getränke	Tee, Wasser ohne Kohlensäure, Saftschorlen (sehr stark verdünnt; mind. 3:1), milde Säfte (z. B. Apfel, Traube), Orale Rehydratationslösung
Getreideprodukte	Weiß-, Toast-, Knäckebrot, Zwieback, feine Haferschmelzflocken oder Reis-/Hirseflocken als Brei (mit Milch (ggf. laktosefrei) oder mit Wasser anrühren)
Zucker und Gewürze	(Trauben-)Zucker/Honig, Salz, evtl. Brühe, Kräuter, keine scharfen Gewürze
Gemüse	Weich gedünstetes oder püriertes Gemüse, evtl. auch als Suppe (z. B. Karotten (z. B. Morosche Möhrensuppe), Kürbis, Fenchel, Pastinaken, Zucchini, Kohlrabi (jung), (Brokkoli-/Blumenkohl-Röschen)
Obst	Kompott (kleine Mengen), Banane, evtl. geriebener Apfel bei Durchfall (etwas braun werden lassen), Marmelade, Obstbrei/Fruchtmark (keine sauren Sorten, ohne Zucker)
Beilagen	Nudeln, weißer Reis, Kartoffeln/Kartoffelpüree (ggf. laktosefreie Milch), abgekühlte Pellkartoffeln
Fisch/Fleisch/ Wurst	Gekochter fettarmer Fisch (z. B. Kabeljau, Seelachs), oder gekochtes fettarmes Fleisch (z. B. Geflügel (ohne Haut)), oder fettarme Wurstsorten (z. B. Geflügelwurst)
Milchprodukte/Ei	Quark, Naturjoghurt (ggf. laktosefrei), Käseaufschnitt (max. 30 % F.i.Tr.), Rührei, Omelette
Fett/Öl	Kleine Menge Streichfett, Pflanzenöle (z. B. Raps-, Oliven-, Soja-, Walnussöl). Bei Störungen der Fettverdauung evtl. MCT-Fette/-Öle.

Energiezufuhr bei oraler Ernährung

Da die meisten Patienten mit Chronischem Darmversagen/Kurzdarmsyndrom eine erhebliche Malabsorption aufweisen, muss die Nahrungsaufnahme um mindestens 50 % des geschätzten Bedarfs erhöht werden (Hyperphagie). Je nach Verträglichkeit und Empfehlungen zur Nährstoffrelation sollten hierfür Lebensmittel mit hoher Energie- und Nährstoffdichte gewählt und/oder Mahlzeiten energiereicher gestaltet werden.

Zur Energieanreicherung eignen sich beispielsweise:

- 1 EL Butter (15 g) = ca. 120 Kalorien
- 1 EL Öl (10 g) = ca. 90 Kalorien
- 1 EL Sahne (10 g) = ca. 30 Kalorien
- 1 EL Honig (15 g) = ca. 60 Kalorien
- 20 g Schokolade (dunkel) = ca. 110 Kalorien
- 1 Banane = ca. 120 Kalorien

Proteine

Die Proteinresorption variiert mit der Länge des verbleibenden Dünndarms. Studien legen nahe, dass die Proteinzufuhr im Bereich von 1 bis 1,5 g pro kg Körpergewicht und Tag liegen sollte, abhängig von der individuellen Adaption und dem Grad der Malabsorption. Da die Proteinverdauung beim Chronischen Darmversagen/Kurzdarmsyndrom am wenigsten beeinträchtigt ist, ist die Verwendung von elementarem Protein (Peptide und Aminosäuren) nicht angezeigt und der Proteinbedarf sollte optimalerweise durch eine ausgewogene Vollwertkost gedeckt werden. Der Verzehr von Proteinen mit hoher biologischer Wertigkeit ist erwünscht, um die Aufnahme aller essenziellen Aminosäuren zu maximieren und eine ausgeglichene Stickstoffbilanz zu erzielen.

Kohlenhydrate

Die Verwendung von komplexen Kohlenhydraten im Gegensatz zu konzentrierten Süßigkeiten verringert das Stuhlvolumen und verbessert die Resorption bei Kurzdarmsyndrom. Ballaststoffärmere, komplexe Kohlenhydrate werden leichter verdaut und resorbiert und sollten unabhängig von der verbleibenden Darmanatomie eine primäre Kalorien-/Nährstoffquelle darstellen. Patienten mit einem verbleibenden Dickdarmsegment können von einem höheren Gehalt an löslichen Ballaststoffen profitieren, jedoch nicht auf Kosten einer reduzierten oralen Aufnahme aufgrund einer frühen Sättigung, insbesondere wenn eine Gewichtszunahme erforderlich ist.

Kohlenhydrate werden i. d. R. von allen Makronährstoffen unabhängig von der verbliebenen Darmanatomie am besten verwertet und sollten daher eine primäre Kalorien-/Nährstoffquelle darstellen. Entscheidend ist allerdings die Auswahl geeigneter Kohlenhydratquellen. Während komplexe Kohlenhydrate über eine Verringerung des Stuhlvolumens zu einer insgesamt verbesserten Nährstoffresorption und einer Stabilisierung der Darmsituation beitragen, sollten Einfachzucker in freier Form möglichst gemieden werden, da sie zu osmotischen Durchfällen und damit zu höheren Nährstoffverlusten führen können.

Häufig wird in der Kurzdarmsituation pauschal vor der Aufnahme laktosehaltiger Lebensmittel gewarnt. Angesichts der potenziellen Vorteile von Milchprodukten und der Tatsache, dass die Symptome der Laktoseintoleranz oft dosisabhängig sind, sollte die Verträglichkeit aber individuell ausgetestet werden. In einer Studie wurde nachgewiesen, dass Patienten mit Kurzdarmsyndrom bis zu 20 g Laktose über den Tag verteilt meist gut vertragen konnten (Tab. 3.3).

Ballaststoffe

Ballaststoffe sind komplexe, für den Menschen unverdauliche Kohlenhydrate, die in pflanzlichen Lebensmitteln (Obst, Gemüse, Getreide, Hülsenfrüchte) enthalten sind. Obwohl der Mensch Ballaststoffe nicht verdauen kann, werden sie von Darmbakterien durch den Prozess der Fermentation verdaut. Ballaststoffe beeinflussen die Konsistenz und Häufigkeit des Stuhlgangs je nach ihren Eigenschaften (Löslichkeit, Viskosität und Fermentierbarkeit). Die Löslichkeit bezieht sich auf die Fähigkeit der Ballaststoffe, sich in Wasser aufzulösen (löslich vs. unlöslich), wobei hochlösliche Ballaststoffe die Verdickung des Stuhlgangs begünstigen können (z. B. Pektin). Die Viskosität bezieht sich auf die Fähigkeit der Ballaststoffe, dem Fließen im Magen-Darm-Trakt zu widerstehen (niedrigviskos vs. hochviskos). Lösliche, hochviskose Ballaststoffe, z. B. Schleimpolysaccharide in indischen Flohsamenschalen, quellen im Magen-Darm-Trakt auf, können die Konsistenz des flüssigen Stuhls normalisieren und die Transitzeit durch den Darm verlangsamen. Die Fermentierbarkeit bezieht sich auf die Fähigkeit der Darmbakterien, die Ballaststoffe zu fermentieren oder zu verdauen (niedrig fermentierbar vs. hoch fermentierbar). Hoch

Tab. 3.3 Ernährungsempfehlungen beim Kurzdarmsyndrom (Lamprecht et al. 2014)

Allgemeines	• 8–10 kleine Mahlzeiten/Tag • Ggf. Essen und Trinken voneinander trennen (reduziert in Einzelfällen die Magenentleerungsgeschwindigkeit und die Darmtransitzeit): zeitlicher Abstand 30–60 min. • Langsam und in Ruhe essen • Gründlich kauen • Ggf. pürierte Kost (z. B. bei Stenosen)	
Getränke	• Kohlensäurefreie Getränke • Milde Teesorten (z. B. Kamille, Fenchel, schwarzer Tee) • Meiden zuckerhaltiger (hyperosmolarer) Getränke wie Fruchtsaft, Softdrinks, Limonaden, oder wenn, dann nur stark mit Wasser verdünnt (mind. 3:1) trinken • Isotone Getränke oder Elektrolytlösungen (z. B. angelehnt an die WHO-Trinklösung: 4 Tl Zucker, ¾ Tl Kochsalz, 1 Tasse Orangensaft in 1 l Mineralwasser, dazu 1–2 Bananen) • Alkohol meiden • Übermäßig hohe Getränkezufuhr meiden (nicht mehr als 30–40 ml/kg Körpergewicht)	
Energiebedarf	• Richtet sich nach Resorptionsfähigkeit des Restdarms, der ggf. parenteral zugeführten Energie und der körperlichen Aktivität • Um die hohen Verluste über Diarrhoe und Stoma auszugleichen, muss häufig mehr Energie aufgenommen werden, als eigentlich benötigt wird (Hyperphagie)	
Besonderheiten	**Colon in Kontinuität oder Kolostoma:** Lösliche Ballaststoffe (z. B. Pektin) Fettarm (20–30 % der täglichen Kalorienzufuhr), ggf. Verwendung von MCT-Fetten Kohlenhydrate (möglichst komplex): 50–60 % der Energiezufuhr Oxalsäurearm (beim Auftreten von Nierensteinen und/oder Hyperoxalurie)	**Colonresektion oder Jejuno/Ileostoma** Ballaststoffe nicht relevant Fettmenge nicht relevant (30–40 % der täglichen Kalorienzufuhr) Kohlenhydrate (möglichst komplex): 40–50 % der täglichen Energiezufuhr

fermentierbare Ballaststoffe führen zwar zu einer höheren Gasproduktion, können aber auch als Präbiotika das Wachstum bestimmter Bakterien wie Laktobazillen und Bifidobakterien bei vorhandenem Colon selektiv fördern (z. B. Inulin). Der Verzehr von Ballaststoffen in kleinen Partikeln (z. B. gemahlen, gehackt, püriert und geschält) kann die Verträglichkeit deutlich verbessern.

Bei Patienten mit Colon(segmenten) in Kontinuität regt die Aufnahme von komplexen Kohlenhydraten in Form von Ballaststoffen z. T. auch die Stärke der bakteriellen Fermentation an. Dabei werden kurzkettige Fettsäuren produziert, die als zusätzliche Energiequelle (ca. 2 kcal/g) dienen können.

Fette
Fette stellen aufgrund ihrer hohen Energiedichte eine ausgezeichnete Kalorienquelle dar, allerdings kann Fett, je nach verbleibender Darmanatomie, Durchfälle und Fettstühle auslösen und so zum Verlust von Kalorien, fettlöslichen Vitaminen und Mineralstoffen im Stuhl führen. Eine fettarme (20 %) und kohlenhydratreiche (60 %, komplexe KH) Diät empfiehlt sich im Allgemeinen bei Patienten mit CDV/

KD und Colon in Kontinuität, um so den fäkalen Kalorien-, Magnesium- und Kalziumverlust, sowie die Aufnahme von Oxalat zur reduzieren. Im Gegensatz dazu scheinen Patienten mit endständigem Jejuno-/Ileostoma nicht von einer Fettrestriktion zu profitieren; es wird mehr Fett absorbiert, wenn mehr konsumiert wird.

Eine Ursache für eine gestörte Fettverdauung und -resorption beim Kurzdarmsyndrom kann beispielsweise das **Gallensäureverlustsyndrom** darstellen. Gallensäuren zirkulieren unter normalen anatomischen und physiologischen Bedingungen über den enterohepatischen Kreislauf (Leber – Gallenblase – Darm – Leber) im Organismus. Die Rückresorption aus dem Darm erfolgt dabei im terminalen Ileum. Kommt es zu Resektionen in diesem Darmabschnitt, gelangen die Gallensäuren in den Dickdarm und werden vermehrt mit dem Stuhl ausgeschieden. Dies kann kurzfristig zu gelblichen, wässrigen Durchfällen (chologene Diarrhoe), langfristig aber auch zu einer Verminderung des Gallensäurepools und infolgedessen zu Fettverdauungsstörungen und vermehrter Fettausscheidung über den Stuhl (Steatorrhoe) führen.

Da **Mittelkettige Triglyceride (MCT)** vor der Resorption nicht mit Gallensäuren emulgiert werden müssen und durch ihre gute Wasserlöslichkeit insgesamt leichter verdaulich sind, als die in der Nahrung üblichen Langkettigen Triglyceride, können sie als alternative Fettquelle in Form von speziell hergestellten diätetischen Ölen und Streichfetten eingesetzt werden.

Durch die normalerweise geringe Zufuhr an MCT-Fetten muss sich der Verdauungstrakt bei Umstellung aber zunächst an die veränderte Resorption/Digestion gewöhnen. Werden die MCT-Fette zu schnell in den Speiseplan eingebaut, kann es zu Unverträglichkeitsreaktionen, wie Übelkeit, Durchfällen, Bauch- und Kopfschmerzen kommen. Um dies zu vermeiden, wird ein langsames Einschleichen von MCT-Fetten beim Kostaufbau empfohlen, beginnend mit 10 g/Tag. In den folgenden Tagen wird die Zufuhrmenge je nach persönlicher Verträglichkeit um jeweils 10 g auf meist 50–60 g/Tag gesteigert. In Einzelfällen können nach einem adäquaten Kostaufbau die Tagesmengen auch bei bis zu 100–120 g/Tag liegen. Da MCT-Fette keine essenziellen Fettsäuren und weniger Kalorien als LCT-Fette enthalten, nicht zur Versorgung mit fettlöslichen Vitaminen beitragen und für die Patienten zusätzliche Kosten verursachen, sollen sie möglichst nicht als primäre Fettquelle in der Ernährung verwendet werden. Soll/Muss die MCT-Kost als Dauerkostform eingesetzt werden, muss auf eine Supplementation mit essenziellen Fettsäuren und fettlöslichen Vitaminen geachtet werden. In Untersuchungen hat sich gezeigt, dass Patienten mit verbliebenen Colonsegmenten eher vom Einsatz von MCT-Fetten profitieren als Patienten mit endständigem Jejuno-/Ileostoma. (Overbeck 2012)

Bei Patienten mit ausgedehnter Entfernung des Ileums unter Erhalt des Colons besteht ein erhöhtes Risiko für die Entwicklung von **Nierensteinen**, bedingt durch eine erhöhte Oxalsäureausscheidung über die Nieren. Unter normalen anatomischen Bedingungen bildet Oxalsäure mit Kalzium aus der Nahrung unlösliche Komplexe im Darm, die mit dem Stuhl ausgeschieden werden. Kommt es infolge von Darmresektionen zu Fettverdauungsstörungen, bilden unverdaute Fettsäuren mit Kalzium vermehrt sogenannte Kalkseifen. Das Kalzium fehlt entsprechend zur Komplexierung der Oxalsäure, die dadurch vermehrt in den Körper aufgenommen und verstärkt über die Nieren ausgeschieden wird. Sind die Oxalsäurekonzentrationen in der Niere dauerhaft erhöht, kann es durch erneute Verbindung mit Kalzium zur Ablagerung des Salzes in Form von **Kalzium-Oxalat-Steinen** kommen, was insbesondere durch das Vorliegen einer metabolischen Azidose zusätzlich gefördert wird (Lamprecht 2016; Asplin 2016). (Abschn. 3.8 Säure-Basen-Haushalt).

Präventiv sollte bei potenziellen Risikopatienten eine fettreduzierte Diät eingehalten sowie eine tägliche Urinausscheidung von 1500 ml/Tag erzielt werden. Die Aufnahme kalziumreicher Lebensmittel und/oder die Supplementation von Kalziumcitrat (max. 500 mg) zu den Mahlzeiten kann ggf. einer möglichen metabolischen Azidose entgegenwirken und zusätzlich freies Oxalat im Darmlumen binden, um so die Resorption zu verhindern. Da eine oxalatarme Diät sehr restriktiv ist und die sowieso häufig schon schwierige Ess-Situation von Kurzdarmpatienten zusätzlich verkompliziert, sollte diese nur bei bereits aufgetretenen Kalziumoxalatsteinen, oder einer nachgewiesenen Hyperoxalurie empfohlen werden. Ein 24 h-Sammelurin zur Bestimmung des Volumens und des Urin-Oxalats kann dabei helfen, die Notwendigkeit einer oxalatarmen Kost festzustellen (Tab. 3.4).

Eine weitere Ursache für das Auftreten von Fettstühlen im Rahmen eines Kurzdarmsyndroms kann eine Asynchronität zwischen dem Nahrungstransport in und durch den Dünndarm und der Sekretion von Verdauungsenzymen aus dem Pankreas, aufgrund einer beschleunigten Transitzeit, sein. Hier kann der Einsatz von oralen Pankreasenzymen zu den Mahlzeiten erwogen werden.

Die Verdauungsenzyme stehen als Kapseln von verschiedenen Herstellern in unterschiedlichen Stärken zur Verfügung (10.000 IE, 25.000 IE, 35.000 IE).

Um eine optimale Wirkung zu erzielen, sollten die Verdauungsenzyme nicht mit zeitlichem Abstand vor oder nach einer Mahlzeit eingenommen werden, sondern die Aufnahme sollte (bei mehreren Kapseln verteilt) während des Essens erfolgen (nach dem ersten Bissen, nach der Hälfte, vor Beendigung).

Die Dosierung der Verdauungsenzyme richtet sich nach dem Fettgehalt der Mahlzeit und liegt zwischen 2000 bis 3000 Einheiten (IE) für ein Gramm Fett.

Wenn der Fettgehalt nicht berechnet werden kann, werden für eine fetthaltige Zwischenmahlzeit grob 10.000–25.000 IE und für Hauptmahlzeiten 25.000–50.000 IE kalkuliert.

Tab. 3.4 Oxalsäure- und Kalziumreiche Lebensmittel

Oxalsäurereiche Lebensmittel	Kalziumreiche Lebensmittel
• Rhabarber	• Joghurt
• Spinat	• Käse
• Rote Beete/Rüben	• Milch
• Sauerampfer	• Buttermilch
• Erdnüsse	• Kefir
• Kakao	• Milchprodukte (Quark enthält wenig Kalzium)
• Schokolade	• Pudding
• Cola Getränke	
• Exzessive Mengen an schwarzem Tee	

Rechenbeispiel Frühstück:

1 helles Brötchen: 2 g Fett
10 g Butter: 8 g Fett
30 g Edamer (Dreiviertelfettstufe): 5 g Fett
30 g Aprikosenkonfitüre: 0 g Fett
150 g Joghurt (1,5 % Fett): 3 g Fett
Fett in gesamter Mahlzeit: 18 g Empfohlene Enzymeinheiten: 2000 × 18 g = 36.000 IE
(ca. 1 Kapseln 25.000 IE + 1 Kapsel 10.000 IE)

3.3.2 Ernährung bei individuellen Beschwerden

Durchfall
Durchfall ist eine häufige Komplikation nach Dünndarmresektionen. Folgende
Lebensmittel wirken sich positiv aus (stopfende Wirkung):

- Hafer- und Reisschleim, Reiswaffeln
- Geschlagene Banane, geriebener Apfel (mit Schale), getrocknete Heidelbeeren
  oder Heidelbeermus
- Gekochte Karotten (z. B. Moro'sche Möhrensuppe: 500 g Möhren, geschält und
  in Scheiben geschnitten werden in 1 Liter Wasser für 60 min gekocht, abgeseiht,
  püriert und mit 1 L Wasser und 3 g Salz wieder aufgekocht), Kartoffelpüree (mit
  Wasser oder laktosefreier Milch; fettarm); Pellkartoffeln
- Zwieback, Knäckebrot, Toast
- Kakaopulver (Wasserkakao, dunkle Schokolade)
- Ballaststoffpräparate zur Stuhleindickung: Apfel-Pektin, gemahlene indische
  Flohsamenschalen, Johannisbrotkernmehl

Stenosen
Eine häufige Komplikation bei Patienten mit Kurzdarmsyndrom ist die Aus-
bildungen von Verwachsungen, die häufig durch multiple Voroperationen verursacht
werden. Diese können in Einzelfällen auch zu Engstellen und Passagestörungen der
verbliebenen Darmabschnitte führen. Die Nahrungsauswahl hängt in erster Linie
vom Durchmesser der Engstelle ab und soll vor allem der Vorbeugung schmerz-
hafter Zustände und der Vermeidung eines Darmverschlusses dienen (Bischoff et al.
2023; Ulrich et al. 2010; Fitzpatrick et al. 2022).

- Ballaststoffarme Kost: Insbesonders wasserunlösliche Ballaststoffe führen zu
  einer stärkeren Darmbewegung und -dehnung, die bei Stenosen zu Schmerzen
  führen kann.
- Meiden faseriger oder zäher Lebensmittel: Spargelgemüse (püriert, z. B. als
  Suppe erlaubt), Fenchel, grüne Bohnen, Blattspinat (püriert erlaubt), Rhabarber,
  Pilze, Mangold, Sauerkraut, Zitrusfrüchte, Trockenobst, Nüsse (Nussmus o.k.),
  Lebensmittel mit ganzen Körnern, Obstkernen oder Samen, Hartschaliges Obst

(z. B Pflaumen, Stachelbeeren, Trauben, als Mus oder Kompott (Schale entfernt erlaubt) und Gemüse (Tomaten, Paprika) in ungeschältem Zustand, faseriges oder zähes Fleisch

Tipp: „Alles, was im Mund nicht breiig zerkaut werden kann, sollte auch nicht verzehrt werden".

• Bei hochgradigen Stenosen ggf. passierte Kost oder Formulanahrung ohne Ballaststoffe

3.3.3 Besonderheiten nach Stomaanlage

Kostaufbau
Da der Verdauungstrakt sich nach operativen Eingriffen erst wieder langsam an die Nahrungsaufnahme gewöhnen muss, erfolgt zunächst ein stufenweiser Kostaufbau mit einer eingeschränkten Auswahl leicht verdaulicher Lebensmittel (s.o.) bis hin zur angepassten Vollkost, die durch die Vermeidung schwer verdaulicher Lebensmittel gekennzeichnet ist. Je länger die OP zurückliegt, umso mehr Lebensmittel können i. d. R. toleriert und entsprechend eingebaut werden. Je nach Art des Stomas und Länge des verbliebenen Restdarms kann der Kostaufbau nach der Operation unterschiedlich verlaufen. Bei einem Colostoma mit verbliebenen Dickdarmanteilen verläuft der Kostaufbau meist etwas unkomplizierter, da die natürliche stuhleindickende Funktion des Dickdarms unterstützend zur Adaption beitragen kann. Bei Dünndarmstomata, insbesondere bei einem High-Output-Stoma ist häufig eine (temporäre) unterstützende parenterale Infusionstherapie erforderlich, um eine ausreichende Versorgung mit Flüssigkeit und Nährstoffen sicherzustellen (Stein et al. 2018; Ulrich et al. 2010; Nißle 2001). (Ggf.. Definition High-Output-Stoma: Als High-Output stoma (HOS) gelten Stomata, bei denen es zu einem übermäßig erhöhten Flüssigkeits- und Elektrolytverlust kommt. Ein High-Output-Stoma tritt häufig als Frühkomplikation nach Anlage eines Jejuno- oder Ileostomas auf, kann sich aber auch erst im Verlauf entwickeln. Enterokutane High-Output Fisteln stellen eine Sonderform des HOS dar. Normalerweise beträgt der Stoma-Output ca. 200–800 ml/24 h. Je nach Quelle wird der Flüssigkeitsverlust bei einem HOS mit 1000-2000 ml/24 h angegeben (Jehle 2019) Durch das Fehlen des Dickdarms geht die eindickende Funktion des Dickdarms verloren und es kommt insbesondere zu Beginn häufig zu erhöhten Flüssigkeits-, Nährstoff- und Elektrolytverlusten. Im Verlauf kommt es meist zu einer Adaption und Verbesserung der Aufnahmekapazität des Restdarms, sodass nach ca. 12 Monaten häufig eine stabile Situation vorliegt. Je kürzer die verbliebene Restdarmlänge ist, desto weniger besteht allerdings die Möglichkeit, dass andere Darmabschnitte den Funktionsverlust ausgleichen können.

Stomablockade
Fasern, harte Schalen/Haut und nicht-verdaute Speisereste können das Stoma verstopfen und im schlimmsten Fall dauerhaft blockieren. Erste Anzeichen können Krämpfe, Schmerzen, Erbrechen oder fehlende/geringe Stomaausscheidung sein.

Ähnlich wie bei Stenosen sollten daher faserige, körnige und zähe Lebensmittel gemieden oder nur entsprechend verarbeitet verzehrt werden (s.o.).

Blähungen

Nach Resektionen des Dünndarms und vorhandenen Colonsegmenten können vermehrt Darmgase durch Nahrungsbestandteile entstehen, die im Dünndarm nicht verdaut wurden, oder generell als schwer verdaulich gelten. Auch bei Nahrungsmittelunverträglichkeiten (Laktose, Fruktose) und Fettverdauungsstörungen kann es vermehrt zu Gasbildung kommen. Entstehen besonders große Mengen an Gas oder treten Probleme mit der Filterfunktion eines vorhandenen Colostomabeutels auf, kann es zu Schmerzen, unangenehmen Geräuschen, Aufblähen des Beutels und gelegentlich zum Ablösen des Beutels kommen. Entsprechend sollten problematische Lebensmittel nur vorsichtig in kleinen Mengen verzehrt werden, während vermehrt blähungshemmende Lebensmittel in den Speiseplan integriert werden sollten (siehe Tab. 3.5).

Geruchsbildung

Der unangenehme Geruch von Gasen stammt in der Regel von Spuren flüchtiger bakterieller Eiweißabbauprodukte (z. B. Schwefelverbindungen) und ist entsprechend abhängig von der Speisenzusammensetzung. Da viele Lebensmittel mit geruchsfördernder Wirkung zur Eiweißversorgung beitragen sollten diese aber nicht präventiv oder pauschal aus dem Speiseplan gestrichen werden. Wenn es zu einer Geruchswahrnehmung kommt, sollte zunächst die Stomaversorgung überprüft werden (z. B. Undichtigkeit des Beutels, Fehlfunktion des Filters, zu lange Tragedauer). Möglicherweise ist es auch ausreichend, wenn man bei Außer-Haus-Terminen, Reisen oder in Gesellschaft auf Lebensmittel mit besonders ausgeprägter Geruchsbildung verzichtet. Alternativ können vermehrt Lebensmittel mit geruchshemmender Wirkung in den Speiseplan eingebaut werden (s. Tab. 3.6)

3.3.4   Orale Flüssigkeitszufuhr

Die Aufrechterhaltung eines ausgeglichenen Flüssigkeitshaushalts ist ein zentraler Bestandteil in der Behandlung von Kurzdarmpatienten. Findet dies keine Beach-

Tab. 3.5 Lebensmittel mit blähender und blähungshemmender Wirkung

Blähungshemmende Wirkung	Blähende Wirkung
Kümmel/Kümmelöl/Kümmeltee	Kohlensäurehaltige Getränke/Sekt/Bier/Federweißer
Schwarzkümmel	Koffeinhaltige Getränke
Fencheltee	Frisches Obst/Birnen
Anis Tee	Rhabarber
Heidelbeeren/Heidelbeersaft	Hülsenfrüchte/Kohlgemüse/Paprikaschoten
Preiselbeeren/Preiselbeersaft	Zwiebeln/Knoblauch/Spargel/Pilze
Joghurt	Schwarzwurzeln
	Frisches Brot/Pumpernickel
	Eier/Eierspeisen/Eiernudeln/Mayonnaise

Tab. 3.6 Lebensmittel mit geruchshemmender und geruchsfördernder Wirkung

Geruchshemmende Wirkung	Geruchsfördernde Wirkung
Petersilie	Kohlgemüse/Bohnen/Spargel/Pilze/
Grüner Salat	Zwiebeln/Knoblauch/Schnittlauch
Spinat	Eier/Eierspeisen
Preiselbeeren/Preiselbeersaft	Fleisch/Fleischerzeugnisse (v. a. geräuchert)
Heidelbeeren/Heidelbeersaft	Tierische Fette
Joghurt	Fisch/Fischerzeugnisse (v. a. geräuchert und gebraten)
	Krabben/Hummer
	Käse
	scharfe Gewürze

tung, kann es zu Dehydratation, raschem Gewichtsverlust und dauerhafter Müdigkeit kommen. Eine chronische Dehydratation kann unbehandelt wiederum zum Auftreten von Nierensteinen und (irreversiblen) Nierenschäden führen (siehe Abschn. 3.10). Um den Hydratationsstatus zu bestimmen, sollten das 24-Stunden-Stuhl- oder Stomavolumen, sowie das 24-Stunden-Urinvolumen inkl. Bestimmung der enthaltenen Elektrolytkonzentrationen ermittelt werden. Obwohl es keine eindeutigen Belege für eine optimale tägliche Urinausscheidung bei Kurzdarmpatienten gibt, wird in klinischen Empfehlungen häufig darauf hingewiesen, dass bei Patienten mit normaler Nierenfunktion eine tägliche Urinmenge von mind. 1000 ml entscheidend für die langfristige Nierengesundheit ist. Patienten, die bereits Nierensteine entwickelt haben, sollten eine tägliche Urinproduktion von mind. 1500 ml aufweisen.

Auch hier sind die Empfehlungen für eine ausreichende Flüssigkeitsversorgung entscheidend von der vorliegenden Anatomie abhängig. Patienten mit einem Colon oder Colonabschnitten in Kontinuität sind in der Regel leichter oral mit ausreichender Flüssigkeit zu versorgen, da das Colon Natrium und Wasser sehr gut aufnehmen kann. Im Gegensatz dazu haben Patienten mit einem endständigen Jejunostoma durch die hohe Durchlässigkeit des Jejunalepithels meist ein größeres Stuhlvolumen und mehr Natriumverluste pro Liter Stuhl (ca. 1 Tl [2300 mg/100 mEq/l). Der Erfolg einer oralen Flüssigkeitstherapie ist entscheidend auch von der Osmolarität der eingesetzten Getränke abhängig. Unabhängig von der Anatomie sind hypertone/hyperosmolare Flüssigkeiten (>330 mOsmo) für alle Patientengruppen am problematischsten, da der osmotische Gradient Wasser in das Darmlumen zieht und die Netto-Wassersekretion die hypertone Flüssigkeit bis zur Isotonie verdünnt (Osmotische Diarrhoe). Hypotone Flüssigkeiten (<230 mOsmol) wiederum ziehen Natrium (und Wasser) in den Darm, um den Lumeninhalt so anzupassen, dass Isotonie erreicht wird. Entsprechend können sowohl hypertone als auch hypotone Flüssigkeiten einen Netto-Flüssigkeitsverlust induzieren und die Dehydratation verschlimmern (Abb. 3.2 und Tab. 3.7).

WHO-Rehydratationslösung (1 l)

13,5 g Glucose
2,6 g Natriumchlorid
2,9 g Natriumcitrat
1,5 g Kaliumchlorid

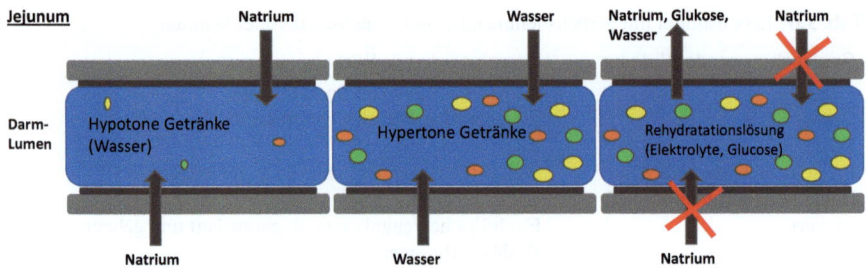

Abb. 3.2 Hypotone, Hypertone, Isotonische Getränke (Modifiziert nach Parrish et al. 2015).

Tab. 3.7 Hypotone, Hypertone, Isotonische Getränke

Hypotone/Hypoosmolare Getränke (<230 mOsm/l)	Hypertone/Hyperosmolare Getränke (>330 mOsm/l)	Isotonische Getränke (230–330 mOsm/l)
Wasser Tee Kaffee Light-Getränke	Fruchtsäfte Cola Getränke Limonaden Energydrinks Sondenkost, Trinknahrung Alkohol	Orale Rehydratationslösungen (z. B. WHO-Lösung) Verdünnte Fruchtsäfte (3–4:1), ggf. Mit Salzzusatz Alkoholfreies Bier

Hausgemachte Rehydratationslösung (1l)
4 Tl Glucose alternativ 5 Tl Zucker
1 Tl Salz
1 Tasse Orangensaft/Zitronensaft
dazu: 1–2 Bananen

Patienen mit Endjejunostomie oder hohem Ileostoma, die sowohl einen Natrium-als auch Flüssigkeitsmangel aufweisen, verspüren oft einen unstillbaren Durst, der sie dazu veranlasst, immer mehr Flüssigkeit zu trinken (häufig hypotone, natriumarme Getränke wie stilles Wasser oder Tee). Dies führt in einer Art Teufelskreislauf zu weiteren Flüssigkeits- und Natriumverlusten im Stuhl, erneuter Durstentwicklung, weiterer Steigerung der Flüssigkeitszufuhr und weiteren Verlusten. Hier sollte eine orale Flüssigkeitsrestriktion (max. 1000–1500 ml/Tag) mit ggf. unterstützender intravenöser Flüssigkeitszufuhr erfolgen, um die Verluste über den Stuhl zu verringern und den Patienten zu stabilisieren, bis ggf. ein gewisser Grad an Adaption eintritt.

Um die Flüssigkeitsresorption im Darm zu erhöhen und die Stuhlfrequenz zu verringern, empfiehlt sich bei Kurzdarmpatienten der Einsatz oraler Rehydrationslösungen (ORS). Mit den ORS-Präparaten wird zur Stimulierung der Natrium- und Wasserresorption der gekoppelte Natrium/Glucose-Transport genutzt, der hauptsächlich im Jejunum erfolgt. Die optimale Natriumkonzentration in ORS liegt bei 90–120 mEq Na/l mit einem optimalen Kohlenhydrat/Natrium Verhältnis von 1:1. Neben den kommerziell erhältlichen, oralen Rehydratationslösungen gibt es inzwischen auch zahlreiche Rezepte für selbst gemachte Lösungen, die häufig eine bessere Patientenakzeptanz aufweisen. Um sich an den Geschmack zu gewöhnen und um die Wirksamkeit zu überprüfen, sollte zunächst mit 500 ml in kleinen Schlucken über den Tag verteilt gestartet werden. Bei guter Verträglichkeit kann dann die Zufuhr schrittweise auf 1000–2000 ml/Tag gesteigert werden. Begleitend sollte es dabei zu einer Steigerung des Urinvolumens kommen. Optimalerweise in Kombination mit einem verringerten Stuhl-/Stoma-Output. Beobachtet man allerdings unter Steigerung der ORS-Menge auch ein Anstieg der Stuhlverluste mit gleichbleibendem oder verringertem Urinvolumen, sollte die orale Flüssigkeitszufuhr gestoppt und die Notwendigkeit einer i.v.-Flüssigkeitstherapie evaluiert werden.

Eine häufige Empfehlung für Kurzdarmpatienten ist das Trennen von Essen und Trinken (ca. 30–60 min vor und nach dem Essen keine orale Aufnahme von Flüssigkeiten), um die Magen-Darm-Passage zu entschleunigen. Die Studienlage zum allgemeinen Nutzen dieser Empfehlung ist allerdings begrenzt. Auch hier spielt sicherlich die jeweilige anatomische und (patho)physiologische Situation des Einzelnen eine entscheidende Rolle, sodass das Trennen von Essen und Trinken nicht als allgemeine Regel, sondern eher als individuelle Empfehlung ausgesprochen werden sollte.

3.4 Enterale Ernährungstherapie (EE)

Michaela Brandstätter

Beim Kurzdarmsyndrom (KD) und beim Chronischen Darmversagen (CDV) sind die enterale und die parenterale Ernährung die Basis der Ernährungstherapie. Je nach anatomischen Verhältnissen des Restdarmes kann die enterale Ernährung die orale und parenterale Ernährung ergänzen (Abb. 3.3).

Die Wahl zwischen enteraler und parenteraler Ernährung hängt von der Schwere des Darmversagens, der Funktionsfähigkeit des Darms und den individuellen Be-

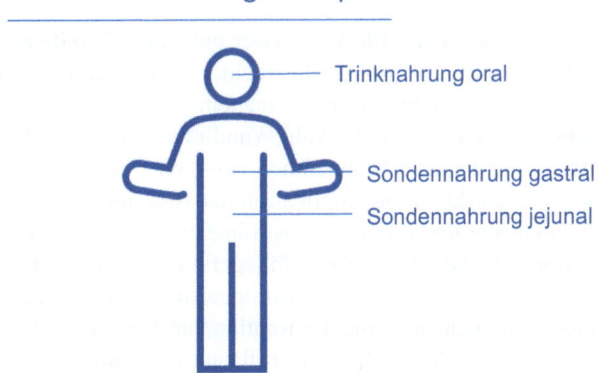

Abb. 3.3 Enterale Ernährungstherapie

dürfnissen des Patienten ab. Idealerweise sollte immer versucht werden, den Darm so weit wie möglich zu erhalten und die enterale Ernährung zu bevorzugen.

Die enterale Ernährung ist die medizinische Ernährung über den Gastrointestinaltrakt. Diese wird je nach Nährstoffbedarf, Sondenart und Applikationsart unterschieden. Sie hat Vorteile gegenüber der parenteralen Ernährungstherapie, da sie physiologisch über den Gastrointestinaltrakt aufgenommen wird und weniger Risiken wie z. B. Stoffwechselstörungen oder Katheterinfektionen birgt.

Voraussetzung sind geeignete Zugangswege, die richtige Applikationstechnik und die Auswahl der geeigneten Trink- und/oder Sondennahrung.

3.4.1 Grundlagen der enteralen Ernährungstherapie

Die enterale Ernährungstherapie bezieht sich auf die Zufuhr von Nahrung über den Verdauungstrakt, im Gegensatz zur parenteralen Ernährung, bei der Nährstoffe direkt in den Blutkreislauf appliziert werden. Die enterale Ernährungstherapie wird oft eingesetzt, wenn eine normale Nahrungsaufnahme nicht möglich oder nicht ausreichend ist. Beim Chronischen Darmversagen ist der Erhalt der epithelialen Barrierefunktion der Darmmukosa und die Regeneration der Darmzotten ein wichtiger therapeutischer Effekt der enteralen Ernährung, um weitere Komplikationen zu vermeiden.

Im Folgenden sind einige Grundlagen der enteralen Ernährungstherapie aufgeführt:

Indikationen für eine enterale Ernährung
Beim Kurzdarmsyndrom und Chronischem Darmversagen sind enterale und parenterale Ernährung die Basis der Therapie. Die Länge und Funktionalität des verbliebenen Darms und das Vorhandensein von Colon in Kontinuität erlauben Rückschlüsse auf die Art und Umfang der notwendigen nutritiven Supplementation durch eine orale/enterale Ernährungstherapie. Ziel sollte eine optimale Ergänzung zu einer notwendigen parenteralen Ernährung sein (siehe Abschn. 3.5). (Pironi et al. 2021; Lambrecht et al. 2024)

Komplikationen und Kontraindikationen der enteralen Ernährung
Die enterale Ernährung ist bei sachgerechter Durchführung eine sichere, komplikationsarme Form der Ernährung. Trotzdem kann es in Einzelfällen zu Problemen kommen, wie zum Beispiel lokale Wundinfektionen oder Sondendefekte, die durch einfache pflegerische Maßnahmen behoben werden können. Mögliche Komplikationen können durch die Applikation der Nahrung, die Erkrankung oder die Therapie bedingt sein und umfassen gastrointestinale Komplikationen, wie Diarrhoe, Obstipation, Übelkeit, Erbrechen, Völlegefühl, aber auch Infektionen an der Sondeneintrittsstelle. Absolute Kontraindikationen sind akute Krankheitsbilder wie akutes Abdomen, Verdacht auf eine Perforation, unstillbares Erbrechen, höhergradiger Ileus und/oder fehlende Resorptionsfläche zur Aufnahme der Nährstoffe. (Brandstätter et al. 2005) (Abschn. 3.10)

Die Anatomien und Pathophysiologie des Chronischen Darmversagens werden ausführlich im Abschn. 2.3 beschrieben.

Das Chronische Darmversagen ist ein Zustand, bei dem der Darm nicht in der Lage ist, ausreichende Mengen an Nährstoffen und Flüssigkeiten zu absorbieren, was zu Mangelernährung führen kann. Die Pathophysiologie dieses Zustands kann vielfältig sein und von verschiedenen Ursachen abhängen. Nachfolgend sind einige weitere wichtige Aspekte der Pathophysiologie des Chronischen Darmversagens aufgeführt.

Eine **Malabsorption** ist eine gestörte Aufnahme von Nährstoffen im Darm. Sie ist charakteristisch für das Darmversagen. Malabsorption kann auf verschiedene Weisen auftreten, einschließlich einer beeinträchtigten Resorption der Makronährstoffe Fette, Proteine, Kohlenhydrate und Mikronährstoffe wie Spurenelemente, Elektrolyte und Vitamine.

Eine **mukosale Schädigung** ist eine Veränderung in der Mukosa des Darms, wie eine Entzündung, Ulzeration oder Schleimhautatrophie. Diese kann die Fähigkeit des Darms zur Nährstoffaufnahme weiter beeinträchtigen.

Eine **Dysmotilität,** eine Störung der Darmmotilität, kann zu einer verlangsamten Passage der Nahrung durch den Darm führen. Dies kann die Nährstoffaufnahme beeinträchtigen und zu Symptomen wie Blähungen, Bauchschmerzen und Verstopfung führen.

Eine Überwucherung von Bakterien – **Dünndarmbakterienüberwuchs SIBO** (Small Intestinal Bacterial Overgrowth; siehe auch Abschn. 3.10 Komplikationen) im Dünndarm kann auftreten, wenn das normale physiologische bakterielle Gleichgewicht gestört ist, was z. B. durch das Fehlen der Bauhinschen Klappe verursacht wird. Dies kann die Nährstoffaufnahme weiter beeinträchtigen und zu entzündlichen Prozessen in der Schleimhaut führen.

Die Bauhinsche Klappe ist auch als Ileocaecalklappe bekannt und befindet sich im Darm, genauer gesagt am Übergang zwischen dem terminalen Ileum und dem Appendix. Ihre Hauptfunktion besteht darin, den Rückfluss von Darminhalt aus dem Colon in das Ileum zu verhindern.

Wenn die Bauhinsche Klappe fehlt oder nicht richtig funktioniert, können verschiedene Probleme auftreten. Einige mögliche Folgen sind:

Reflux von Darminhalt: Ohne die Bauhinsche Klappe kann es zu einem Rückfluss von Darminhalt aus dem Dickdarm in den Dünndarm kommen. Dies kann zu Verdauungsproblemen, Inflammationen und anderen gastrointestinalen Beschwerden führen.

Ein Mangel an **Verdauungsenzymen** sowie fehlende Rückresorption von Vitamin B12, die für den Abbau von Nahrungsmitteln notwendig sind, kann zu einer unzureichenden Verdauung beitragen und die Resorption von Nährstoffen behindern.

Angeborene oder erworbene **strukturelle Anomalien** des Darms, wie Darmverengungen, Fisteln oder Divertikel, können den normalen Nahrungsdurchgang behindern.

Chronisch entzündliche Darmerkrankungen (CED) wie Morbus Crohn oder Colitis ulcerosa können zu dauerhaften Schäden an der Darmwand führen, was die Fähigkeit des Darms zur Nährstoffaufnahme beeinträchtigt.

Erkrankungen des **lymphatischen Systems**, wie Lymphangiektasien, können den Lymphabfluss im Darm beeinträchtigen und zu einer verminderten Resorption von Nährstoffen führen.

Die genaue Pathophysiologie des Chronischen Darmversagens kann je nach den zugrunde liegenden Ursachen variieren. Die Symptome können Durchfall, Gewichtsverlust, Mangelernährung, Bauchschmerzen und Blähungen umfassen. Die Diagnose und Behandlung erfordern eine sorgfältige Untersuchung der zugrunde liegenden Ursachen und eine individuelle Herangehensweise an die Behandlung des jeweiligen Patienten.

3.4.2   Zusammensetzung der Trinknahrung und der Sondennahrung (hoch- oder niedermolekular)

Enterale Ernährung – Orale Ernährungssupplemente/Trinknahrungen
Orale Ernährungssupplemente sind diätetische Lebensmittel in Form von ergänzenden Trinknahrungen für Betroffene, die zusätzliche Nährstoffe benötigen, aber noch teilweise oral ernährt werden können. Diätetische Lebensmittel für besondere medizinische Zwecke sind definiert als Erzeugnisse, die in spezieller Weise verarbeitet und formuliert und für die diätetische Behandlung von Patienten bestimmt sind.

Grundvoraussetzung ist ein funktionsfähiger Gastrointestinaltrakt. Es gibt eine Vielzahl von Produkten, die sich hinsichtlich Kaloriendichte, Nährstoffgehalt, Geschmack und Inhaltsstoffen unterscheiden. Die Trinknahrung ist eine bedarfsgerechte Ernährung in flüssiger Form für Betroffene mit Einschränkungen, die mit dem Risiko einer Mangelernährung verbunden sind. Trinknahrungen gibt es in ca. 100 unterschiedlichen Geschmacksrichtungen von süß, neutral bis herzhaft. Diese können eingesetzt werden, um die orale Ernährung zu ergänzen und somit einer Mangelernährung vorzubeugen oder eine bereits bestehende Mangelernährung zu korrigieren.

Trinknahrungen gibt es in verschiedenen Konsistenzen von flüssig bis cremig. Mit vollbilanzierten Produkten ist es je nach Verträglichkeit auch möglich, sich ausschließlich von Trinknahrungen zu ernähren und alle notwendigen Nährstoffe aufzunehmen. Die Standardtrinknahrung hat eine Energiedichte von 1–2 kcal pro ml, kommerziell werden, je nach Indikation einsetzbar, auch Produkte mit 1,5, 2,0, 3,2 bis 5,0 kcal angeboten. Es gibt auch weitere Modifikationen: besonders mit Eiweiß angereicherte Trinknahrungen für Betroffene mit einem erhöhten Eiweißbedarf oder stoffwechseladaptierte Diäten für Patienten mit spezifischen metabolischen Stoffwechselsituationen (z. B. bei Diabetes oder bei dialysepflichtiger Niereninsuffizienz).

Bei CDV/KD ist der Einsatz von Trinknahrung erst nach der Phase der Hypersekretion zu empfehlen, in der die parenterale Ernährung und die Flüssigkeitstherapie im Vordergrund stehen. Es sollte getestet werden, ob der gewünschte Effekt erreicht werden kann. Wichtig ist, dass keine Flüssigkeit zusätzlich zur Trinknahrung oral verabreicht wird, um den therapeutischen Effekt der enteralen Ernährung nicht zu

Tab. 3.8 Vergleich der charakteristischen Zusammensetzung und Eigenschaften von nährstoffdefinierten (NDD) und chemisch definierten (CDD) Diäten. Modifiziert (Löser et al. 2011)

	Nährstoffdefinierte Diäten	Chemisch definierte Diäten
Molekularität	Hochmolekular, einzelne Nährstoffe in natürlicher Form	Niedermolekular „vorverdaute" Nährstoffe
Osmolarität	Physiologisch	Hoch
Proteine	Intaktes Milch-, Soja-, Fischprotein	Aminosäuren, Peptide (Hydrolysate)
Kohlenhydrate	Oligo-, Polysaccharide (Stärke, Maltodextrin)	Mono-, Di-, Oligosaccharide
Fette	Triglyceride aus Pflanzenölen	Spezifische Triglyceride (meist MCT)
Ballaststoffe	Je nach Indikation	Frei
Vitamine/Mineralien	Entsprechend den Empfehlungen	Entsprechend den Empfehlungen
Allergenität	Allergenhaltig	Allergenfrei
Laktose	Gelegentlich, meist frei	Immer frei
Gastrointestinaltrakt	Funktionell intakt	Gestörte Resorption

vermindern. Die weitere Vorgehensweise ist bei den Betroffenen individuell sehr unterschiedlich. Je nach Verträglichkeit können auch chemisch definierte Diäten (CDD) für Betroffene mit gestörter gastrointestinaler Resorption zum Einsatz kommen, da die Nährstoffe bereits in „vorverdauter" Form vorliegen, diese werden ohne aufwendige Verdauungsleistung im oberen Gastrointestinaltrakt resorbiert. Dabei ist zu beachten, dass die Osmolarität der Trinknahrung sehr hoch sein kann und dies ein Grund für Unverträglichkeiten sein könnte. (Löser et al. 2011) (Tab. 3.8)

Beispiele und Tipps für die Praxis
Trinknahrungen können auch zur Anreicherung von Speisen mit zusätzlicher Energie und/oder Eiweiß verwendet werden. Neutrale Geschmacksvarianten können zur Ergänzung von Suppen oder Soßen verwendet werden, zusätzlich kann Gemüse, z. B. gewürfelte gekochte Karotten, als Einlage verwendet werden. Desserts wie Puddings, Eiscreme, Sorbets oder Cremes lassen sich gut mit Trinknahrungen herstellen. Die Produkte nicht zu stark erhitzen, da sonst Vitamine verloren gehen. Die Hersteller von Trinknahrungen bieten Broschüren mit verschiedenen Rezepten an.

Enterale Ernährung – Sondennahrung (ebenfalls beschrieben in Abschn. 5.3)
Sondennahrung ist eine flüssige Nahrung, die über eine Sonde direkt in den Magen oder den Dünndarm eines Menschen eingeführt wird. Diese Form der Ernährung wird eingesetzt, wenn eine normale Nahrungsaufnahme über den Mund nicht möglich oder nicht ausreichend ist, beispielsweise aufgrund von Schluckstörungen, Kau- und Schluckbeschwerden, oder wenn der Magen-Darm-Trakt bestimmte Nährstoffe nicht richtig aufnehmen kann.

Es gibt verschiedene Arten von Sonden, die für die Zufuhr von Sondennahrung verwendet werden können:

Nasogastrische Sonde: Diese Sonde wird durch die Nase in den Magen eingeführt.

Nasoenterale Sonde: Ähnlich wie die nasogastrische Sonde, diese wird jedoch tiefer in den Dünndarm eingeführt.

Gastrostomie: Eine Sonde wird endoskopisch direkt durch die Bauchwand in den Magen gelegt. (PEG)

Jejunostomie: Eine Sonde wird endoskopisch durch die Bauchwand in den Dünndarm (Jejunum) eingeführt. (PEJ)

Die Auswahl der geeigneten Sondenart hängt von verschiedenen Faktoren ab, einschließlich der Dauer, für die die Sondennahrung benötigt wird, sowie den individuellen Bedürfnissen und medizinischen Bedingungen des Patienten.

Die Sondennahrung enthält eine ausgewogene Mischung von Nährstoffen, einschließlich Proteinen, Kohlenhydraten, Fetten, Vitaminen, Mineralstoffen und Flüssigkeit, um den Ernährungsbedarf des Patienten zu decken. Die genaue Zusammensetzung wird vom Behandlungsteam unter Berücksichtigung der individuellen Bedürfnisse der Patienten festgelegt. Die Verabreichung von Sondennahrung ermöglicht eine kontrollierte und effiziente Zufuhr von Nährstoffen, auch wenn die normale Nahrungsaufnahme nicht möglich ist.

In der Hypersekretionsphase sollte größtenteils parenteral ernährt werden, da oral/enteral zugeführte Nährstoffe teilweise nicht aufgenommen werden können (siehe Abschn. 2.3 Anatomie und Pathophysiologie des Chronischen Darmversagens und Kurzdarmsyndroms). Wird der Kostaufbau in der Adaptionsphase nicht toleriert, kann eine vorübergehende Ernährung über eine Magensonde hilfreich sein. Über die Ernährungssonde, die in der Regel über die Nase bis in den Magen vorgeschoben wird, kann mit Hilfe einer Pumpe kontinuierlich eine sehr kleine Menge an Sondennahrung verabreicht werden. Es reichen schon 200–400 kcal einer Sondennahrung langsam über den Tag verteilt, um die Anpassungsprozesse im Darm zu fördern.

Beispiele und Tipps für die Praxis
Beispielhaftes Dosierschema von Sondenkost

Ein Sondenkost-Dosierschema für einen Aufbauplan mit 200–400 kcal pro Tag sollte sorgfältig auf die individuellen Bedürfnisse und die Verträglichkeit des Patienten abgestimmt werden. Es ist wichtig, dass der behandelnde Arzt oder ein Ernährungsexperte die genauen Anforderungen festlegt. Hier ist ein allgemeines Beispiel, das als Ausgangspunkt dienen kann:

• Morgens: 100 ml Sondenkost (ca. 200 kcal), bei guter Verträglichkeit
• Nachmittags: 50 ml Sondenkost (ca. 100 kcal)
• Alternativ kann die Sondennahrung auch pumpenassistiert nachts gegeben werden

Es ist jedoch ebenso wichtig, auf angemessene Nachtruhe und Phasen ohne Nahrungsaufnahme zu achten.

Wie bei der Trinknahrung unterscheidet man auch bei der Sondennahrung zwischen nährstoffdefinierten (NDD) und chemisch definierten (CDD) Diäten.

Bei der Sondennahrung für eine normale Verdauung und Stoffwechsellage wird zwischen normokalorischer und hochkalorischer sowie ballaststofffreier und ballaststoffhaltiger Kost unterschieden. Überdies sind proteinreiche Sondennahrungen erhältlich. Es gibt krankheitsspezifische Sondennahrungen mit stoffwechselspezifisch angepasster Zusammensetzung. Die jeweilige Sondenkost muss für jede Patienten individuell zusammengestellt und ausgewählt werden.

Erstattungsfähigkeit von Trinknahrung und Sondenkost
Die Arzneimittel-Richtlinie (AM-RL) regelt den Umfang des Anspruchs auf Trinknahrung und Sondennahrung sowie die Voraussetzungen für die Verordnung und die Art der verordnungsfähigen Produkte. An sich sind Lebensmittel, Nahrungsergänzungsmittel, Krankenkost und diätetische Lebensmittel nicht Bestandteil des Leistungskatalogs der gesetzlichen Krankenversicherung und damit von der Erstattung ausgeschlossen. Rechtsgrundlage für die ausnahmsweise Verordnungsfähigkeit von Produkten zur enteralen Ernährung ist § 31 Abs. 1 Satz 2 SGB V. Die Richtlinien definieren die verordnungsfähigen Produkte und die allgemeinen Indikationen, bei denen die enterale Ernährung grundsätzlich verordnungsfähig ist.

Häufige Indikationen für Trink- und Sondennahrung mit Kostenübernahme durch die Krankenkasse
Morbus Crohn, Colitis ulcerosa, Fortgeschrittene demenzielle Syndrome, **Kurzdarmsyndrom**, Tumorkachexie, Anorexia nervosa, Pulmonale Kachexie, **Mangelernährung**, Prävention und Behandlung von Dekubitalulzera, Stenosierende oropharyngeale und obere gastrointestinale Tumore, Kardiale Kachexie, Tracheo-/AIDS-assoziierter Gewichtsverlust, ösophageale Fisteln, Radio- und/oder Chemotherapie bei onkologischen Erkrankungen, Gesichts- und Kiefertraumata, Lebererkrankungen, Dialysepflichtige Niereninsuffizienz, Präfinale Krankheitsstadien, Schluckstörungen infolge neurologischer Erkrankungen, **Gedeihstörungen bei Säuglingen und Kleinkindern,** Phenylketonurie und weitere Defekte im Aminosäurestoffwechsel.

Aminosäuremischungen, Eiweißhydrolysate, Elementardiäten und Sondennahrung
Nach der AM-RL müssen die verordneten Produkte der Legaldefinition für diätetische Lebensmittel (Diätverordnung) entsprechen. Produkte, die diesen Definitionen nicht entsprechen, weil sie z. B. nur Kohlenhydrate oder Fette enthalten, sind keine Aminosäuremischungen, Eiweißhydrolysate, Elementardiäten oder Sondennahrungen im Sinne dieser Richtlinie und des § 31 Abs. 1 Satz 2 SGB V.

3.4.3 Ernährungssonden und perkutane Sondensysteme

Nasogastrale/Transnasale/Nasoenterale/Nasojejunale Sondensysteme werden durch die Nase in den Magen oder Dünndarm eingeführt und nur für einen Zeitraum von ca. 2 Wochen verwendet. Es gibt unterschiedliche Sondengrößen für Kinder und Erwachsene mit einem Durchmesser von 6,5–15 Charrière, einer Länge von 40–60 cm für Kinder, für Erwachsene von 100–130 cm. Heute werden Sonden aus Polyurethan und Silikonkautschuk verwendet.

Vorteile: Sondensysteme sind schnell und einfach einsetzbar, die Anlage dieser Sonde erfolgt in der Regel durch Pflegepersonal.

Nachteil: Behinderte Nasenatmung, Stigmatisierung, Fremdkörpergefühl, Schleimhautiritationen, Gefahr von Dislokation, Okklusion durch die Länge der Sonde.

Ist eine langfristige enterale Ernährung erforderlich oder wird der Patient vom stationären in den ambulanten Bereich verlegt, sollte die transnasale Ernährungssonde durch eine perkutane Sonde ersetzt werden.

Perkutane Sondensysteme
Bei einem perkutanen System wird die Ernährungssonde unter endoskopischer Kontrolle direkt durch die Bauchdecke in den Magen (PEG) oder Dünndarm (PEJ) gelegt. Dadurch entfällt die mechanische Irritation des Nasen-Rachenraumes. Der Patient hat keine kosmetischen Beeinträchtigungen, ist nicht stigmatisiert und kann, wenn klinisch vertretbar, parallel essen und trinken.

Heute stehen verschiedene perkutane Systeme und Anlagetechniken zur Auswahl:

- Endoskopische Anlage nach der Fadenzugmethode
- Endoskopische Anlage durch direkte Punktion nach Gastropexie
- Chirurgische Anlage
- Austauschbare Systeme

Die Anlage der Sondensysteme PEG (**perkutane endoskopische Gastrostomie**), JET-PEG (**perkutane endoskopische Jejunalsonde) und PEJ (perkutane endoskopische Jejunostomie**) erfolgt unter chirurgischen Bedingungen in der Endoskopie. Diese Anlagen sowie die Austauschsysteme Buttonsysteme oder GastroTubes können ambulant erfolgen

Pflege und Management der unterschiedlichen Sondensysteme siehe Abschn. 5.3.3 zu Besonderheiten bei Kindern und Jugendlichen siehe Abb. 3.4.

3.4.4 Applikationsart der Sondennahrung (Sondensysteme Schwerkraft/Bolus/Pumpe)

Die enterale Ernährung hat sich bei zahlreichen Indikationen als wichtiger Therapiebestandteil zur Wiedererlangung und Bewahrung des Gesundheitszustandes be-

Enterale Ernährungssonden
Zugangswege

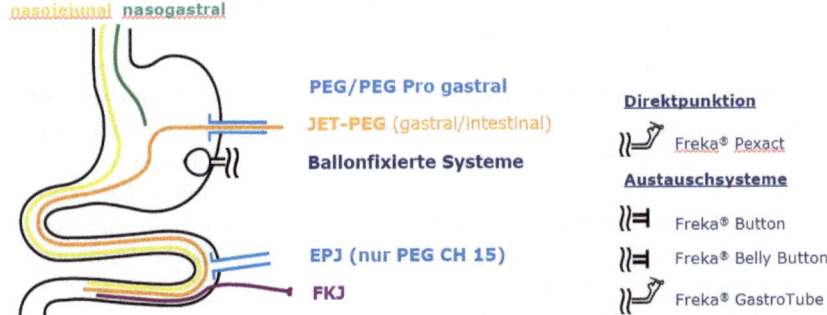

Abb. 3.4 Enterale Ernährungssonden (© Fresenius Kabi, mit freundlicher Genehmigung)

währt. Eine grundlegende Voraussetzung, diese über einen oft langen Zeitraum durchzuführen, ist die Vermeidung und das Erkennen von Komplikationen. Durch kontinuierliche, also pumpengesteuerte Applikation der Nahrung werden diese Komplikationen reduziert oder oft gänzlich vermieden.

Es gibt drei Applikationsformen

- Bolusgabe
- Ernährungspumpen (pumpenassistierte Nahrungszufuhr)
- Schwerkraftapplikation

Für eine genaue Beschreibung der unterschiedlichen Applikationsformen siehe Abschn. 3.12 und 3.4.

Überwachung und Anpassung
Enteral verabreichte Sondennahrung muss regelmäßig überwacht und ihre Zusammensetzung an die Bedürfnisse des Patienten angepasst werden. Die Flüssigkeitszufuhr, die Elektrolyte und der Blutzucker müssen ebenfalls überwacht werden.

3.4.5 Vorteile der enteralen Ernährungstherapie

Vorteile einer enteralen Ernährungsstrategie bei Chronischem Darmversagen
Das Chronische Darmversagen bezieht sich auf eine Situation, in der der Darm nicht in der Lage ist, ausreichende Mengen an Nährstoffen und Flüssigkeiten zu absorbieren, was zu einer Mangelernährung führen kann. Die enteral zugeführte Ernährung kann in solchen Fällen mehrere Vorteile bieten und sollte in einer multimodalen Ernährungstherapie miteinbezogen werden.

Erhalt der Darmfunktion: Durch die fortgesetzte Zufuhr von Nahrung über den Darm wird die Darmfunktion aufrechterhalten, was dazu beiträgt, die strukturelle Integrität und die Funktion des Restdarms zu unterstützen.

Stimulierung der Darmmotilität: Die enteral zugeführte Nahrung kann die Darmmotilität stimulieren.

Verhinderung von Darmatrophie: Der Restdarm kann atrophieren, wenn er nicht ausreichend genutzt wird. Durch die enterale, oft durch minimale und/oder langsame Applikation von Sondenkost als sogenannte „Zottenkost" zugeführte Nahrung wird der Darm kontinuierlich stimuliert und bleibt funktional.

Erhalt der Darmflora: Die enteral zugeführte Ernährung kann dazu beitragen, die normale Darmflora aufrechtzuerhalten, was wichtig für die Verdauung und die Resorption von Nährstoffen ist.

Vermeidung von Leberschäden: (siehe ebenfalls Abschn. 3.10 Komplikationen, Abschn. 3.11 Hepatopathie bei Chronischem Darmversagen). Bei anhaltendem Darmversagen besteht das Risiko von Leberschäden, da die Leber üblicherweise für die Verarbeitung von Nährstoffen aus dem Darm verantwortlich ist. Eine enteral zugeführte Ernährung kann dazu beitragen, diesen Prozess zu unterstützen und das Auftreten von Leberschäden zu vermeiden.

Ernährungsunterstützung: Die enteral zugeführte Nahrung ermöglicht eine gezielte und ausgewogene Ernährungsunterstützung, um Mangelernährung vorzubeugen oder zu behandeln.

Psychosoziale Vorteile: Sowohl die orale als auch die enterale Ernährung können psychologische und soziale Vorteile haben. Dies kann die Lebensqualität und das Wohlbefinden des Patienten verbessern.

Individuelle Anpassung: Die Zusammensetzung der enteralen Nahrung kann individuell angepasst werden, um den spezifischen Bedürfnissen des Patienten gerecht zu werden, einschließlich der Kontrolle von Kalorien, Proteinen, Vitaminen und Mineralstoffen.

Es ist wichtig zu beachten, dass die Entscheidung für eine enteral zugeführte Ernährung individuell getroffen wird und in enger Zusammenarbeit mit einem multidisziplinären Team von Gesundheitsdienstleistern erfolgen sollte, darunter Ärzten, Ernährungsberatern und Pflegepersonal.

3.4.6 Fallbeispiel

Daten der Patientin bei der Erstvorstellung
68 Jahre, *Diagnose*: Colon Carzinom, Caecum Carzinom, Mangelernährung
50 kg, (vor OP 65 kg); Größe 1,63 cm; BMI 18,8 kg/m^2

Diagnose
Die vorliegende Fallstudie präsentiert den komplexen Verlauf einer **68-jährigen Patientin**, die mit einer Historie von zwei aufeinanderfolgenden Tumorresektionen konfrontiert ist. Die Patientin, verheiratet und Mutter von zwei erwachsenen Kindern, wurde erstmals im September 2020 mit der Diagnose eines Colon descendens

Carzinoms konfrontiert. Eine Hemicolektomie links mit endständigem Anus praeter wurde durchgeführt, gefolgt von einer adjuvanten Chemotherapie von Dezember 2020 bis April 2021. Im Verlauf des Jahres 2021 erfolgten die Rückverlagerung des Colostomas und die Durchführung einer Transversorectoanastomose.

Die medizinische Herausforderung setzte sich fort, als im Juni 2022 ein zusätzliches Caecum Carzinom diagnostiziert wurde. Die erforderliche Intervention bestand in einer Ileocaecalresektion, begleitet von einer Hemicolektomie rechts und einer subtotalen Dünndarmresektion, wodurch lediglich ein Dünndarmrest von 140 cm verblieb. Es wurde ein protektives doppelläufiges Jejunostoma im Juli 2022 angelegt, welches im September desselben Jahres rückverlagert wurde.

Ernährungsberatung
Die Patientin suchte schließlich im Oktober 2022 aufgrund von anhaltenden Beschwerden und einer signifikanten Gewichtsabnahme von 15 kg innerhalb von drei Monaten eine Ernährungsberatung auf. Bei Erstvorstellung wies ihr BMI lediglich 18,8 kg/m² auf, verglichen mit einem präoperativen Gewicht von 65 kg. Die Hauptbeschwerden der Patientin bestanden aus einem übermäßig häufigen, dünnen bis flüssigen Stuhlgang von 15–20-mal pro Tag sowie einer eingeschränkten Urinproduktion von weniger als 500 ml täglich.

Die medikamentöse Therapie umfasste Loperamid 2 mg in einer Dosierung von 1-1-1 sowie gemahlene Flohsamenschalen 1-1-1. Trotz eines guten Appetits und Hungergefühls litt die Patientin unter Ängsten im Zusammenhang mit den anhaltenden Durchfällen.

Laborparameter zum Zeitpunkt der Vorstellung zeigten Auffälligkeiten, darunter ein erniedrigtes Natriumniveau von 129 mmol/l (−), ein leicht erhöhtes Kalium: 4,25 mmol/l (+), Kreatinin; 1,11 mg/dl (+), GFR: 47,9 (−).

Chirurgische Intervention
Im vorliegenden Fallbeispiel wurde eine **Typ-2-Resektion,** jejunocolonische Anastomose (Jejunorektostomie), durchgeführt. Die Patientin unterzog sich zunächst einer Hemicolektomie links, bei der der Darmabschnitt zwischen Colon transversum und Colon sigmoideum entfernt wurde. Die folgende Hemicolektomie rechts erstreckte sich über den Bereich zwischen dem Ende des Dünndarms (Ileum) und dem Colon transversum, wobei etwa 10 cm des Ileums, die Ileocaecalklappe, das Colon ascendens und ein Teil des Colon transversum entfernt wurden.

Im Rahmen dieser komplexen Intervention können verschiedene akute Probleme bei der Patientin auftreten:

Hohe intestinale Verluste: Aufgrund des kurzen Restdarms sowie der Gallensäuremalabsorption und des -verlusts besteht das Risiko einer chologenen Diarrhoe, was zu erheblichen Verlusten an Flüssigkeit, Elektrolyten und Nährstoffen führen kann.

Dehydratation: Die möglichen hohen Verluste können zu Dehydratation führen, was wiederum Nierenversagen und Elektrolytentgleisungen begünstigen kann.

Kurz- und langfristig sind folgende Probleme zu berücksichtigen:

Nährstoffmangel und Mangelernährung: Aufgrund der verminderten Resorptionsfläche und der komplexen anatomischen Veränderungen ist ein Nährstoffmangel und eine Mangelernährung wahrscheinlich.

Langzeitfolgen könnten sein:

Fettmalabsorption: Insbesondere bei dekompensiertem Gallensäureverlustsyndrom besteht die Möglichkeit einer Fettmalabsorption.

Weitere mögliche Langzeitfolgen umfassen **Vitamin B12-Malabsorption, Nierensteine, bakterielle Fehlbesiedlung und D-Laktatazidose.**

Zur Bewältigung dieser Herausforderungen könnten folgende therapeutische Optionen in Betracht gezogen werden:

Behandlung der Hyponatriämie: Je nach Schweregrad der Hyponatriämie sind verschiedene therapeutische Ansätze möglich.

Parenterale Ernährung: Bei Hinweisen auf einen Nährstoffmangel und eine nicht ausgeglichene Flüssigkeitsbalance oder Dehydratation könnte, unter Beachtung des Urinvolumens, Durstgefühls und Verschlechterung der Nierenwerte, eine supplementierende parenterale Ernährung in Betracht gezogen werden.

Orale Ernährung

Ein individuell angepasster Ernährungsplan mit

- Je nach Verträglichkeit Normalkost mit komplexen Nährstoffen
- Vermeidung leicht resorbierbarer Kohlenhydrate (Mono-/Disaccharide) in hoher Konzentration (Osmolarität!)
- 6 kleine Mahlzeiten über den Tag verteilt (→ osmotisch wirksame Nährstoffe)
- Trennung von Essen und Trinken
- Verwendung einer geeigneten hochkalorischen **Trinknahrung** als Zwischenmahlzeit
- Da der Ernährungszustand stabil gehalten werden konnte, wurde ein Therapieversuch mit **Sondenkost** und einer Sondenanlage nicht durchgeführt
- Isotonische Getränke/orale Rehydratationslösung schluckweise über den Tag verteilen

Medikamentöse Therapie

- Therapieversuch Gallensäurebinder
- Loperamid in Kapselform, auch wurde einen Therapieversuch mit sublingualer Verabreichung durchgeführt
- Vitamin B12 iv

Es ist von Bedeutung zu unterstreichen, dass die therapeutischen Optionen, die hier vorgestellt werden, lediglich einen Überblick bieten und keinesfalls eine vollständige Liste sämtlicher möglicher Interventionen darstellen. Die individuelle Entscheidung bezüglich Diagnose und Therapie liegt in der Verantwortung des behandelnden Arztes. Dieser kann zusätzliche, patientenspezifische Aspekte berücksichtigen und somit eine umfassende Entscheidungsgrundlage schaffen.

Normalwerte
Natrium Normwerte: 135–148 mmol/l; Hyponatriämie: Mild 135–130 mmol/l, Moderat 129–125 mmol/l, Schwer < 125 mmol/l
Kalium Normwerte: 3,6–5,2 mmol/l; Hypokaliämie: <3,6 mmol/l
Kreatinin Normwerte: Frau 0,8–1,2 mg/dl, Mann 0,9–1,4 mg/dl
GFR-Normwerte: >90 ml/min/1,73 m^2

Empfehlungen aus der DGEM-Leitlinie, die bei diesem Fallbeispiel Beachtung fanden. (Lambrecht et al. 2024)
In der Adaptionsphase soll eine vom Patienten vertragene orale Ernährung so bald wie möglich begonnen werden. Alternativ kann eine Sondennahrung appliziert werden. [KKP]
Bei fortschreitender Adaption wird eine orale Supplementation in Form von oral bilanzierten Diäten als Ergänzung zur normalen Nahrung empfohlen. [KKP]

Zusammensetzung und Umfang der oralen/enteralen Substitution
Die Intensität und Zusammensetzung einer oralen oder enteralen Ernährung orientieren sich an deren Verträglichkeit.
Eine deutliche Zunahme von Durchfall bzw. Stoma-Output können ein Hinweis auf eine zu intensive enterale Zufuhr sein.
Eine luminale Nahrungszufuhr stimuliert die enterale Adaption.

Oraler Kostaufbau
Ein enteraler/oraler Kostaufbau sollte mit 300–600 kcal am Tag begonnen werden. Bei guter Verträglichkeit kann die Menge täglich um 200 kcal gesteigert werden.
Optimal sind ~ 6 kleine Mahlzeiten über den Tag verteilt, um den Anfall größerer Mengen osmotisch wirksamer Nährstoffe zu vermeiden (Leuenberger et al. 2006; Koutkia et al. 2002; Pape et al. 2023]
Die orale Kost sollte mit komplexen Kohlenhydraten erfolgen. (Leuenberger et al. 2006; Pape et al. 2023)
Patienten sollten leicht resorbierbare Kohlenhydrate (Mono-/Disaccharide) in hoher Konzentration (Osmolarität!) meiden (Lambrecht et al. 2024). Essen und Trinken muss voneinander getrennt werden (Pape et al. 2023), siehe auch Abb. 3.5.

Indikation von Sondennahrung
Bei Patienten, die eine orale Nahrungsaufnahme nicht tolerieren (insbesondere bei sehr kurzem Restdarm <60 cm) sollte der Einsatz mit hochmolekular Trink-/Sondennahrung erfolgen Beginn je nach Verträglichkeit pumpenunterstützt mit 25 ml/h Steigerung der Rate je nach Verträglichkeit des Patienten bis auf 100–125 ml/h (Pape et al. 2023)

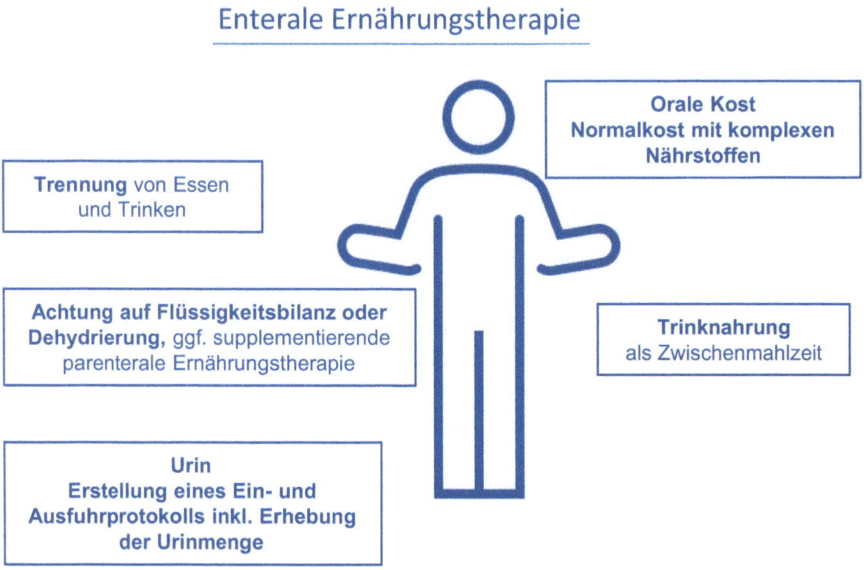

Enterale Ernährungstherapie

Abb. 3.5 Empfehlungen bei enteraler und parenteraler Ernährungstherapie

Indikation von Trinknahrung

Eine Trinknahrung sollte bei fortschreitender Adaption als orale Supplementation in Form von oral bilanzierten Diäten als Ergänzung zur normalen Kost erfolgen. Enterale Ernährung oder Kombination von enteraler und oraler Ernährung können günstiger sein als alleinige orale Ernährung. (Lambrecht et al. 2024)

In der hypersekretorischen Phase ist eine parenterale Ernährung obligatorisch, um eine adäquate Nährstoff-, Flüssigkeits- und Elektrolytzufuhr zu gewährleisten.

Die zu Beginn eingeleitete parenterale Ernährung sollte frühzeitig durch eine enterale Ernährung ergänzt werden, um die intestinale Adaption zu fördern und damit den Flüssigkeitsverlust zu reduzieren und die Nährstoffresorption zu verbessern. Die Zusammensetzung der Nahrung und spezielle diätetische Maßnahmen richten sich nach Ausmaß und Art der Resektion.

3.5 Parenterale Ernährungstherapie (PE)

Michaela Brandstätter

3.5.1 Ziele

Die Ziele einer medizinischen Ernährungstherapie des Chronischen Darmversagens/Kurzdarmsyndrom (CDV/KD) sollten folgende Aspekte berücksichtigen (Abb. 3.6 und 3.7):

Abb. 3.6 Zugangswege
der parenteralen
Ernährungstherapie

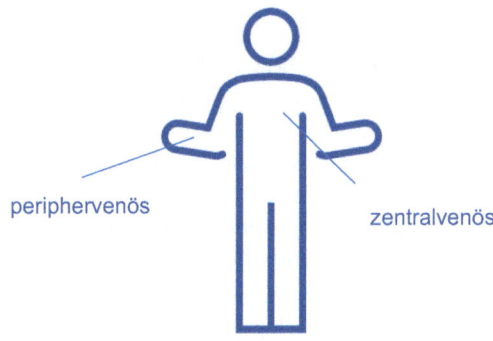

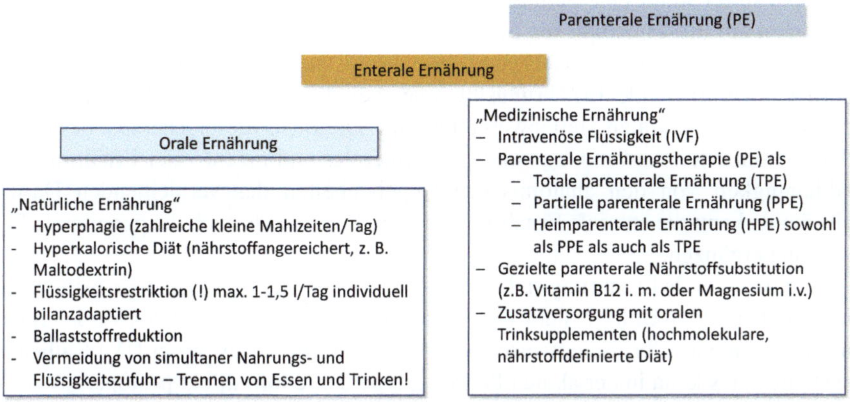

Parenterale Ernährungstherapie

peripjervenös

zentralvenös

Parenterale Ernährung (PE)

Enterale Ernährung

Orale Ernährung

„Natürliche Ernährung"
- Hyperphagie (zahlreiche kleine Mahlzeiten/Tag)
- Hyperkalorische Diät (nährstoffangereichert, z. B. Maltodextrin)
- Flüssigkeitsrestriktion (!) max. 1-1,5 l/Tag individuell bilanzadaptiert
- Ballaststoffreduktion
- Vermeidung von simultaner Nahrungs- und Flüssigkeitszufuhr – Trennen von Essen und Trinken!

„Medizinische Ernährung"
– Intravenöse Flüssigkeit (IVF)
– Parenterale Ernährungstherapie (PE) als
   – Totale parenterale Ernährung (TPE)
   – Partielle parenterale Ernährung (PPE)
   – Heimparenterale Ernährung (HPE) sowohl als PPE als auch als TPE
– Gezielte parenterale Nährstoffsubstitution (z.B. Vitamin B12 i. m. oder Magnesium i.v.)
– Zusatzversorgung mit oralen Trinksupplementen (hochmolekulare, nährstoffdefinierte Diät)

Abb. 3.7 Ernährungstherapie bei postoperativem Kurzdarmsyndrom (Modifiziert nach Pape et al. 2013).

- das Erreichen der oralen Autonomie,
- eine Prävention von Mangelernährung,
- eine Aufrechterhaltung bzw. Steigerung der Leistungsfähigkeit und Lebensqualität,
- eine Verbesserung der Langzeitprognose,
- der Ausgleich von Nährstoffdefiziten,
- die Behandlung klinischer Symptome,
- ein effektives Sonden-/Kathetermanagement und
- eine erfolgreiche Vermeidung von Komplikationen

3.5.2 Grundlagen, Vorteile, Indikationen und Kontraindikationen der parenteralen Ernährungstherapie

Das CDV/KD stellt eine komplexe Erkrankung dar, die potenziell mehrere Komplikationen mit sich bringen kann, die nicht nur den Gastrointestinaltrakt, sondern auch andere Organsysteme betreffen. Die primäre pathophysiologische Konsequenz dieses Syndroms ist ein Malabsorptionssyndrom, welches zu Störungen im Flüssigkeits- und Elektrolythaushalt sowie zu Unterernährung führen kann. Zusätzlich sind Komplikationen an Nieren und Leber/Galle für das Kurzdarmsyndrom typisch.

Um diesen Herausforderungen entgegenzuwirken, ist es entscheidend, frühzeitig ernährungstherapeutische Maßnahmen zu ergreifen, die auf die individuelle Situation des Patienten zugeschnitten sind. Dies dient nicht nur der Vorbeugung potenzieller Komplikationen, sondern auch der gezielten Behandlung bereits vorhandener Probleme im Zusammenhang mit der Erkrankung. Eine angepasste Ernährungstherapie spielt somit eine Schlüsselrolle im Management und der Versorgung von Patienten mit dieser komplexen Störung.

Das Kurzdarmsyndrom (KD) und das Chronische Darmversagen (CDV) erfordern eine umfassende Ernährungstherapie, bei der die parenterale Ernährungstherapie einen zentralen Stellenwert einnimmt. Die Basis dieser Therapie besteht in der kombinierten Anwendung von oraler, enteraler und parenteraler Ernährung. In Abhängigkeit von den anatomischen Gegebenheiten des verbleibenden Darmabschnitts kann die enterale Ernährung sowohl die orale als auch die parenterale Ernährung ergänzen.

Die parenterale Ernährung stellt eine Methode dar, bei der essenzielle Nährstoffe unmittelbar in den Blutkreislauf verabreicht werden, um den normalen Verdauungstrakt zu umgehen. Typischerweise erfolgt dies mithilfe intravenöser (IV) Kathetersysteme. Dies kann in der akuten Phasen (Hypersekretion) direkt postoperativ oder langfristig im Rahmen eines Chronischen Darmversagens erforderlich sein, wenn der Darm nicht mehr in der Lage ist, Nährstoffe aufzunehmen, oder wenn die orale und/oder enterale Ernährung nicht ausreicht, den gesamten Nährstoffbedarf des Patienten zu decken. Die parenterale Ernährung erfordert spezielle Infusionslösungen, die alle erforderlichen Nährstoffe, einschließlich Kohlenhydrate, Glukose, Proteine, Aminosäuren, Fette, Vitamine, Mineralstoffe und Wasser enthalten.

Die parenterale Ernährungstherapie kann von den Patienten oder Angehörigen oder medizinischem Fachpersonal vorbereitet und verabreicht werden. Dieser Ansatz ermöglicht eine präzise Kontrolle über die Nährstoffzufuhr und unterstützt Patienten dabei, trotz Einschränkungen des Verdauungssystems ausreichend ernährt zu werden. Es ist jedoch wichtig zu beachten, dass die parenterale Ernährungstherapie aufgrund potenzieller Komplikationen und Risiken nur unter strengen hygienischen Bedingungen und Überwachung durchgeführt werden sollte (Tab. 3.9).

Indikation zur parenteralen Ernährung

Sollte es trotz unterstützender konservativer Therapie nicht möglich sein, eine eigenständige enterale oder orale Ernährungsfähigkeit zu erreichen, besteht die Notwendigkeit, die Betroffenen lebenslang teilweise oder vollständig parenteral zu

Tab. 3.9 Richtlinien zur Erstellung eines parenteralen Substitutionsplans für einen Patienten mit Darmversagen

Bestandteil	Bedarf	Kontrolle/Anpassung
Aminosäuren	• 0,8–1,5 g/kg/KG	• Klinische Einschätzung und Gewichtsverlauf • Labor: Harnstoff
Glukose	• max. 5 g/kg/KG • 200–350 g/Tag	• Klinische Einschätzung und Appetit • Gewichtsverlauf • Labor: BZ + HbA1c
Fett	• 0,8–1,4 g/kg/KG	• MCT/LCT-Fette, moderne Fettemulsionen • Labor: Triglyceride
Natrium	• 1,0–1,5 mmol/kg Grundbedarf • Bei Dünndarmstoma: plus 100 mmol/Stomaoutput • Bei Colon in Kontinuität: plus 30–60 mmol/Durchfall bzw. Stomaoutput	• Urinvolumen > 15 ml/kg • Urin Natrium > 20 mmol/l • Verhältnis von Urin-Na zu Urin-Kalium > 1 als Hinweis gegen einen sekundären Hyperaldosteronismus (entsprechend ausgeglichenem Hydratationsstatus)
Kalium	• 0,6–1,0 mmol/kg Grundbedarf • Bei Dünndarmstoma: plus 10–30 mmol/l • Bei Colon in Kontinuität: plus 30–60 mmol/Durchfall bzw. Stomaoutput	• Normwertiges Serum-Kalium
Kalzium	• 0,1–0,15 mmol/kg Tag	• Parathormon normwertig
Magnesium	• 0,1–0,2 mmol/kg Tag	• Normwertiges Serum- Magnesium • Magnesiumausscheidung im 24-Stunden Urin normwertig
Phosphat	• 0,3–0,5 mmol/kg Tag	• Katabolie → Phosphatfreisetzung • Anabolie → Phophatbedarf • Cave: Refeedingsyndrom (siehe Abschn. 3.10.1)
Chlorid/Acetat	• Verhältnis 1:1 bis 1:2 (in Einzelfällen 1:3) je nach metabolischer Azidose (Base excess)	• Chlorid → Chloridinfusionsazidose • Acetat → Bicarbonat → Pufferung (siehe Abschn. 3.8.2 Störungen des Basenhaushaltes bei Kurzdarmsyndrom)
Zink	• 0,045 mmol/Tag plus 0,18 mmol/l Durchfall	• Zink im Serum normwertig
Spurenelemente	• Vollständiges Kombinationspräparat	• Tägliche Verabreichung bzw. Individueller Bedarf
Vitamine	• Vollständiges Kombinationspräparat fett- und wasserlöslicher Vitamine	• Tägliche Verabreichung bzw. Individueller Bedarf
Volumen	• 30 ml/kg plus Durchfallverluste	• Individuell nach Verträglichkeit der Volumenbelastung und Intensität der Zufuhr von Makronährstoffen (max. Infusion von Glukose 5 mg/kg/min) ggf. mobile Pumpen und Rucksacksysteme
Laufzeit	Individuell je nach Zusammensetzung und Verträglichkeit	Zyklische Verabreichung und Infusionsgeschwindigkeit nach Herstellerhinweisen und Fachinformation

Modifiziert nach (Cuerda et al. 2021; Pironi et al. 2015; Lambrecht et al. 2016; Friedli et al. 2016)

ernähren. Im Fokus steht dabei die Bewältigung des Malassimilationssyndroms, das mit dem Kurzdarmsyndrom verbunden ist. Hierbei wird darauf geachtet, potenziellen Komplikationen wie der Darmversagen-assoziierten Hepatopathie (IFALD) und den mit dem Katheter verbundenen Risiken entgegenzuwirken. (Pape et al. 2023; Bischoff et al. 2024)

Um die Nährstoffzufuhr bei betroffenen Patienten sicherzustellen, ist die parenterale Ernährungstherapie ein essenzieller Pfeiler in der Behandlung.

Beim Kurzdarmsyndrom, die häufigste Form des Chronischen Darmversagens, erfolgt die parenterale Ernährung nach einem chirurgischen Eingriff am Darm umgehend in der Hypersekretionsphase (siehe Abschn. 2.3) oder sofort nach Diagnosestellung, wenn der Restdarm nicht genügend Nährstoffe absorbieren kann.

Empfehlungen der DGEM-Leitlinie (Lambrecht et al. 2014; Bischoff et al. 2024)

Nach einer umfangreichen Darmresektion sollen in der Hypersekretionsphase eine parenterale Ernährung und eine Flüssigkeits- bzw. Elektrolytsubstitution durchgeführt werden, die den meist hohen Verlusten durch Durchfall bzw. Stoma-Output Rechnung trägt. [KKP = Klinische Konsensus-Punkte]

Parenterale Flüssigkeitssubstitution und Ernährung sollten unmittelbar postoperativ (Flüssigkeitssubstitution) bzw. nach Stabilisierung der hämodynamischen Situation (Ernährung) begonnen werden, wenn aufgrund der postoperativen Anatomie ein Darmversagen zu erwarten ist. [B = Mittlere Evidenz Einzelne RCTs, weniger hochwertige systematische Studien]

Die Zusammensetzung und der Umfang der parenteralen Substitution richten sich nach der Restfunktion des Darms und dem Ausmaß der Malabsorption bei Patienten mit Kurzdarmsyndrom. Es ist zu beachten, dass die Resorption von Wasser und Elektrolyten oft stärker gestört ist als die Resorption von Eiweiß und Energieträgern.

In Fällen, in denen keine begleitende Mangelernährung vorliegt, kann eine alleinige parenterale Flüssigkeits- und Elektrolytsubstitution erforderlich sein. Die genaue Zusammensetzung der parenteralen Lösung wird individuell auf die Bedürfnisse des Patienten abgestimmt, wobei Faktoren wie der Grad der Malabsorption und die Restfunktion des Darms berücksichtigt werden.

Es ist wichtig zu betonen, dass der Bedarf an parenteraler Substitution und die Restfunktion des Darms im Verlauf nach einer Darmresektion variieren können. Daher erfordert die Betreuung von Patienten mit Kurzdarmsyndrom eine kontinuierliche Überwachung und Anpassung der parenteralen Substitution, um den sich ändernden Bedürfnissen gerecht zu werden und mögliche Komplikationen zu verhindern. Eine individualisierte und sorgfältig abgestimmte parenterale Ernährungstherapie spielt eine zentrale Rolle bei der Optimierung der Lebensqualität und Gesundheit dieser Patienten.

Tipps und Tricks aus der Praxis

Es ist von herausragender Bedeutung, von Anfang an Betroffene sowie potenziell auch ihre Angehörigen in eine effektive Ernährungstherapie einzubeziehen. Die aktive Beteiligung der Patienten am Therapieprozess ist entscheidend, da selbst die fachkundigste Beratung und das effektivste Ernährungsregime nicht zum gewünschten Erfolg führen können, wenn die Patienten nicht kooperativ sind. Aus diesem Grund schlage ich vor, Fachkollegen und Ernährungszentren als Partner in den Behandlungsplan zu integrieren.

Es ist von besonderer Wichtigkeit, die Anwendung der Ernährungstherapie den individuellen Wünschen und Bedürfnissen des Patienten anzupassen. Hierbei ist auch eine zyklische Verabreichung zu berücksichtigen, um die Wirksamkeit der Therapie zu maximieren und die Patienten-Compliance zu erhöhen.

Kontraindikationen (Bischoff et al. 2024)
Eine parenterale Ernährung wird nicht primär empfohlen, wenn der Patient in der Lage ist, die benötigte Energie, Makro- und Mikronährstoffe sowie ausreichende Flüssigkeitsmengen auf dem oralen oder enteralen Weg aufzunehmen. Im Verlauf der Behandlung von Patienten mit CDV/KD kann es jedoch in bestimmten Phasen erforderlich sein, aufgrund von unzureichender Nahrungsaufnahme dennoch ein parenterales Ernährungsregime und/oder eine i.v. Flüssigkeitsverabreichung einzusetzen.

Nachfolgend die Definitionen in den DGEM- und ESPEN Leitlinien zum besseren Verständnis der Empfehlungen.

Definition DGEM zum Darmversagen (Lambrecht et al. 2014)
Ist eine Unfähigkeit Protein-, Energie-, Flüssigkeits- und Mikronährstoffbilanz aufrechtzuerhalten, wegen eingeschränkter resorptiver Kapazität des Darms, z. B. aufgrund von Obstruktion, Dysmotilität, Chirurgischer Resektion, Kongenitaler Erkrankung, krankheitsassoziierter verminderter Resorption.

Definition ESPEN (Cuerda et al. 2021; Arends et al. 2015; Pironi et al. 2016)
Darmversagen ist definiert als Verringerung der Darmfunktion unter das für die Resorption von Makronährstoffen und/oder Wasser und Elektrolyten erforderliche Minimum, sodass eine intravenöse Supplementierung erforderlich ist, um Gesundheit und/oder Wachstum zu erhalten.

Verringerung der Darmresorptionsfunktion, die keine intravenöse Supplementierung erfordert, wird als „Darminsuffizienz" bezeichnet. Bis zu 50 % der Betroffenen mit Kurzdarmsyndrom sind dauerhaft auf eine Parenterale Ernährungstherapie angewiesen. (Pironi et al. 2016)

Um ernährungstherapeutische Maßnahmen beim Kurzdarmsyndrom planen zu können, müssen die einzelnen Phasen des Kurzdarmsyndroms beachtet werden. (Siehe Abb. 3.8.)

Die Auswahl der Ernährungstherapie hängt von verschiedenen Faktoren ab, darunter die Dauer, die spezifische medizinische individuelle Situation des Patienten und mögliche Risiken. Die Durchführung der parenteralen Ernährung erfordert eine sorgfältige Überwachung und Anpassung durch medizinisches Fachpersonal, um eine sichere und effektive Nährstoffversorgung zu gewährleisten.

Bei einem langsam einsetzenden Darmversagen infolge einer Motilitätsstörung sollte die parenterale Ernährung bei Patienten gestartet werden, die ihren Makronährstoff- und Flüssigkeitsbedarf nicht über die enterale Aufnahme decken können.

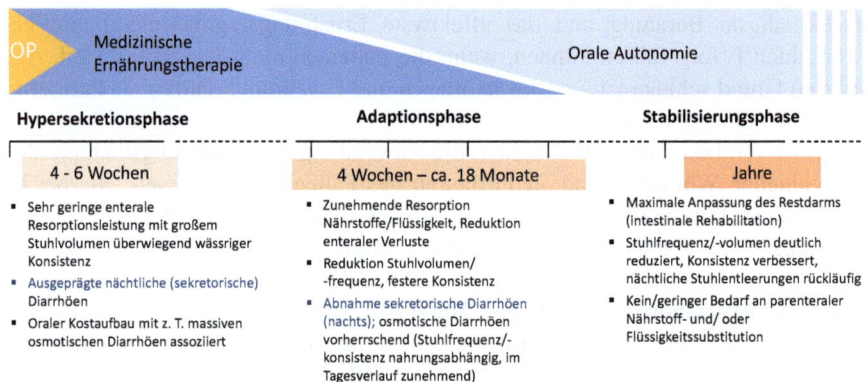

Abb. 3.8 Darstellung der Phasen des Kurzdarmsyndroms mit ernährungstherapeutischen Maßnahmen (Modifiziert nach Pape et al. 2013).

Während der **Hypersekretionsphase** vor allem im Typ III (Abb. 3.1) (siehe Abschn. 2.3), die oft mit einer reduzierten Darmresorptionskapazität und möglicherweise einem hohen Stoma-Output einhergeht, liegt der Schwerpunkt der Therapie auf der parenteralen Ernährung und dem Flüssigkeitsmanagement. Die orale Nahrungszufuhr sollte nach individueller Verträglichkeit gesteigert werden, um die Entstehung schwerwiegender osmotischer Durchfälle zu verhindern. Es kann zusätzlich zum applizierten Volumen der parenteralen Ernährung eine intravenöse Administration von Flüssigkeit und Elektrolyten notwendig sein.

Die Resorptionsleistung des verbliebenen Darmabschnittes nimmt im Übergang zur **Adaptionsphase** zu, die enteralen Verluste werden geringer, die sekretorischen (nächtlichen) Diarrhoen nehmen ab und je nach Nahrungsaufnahme stehen die osmotischen Diarrhoen im Vordergrund. Hier steht eine konsequente zielgerichtete Ernährungsberatung im Vordergrund.

Die Zusammensetzung und Menge der parenteralen Substitution sind abhängig von der Restfunktion des Darms und dem Ausmaß der Malabsorption. Häufig ist die Resorption von Wasser und Elektrolyten stärker beeinträchtigt als die von Eiweiß und Energieträgern.

Falls keine gleichzeitige Mangelernährung vorliegt, kann alleinige parenterale Flüssigkeits- und Elektrolytsubstitution erforderlich sein. Der Bedarf und die Restfunktion des Darms können sich im Verlauf nach einer Darmresektion verändern.

Während der **Adaptionsphase** verbessert sich in der Regel die Resorptionsleistung des Darms, und die Abhängigkeit von parenteraler Ernährung sowie der Zufuhr von Flüssigkeiten und Elektrolyten nimmt kontinuierlich ab. Dieser Abschnitt ist geprägt von Anpassungen des Verdauungstraktes, die es dem Körper ermöglichen, effizienter Nährstoffe aufzunehmen.

Wenn das Maximum der Adaption erreicht ist, tritt die sogenannte chronisch adaptierte oder stabile Phase ein. In diesem Stadium haben die Betroffenen entweder eine orale Autonomie erreicht, was bedeutet, dass sie in der Lage sind, ausreichend Nährstoffe über den normalen Verdauungsweg aufzunehmen, oder sie sind weiterhin auf parenterale Ernährung und die Zufuhr von Flüssigkeiten angewiesen.

Der Zeitverlauf bis zur vollständigen **intestinalen Rehabilitation** beim Kurzdarmsyndrom kann bis zu 2 Jahre dauern, in Einzelfällen sogar länger. Die verschiedenen Phasen dieses Prozesses lassen sich nicht durch feste, biologisch oder funktionell definierte Abgrenzungspunkte klar voneinander abtrennen.

Die parenterale Ernährung bei einem Darmversagen ist eine ergänzende Ernährung und sollte der individuellen Restdarmfunktion angepasst sein.

Diese langfristige Phase erfordert weiterhin eine sorgfältige Überwachung und angepasste Pflege, um die bestmögliche Lebensqualität für die Betroffenen zu gewährleisten.

In jeder Phase muss die parenterale Ernährung individuell an die Bedürfnisse des Patienten angepasst werden. Durch ein konsequentes Ernährungsmonitoring (siehe Abschn. 5.7) wird sichergestellt, dass die Nährstoffzusammensetzung und -menge entsprechend den sich ändernden gesundheitlichen Anforderungen der Patienten kontinuierlich optimiert werden können. Die präzise Anpassung der parenteralen Ernährung gewährleistet eine optimale Versorgung und Unterstützung während des Krankheitsverlaufs. (Lambrecht et al. 2014)

3.5.3 Zusammensetzung der parenteralen Infusionslösungen

Es gibt verschiedene Formen der parenteralen Ernährung (PE). Diese umfassen die totale parenterale Ernährung (TPE), die partielle parenterale Ernährung (PPE), die periphervenöse und die zentralvenöse Ernährung und im außerklinischen Bereich die heimparenterale Ernährung (HPE). Zusätzlich muss im Flüssigkeitsmanagement die intravenöse Flüssigkeitszufuhr Beachtung finden.

Osmolarität
Bei Infusionslösungen wird immer die theoretische Osmolarität angegeben. Die Berechnung erfolgt ausgehend vom Gesamtgehalt löslicher Substanzen in der Lösung.

Infusionslösungen
- 10 %ige Glukoselösung ca. 555 mosm/l
- 40 %ige Glukoselösung ca. 2220 mosm/l
- 10 %ige Aminosäurelösung ca. 990 mosm/l
- 10/20 %ige Fettemulsion ca. 270–380 mosm/l

Die Auswahl des geeigneten Kathetersystems im Vorfeld ist wichtig und erfolgt in Abhängigkeit der voraussichtlichen Dauer der parenteralen Ernährung, vom Zustand des Patienten, und ob die PE als supplementierende oder totale PE verabreicht werden soll.

Die PE kann peripher oder zentralvenös verabreicht werden. Die periphere Gabe der Infusionslösungen ist limitiert durch die Osmolarität auf max. 850–900 mosm/l und ist i. d. R. nur als supplementierende PE möglich. Bei der zentralvenösen Applikation können höherkonzentrierte Lösungen für eine totale parenterale Ernährung verabreicht werden.

Für die Planung einer langfristigen PE (>6 Monate) sollten getunnelte Kathetersysteme bevorzugt werden (z. B. Broviac®-/Hickman®-Katheter). Falls vorhanden,
kann ebenso ein Port-System genutzt werden. (Siehe Abschn. 3.5.4).

Faktoren und Maßnahmen, welche die Venenverträglichkeit der Infusionslösung
verbessern:

- Osmolarität $\leq$ 850–900 mosm/l
- pH-Wert 5 bis 9
- Verwendung „All-in-One"-Lösung mit Lipiden (Lipidemulsionen üben schützende Wirkung auf Venen aus)
- Niedrige Applikationsgeschwindigkeit

3.5.4   Kathetersysteme- und Management

(Siehe auch Abschn. 5.5 Kathetermanagement und Pflegeaspekte bei heimparenteraler Ernährung).

**Kathetersysteme in der parenteralen Ernährungstherapie: Einblick in
Anwendungsarten und Auswahlkriterien**
Die parenterale Ernährung kann auf verschiedene Weisen umgesetzt werden, abhängig von den individuellen Bedürfnissen des Patienten und den klinischen sowie
häuslichen Gegebenheiten. Hier sind einige der gängigen Möglichkeiten der parenteralen Ernährung:

Zentralvenöse parenterale Ernährung
Folgende Unterscheidungen bei der PE sind als zentralvenöse oder periphere PE üb-
lich/möglich:

Zentraler Venenkatheter: Ein spezieller Katheter wird in eine große Vene, wie
die Vena subclavia oder Vena jugularis, eingeführt. Dies ermöglicht die direkte Zufuhr von Nährstoffen in den zentralen Blutkreislauf.

Periphere parenterale Ernährung (PPE)
Peripherer Venenkatheter: Eine weniger invasive Methode, bei der der Katheter
in eine periphere Vene, oft am Arm, eingeführt wird. Diese Form der parenteralen
Ernährung eignet sich für kurzfristige Anwendungen, da über die peripheren Venen
nur Ernährungslösungen mit niedriger Osmolarität toleriert werden.

Totale parenterale Ernährung (TPE)
Die TPE deckt den gesamten Nährstoffbedarf des Körpers ab und wird häufig bei
Patienten angewendet, die nicht in der Lage sind, ausreichend Nährstoffe über den
Verdauungstrakt aufzunehmen. Hierbei werden Kalorien, Vitamine, Mineralstoffe
und Flüssigkeit direkt in die Blutbahn zugeführt.

Zusätzliche parenterale Ernährung
Ergänzende parenterale Nahrung: In einigen Fällen kann die parenterale Ernährung als Ergänzung zur enteralen Ernährung (über den Verdauungstrakt) eingesetzt werden, um den Nährstoffbedarf zu decken, wenn eine normale Ernährung nicht ausreichend ist.

Merke
Die Produkte für die parenterale Ernährung sind gemäß dem Arzneimittelgesetz verschreibungspflichtig und dürfen nur in Apotheken abgegeben werden. Apotheken fungieren in diesem Bereich als fachkundige Ansprechpartner.

3.5.5   Bedarfsberechnungen

Energie- und Nährstoffbedarf und Bilanzberechnung
Vor Beginn der Therapie muss der individuelle Bedarf in einer detaillierten Anamnese eruiert werden. Dazu zählt die Erhebung:

- einer vollständigen Bilanz der Ein- und Ausfuhr
- Orale/enterale sowie parenterale Zufuhr von Nährstoffen
- Verluste über Stoma, Urin und Fisteln
- Perspiratio insensibilis: darunter versteht man den unmerklichen Wasserverlust über Schleimhäute, Atmung und über die Haut ohne sichtbare Schweißbildung
- Sowie den „Perspiratio sensibilis" als sichtbare Transpiration

Nachfolgend ist eine Übersicht der Energie, Makro- und Mikronährstoffe sowie Wasser für die Erhebung eines patientenindividuellen Bedarfes. Diese stellen die Grundlage für die Berechnung eines Infusionsplanes dar.
Achtung Risiko Refeeding Syndrom: Zu beachten, wenn eine Ernährungstherapie bei stark mangelernährten Patienten gestartet wird. (Siehe Abschn. 3.10).

3.5.6   Applikationssysteme für Infusionslösungen

Mehrflaschensysteme sind eine Verabreichungsform in der parenteralen Ernährung, in der Makronährstoffe, Aminosäurelösung, Glukoselösung und Fettemulsion parallel aus separaten 0,5–1 l-Flaschen infundiert werden. Dies ist heute nicht mehr „state of the art" und sollte allein aus hygienischen Aspekten vermieden werden. Dies begründen auch unterschiedliche DGEM-Leitlinien, wie nachfolgend beschrieben (Abb. 3.9).
DGEM Leitlinie Terminologie: Die Verwendung von Mehrflaschensystemen wird aus hygienischen Gründen nicht empfohlen. (Lambrecht et al. 2014)
DGEM-Leitlinie Chirurgie: Bei der parenteralen Ernährung sollten Dreikammerbeutel (all-in-one) den Einzelkomponenten (Mehrflaschensysteme) vorgezogen werden. (Weimann et al. 2013)

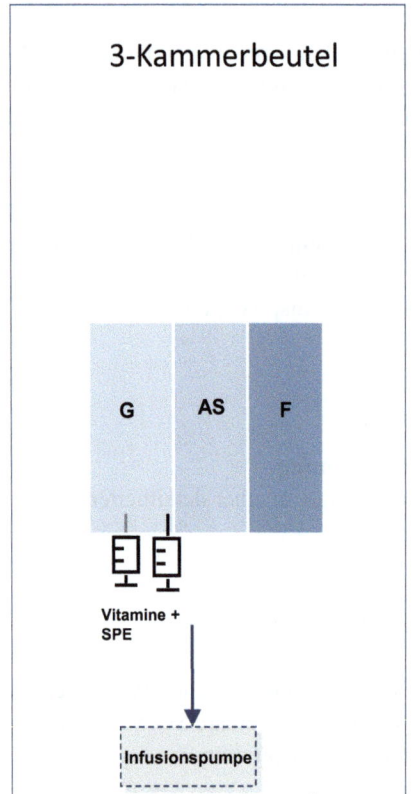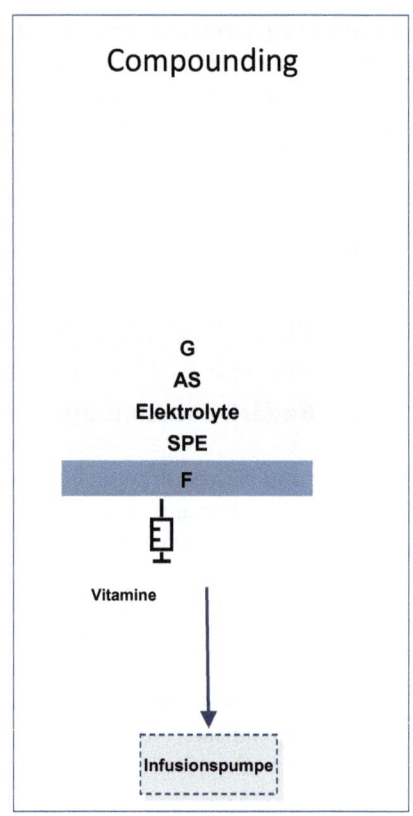

Abb. 3.9 Applikationssysteme für Infusionslösungen zur parenteralen Ernährungstherapie

DGEM Leitlinie S3-Leitlinie Heimenterale und heimparenterale Ernährung Deutsche Gesellschaft für Ernährungsmedizin (DGEM) 2024:

Gesamtnährlösungen (GNL) sind Nährlösungen, die alle Komponenten der PE in einem einzigen Behältnis enthalten (Glukose, Aminosäuren, Lipide, Elektrolyte, Vitamine und Spurenelemente).

DGEM Leitlinie Terminologie: Die Verwendung von **GNL** wird aus **hygienischen Gründen empfohlen**.

Standardisierte industriell gefertigte Mehrkammerbeutel
- Enthalten alle Makronährstoffe und Basismenge an Elektrolyten in 3 abgeteilten Kompartimenten
- Mischung der Substrate unmittelbar vor i.v.-Applikation durch Trennung der Peel-Nähte zwischen den Beutelkammern
- Zuspritzen der Vitamine/Spurenelemente unmittelbar vor Verabreichung
- Haltbarkeit nach Mischen des Beutels und Zuspritzungen: 24 h

Standard-Mehrkammerbeutel sind in verschiedenen Beutelgrößen verfügbar und als totale oder supplementierende PE für den unterschiedlichen Bedarf geeignet. Es stehen verschiedene Varianten für die periphere oder zentralvenöse Applikation als elektrolythaltige oder elektrolytfreie Varianten auf dem Markt zur Verfügung. Für besondere metabolische Anforderungen gibt es aminosäurereiche oder glukose-reduzierte Infusionsbeutel.

Individuelles Compounding als maßgeschneiderte PE-Infusionstherapie
Patienten mit CDV/KD, vor allem Säuglinge, Kleinkinder, Kinder und junge Erwachsene, haben besondere Anforderungen und bedürfen in schwierigen Phasen einer individuell gemischten parenteralen Nährlösung (Compounding).

Die Indikation besteht bei Patienten, bei denen industriell vorproduzierte Standardprodukte (3CB) den Nährstoff- und/oder Volumenbedarf nicht decken können (Bischoff et al. 2013), z. B.:

- CDV/KD Patienten mit hohen intestinalen Verlusten
- schwer mangelernährte Patienten mit erhöhtem absolutem und relativem Bedarf an einzelnen Makro- und Mikronährstoffen, sowie bei
- Säuglingen/Kleinkindern mit Chronischem Darmversagen.

Die individuellen Infusionslösungen werden in hoch spezialisierten Herstellbetrieben unter strengsten aseptischen Bedingungen in Reinräumen oder Steril Labors der höchsten Klasse gemäß den Richtlinien der europäischen Herstellungspraxis (GMP – good manufacturing practice) hergestellt. Ein Steril Labor ist ein Raum, in dem die Luft extrem wenige Partikel enthält und die potenzielle Keimbelastung stark minimiert ist. Innerhalb dieses Labors befinden sich spezielle Arbeitsplätze, an denen Infusionslösungen mit höchster Präzision hergestellt werden. Die Luftqualität unter diesen Arbeitsplätzen ist sogar noch höher als in der Umgebung, wobei jegliche Möglichkeit einer Keimkontamination strikt vermieden wird. Zur ständigen Überwachung dieses hohen Reinheitsgrades werden täglich Proben mit Nährmedien hergestellt und anschließend bebrütet. Individuelle PE-Infusionsbeutel gibt es als gekühlte oder ungekühlte Varianten.

Die Medizinische Ernährungstherapie oral, enteral sowie parenteral erfordert ein engmaschiges Monitoring (siehe Abschn. 5.7) und eine häufige Neuberechnung der Infusionspläne, sowie ein Abgleich mit möglicher oraler und enteraler Ernährung, je nach Bedarf und Krankheitsverlauf. Die Ernährungspläne müssen regelmäßig anhand von Laborparametern, anthropometrischen Parametern, Ess-, Beschwerde- und Ausfuhrprotokollen sowie dem Wohlbefinden von Betroffenen überprüft werden. Bei juvenilen Patienten ist zusätzlich zum Gewichtsmanagement auf ein regelrechtes Längenwachstum zu achten. (Bischoff et al. 2024)

3.5.7   Fallbeispiel

Daten des Patienten bei der Erstvorstellung
- 40 Jahre, aktuelles Gewicht 76 kg, Körpergröße 1,89 m, BMI 21,3 kg/m².
- Drei Monate vor der Erstvorstellung wog der Patient 78 kg, das Ausgangsgewicht betrug 80 kg.

Krankheits- und Ernährungsanamnese

Der Patient, ein 40-jähriger verheirateter Mann mit drei kleinen Kindern, wurde im Juni 2019 mit den Diagnosen **Rektumkarzinom und Sigmakarzinom** konfrontiert, was die Anlage einer Portanlage für die Chemotherapie erforderlich machte. Zusätzlich wurde bei ihm eine **Familiäre Adenomatöse Polyposis Coli (FAP)** diagnostiziert.

Im September 2019 unterzog sich der Patient einer Kolektomie mit ileorektaler Anastomose und Ileum-Pouch, was mit der Anlage eines protektiven doppelläufigen Ileostomas einherging. Im Mai 2020 folgte die Rückverlagerung des Ileostomas mit einer Segmentresektion des Ileums.

Im August 2020 musste der Patient aufgrund eines Bauchwandabszesses eine Relaparatomie durchlaufen. Dabei erfolgte eine Rektumresektion, verbunden mit der Anlage eines endständigen Ileostomas. Der verbleibende Dünndarm beträgt ungefähr 2 m.

Die vorangegangenen chirurgischen Eingriffe sowie die Anlage von Stoma und Portanlage zeigen die komplexe medizinische Historie dieses Patienten, der sich nun in einer fortlaufenden Behandlung und Betreuung befindet.

Bei der Anlage einer Endenterostomie (Ileostoma) im Sinne eines Kurzdarmsyndroms Typ 1 können verschiedene akute Probleme auftreten, die eng mit den anatomischen Gegebenheiten des verbleibenden Restdarms, der etwa 2 m lang ist, verbunden sind.

Zu den akuten Herausforderungen gehören hohe intestinale Verluste an Flüssigkeit, Elektrolyten und Nährstoffen. Aufgrund des kurzen Restdarms besteht ein erhöhtes Risiko für Dehydratation, was wiederum das Auftreten von Nierenversagen begünstigen kann. Die Elektrolyt-Balance des Organismus kann ebenfalls gestört werden, was zu weiteren Komplikationen führen kann.

Sowohl kurz- als auch langfristig können sich ernährungsbedingte Probleme manifestieren. Ein signifikanter Nährstoffmangel und Mangelernährung sind potenzielle Langzeitfolgen dieser Art der Resektion. Daher erfordert die postoperative Betreuung und Langzeitversorgung besondere Aufmerksamkeit, um die Ernährung und Flüssigkeitsbalance des Patienten zu optimieren und mögliche Komplikationen zu minimieren.

Die aktuellen Beschwerden des Patienten beinhalten einen Stoma-Output von 2 bis 4 Litern pro Tag, wobei der Inhalt dünnflüssig ist und zusätzlich ca. 1000 ml Urinvolumen hat. Zudem leidet der Patient unter einem starken Durstgefühl. Diese Symptome deuten auf eine Herausforderung im Flüssigkeits- und Elektrolythaushalt im Sinne einer Negativbilanz hin, die eine genaue Überwachung und Anpassung der Ernährung und der Gabe von Flüssigkeit erfordert, um den Ernährungszustand zu stabilisieren und mögliche Komplikationen zu minimieren.

Ermittlung des Energie- und Nährstoffbedarfs

Hinsichtlich der Makro- und Mikronährstoffe, Wasser und Elektrolyte ergibt sich für diesen Patienten ein Bedarf, wie in nachfolgender Tabelle berechnet (Tab. 3.10).

Die Parenterale Ernährung (PE) erfolgt durch einen Dreikammerbeutel mit einem Volumen von 1 l, der etwa 1100 kcal und etwa 50 g Aminosäuren enthält.

Die Trinkmenge des Patienten beträgt ungefähr 2 bis 3 l pro Tag, wobei gelegentlich größere Mengen plötzlich und sturzartig konsumiert werden. Dies erfordert eine genaue Überwachung, um den Flüssigkeits- und Elektrolythaushalt des Patienten im Gleichgewicht zu halten. Daher ist eine sorgfältige Abstimmung zwischen oraler Nahrungsaufnahme und der parenteralen Ernährung erforderlich, um eine optimale Versorgung und Vermeidung von Komplikationen zu gewährleisten. Eine Reduzierung der Trinkmenge auf 1500 ml und eine zusätzliche i.v. Gabe von 1000 ml Flüssigkeit ist notwendig.

Der Patient zeigt einen guten Appetit und Hunger. Trotzdem isst er nur unregelmäßig und nimmt nur wenige Mahlzeiten zu sich. Dies liegt daran, dass die orale

Tab. 3.10 Ermittlung von Makronährstoffen

		Berechnete Werte
Gesamtenergiebedarf	30 kcal/kg/Tag	2280 kcal
Eiweißbedarf	0,8 und 1,4 g/kg /KG/Tag Individualisiertes Vorgehen! (Lambrecht et al. 2014)	60,8 g
Glukose	3–3,5 kg/KG/d (Bolder et al. 2007)	266 g
Fett	0,75 bis max. 1 g/kg KG (bei Einsatz reiner Sojaölemulsion und HPE > 6 Monate) (Lambrecht et al. 2014)	57 g
Vitamine/ Spurenelemente	Die Zufuhrempfehlungen orientieren sich an **allgemeinen Empfehlungen der Fachgesellschaften zur oralen Ernährung** Substitution von Vitaminen und Spurenelementen in der Regel **standardisiert** (unterschieden wird nur nach Altersgruppen, z. B. Kinder/ Erwachsene) (Biesalski 2007)	1 handelsübliche Ampulle fettlösliche (FrekaVit fettlöslich Adult ®) & wasserlösliche Vitamine (FrekaVit wasserlöslich Novum®), 1 Ampulle Spurenelemente (Addaven®)
Wasser	25–35 ml/kg KG/d	2660 ml zusätzliche Flüssigkeit je nach Stoma Output

Empfehlung: SmofKabiven® 1100 ml, AS 50 g, Glukose 125 g, Fett 38 g, Na 40 mmol, K 30 mmol, Mg 5,0 mmol, Ca 2,5 mmol, 12/2,8 mmol, Zink 0,02 mmol, Sulfat 5,0 mmol, Chl-35 mmol, Acetat 104/73 mmol, Osmolarität 1500 mosmol/l,

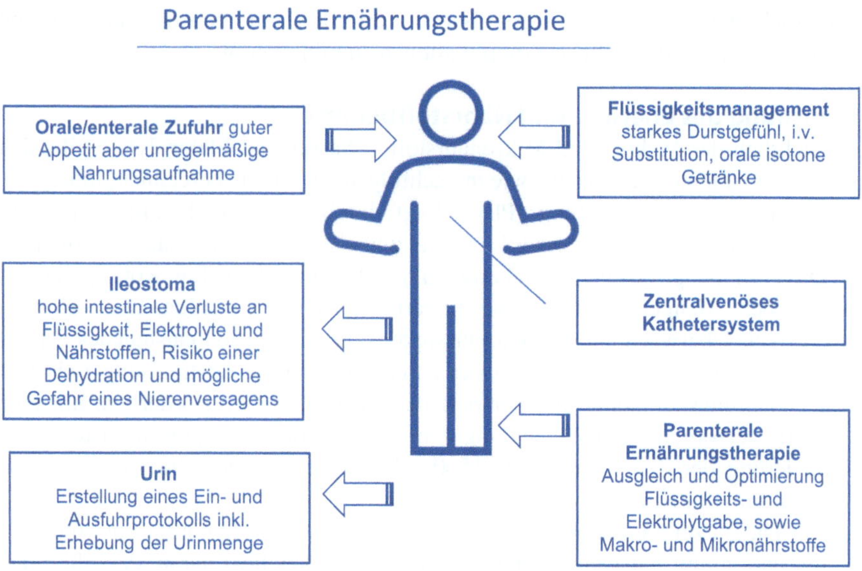

Parenterale Ernährungstherapie

Orale/enterale Zufuhr guter Appetit aber unregelmäßige Nahrungsaufnahme

Flüssigkeitsmanagement starkes Durstgefühl, i.v. Substitution, orale isotone Getränke

Ileostoma hohe intestinale Verluste an Flüssigkeit, Elektrolyte und Nährstoffen, Risiko einer Dehydration und mögliche Gefahr eines Nierenversagens

Zentralvenöses Kathetersystem

Urin Erstellung eines Ein- und Ausfuhrprotokolls inkl. Erhebung der Urinmenge

Parenterale Ernährungstherapie Ausgleich und Optimierung Flüssigkeits- und Elektrolytgabe, sowie Makro- und Mikronährstoffe

Abb. 3.10 Empfehlungen bei parenteraler Ernährungstherapie

Nahrungsaufnahme zu einer erheblichen Steigerung des Stoma-Outputs führt. Aufgrund dieser Herausforderung verzichtet der Patient teilweise auf Mahlzeiten.

Es ist wichtig, individuelle Strategien zu entwickeln, die die Nahrungs- und Flüssigkeitsaufnahme optimieren und gleichzeitig die individuellen Bedürfnisse des Patienten berücksichtigen.

Die Laborparameter zeigen keine Auffälligkeiten.

Merke: Die folgende Auflistung dient lediglich als Übersicht zu möglichen therapeutischen Optionen. Sie erhebt keinen Anspruch auf Vollständigkeit. Patientenindividuell können weitere wichtige Behandlungsaspekte abzuklären sein. Die Entscheidung über Diagnose und Therapie obliegt allein dem behandelnden Arzt.

- Einfuhr-/Ausfuhrprotokoll inkl. - Erhebung der Urinmenge (bitte als Aufzählung darstellen)

Parenterale Ernährung (siehe Abb. 3.10)

- Optimierung PE/Flüssigkeits- und Elektrolytgabe (Hinweise auf nicht ausgeglichene Flüssigkeits-/Elektrolytbalance → Durstgefühl, Krämpfe, hohes Stoma-Output zusätzlich i.v. Flüssigkeit
- Tägliche Verabreichung von Mikronährstoffen

Orale/enterale Ernährung

- Isotone Getränke/orale Rehydratationslösung (siehe Abschn. 3.3) schluckweise über den Tag verteilt

- 6 kleine Mahlzeiten über den Tag verteilt (→ osmotisch wirksame Nährstoffe)
- Essen und Trinken voneinander trennen
- Normale Kost mit komplexen Nährstoffen, zusätzlich nach Bedarf Trinknahrung
- Meiden von leicht resorbierbaren Kohlenhydraten (Mono-/Disaccharide) in hoher Konzentration (Osmolarität!)

Medikamentöse Therapie bei Diarrhoe

- Therapieversuch Loperamid sublingual
- Fortlaufendes Monitoring
- Einfuhr/Ausfuhr
- Gewichtsverlauf
- Laborparameter, z. B. BB, Glukose, Elektrolyte, CRP, Nieren- und Leberfunktionsparameter

Empfehlungen aus der DGEM-Leitlinie, die bei diesem Fallbeispiel Beachtung fanden.
In der **Hypersekretionsphase** des CDV/KD sollte überwiegend, je nach Ausmaß der Darmresektion und den Ursachen, die zu einem Kurzdarmsyndrom führten, sowie dem Beschwerdebild des Patienten, das Ernährungs- und Flüssigkeitsmanagement überwiegend parenteral erfolgen.

DGEM-Leitlinie
Die parenterale Ernährungs- und Flüssigkeitssubstitution soll mit dem Ziel eingesetzt werden, den Ernährungszustand sowie die Homöostase von Flüssigkeit, Elektrolyten und Mikronährstoffen zu korrigieren und zu erhalten, sowie die Lebensqualität zu verbessern. (KKP; starker Konsens)
Indikation zur parenteralen Therapie. Die parenterale Flüssigkeitssubstitution und Ernährung sollten unmittelbar postoperativ (Flüssigkeitssubstitution) bzw. nach Stabilisierung der hämodynamischen Situation (Ernährung) begonnen werden, wenn aufgrund der postoperativen Anatomie ein Darmversagen zu erwarten ist. (B (BM); starker Konsens)
Die parenterale Ernährung bei einem Darmversagen ist eine ergänzende Ernährung und sollte der individuellen Restdarmfunktion angepasst sein. (B; starker Konsens)
In der Adaptionsphase soll eine vom Patienten vertragene orale Ernährung so bald als möglich begonnen werden. Alternativ kann Sondennahrung appliziert werden. Bei fortschreitender Adaption wird eine orale Supplementation in Form von bilanzierten Diäten als Ergänzung zur normalen Nahrung empfohlen. Es gibt keine Empfehlung zur spezifischen Substratzusammensetzung. (KKP; starker Konsens)
Das Gesamtvolumen und die Elektrolytzusammensetzung sollten an die Netto-Flüssigkeits- und Elektrolytverluste von Durchfall bzw. Stoma-Output angepasst werden und diese mindestens ausgleichen. (B; starker Konsens. (Lambrecht et al. 2014)

3.6   Energie- und Flüssigkeitsbedarf

Michaela Brandstätter

3.6.1   Energiestoffwechsel, Definition

Der Energiestoffwechsel bezeichnet den komplexen Prozess, bei dem in einem Organismus Nahrung in Energie umgewandelt wird, die für lebenswichtige Funktionen benötigt wird. Diese Energieumwandlung erfolgt in mehreren Schritten und umfasst sowohl den Abbau von Nährstoffen als auch deren anschließende Verwendung in verschiedenen zellulären Prozessen.

Grundsätzlich kann der Energiestoffwechsel in zwei Hauptprozesse unterteilt werden:

Katabolismus: Dieser Prozess umfasst den Abbau von Nährstoffen wie Kohlenhydraten, Fetten und Proteinen, um Energie freizusetzen. Die Hauptreaktionen des Katabolismus sind Glykolyse, β-Oxidation von Fettsäuren und die Proteolyse von Proteinen. Diese Reaktionen finden in verschiedenen Zellorganellen wie dem Zytoplasma und den Mitochondrien statt.

Anabolismus: Hierbei handelt es sich um den Aufbau von komplexen Molekülen aus einfachen Vorläufern unter Verwendung von Energie und Nährstoffen. Anabole Prozesse umfassen beispielsweise die Synthese von Proteinen aus Aminosäuren, die Lipogenese zur Bildung von Fettsäuren und die Gluconeogenese zur Herstellung von Glukose aus nicht-kohlenhydrathaltigen Vorläufern.

Der Hauptenergieträger, der während des Energiestoffwechsels erzeugt wird, ist Adenosintriphosphat (ATP). ATP dient als universeller Energiespeicher in Zellen und liefert Energie, die für zelluläre Prozesse wie Muskelkontraktion, Zellteilung, Signaltransduktion und den aktiven Transport von Molekülen benötigt wird. ATP wird durch den Abbau von Nährstoffen im Körper erzeugt und kann bei Bedarf in anderen Formen gespeichert werden.

Der Energiestoffwechsel ist ein hochregulierter Prozess, der von verschiedenen Faktoren beeinflusst wird, darunter hormonelle Signale, Ernährung, körperliche Aktivität und Stoffwechselzustand. Ein ausgeglichener Energiestoffwechsel ist entscheidend für die Aufrechterhaltung der Gesundheit und des Wohlbefindens eines Organismus.

Der Energiestoffwechsel bezieht sich auf die biochemischen Prozesse, durch die Organismen Energie aus Nährstoffen gewinnen, um ihre lebenswichtigen Funktionen aufrechtzuerhalten. Dieser Prozess umfasst die Aufnahme von Nährstoffen aus der Nahrung, ihre Umwandlung in energiereiche Moleküle wie Adenosintriphosphat (ATP) und die anschließende Nutzung dieser Energie durch Zellen.

Beim Kurzdarmsyndrom handelt es sich um eine komplexe medizinische Störung, bei der ein erheblicher Teil des Dünndarms entfernt wurde oder nicht richtig funktioniert, was zu einer verminderten Fähigkeit des Körpers führt, Nährstoffe aus der Nahrung zu absorbieren. Dies kann durch verschiedene Faktoren wie chirurgische Eingriffe, Krankheiten oder angeborene Anomalien verursacht werden. Die

Auswirkungen des Kurzdarmsyndroms auf den Energiestoffwechsel sind vielfältig, was wiederum den Energiehaushalt des Körpers beeinträchtigt. Dies kann zu erheblichen Herausforderungen bezüglich des Energiebedarfs und der Ernährung führen, die eine individuell angepasste Behandlung erfordern.

3.6.2 Energie – und Nährstoffbedarf

Die Energieaufnahme eines Menschen ist von essenzieller Bedeutung für sämtliche körperlichen und geistigen Funktionen. Dieser Bedarf variiert jedoch je nach individuellen Faktoren wie Alter, Geschlecht, Körpergröße, Gewicht, Aktivitätsniveau und Stoffwechselrate.

Grundlegend wird der Energiebedarf in Form von Kalorien (Kilokalorien oder Kilojoule) gemessen. Eine Kalorie ist die Energiemenge, die benötigt wird, um die Temperatur von einem Gramm Wasser um ein Grad Celsius zu erhöhen. Im Kontext der Ernährung entspricht eine Kalorie der Energiemenge, die benötigt wird, um ein Liter Wasser von 14,5 Grad Celsius auf 15,5 Grad Celsius zu erwärmen. Der durchschnittliche Energiebedarf eines Erwachsenen liegt bei etwa 2000 bis 2500 Kalorien pro Tag.

Der Basalmetabolismus (auch Ruheumsatz genannt) bildet die Grundlage für den Energiebedarf eines Menschen.

Zusätzlich zum Basalmetabolismus trägt der thermische Effekt der Nahrungsaufnahme (TEF) zur Gesamtheit des Energiebedarfs bei. Dies bezeichnet die Energie, die für die Verdauung, den Transport, die Resorption und den Stoffwechsel von Nahrung benötigt wird. Proteinreiche Nahrungsmittel erfordern beispielsweise einen höheren Energieaufwand für die Verdauung im Vergleich zu Fetten oder Kohlenhydraten.

Des Weiteren spielt die Energie, die für körperliche Aktivitäten aufgewendet wird, eine entscheidende Rolle bei der Bestimmung des Gesamtenergiebedarfs. Aktivitäten wie Sport, Arbeit, tägliche Bewegung und sogar die Aufrechterhaltung der Körperhaltung erfordern zusätzliche Energie. Der Energieverbrauch durch körperliche Aktivität variiert stark und kann durch regelmäßige Bewegung und körperliche Fitness gesteigert werden.

Es ist wichtig zu betonen, dass eine angemessene Energiezufuhr entscheidend für die Aufrechterhaltung einer guten Gesundheit und Leistungsfähigkeit ist. Ein Ungleichgewicht zwischen Energieaufnahme und -verbrauch kann zu Unter- oder Übergewicht sowie zu ernährungsbedingten Krankheiten wie Diabetes, Herz-Kreislauf-Erkrankungen und Stoffwechselstörungen führen.

Um den individuellen Energiebedarf zu ermitteln und eine ausgewogene Ernährung sicherzustellen, ist es ratsam, sich an qualifizierte Ernährungsfachleute oder medizinische Fachkräfte zu wenden. Sie können anhand der individuellen Bedürfnisse und Lebensumstände eine maßgeschneiderte Ernährungs- und Bewegungsplanung erstellen, um eine optimale Gesundheit und Wohlbefinden zu fördern.

Der Energiebedarf bei Chronischem Darmversagen kann stark variieren und hängt von verschiedenen Faktoren ab, einschließlich der Schwere der Erkrankung und den individuellen Bedürfnissen des Patienten. Der tägliche Flüssigkeitsbedarf ist ebenfalls abhängig von etwaigen Flüssigkeitsverlusten (Stoma, Diarrhoen).

Menschen mit Kurzdarmsyndrom haben oft einen erhöhten Energiebedarf aufgrund der verringerten Verwertung/Aufnahme von Nährstoffen durch den verminderten Darmabschnitt. Da der Darm für die Resorption von Nährstoffen wie Proteinen, Fetten, Kohlenhydraten, Vitaminen und Mineralstoffen verantwortlich ist, können Patienten mit Kurzdarmsyndrom Schwierigkeiten haben, ausreichend Nährstoffe aus ihrer Nahrung zu gewinnen. Dies kann zu Mangelernährung, Gewichtsverlust und anderen ernährungsbedingten Problemen führen.

Die Ernährungstherapie bei Kurzdarmsyndrom zielt darauf ab, den Energiebedarf zu decken, den Nährstoffverlust auszugleichen und die bestmögliche Nährstoffaufnahme zu fördern. Hierbei können verschiedene Strategien zum Einsatz kommen, darunter:

• Anpassung der Nahrungszusammensetzung: Die Ernährung sollte reich an leicht verdaulichen Nährstoffen wie einfachen Kohlenhydraten und leicht verdaulichen Proteinen sein, um die Resorption zu erleichtern.
• Häufige, kleine Mahlzeiten: Statt weniger großer Mahlzeiten sollten häufigere kleinere Mahlzeiten den Nährstoffverlust über den Tag verteilen und die Verdauung erleichtern.
• Ergänzende Therapien: Bei Bedarf können spezielle Nahrungsergänzungsmittel, die Vitamine, Mineralstoffe oder Spurenelemente enthalten, verschrieben werden, um mögliche Mängel auszugleichen.
• Wenn die orale Nahrungsaufnahme nicht mehr ausreichend ist, wird auf zusätzliche enterale Ernährung durch Trinknahrung und/oder Sondenernährung zurückgegriffen.
• Parenterale Ernährung: In schweren Fällen, in denen die orale oder enterale Nahrungsaufnahme nicht ausreicht, kann eine parenterale Ernährung in Form einer intravenösen Infusion von Nährstoffen erforderlich sein. (Siehe Abschn. 3.5).

Kalorienbedarf: Aufgrund des erhöhten Energiebedarfs durch Malabsorption und möglicher erhöhter Stoffwechselaktivität kann der Kalorienbedarf bei Personen mit Kurzdarmsyndrom erhöht sein. Eine genaue Bestimmung des Kalorienbedarfs basierend auf dem individuellen Stoffwechsel, der Körperzusammensetzung und dem Aktivitätslevel ist wichtig.

Proteinbedarf: Proteine sind essenziell für den Aufbau und die Reparatur von Gewebe. Personen mit Kurzdarmsyndrom haben möglicherweise einen erhöhten Proteinbedarf, um den Verlust von Aminosäuren durch den Darmausfall auszugleichen und die Proteinbiosynthese aufrechtzuerhalten.

Energie
Fette sind eine wichtige Energiequelle und können als MCT-Fette besser verdaut und absorbiert werden, da sie im Darm unabhängig von Gallensäuren und Lipasen

vollständig resorbiert werden. Eine ausreichende Zufuhr von gesunden Fetten ist wichtig, um den Energiebedarf zu decken und fettlösliche Vitamine aufzunehmen.

Kohlenhydrate: Obwohl Kohlenhydrate nicht so stark von der Malabsorption betroffen sind wie Proteine und Fette, können komplexe Kohlenhydrate für einige Personen mit Kurzdarmsyndrom schwer verdaulich sein. Die Auswahl von leicht verdaulichen Kohlenhydratquellen kann helfen, den Energiebedarf zu decken, ohne zusätzliche Belastungen für den Verdauungstrakt zu verursachen.

Vitamine und Mineralstoffe: Personen mit Kurzdarmsyndrom haben ein erhöhtes Risiko für einen Mangel an Vitaminen und Mineralstoffen aufgrund der verminderten Nährstoffaufnahme. Eine angemessene Supplementation von Vitaminen wie Vitamin B12, Folsäure, Vitamin D und Eisen sowie von Mineralstoffen wie Kalzium, Magnesium und Zink ist häufig erforderlich, um Mangelerscheinungen zu vermeiden. (Siehe auch Abschn. 3.7 Makronährstoffe).

Die genaue Zusammensetzung der Ernährung und die Notwendigkeit von Nahrungsergänzungsmitteln sollten individuell von einem Ernährungsexperten oder einem Arzt festgelegt werden, der die spezifischen Bedürfnisse und den aktuellen Gesundheitszustand der Person mit Kurzdarmsyndrom berücksichtigt. Eine regelmäßige Überwachung des Ernährungsstatus ist ebenfalls wichtig, um sicherzustellen, dass der Bedarf an Energie und Nährstoffen ausreichend gedeckt ist. (Hartig et al. 2004; Pape et al. 2014)

3.6.3 Besonderheiten des Energiebedarfs bei Chronischen Darmversagen/Kurzdarmsyndrom

Der Energieverbrauch beim Kurzdarmsyndrom kann aufgrund verschiedener Faktoren variieren, darunter die individuelle physiologische Anpassung des Körpers, die Länge des verbleibenden Darms, die Ernährung und der Aktivitätsgrad. Hier sind einige wichtige Aspekte des Energieverbrauchs beim Kurzdarmsyndrom:

Malabsorption, Nährstoffmangel und erhöhter Energiebedarf: Eine der Hauptursachen für das Kurzdarmsyndrom ist die verminderte Fähigkeit des Dünndarms, Nährstoffe aus der Nahrung aufzunehmen. Dies führt zu einem erhöhten Energiebedarf, da der Körper versucht, den Mangel an essenziellen Nährstoffen auszugleichen, die für den Energiestoffwechsel und andere physiologische Funktionen benötigt werden.

Veränderte Stoffwechselrate: Personen mit Kurzdarmsyndrom können eine veränderte Stoffwechselrate aufweisen, die den Energieverbrauch beeinflusst. Der Körper kann sich an die reduzierte Darmfläche anpassen und seinen Stoffwechsel anpassen, um die verfügbare Energie effizienter zu nutzen. Dies kann dazu führen, dass der Ruheenergieverbrauch (Basalmetabolismus) des Körpers entweder steigt oder fällt, je nach individueller Reaktion.

Energieverbrauch für Verdauung und Resorption: Da der Verdauungsprozess beeinträchtigt und die Nährstoffaufnahme verringert ist, kann der Energieverbrauch für Verdauung und Resorption von Nahrungsmitteln im Vergleich zu einem gesunden Verdauungssystem möglicherweise reduziert sein. Dies könnte potenziell zu einem geringeren Gesamtenergieverbrauch führen.

Erhöhter Bedarf an speziellen Nährstoffen: Personen mit CDV/KD benötigen möglicherweise zusätzliche Nahrungsergänzungsmittel oder spezielle Darreichungsformen von Nährstoffen, um ihren Energiebedarf zu decken. Dies kann durch eine orale Ernährungsumstellung und gegebenenfalls durch die Verabreichung von enteralen und/oder intravenösen Nährstoffen erfolgen.

Anpassungen des Stoffwechsels: Personen mit Kurzdarmsyndrom können den Stoffwechsel anpassen und im Verlauf der Erkrankung können die verbliebenen Darmabschnitte adaptieren, um den veränderten Bedingungen Rechnung zu tragen. Durch Umstellung auf alternative Energiequellen, wie die vermehrte Nutzung von Fetten oder die Modulation des Glukosestoffwechsels, kann dies den Energieverbrauch optimieren.

Veränderte Darmflora: Nach einer Darmresektion kann sich die Zusammensetzung der Darmflora verändern. Dies kann die Fähigkeit des Körpers beeinflussen, Nährstoffe zu absorbieren und zu verarbeiten, was sich wiederum auf den Energiestoffwechsel auswirkt.

Erhöhter Ruheenergieverbrauch: Der Ruheenergieverbrauch (Basalmetabolismus) kann bei Personen mit Kurzdarmsyndrom aufgrund des erhöhten Energiebedarfs durch Malabsorption und den damit verbundenen Anpassungen im Stoffwechsel erhöht werden. Dies kann zu einem höheren Grundumsatz führen, der berücksichtigt werden muss, wenn der Gesamtenergiebedarf berechnet wird.

Aktivitätsgrad: Der Aktivitätsgrad einer Person beeinflusst auch ihren Energiebedarf und -verbrauch. Personen mit Kurzdarmsyndrom können aufgrund von Symptomen wie Durchfall oder Mangelernährung möglicherweise weniger aktiv sein, was ihren Gesamtenergieverbrauch beeinflusst. Ein angemessenes Maß an körperlicher Aktivität ist jedoch wichtig, um die Muskelfunktion und die allgemeine Gesundheit zu erhalten.

Die genauen Auswirkungen des Kurzdarmsyndroms auf den Energieverbrauch können von Fall zu Fall unterschiedlich sein und hängen von einer Vielzahl von Faktoren ab. Eine sorgfältige Überwachung des Ernährungsstatus, des Energieverbrauchs und der körperlichen Verfassung durch medizinisches Fachpersonal ist wichtig, um den individuellen Bedarf angemessen zu bewerten und eine entsprechende Behandlung zu planen.

Notwendigkeit von medizinischer Ernährungstherapie: Um den erhöhten Energiebedarf und den Bedarf an essenziellen Nährstoffen zu decken, benötigen Personen mit Kurzdarmsyndrom möglicherweise modifizierte orale, enterale und/oder parenterale Ernährungstherapie. Diese können dazu beitragen, den Energieverbrauch auszugleichen und Mangelerscheinungen zu vermeiden.

Insgesamt sind die Besonderheiten des Energieverbrauchs beim Kurzdarmsyndrom eng mit den veränderten physiologischen Bedingungen und Anpassungen des Körpers an die reduzierte Darmlänge und die Malabsorption von Nährstoffen verbunden. Eine individuelle Bewertung und Anpassung des Energiebedarfs sind wichtig, um eine angemessene Ernährung und Versorgung sicherzustellen und den Gesundheitszustand zu optimieren.

3.6.4 Ermittlung des Energiebedarfs, Energieverbrauch

Die Ermittlung des Energiebedarfs bei Personen mit Kurzdarmsyndrom erfordert eine sorgfältige individuelle Bewertung, da der Bedarf je nach verschiedenen Faktoren wie Geschlecht, Alter, Körpergewicht, Körperzusammensetzung, Aktivitätsniveau und Schweregrad des Kurzdarmsyndroms variieren kann. Hier sind einige gängige Methoden zur Ermittlung des Energiebedarfs:

Basalmetabolismus (Ruheenergieverbrauch): Der Basalmetabolismus (auch als Ruheenergieverbrauch bezeichnet) ist die Energiemenge, die der Körper benötigt, um in Ruhe lebenswichtige Funktionen wie Atmung, Kreislauf, Zellstoffwechsel und die Aufrechterhaltung der Körpertemperatur aufrechtzuerhalten. Der Basalmetabolismus kann durch Formeln wie die Harris-Benedict-Gleichung geschätzt werden, die Faktoren wie Geschlecht, Alter, Gewicht und Größe berücksichtigen.

Aktivitätsniveau: Der Energiebedarf variiert je nach Aktivitätsniveau einer Person. Personen mit CDV/KD sollten den zusätzlichen Energiebedarf aufgrund von körperlicher Aktivität berücksichtigen, wobei leichte, moderate und intensive Aktivitäten unterschiedliche Energiemengen erfordern.

Thermische Effekte der Nahrung (TEF): Die Verdauung und Verstoffwechselung von Nahrungsmitteln erfordert Energie, die als thermischer Effekt der Nahrung bezeichnet wird. Obwohl der TEF im Vergleich zu anderen Komponenten des Energieverbrauchs gering ist, sollte er dennoch berücksichtigt werden.

Individuelle Bedürfnisse und Anpassungen: Da Menschen mit Kurzdarmsyndrom individuell unterschiedliche Bedürfnisse haben können, ist es wichtig, den Energiebedarf an die spezifischen Bedingungen und Anforderungen anzupassen. Dies kann eine Anpassung basierend auf dem individuellen Stoffwechsel, der Schwere des Malabsorptionszustands und anderen individuellen Faktoren umfassen.

Regelmäßige Überwachung und Anpassung: Der Energiebedarf sollte regelmäßig überwacht und bei Bedarf angepasst werden, basierend auf Veränderungen im Gesundheitszustand, der Ernährung, dem Aktivitätsniveau und anderen relevanten Faktoren.

Es ist wichtig, dass die Ermittlung des Energiebedarfs von Personen mit Kurzdarmsyndrom von einem Ernährungsexperten oder einem Arzt durchgeführt wird, der mit den spezifischen Anforderungen und Herausforderungen dieses Zustands vertraut ist. Eine sorgfältige Bewertung und Anpassung des Energiebedarfs kann dazu beitragen, eine angemessene Ernährung und Gesundheitsversorgung sicherzustellen.

Der Gesamtbedarf an Kalorien ergibt sich aus dem Ruheenergieumsatz (REE) und kann mithilfe verschiedener Methoden ermittelt werden, darunter die Berechnung mittels Formeln wie der Harris-Benedict-Formel oder nach Formeln der WHO sowie durch Bioimpedanzmessungen (BIA). Die genaueste Methode zur Bestimmung des Kalorienbedarfs ist die indirekte Kalorimetrie, welche den Energieumsatz eines Organismus misst. Zusätzlich wird der Aktivitätsfaktor PAL (Physical Activity Level) ermittelt und zum Ruheenergieumsatz (REE) addiert.

Tab. 3.11 Formeln zur Berechnung des Ruheenergiebedarfs (in kcal/Tag) (Pape et al. 2013)

Berechnung des Ruheenergieverbrauchs nach Harris und Benedict
Frauen 655,1 + 1,85 x Größe [in cm] + 9,56 x Gewicht [in kg] – 4,68 x Alter [in Jahren]
Männer 66,47 + 5,0 x Größe [in cm] + 13,75 x Gewicht [in kg] – 6,76 x Alter [in Jahren]
Berechnungen des Ruheenergieverbrauchs nach WHO
Frauen (30-60 Jahre): 8,7 x Gewicht [in kg] – 25 x Größe [in m] + 865 (Streubreite 108 cal/Tag)
Frauen (> 60 Jahre): 9,2 x Gewicht [in kg] + 637 x Größe [in m] – 302 (Streubreite 94 cal/Tag)
Männer (30-60 Jahre): 11,3 x Gewicht [in kg] + 16 x Größe [in m] + 901 (Streubreite 164 cal/Tag)
Männer (> 60 Jahre): 8,8 x Gewicht [in kg] + 1128 x Größe [in m] – 1071 (Streubreite 132 cal/Tag)

Tab. 3.12 PAL Physical Activity Level. (Springer Natur 2018)

Energieverbrauch für verschiedene Tätigkeiten gemessen am Grundumsatz		
Art der körperlichen Aktivität	PAL	Beispiele
Körperliche anstrengende berufliche Arbeit	2,0–2,4	Bauarbeiter, Landwirte, Leistungssportler
Überwiegende gehende oder stehende Arbeit	1,8–1,9	Hausfrauen, Verkäufer, Handwerker, Kellner
Überwiegende sitzende, aber auch gehende oder stehende Tätigkeit	1,6–1,7	Kraftfahrer, Laboranten, Studierende
Sitzende Tätigkeit mit wenigen anstrengenden Freizeitaktivitäten	1,4–1,5	Büroangestellte, Feinmechaniker
Nur sitzende oder liegende Lebensweise	1,2	Kranke oder sehr alte Menschen
Schlaf	0,95	
PAL Physical Activity Level		

Die Ermittlung des Ruheenergiebedarfs ist sehr individuell, Formeln sind hilfreich und können an die Bedürfnisse der Patienten adaptiert werden. Es stehen unterschiedliche Formeln, zur Verfügung. In der Praxis haben sich Schätzformeln bewährt. Gewöhnlich wird ein parenterales Ernährungsregime mit 30 kcal/kg/Tag *oder* dem 1,4-fachen Wert des Ruheenergieumsatzes gestartet (Tab. 3.11 und 3.12).

3.6.5 Flüssigkeitsbedarf

Der Flüssigkeitsgehalt des Körpers variiert je nach Alter und ist entscheidend für die Funktionsfähigkeit des Organismus:

Kinder: Bei Säuglingen beträgt der Körperwasseranteil etwa 70–80 %, was aufgrund ihres hohen Stoffwechselumsatzes und des geringeren Fettanteils relativ hoch ist. Mit zunehmendem Alter sinkt der Wasseranteil, liegt aber bei Kindern noch bei etwa 65–70 % Erwachsene: Der Wasseranteil im Körper beträgt bei gesunden Erwachsenen etwa 50–60 %. Männer haben aufgrund ihrer höheren Muskelmasse einen etwas höheren Wasseranteil als Frauen, die tendenziell mehr Fettgewebe besitzen.

Senioren: Bei älteren Menschen reduziert sich der Wasseranteil auf 40–50 %, da die Muskelmasse im Alter abnimmt. Dieser Rückgang führt zu einer geringeren Fähigkeit, Flüssigkeitsverluste auszugleichen, was ältere Menschen besonders anfällig für Dehydratation macht.

Wasser stellt den quantitativ dominierenden Bestandteil des menschlichen Körpers dar und spielt eine essenzielle Rolle als physiologisches Medium. Es fungiert als universelles Lösungs- und Transportmittel im Organismus sowie als integraler Partner des Stoffwechselgeschehens. (Abb. 3.11) Durch die Vielzahl seiner Funktionen ermöglicht Wasser den Austausch von Substanzen innerhalb des Körpers und dient als Medium für den Transport von Stoffwechselprodukten zwischen den Zellen und der Umgebung. Es erleichtert den interzellulären Austausch, umhüllt intrazelluläre Strukturen und fördert eine koordinierte physiologische Leistungsfähigkeit. Darüber hinaus nutzt der Organismus die physikalischen Eigenschaften des Wassers, um die innere Temperatur konstant zu halten, indem es in die Regulation der Körperwärme eingebunden wird. (Hartig et al. 2004)

Der Flüssigkeitsbedarf bei Personen mit Kurzdarmsyndrom kann erhöht sein, da der Dünndarm einen großen Teil der Flüssigkeitsaufnahme aus der Nahrung ermöglicht und bei einem Kurzdarmsyndrom ein erheblicher Teil des Dünndarms fehlt oder krankheitsbedingt eine eingeschränkte Resorption besteht. (Abb. 3.12) Hier sind einige wichtige Aspekte des Flüssigkeitsbedarfs beim Kurzdarmsyndrom:

Erhöhter Flüssigkeitsverlust durch Durchfall: Personen mit Kurzdarmsyndrom können aufgrund von Malabsorption und verminderten Resorptionskapazitäten häufig an Chronischem Durchfall leiden. Durchfall führt zu einem erhöhten Verlust von Flüssigkeit und Elektrolyten, was den Flüssigkeitsbedarf erhöht.

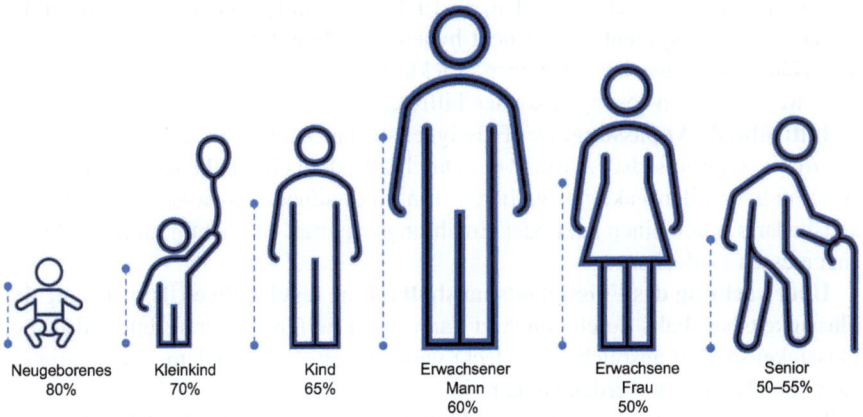

| Neugeborenes | Kleinkind | Kind | Erwachsener Mann | Erwachsene Frau | Senior |
| 80% | 70% | 65% | 60% | 50% | 50–55% |

Abb. 3.11 Flüssigkeitsverteilung nach Lebensalter. (Quelle Deutsche Gesellschaft für Ernährung (DGE)

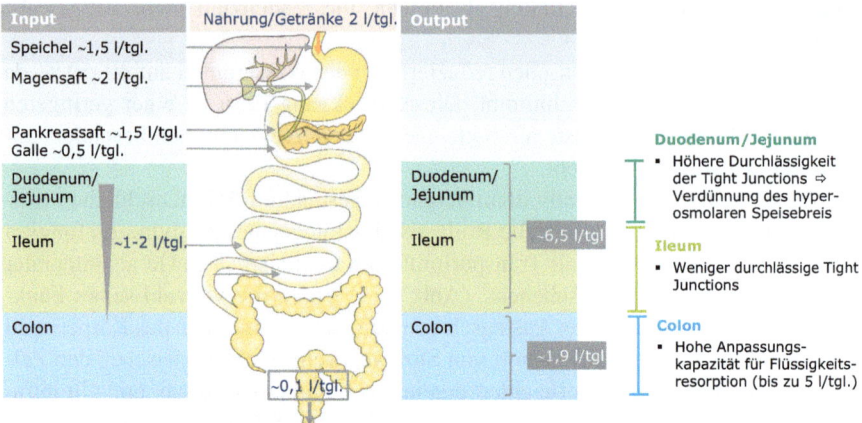

Abb. 3.12 Physiologie der Flüssigkeits- und Elektrolytresorption (Kiela et al. 2016; Tappenden et al. 2014). (© Fresenius Kabi, mit freundlicher Genehmigung)

Verlust von Elektrolyten: Neben Wasser verlieren Personen mit Kurzdarmsyndrom auch Elektrolyte wie Natrium, Kalium und Magnesium durch den Durchfall. Der Ersatz dieser Elektrolyte ist ebenfalls wichtig, da ein Mangel an ihnen zu weiteren gesundheitlichen Problemen führen kann.

Vermeidung von Dehydratation: Aufgrund des erhöhten Flüssigkeitsverlusts durch Durchfall ist es entscheidend, dass Personen mit Kurzdarmsyndrom ausreichend Flüssigkeit zu sich nehmen, um eine Dehydratation zu vermeiden. Dehydratation kann schwerwiegende Folgen haben und den Gesundheitszustand weiter verschlechtern.

Auswahl von geeigneten Flüssigkeiten: Nicht alle Flüssigkeiten sind gleich. Es ist wichtig, Flüssigkeiten zu wählen, die Elektrolyte und gegebenenfalls Nährstoffe in geeigneter Menge enthalten (nicht hyper- oder hypoton), um den Flüssigkeits- und Nährstoffverlust auszugleichen. Elektrolytgetränke, Bouillon oder spezielle orale Rehydratationslösungen können hilfreich sein.

Individuelle Anpassung: Der Flüssigkeitsbedarf kann je nach Schweregrad des Kurzdarmsyndroms, dem Ausmaß des Durchfalls, dem Gesundheitszustand und anderen individuellen Faktoren variieren. Eine individuelle Anpassung des Flüssigkeitsbedarfs durch einen Arzt oder Ernährungsexperten ist wichtig, um den Bedarf angemessen zu decken.

Überwachung des Flüssigkeitshaushalts: Eine regelmäßige Überwachung des Flüssigkeitshaushalts durch den Arzt kann dabei helfen, sicherzustellen, dass der Flüssigkeitsbedarf ausreichend gedeckt wird und etwaige Probleme rechtzeitig erkannt und behandelt werden können.

Insgesamt ist eine ausreichende Flüssigkeitszufuhr entscheidend für Personen mit Kurzdarmsyndrom, um Dehydratation und damit verbundene Komplikationen zu vermeiden. Es ist wichtig, den individuellen Flüssigkeitsbedarf zu berücksichtigen und entsprechende Maßnahmen zu ergreifen, um diesen Bedarf zu decken.

Tab. 3.13 Täglicher Flüssigkeitsbedarf. (Lambrecht et al. 2014; Pironi et al. 2016)

	Bedarf Gesunde pro kg Körpergewicht/Tag	Therapieziel
Wasser	25–35 ml	Normales Urinvolumen (>15 ml/kg Körpergewicht/tgl.); mind. 0,8–1 l

Empfehlung aus der DGEM Leitlinie Klinische Ernährung in der Gastroenterologie Chronisches Darmversagen (Lambrecht et al. 2014).

Die parenterale Flüssigkeitssubstitution und Ernährung sollten unmittelbar postoperativ (Flüssigkeitssubstitution) bzw. nach Stabilisierung der hämodynamischen Situation (Ernährung) begonnen werden, wenn aufgrund der postoperativen Anatomie ein Darmversagen zu erwarten ist (Tab. 3.13).

3.6.6 Fallbeispiel

Durch eine unterstützende Ernährungsberatung wurden die Ernährung und das Flüssigkeitsmanagement des Fallbeispiels aus dem Kapitel Parenterale Ernährung erfolgreich stabilisiert. Aufgrund des kurzen Restdarms und der damit verbundenen hohen Verluste an Flüssigkeit im Darm bestand ein erhöhtes Risiko für Dehydrierung. Zusätzlich drohte aufgrund von Nährstoffmangel eine Mangelernährung.

Da die Elektrolyt-Balance des Organismus ebenfalls gestört war, drohte dies zu weiteren Komplikationen. Zudem litt der Patient an starkem Durstgefühl.

Sowohl kurz- als auch langfristig können sich ernährungsbedingte Probleme manifestieren. Ein signifikanter Nährstoffmangel und Mangelernährung sind potenzielle Langzeitfolgen dieser Art der Resektion. Daher erfordert die postoperative Betreuung und Langzeitversorgung besondere Aufmerksamkeit, um die Ernährung und Flüssigkeitsbalance des Patienten zu optimieren und mögliche Komplikationen zu minimieren.

Die vorliegenden Symptome weisen auf eine Störung des Flüssigkeits- und Elektrolythaushalts hin, welche eine sorgfältige Überwachung und Anpassung der Ernährung sowie der Flüssigkeitszufuhr erfordert, um den Ernährungszustand zu stabilisieren und potenzielle Komplikationen zu reduzieren.

Sehen Sie dazu auch die Empfehlungen zur medizinischen Ernährungstherapie und Flüssigkeitsgabe im Kapitel parenterale Ernährung.

3.7 Makronährstoffe

Michaela Brandstätter

Die Makronährstoffe Proteine, Fette und Kohlenhydrate sind essenzielle Nährstoffe, die der Körper für eine optimale Funktion benötigt.

Sie sind wichtige Substanzen, die der Körper in adäquaten Mengen benötigt, um Energie zu gewinnen und die Gesundheit und die Körperfunktionen aufrechtzuerhalten. Jede dieser Nährstoffgruppen hat spezifische Funktionen, die nachfolgend beschrieben werden.

3.7.1 Protein (Eiweiß)

Ein Gramm Protein (Eiweiß) enthält etwa 4 Kilokalorien. Diese Kalorien werden durch den Abbau der Aminosäuren im Körper freigesetzt.

Proteine sind Bausteine des Lebens und spielen eine entscheidende Rolle beim Aufbau und der Reparatur von Gewebe wie Muskeln, Haut und Organen. Sie sind auch wichtig für die Bildung von Enzymen, Hormonen, Antikörpern und anderen wichtigen Molekülen im Körper.

Beim Darmversagen kann die Proteinresorption beeinträchtigt sein, was zu einem Proteinmangel führen kann. (Abb. 3.13)

Proteine sind komplexe Makromoleküle, die aus Aminosäuren bestehen und eine Vielzahl von lebenswichtigen Funktionen im menschlichen Körper erfüllen. Sie sind essenziell für das Wachstum und den Erhalt von Geweben und Organen sowie für die Regulation zahlreicher biochemischer Prozesse. Ein umfassendes Verständnis der Rolle von Proteinen im menschlichen Körper ist entscheidend für die Aufrechterhaltung einer optimalen Gesundheit und die Behandlung verschiedener Krankheiten.

Struktur und Funktion von Proteinen: Proteine bestehen aus einer langen Kette von Aminosäuren, die durch Peptidbindungen miteinander verbunden sind. Die Struktur und Abfolge der Aminosäuren bestimmen die Funktion eines Proteins. Proteine können strukturelle, enzymatische, transportierende, regulatorische und immunologische Funktionen ausüben. Beispiele für Proteine sind Enzyme, die bio-

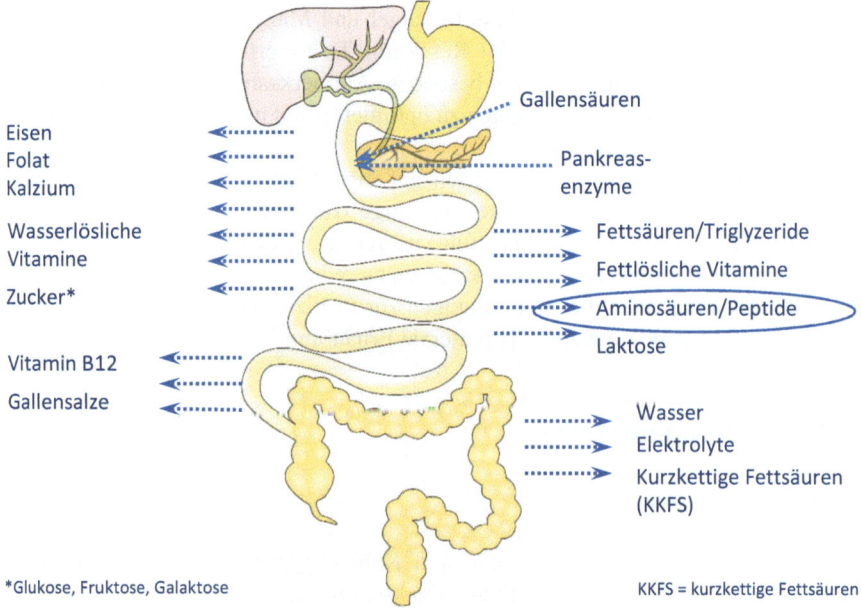

Abb. 3.13 Physiologie der Nährstoffresorption (Tappenden et al. 2014). (© Fresenius Kabi, mit freundlicher Genehmigung)

chemische Reaktionen katalysieren; Antikörper, die den Körper vor Infektionen schützen und Muskelproteine, die für die Bewegung verantwortlich sind.

Proteinverdauung und -resorption: Die Verdauung von Proteinen beginnt im Magen, wo Salzsäure und Enzyme wie Pepsin den Abbau von Proteinen in kleinere Peptide und Aminosäuren unterstützen. Im Dünndarm setzen Enzyme wie Trypsin, Chymotrypsin und Peptidasen den Abbau fort, wodurch Aminosäuren freigesetzt werden, die vom Körper absorbiert werden können. Diese Aminosäuren gelangen dann über den Blutkreislauf zu den Zellen, wo sie für den Aufbau neuer Proteine verwendet werden.

Proteine in der Ernährung: Proteine sind essenzielle Nährstoffe, die über die Nahrung aufgenommen werden müssen. Sie sind in einer Vielzahl von Lebensmitteln vorhanden, darunter Fleisch, Fisch, Eier, Milchprodukte, Hülsenfrüchte, Nüsse und Samen. Eine ausgewogene Ernährung sollte ausreichend Protein enthalten, um den Bedarf des Körpers an Aminosäuren zu decken und die Muskelfunktion, das Immunsystem, die Hormonproduktion und andere lebenswichtige Funktionen zu unterstützen.

Proteine und Krankheit: Proteinmangel kann zu einer Reihe von Gesundheitsproblemen führen, darunter Muskelabbau, Schwächung des Immunsystems, Verzögerung der Wundheilung und Wachstumsstörungen. Auf der anderen Seite kann eine übermäßige Proteinzufuhr bei eingeschränkter Nierenfunktion zu einer weiteren Verschlechterung führen, mutmaßlich das Risiko für Herz-Kreislauf-Erkrankungen erhöhen sowie in der Schwangerschaft das Risiko für Übergewicht bei Kindern erhöhen. Eine ausgewogene Ernährung, die den Proteinbedarf des Körpers deckt und qualitativ hochwertige Proteinquellen verwendet, ist entscheidend für die Aufrechterhaltung einer optimalen Gesundheit.

Die Rolle von Proteinen bei Chronischem Darmversagen
Chronisches Darmversagen ist eine komplexe Erkrankung, die durch eine gestörte Resorption von Nährstoffen gekennzeichnet ist. Proteine spielen eine entscheidende Rolle im Management dieser Erkrankung, da sie essenziell für den Aufbau und die Reparatur von Geweben, den Erhalt der Muskelmasse und die Unterstützung des Immunsystems sind. Ein tieferes Verständnis der Bedeutung von Proteinen beim Chronischen Darmversagen ist von wesentlicher Bedeutung für die Ernährungsplanung und die Behandlung von betroffenen Patienten.

Es ist besonders wichtig, dass Personen mit Chronischem Darmversagen/Kurzdarmsyndrom (CDV/KD) ausreichend Proteine zu sich nehmen. Aufgrund fehlender Darmabschnitte oder gestörtem Stoffwechsel können sie schnell einen Proteinmangel entwickeln. Daher liegt die empfohlene Proteinzufuhr mit 0,8–1,4 g/kg/Körpergewicht etwas höher als die altersabhängigen Empfehlungen eines gesunden Erwachsenen der DGE mit 0,8–1,0 g/kg/Körpergewicht.

Proteinbedarf und -verdauung: Der Proteinbedarf bei Patienten mit Chronischem Darmversagen kann erhöht sein, insbesondere bei Personen, die unter Gewichtsverlust, Malabsorption oder Entzündungen leiden. Proteine werden im Verdauungstrakt in ihre Bestandteile, die Aminosäuren, abgebaut, die dann vom Körper aufgenommen und zur Synthese neuer Proteine verwendet werden. Bei Patienten mit eingeschränkter Darmfunktion kann die Verdauung und Resorption von Proteinen beeinträchtigt sein, was zu einem erhöhten Bedarf führen kann, um den Proteinverlust auszugleichen und die Regeneration von Geweben zu unterstützen. Dies setzt eine ausreichende Proteinaufnahme voraus.

Proteine als wichtige Nährstoffquelle: Proteine sind nicht nur für den Muskelaufbau und die Reparatur von Geweben von entscheidender Bedeutung, sondern spielen auch eine wichtige Rolle bei der Unterstützung des Immunsystems und der Aufrechterhaltung der Körperabwehr. Ein angemessener Proteinkonsum ist daher entscheidend für die Aufrechterhaltung einer optimalen Gesundheit und die Verbesserung der Krankheitsbewältigung bei Patienten mit Chronischem Darmversagen. Die Auswahl qualitativ hochwertiger Proteinquellen, die reich an essenziellen Aminosäuren sind, ist besonders wichtig, um sicherzustellen, dass der Körper alle notwendigen Bausteine für die Reparatur und Regeneration von Geweben erhält.

Ernährungstherapie bei Chronischem Darmversagen: Die Ernährungstherapie bei Chronischem Darmversagen zielt darauf ab, den Nährstoffbedarf des Patienten zu decken und gleichzeitig die Belastung des Verdauungstrakts zu reduzieren. Dies kann die Verwendung von speziell formulierten proteinreichen Nahrungsmitteln oder Nahrungsergänzungsmitteln umfassen, um sicherzustellen, dass der Proteinbedarf des Patienten gedeckt ist, ohne den Darm übermäßig zu belasten. Bei schweren Fällen kann eine parenterale Ernährung erforderlich sein, bei der Aminosäuren und andere Nährstoffe direkt in den Blutkreislauf zugeführt werden, um eine ausreichende Versorgung zu gewährleisten.

Merke: Proteine sind unverzichtbare Bausteine des menschlichen Körpers und spielen eine zentrale Rolle im Ernährungsmanagement von Patienten mit Chronischem Darmversagen, da sie essenziell für die Gewebereparatur, den Muskelaufbau und die Immunfunktion sind und somit eine Vielzahl von lebenswichtigen Funktionen erfüllen. Durch eine angemessene Ernährungstherapie, die den Proteinbedarf des Patienten deckt und gleichzeitig die Belastung des Verdauungstrakts minimiert, können wir die Gesundheit und Lebensqualität dieser Patienten verbessern und Komplikationen reduzieren.

3.7.2 Kohlenhydrate

Der Energiegehalt von Kohlenhydraten beträgt etwa 4 Kalorien pro Gramm.

Kohlenhydrate sind die Hauptenergiequelle des Körpers. Wenn Kohlenhydrate verdaut werden, erfolgt eine Umwandlung in Glukose, die dann als Brennstoff für Zellen im Körper verwendet wird. Insbesondere für das Gehirn, das einen hohen Glukosebedarf hat. Das menschliche Gehirn benötigt täglich etwa **120 g Glukose**, um seine Energieanforderungen zu decken, was etwa **20 % des gesamten Energieverbrauchs des Körpers** entspricht. (Mergenthaler et al. 2013)

Ballaststoffe, eine Art von Kohlenhydraten, sind ebenfalls wichtig für die Verdauung und unterstützen die Darmgesundheit. Überschüssige Glukose kann in Form von Glykogen in Leber und Muskeln gespeichert werden oder in Fett umgewandelt und in Fettzellen gespeichert werden. (Siehe Abschn. 3.10; 3.11 zu Komplikationen im Leberstoffwechsel).

Beim Chronischen Darmversagen kann die Aufnahme von Kohlenhydraten beeinträchtigt sein, was zu Energiemangel führen kann.

Kohlenhydrate: Eine Grundlage der Energieversorgung im menschlichen Körper

Kohlenhydrate sind eine wichtige Gruppe von organischen Verbindungen und neben Fett die Nährstoffquelle für den Organismus. Sie dienen als Hauptenergiequelle für Zellen und Gewebe und sind essenziell für verschiedene physiologische Prozesse. (Abb. 3.14)

Kohlenhydrate bestehen aus Kohlenstoff (C), Wasserstoff (H) und Sauerstoff (O) in einem Verhältnis von 1:2:1 und werden in drei Hauptkategorien unterteilt: Zucker, Stärke und Ballaststoffe. Diese Kategorien unterscheiden sich in ihrer chemischen Struktur und in der Art und Weise, wie der Körper sie verdaut und verwertet.

Zucker: Zucker sind einfache Kohlenhydrate, die schnell vom Körper aufgenommen werden. Sie kommen in natürlichen Lebensmitteln wie Obst (Fructose) und Milch (Laktose) vor.

Stärke: Stärke ist ein komplexes Kohlenhydrat, das aus langen Ketten von Zuckerbausteinen besteht. Sie ist reichlich in stärkehaltigen Lebensmitteln wie Kartoffeln, Reis und Getreideprodukten enthalten. Der Körper zerlegt Stärke während der Verdauung in Zucker, um sie als Energiequelle zu nutzen.

Ballaststoffe: Ballaststoffe sind komplexe Kohlenhydrate, die der Körper nicht verdauen kann. Sie spielen eine wichtige Rolle bei der Förderung einer gesunden

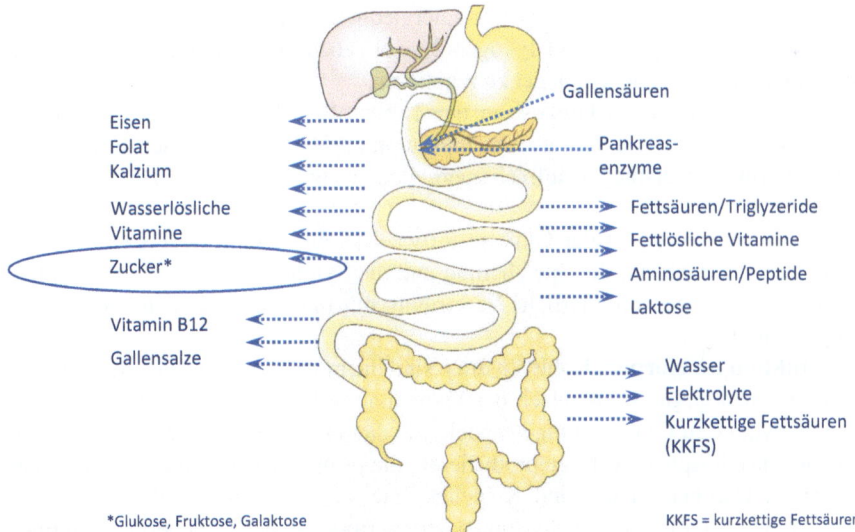

Abb. 3.14 Physiologie der Nährstoffresorption (Tappenden et al. 2014). (© Fresenius Kabi, mit freundlicher Genehmigung)

Verdauung. Ballaststoffe kommen in Lebensmitteln wie Vollkornprodukten, Hülsenfrüchten, Obst und Gemüse vor.

Struktur und Klassifizierung: Kohlenhydrate können in verschiedene Kategorien unterteilt werden, darunter Monosaccharide, Disaccharide und Polysaccharide. Monosaccharide, wie Glukose und Fruktose, sind die einfachsten Formen von Kohlenhydraten und können direkt vom Körper aufgenommen und verstoffwechselt werden. Disaccharide, wie Saccharose und Lactose, bestehen aus zwei Monosaccharidmolekülen, während Polysaccharide, wie Stärke und Glykogen, aus vielen miteinander verbundenen Monosaccharideinheiten bestehen.

Der **Glukosestoffwechsel** ist ein komplexer biochemischer Prozess, der die Aufnahme, den Transport, die Speicherung und die Verwendung von Glukose im menschlichen Körper umfasst. Glukose ist der wichtigste Energielieferant für Zellen und Gewebe und spielt eine entscheidende Rolle im Stoffwechsel.

Der **Glukosestoffwechsel** beginnt mit der Aufnahme von Glukose aus der Nahrung im Darm. Nach der Verdauung gelangt Glukose über den Blutkreislauf in verschiedene Gewebe und Organe, wo es zur Energiegewinnung und anderen Stoffwechselprozessen verwendet wird.

In den Zellen wird Glukose durch den Prozess der Glykolyse abgebaut, indem ein Glukosemolekül in zwei Moleküle Pyruvat umgewandelt wird. Dieser Prozess findet im Zytoplasma statt und erzeugt eine geringe Menge an ATP (Adenosintriphosphat), dem Hauptenergieträger der Zellen.

Unter aeroben Bedingungen wird das Pyruvat anschließend in den Mitochondrien durch den Citratzyklus und die oxidative Phosphorylierung weiter abgebaut, wodurch eine große Menge an ATP erzeugt wird. Unter anaeroben Bedingungen wird das Pyruvat zu Milchsäure fermentiert, was weniger ATP erzeugt.

Glukose kann auch in Form von Glykogen in Leber- und Muskelzellen gespeichert werden, um als kurzfristige Energiequelle zur Verfügung zu stehen. Bei Bedarf kann Glykogen durch Glykogenolyse abgebaut werden, um Glukose freizusetzen und den Blutzuckerspiegel zu regulieren.

Darüber hinaus kann Glukose in den Leberzellen durch Gluconeogenese aus Nicht-Kohlenhydrat-Quellen wie Aminosäuren und Glycerol synthetisiert werden, um den Blutzuckerspiegel aufrechtzuerhalten, wenn die Glukosezufuhr aus der Nahrung begrenzt ist.

Zusammenfassend ist der Glukosestoffwechsel ein komplexer Prozess, der die Aufnahme, den Abbau, die Speicherung und die Synthese von Glukose im Körper reguliert, um eine kontinuierliche Versorgung mit Energie für Zellen und Gewebe zu gewährleisten.

Funktion im Körper: Kohlenhydrate sind die bevorzugte Energiequelle für den menschlichen Organismus. Nach der Verdauung und Aufnahme im Darm werden Kohlenhydrate in Glukose umgewandelt, die dann von Zellen verwendet wird, um Adenosintriphosphat (ATP) zu produzieren, die primäre Energiequelle für zelluläre Prozesse. Darüber hinaus sind Kohlenhydrate an der Strukturbildung von Zellmembranen beteiligt und spielen eine wichtige Rolle bei der Speicherung von Energie in Form von Glykogen in Leber- und Muskelzellen.

Die Aufnahme von Kohlenhydraten in der Ernährung ist von entscheidender Bedeutung für die Aufrechterhaltung eines angemessenen Energiehaushalts und einer optimalen körperlichen Funktion. (Mergenthaler et al. 2013)

Die Rolle von Kohlenhydraten bei Chronischem Darmversagen

Chronisches Darmversagen ist eine komplexe Erkrankung, die durch eine eingeschränkte Fähigkeit des Darms, Nährstoffe zu absorbieren, gekennzeichnet ist. Kohlenhydrate spielen eine wichtige Rolle im Management dieser Erkrankung, da sie eine Hauptquelle für Energie und Nährstoffe im Körper sind. Ein angemessenes Verständnis der Kohlenhydratverdauung und -resorption sowie deren Rolle bei Chronischem Darmversagen ist entscheidend für die effektive Behandlung und Ernährungsplanung bei betroffenen Patienten.

Verdauung und Resorption von Kohlenhydraten: Die Verdauung von Kohlenhydraten beginnt im Mund, wo Enzyme wie Amylase den Abbau von komplexen Kohlenhydraten in einfachere Zucker wie Glukose und Fruktose initiieren. Im Dünndarm setzen Enzyme wie Laktase, Saccharase und Maltase den Abbau fort, wodurch Monosaccharide freigesetzt werden, die vom Körper absorbiert werden können. Diese Monosaccharide gelangen dann über den Blutkreislauf zur Leber und werden dort weiter metabolisiert oder zur Energiegewinnung in Gewebezellen verwendet.

Herausforderungen bei Chronischem Darmversagen: Bei Chronischem Darmversagen können verschiedene Probleme auftreten, die die Verdauung und Resorption von Kohlenhydraten beeinträchtigen. Dazu gehören Schädigungen der Dünndarmschleimhaut, Malabsorptionssyndrome wie das Kurzdarmsyndrom, Entzündungen des Darms oder Funktionsstörungen der Enzyme, die für die Kohlenhydratverdauung erforderlich sind. Diese Probleme können zu einer reduzierten Aufnahme von Kohlenhydraten führen, was wiederum zu Energiemangel und ernährungsbedingten Komplikationen führen kann. Die Menge einfacher Kohlenhydrate sollte ggf. zugunsten der komplexen Kohlenhydrate reduziert werden, um eine Reduktion der Diarrhoen zu erreichen.

Management von Kohlenhydraten bei Chronischem Darmversagen: Die Behandlung von Patienten mit Chronischem Darmversagen erfordert individuell angepasste Ernährungstherapien, die den spezifischen Bedürfnissen und Einschränkungen der Patienten entspricht. Dies kann die Verwendung von speziellen Kohlenhydratarmen oder leicht verdaulichen Formulierungen umfassen, um die Belastung des Darms zu reduzieren und die Nährstoffaufnahme zu maximieren. Bei schweren Fällen kann eine parenterale Ernährung erforderlich sein, bei der Nährstoffe direkt in den Blutkreislauf zugeführt werden, um eine ausreichende Versorgung zu gewährleisten.

Merke: Kohlenhydrate sind an der Strukturbildung von Zellmembranen beteiligt und spielen eine wichtige Rolle bei der Speicherung von Energie in Form von Glykogen in Leber- und Muskelzellen. Kohlenhydrate spielen eine wesentliche Rolle bei der Energieversorgung und Ernährung von Patienten mit Chronischem Darmversagen. Ein umfassendes Verständnis der Kohlenhydratverdauung und -resorption sowie der individuellen Bedürfnisse und Einschränkungen des Patienten ist entscheidend für die Entwicklung eines wirksamen Ernährungsplans und die Optimierung der Gesundheit und Lebensqualität dieser Patienten.

3.7.3 Lipide (Fette)

Fette liefern mehr als doppelt so viele Kalorien wie Kohlenhydrate und Proteine. Ein Gramm Fett liefert etwa 9 Kalorien (8,7–9,3 kcal). Fette sind eine wichtige Energiequelle für den Körper. Sie dienen als Träger fettlöslicher Vitamine und spielen eine entscheidende Rolle bei der Struktur von Zellmembranen. Bei Darmversagen kann die Aufnahme von Fetten gestört sein, was zu Fettmalabsorption führen kann.

Die Rolle von Fetten im menschlichen Körper
Fette, auch Lipide genannt, sind eine wichtige Klasse von Nährstoffen, die eine Vielzahl lebenswichtiger Funktionen im menschlichen Körper erfüllen. Trotz ihres oft negativen Rufs: als Energiespeicher spielen Fette eine entscheidende Rolle bei der Zellstruktur, der Hormonproduktion, der Energiegewinnung und der Aufnahme fettlöslicher Vitamine.

Struktur und Klassifizierung von Fetten: Fette bestehen aus einer Mischung von gesättigten und ungesättigten Fettsäuren, die eine lange Kohlenstoffkette bilden. Diese Fettsäuren können in verschiedene Kategorien eingeteilt werden, darunter gesättigte Fettsäuren, einfach ungesättigte Fettsäuren und mehrfach ungesättigte Fettsäuren. Die Struktur und Länge der Fettsäureketten bestimmen die Eigenschaften und Funktionen eines Fettes.

Bei Chronischem Darmversagen können mittelkettige Triglyceride (MCT-Fette) eine wichtige Rolle spielen. Im Gegensatz zu langkettigen Fettsäuren werden MCT-Fette leichter absorbiert, da sie direkt in den Blutkreislauf gelangen, ohne auf die Verdauung durch Galle angewiesen zu sein. Dies macht sie zu einer wertvollen Energiequelle für Patienten mit eingeschränkter Darmfunktion, da sie auch bei Malabsorption besser vertragen werden können. MCT-Fette können helfen, den Energiebedarf zu decken und Mangelernährung bei Patienten mit Chronischem Darmversagen zu vermeiden.

Funktionen von Fetten im Körper: Fette dienen als wichtige Energielieferanten, da sie mehr als doppelt so viele Kalorien pro Gramm wie Kohlenhydrate oder Proteine liefern. Sie sind auch essenziell für die Struktur von Zellmembranen, die Aufnahme fettlöslicher Vitamine (A, D, E und K), die Bildung von Hormonen und die Isolierung und Polsterung lebenswichtiger Organe. Darüber hinaus fungieren bestimmte mehrfach ungesättigte Fettsäuren, wie Omega-3, als Vorläufer für entzündungshemmende Substanzen im Körper, die eine wichtige Rolle bei der Immunabwehr und der Regulation von Entzündungsprozessen spielen.

Fette in der Ernährung: Eine ausgewogene Ernährung sollte eine angemessene Menge an gesunden Fetten enthalten, wobei der Schwerpunkt auf ungesättigten Fettsäuren liegt. (Abb. 3.15)

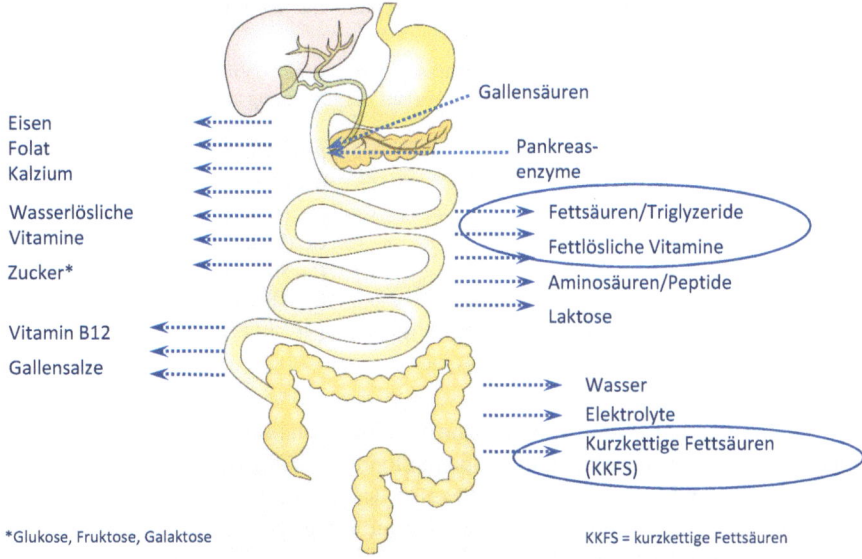

Eisen
Folat
Kalzium

Wasserlösliche
Vitamine

Zucker*

Vitamin B12

Gallensalze

Gallensäuren

Pankreas-
enzyme

Fettsäuren/Triglyzeride

Fettlösliche Vitamine

Aminosäuren/Peptide

Laktose

Wasser

Elektrolyte

Kurzkettige Fettsäuren
(KKFS)

*Glukose, Fruktose, Galaktose   KKFS = kurzkettige Fettsäuren

Abb. 3.15 Physiologie der Nährstoffresorption (Tappenden et al. 2014). (© Fresenius Kabi, mit freundlicher Genehmigung)

Die Bedeutung von Fetten beim Chronischen Darmversagen

Fetten kommt eine wichtige Rolle im Management dieser Erkrankung zu, da sie eine konzentrierte Energiequelle darstellen und essenzielle Nährstoffe liefern, die für die Gesundheit des/r PatientenIn entscheidend sind. Ein umfassendes Verständnis der Rolle von Fetten beim Chronischen Darmversagen ist entscheidend für die Ernährungsplanung und die Behandlung dieser Patienten.

Energiequelle und Nährstoffversorgung: Fette sind eine wichtige Energiequelle für den Körper und liefern ca. 9 Kalorien pro Gramm, im Vergleich zu 4 Kalorien pro Gramm bei Kohlenhydraten und Proteinen. Diese hohe Energiedichte macht Fette besonders wertvoll für Patienten mit Chronischem Darmversagen, die möglicherweise Schwierigkeiten haben, ausreichende Mengen an Nährstoffen zu absorbieren. Darüber hinaus sind Fette Träger fettlöslicher Vitamine wie Vitamin A, D, E und K, die für verschiedene physiologische Funktionen unerlässlich sind.

Verdauung und Resorption von Fetten: Die Verdauung von Fetten beginnt im Dünndarm, wo sie durch Enzyme wie Lipasen in Fettsäuren und Glycerin Moleküle zerlegt werden. Diese werden dann in Form von Mizellen absorbiert und über die Darmschleimhaut in den Blutkreislauf aufgenommen. Bei Patienten mit Chronischem Darmversagen können Probleme mit der Fettverdauung und -resorption auftreten, was zu einem erhöhten Risiko von Mangelzuständen und Energiemangel führen kann.

Fettquellen und -auswahl: Bei der Ernährungsplanung für Patienten mit Chronischem Darmversagen ist es wichtig, hochwertige Fettquellen zu wählen, die leicht verdaulich sind und eine maximale Nährstoffaufnahme gewährleisten.

Tab. 3.14 Abschätzung des individuellen Energiebedarfs und der Kalorienverteilung bei TPE (Richtwerte). (Pape et al. 2013)

Der Gesamtenergiebedarf sollte entweder gemessen oder anhand von Formeln ermittelt werden. Eine individuelle Anpassung kann im Verlauf der Ernährungstherapie erforderlich sein	
Kalorienbedarf	REE: 20–35 kcal/kg KG/Tag
Aminosäuren	0,8–1,4 g/kg KG/Tag
Kohlehydrate	Ca. 50 % der nicht AS-Kalorien, lt. LL (Leitlinie) 3–4 g/kg KG/Tag
Fette	Ca. 50 % der nicht AS-Kalorien, lt. LL 0,8–1,5 g kg KG/Tag

REE Ruheenergieumsatz (Lambrecht et al. 2014; Bischoff et al. 2013; Bolder et al. 2007; D_A_ CH 2024; Aeberhard et al. 2017)

Ernährungstherapie und Anpassungen: Die Ernährungstherapie bei Chronischem Darmversagen zielt darauf ab, den individuellen Nährstoffbedarf des Patienten zu decken und gleichzeitig die Belastung des Verdauungstrakts zu minimieren. Dies kann die Verwendung von speziell formulierten fettreichen Nahrungsmitteln oder Nahrungsergänzungsmitteln umfassen, um sicherzustellen, dass der Fettbedarf des Patienten gedeckt ist, ohne den Darm übermäßig zu belasten. Bei schweren Fällen kann eine parenterale Ernährung erforderlich sein, bei der Fette und andere Nährstoffe direkt in den Blutkreislauf zugeführt werden, um eine ausreichende Versorgung zu gewährleisten. (Siehe Abschn. 3.5).

Merke: Fette spielen eine entscheidende Rolle im Management von Patienten mit Chronischem Darmversagen, da sie eine wichtige Energie- und Nährstoffquelle darstellen und eine Vielzahl lebenswichtiger Funktionen im menschlichen Körper erfüllen. Durch eine angemessene Ernährungsplanung und die Auswahl hochwertiger Fettquellen können wir die Gesundheit und das Wohlbefinden dieser Patienten verbessern und die Komplikationen im Zusammenhang mit Chronischem Darmversagen reduzieren (Tab. 3.14).

3.8 Störungen des Säure-Basen-Haushalts beim Kurzdarmsyndrom

Sandra Ulrich-Rückert und Irina Blumenstein

3.8.1 Regulation des Säure-Basen-Haushalts

Der Säure-Basen-Haushalt ist ein physiologischer Regelkreis, der der Konstanthaltung des pH-Wertes im menschlichen Organismus dient. Der pH-Wert ist definiert als negativer dekadischer Logarithmus der molaren $[H^+]$-Konzentration ($pH = log10\, H^+$) und gibt den Gehalt an freien Protonen an. Mit Hilfe der Henderson-Hasselbalch-Gleichung lässt sich das Verhältnis von undissoziierter Säure (HA) zu dissoziierter Säure (A^-) und damit der pH-Wert berechnen.

$$pH = pKs + \log([A - / [HA] \text{ bzw } pH = pKs + \log(HCO3 - ([CO2])$$

Hierbei wird auch ersichtlich, dass der pH-Wert durch vorhandenes CO_2 und/ oder HCO_3^- beeinflusst wird. Die Dissoziationskonstante (K) gilt als Maß der Säurestärke und beschreibt das Gleichgewicht zwischen Säure und Säureanion. Der physiologische pH-Wert (Blut/Extrazellulärraum) liegt bei 7,4 ($=[H^+]$ von 40 nmol/l) mit einer Toleranzbreite von 7,35–7,45. Sinkt der pH-Wert im Blut unter 7,35, spricht man von einer Azidose, steigt der pH-Wert über 7,45, liegt eine Alkalose vor. Die Stabilität der $[H^+]$-Ionen, und damit die Stabilität des pH-Wertes ist unabdingbar für fast alle zellulären Funktionen im Organismus, wie z. B. Stoffwechsel- und Enzymaktivitäten, Ionenverteilung, Membranpotenzial oder Zell- und Zellwachstum. Da Wasserstoffionen sehr reaktiv sind, können bereits geringfügige Konzentrationsverschiebungen zu einer Beeinflussung und Beeinträchtigung von biochemischen und physiologischen Prozessen führen.

Das Säure-Basen-Gleichgewicht wird im Körper in erster Linie durch Puffersysteme aufrechterhalten und kontrolliert. Ein Puffer muss reversible H+-Ionen binden und wieder abgeben können. Im Prinzip kann so jedes korrespondierende Säure-Basen-Paar als Puffer dienen. Ein wichtiges Puffersystem im Blut stellen die Proteine, insbesondere Albumin und Hämoglobin dar, die ungefähr die Hälfte der Pufferbasen ausmachen. Noch wirkungsvoller ist aber das H_2CO_3/HCO_3^--System, das als offenes Puffersystem besonders effizient ist. Während das insbesondere im Nährstoffmetabolismus kontinuierlich gebildete CO_2 hierbei von der Lunge abgeatmet wird, kann HCO_3^- von der Niere in Kooperation mit der Leber gebildet oder eliminiert werden. Entsprechend führen Funktionseinschränkungen in diesen Organsystemen meistens zwangsläufig auch zu Störungen des Säure-Basen-Gleichgewichts. Die Konzentration anderer Puffer ist zu gering, um einen nennenswerten Beitrag zur Pufferkapazität des Blutes zu leisten. Allerdings stellt beispielsweise Phosphat intrazellulär einen wichtigen Puffer dar.

Die wichtigsten Puffer im Harn sind das NH_3/NH_4^+-System, das ca. zu 60 % zur täglichen H+-Ausscheidung beiträgt, sowie das $HPO_4^{2-}/H_2PO_4^-$-System, das ca. 30 % beisteuert. Ein kleiner Teil der Wasserstoffionen wird zudem an Harnsäure gebunden ausgeschieden (Bleich 2023). (Tab. 3.16)

3.8.2 Störungen des Säure-Basen-Haushalts

Störungen des Säure-Basen-Haushaltes (Azidosen oder Alkalosen) werden zunächst nach ihrer Entstehung in respiratorische und nichtrespiratorische (metabolische oder renale) Störungen eingeteilt (Rehm 2024; Bleich 2023). (Abb. 3.16 und Tab. 3.15)

Erkrankungen der Lunge, Stenosen der Atemwege, Intoxikationen, obstruktive Atemwegserkrankungen und neurologische Erkrankungen der Atemmuskulatur sowie des Atemzentrums sind Ursachen, die zu einer **respiratorischen Azidose** führen können. Diese ist gekennzeichnet durch eine zu hohe CO_2-Konzentration

Säure-Basen-Haushalt - Elimination

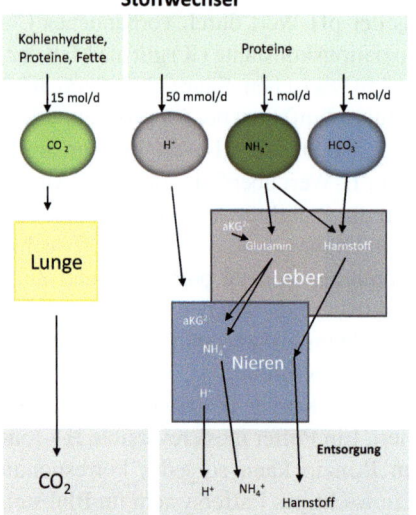

Abb. 3.16 Modifiziert nach Bleich et al. (2023)

Für Aufrechterhaltung des pH-Wertes sorgen:
- Blut
- Lunge
- Niere

Tab. 3.15 Störungen des Säure-Basen-Haushaltes

	Respiratorische Azidose	Respiratorische Alkalose	Metabolische Azidose	Metabolische Alkalose
pH	↓	↑	↓	↑
pCO_2	↑	↓	→/ (↓ -Kompensation)	→/ (↑ - Kompensation)
HCO_3^-	→/ (↑ - Kompensation)	→/ (↓ - Kompensation)	↓	↑
Ursachen	**Hypoventilation** (z.B. Lungenfunktions-störung)	**Hyperventilation** (z.B. Fieber, Meningitis, Leberzirrhose)	z.B. Niereninsuffizienz, ketoazidotisches Koma, Diarrhoe	z.B. Erbrechen (Magensaftverlust)
Base excess	→	→	↓	↑

(Hyperkapnie) im Blut und eine zu geringe Abatmung von CO_2 über die Lunge. Demgegenüber kann eine **respiratorische Alkalose** durch Hyperventilation, beispielsweise verursacht durch zentralvenöse Erkrankungen, Fieber, psychische Erregungszustände, Zwerchfellhebung (z. B. aufgrund einer Leberzirrhose) oder einer Intoxikation mit Salicylaten, auftreten. Auch eine Hypoxämie, z. B. infolge einer schweren Anämie, respiratorischer Insuffizienz oder Kohlenstoffmonoxidvergiftung kann in einer erhöhten Ventilation, mit damit einhergehender gesteigerter CO_2-Abatmung resultieren.

Nichtrespiratorische bzw. **metabolische Azidosen** können durch eine Ansammlung von Säuren oder einem Verlust von Basen entstehen. Der Ansammlung von Säuren kann eine vermehrte Bildung („Additionsazidose") oder eine verminderte Ausscheidung von Säuren („Retentionsazidose") zugrunde liegen. Demgegenüber kann man metabolische Azidosen, die durch Basenverlust entstehen, als „Subtraktionsazidosen" bezeichnen.

Unter dem Basenüberschuss („base excess"; BE) versteht man die Menge an Pufferbase (oder Säure), die einer Blutprobe zugeführt werden muss, um einen pH-Wert von 7,4 zu erreichen. Der Referenzbereich liegt bei ±3 meq/l. Liegt der BE unter −3 meq/l, liegt eine metabolische Azidose vor. Bei der Differenzialdiagnose metabolischer Azidosen hilft die Beurteilung der Anionenlücke, die das rechnerische Anionen-Defizit im Blut beschreibt und ein Maß für die nicht bestimmbaren bzw. routinemäßig nicht bestimmten Anionen darstellt.

Im Organismus befinden sich Gesamtkationen und Gesamtanionen physiologisch im Gleichgewicht. Da im Routinelabor aber meist nur Natrium, Kalium, Chlorid und Bicarbonat bestimmt werden, entsteht eine rechnerische Lücke, die den nicht gemessenen Anionen, u. a. Sulfat, Phosphat, Laktat, Harnsäure und Ketonen entspricht.

Rechnerisches Anionendefizit: $(Na^+ + K^+) - (Cl^- + HCO_3^-)$ (Abb. 3.17)

Da Kalium überwiegend intrazellulär vorliegt, wird es häufig in der Berechnung nicht berücksichtigt, folglich ergibt sich zur Berechnung der Anionenlücke folgende Formel:

$$Anionenlücke(AL) = Na^+ - Cl^- - HCO_3^-$$

Anionenlücke – Differenzialdiagnose metabolischer Azidosen

Rechnerisches Anionendefizit: $(Na^+ + K^+) - (Cl^- + HCO_3^-)$

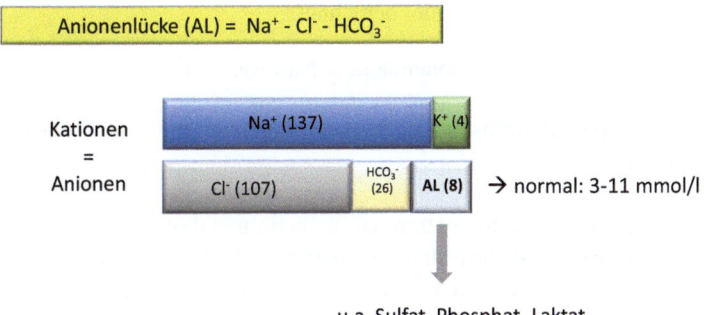

Abb. 3.17 Anionendefizit

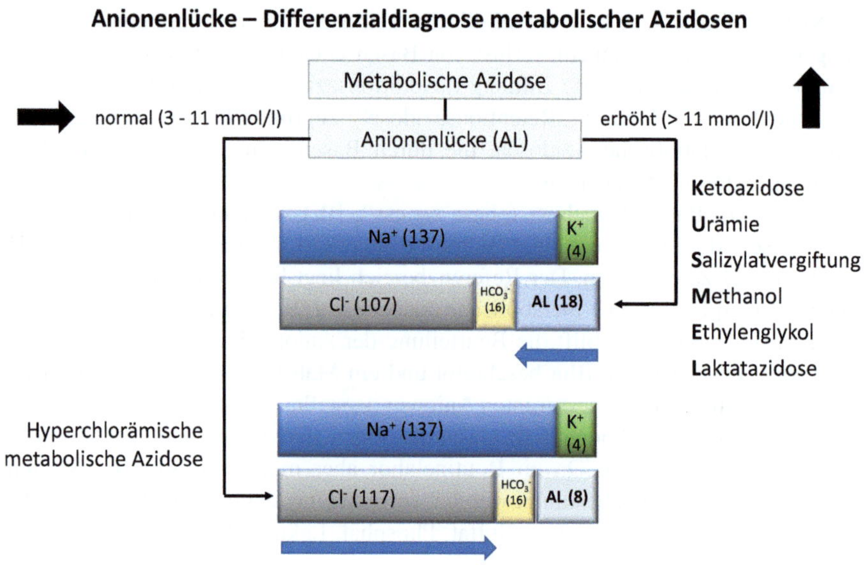

Anionenlücke – Differenzialdiagnose metabolischer Azidosen

Abb. 3.18 Metabolische Azidose

Die Ansammlung von Säuren (z. B. bei **K**etoazidose, **U**rämie, **S**alicylsäure, **M**ethanol, **E**thylenglycol oder **L**aktatazidose (**KUSMEL**) führt zur Umwandlung von HCO_3^- in CO_2, das kompensatorisch abgeatmet wird. Die Bicarbonatkonzentration sinkt, während die Konzentrationen von Na^+ und Cl^- primär nicht verändert sind. Die Anionenlücke ($[Na^+] - [Cl^-] - [HCO_2^-]$) wird größer. Bei Basenverlust (z. B. über Niere oder Darm) geht HCO_3^- zusammen mit Na^+ und Wasser verloren. Die Konzentration von Bicarbonat im Plasma sinkt. Da Cl^- vermehrt rückresorbiert wird, um einen elektrochemischen Ausgleich zu schaffen, kommt es zu einer Hyperchlorämie. Die Anionenlücke bleibt dabei unverändert (Rehm 2024; Bleich 2023).

Zur Differenzierung der hyperchlorämischen metabolischen Azidose (Abb. 3.18) kann die Harnanionenlücke als diagnostischer Parameter verwendet werden (Batlle 1988).

Diese wird mit folgender Formel berechnet:

$$Harnanionenlücke = Na^+ + K + -Cl^-$$

Liegt eine hyperchlorämische Azidose vor, lässt sich die Harnanionenlücke wie folgt interpretieren:

- Harnanionenlücke negativ: extrarenal bedingte metabolische Azidose (z. B. bei Diarrhoe mit HCO_3^- Verlust) durch vermehrte Sekretion von Ammonium.
- Harnanionenlücke positiv: renal tubuläre Azidose durch eine verminderte Sekretion von Ammonium

Die nichtrespiratorische bzw. **metabolische Alkalose** ist durch eine Zunahme der HCO_3^- Konzentration im Blut charakterisiert, die einerseits durch zelluläre Ausschüttung, andererseits durch eingeschränkte renale HCO_3^- Ausscheidung erfolgen kann. Dies kann Folge von Erbrechen sauren Mageninhaltes, inadäquater renaler HCO_3^- Produktion bei gesteigerter renaler H^+-Ausscheidung (z. B. bei Überschuss an Aldosteron) oder von Hypokaliämie sein. Auch Volumenmangel kann zur Entwicklung einer metabolischen Alkalose beitragen, da dieser die zur renalen Kompensation erforderliche Bikarbonaturie verhindert (Rehm 2024; Bleich 2023).

Säure-Basen-Haushalt bei Chronischem Darmversagen und Kurzdarmsyndrom

Große Mengen von H^+ und HCO_3^- durchqueren täglich die Darmepithelien und erleichtern die Verdauung und Aufnahme von Nährstoffen und Wasser. Im Normalfall gehen nur 40 mmol HCO_3^- mit dem Stuhl verloren, was die Säure-Basen-Homöostase nicht belastet (Gennari 2008). Zur täglichen intrinsischen Säureproduktion durch den Zellstoffwechsel und die Verdauung der Nahrung kommen die Auswirkungen von Säure- und Alkaliflüssen im Zusammenhang mit der Magen-, Leber-, Pankreas- und Ileocolonfunktion hinzu. Die Gesamtwirkung der sauren und alkalischen Flüsse über die Länge des Darms ist unter normalen Umständen gut reguliert und wahrscheinlich neutral. Ein intraluminaler Säureüberschuss wird durch den Austausch von intraluminalem Chlorid gegen Bikarbonat im Ileum und Colon entfernt. Weitere Einflüsse auf das Säure-Basen-Gleichgewicht ergeben sich im Dickdarm durch die Bildung und Resorption von Acetat und anderen kurzkettigen Fettsäuren (SCFA), die unter Verbrauch von Wasserstoffionen zu Bikarbonat metabolisiert werden (Messing 2006). Unter der Annahme einer normalen Pufferkapazität werden etwaige Netto-Ungleichgewichte von H^+ oder HCO_3^- leicht in der Darmschleimhaut oder in den Gefäßkompartimenten ausgeglichen, und verbleibende Überschüsse an H^+ oder HCO_3^- werden durch die normale Atmungs- und Nierenfunktion zusammen mit den üblichen Produkten des Zellstoffwechsels abgebaut. Ein ausgeglichener Säure-Basen-Haushalt setzt auch normale Kalium-, Magnesium-, Natrium- und Wasserspeicher des Körpers und eine normale Harnableitung über die Blase voraus.

All diese Regulationsmechanismen können allerdings im Rahmen eines Chronischen Darmversagens/Kurzdarmsyndroms empfindlich gestört sein. Mit einem Verständnis des normalen Säure-Basen-Haushalts und der Darmphysiologie sollte es eigentlich möglich sein, eine Störung des Säure-Basen-Haushalts bei Chronischem Darmversagen/Kurzdarmsyndrom vorherzusagen (Gennari 2008), allerdings liegen meist sehr komplexe Krankheitsgeschehen vor, mit sehr individuellen Unterschieden hinsichtlich der quantitativen Auswirkungen von Darmverlusten und der qualitativen Funktion des verbleibenden Darms. Metabolische Belastungen durch Dehydratation, Laktatazidose, Ketoazidose, Niereninsuffizienz und Infusion von sauren parenteralen Ernährungs-Regimen oder „normaler Kochsalzlösung" können weitere physiologische Herausforderungen für den Organismus darstellen, die durch die reduzierte Darmlänge und -funktion zusätzlich verschärft werden. Infolge treten überwiegend metabolische Störungen des Säure-Basen-Haushaltes auf, wobei bei einer im Frankfurter Zentrum für Chronisches Darmversagen durchgeführten Erhebung metabolische Azidosen wesentlich häufiger als metabolische Alkalosen beobachtet wurden (Ott 2020).

Störungen des Säure-Basen-Haushalts im Rahmen des Chronischen Darmversagens bleiben oft unbemerkt oder unentdeckt. Dies ist in erster Linie auf ein fehlendes Monitoring zurückzuführen. Relevante Messparameter, wie die Serum-Bikarbonat und -Chloridkonzentrationen, sowie eine arterielle Blutgasanalyse, werden in den Routineuntersuchungen häufig nicht erfasst, auch wenn dies in den ESPEN-Leitlinien bei Heimparenteral-ernährten Patienten ausdrücklich empfohlen wird (Pironi 2023). Weiterhin können Kompensationsmechanismen sowie das Auftreten einer gemischten metabolischen Azidose und Alkalose eine zugrunde liegende Störung des Säure-Basen-Haushaltes maskieren. Weiterhin kommt es häufig zu Chronischen Verlaufsformen, die mit Kompensationsmechanismen und im Verlauf einem gewissen Gewöhnungseffekt einhergehen und im Vergleich zu akuten Störungen des Säure-Basen-Haushaltes vergleichsweise unauffällig verlaufen. Während beispielsweise eine akute metabolische Azidose mit Übelkeit, Erbrechen, Blutdruckabfall, Schock, Koma und Tod einhergehen kann, treten bei der Chronischen Verlaufsform eher langfristige Problematiken, wie Abbau von Muskelprotein, reduzierte Proteinsynthese, Anämie, Niereninsuffizienz, Insulinresistenz und Störungen des Knochenstoffwechsels auf. (Kopple 2005; Wiegand 2019; Kovesdy 2009)

Die **D-Laktatazidose** ist eine seltene schwerwiegende Komplikation, die bei Kurzdarmpatienten mit vorhandenem Colon auftreten kann. Ursächlich ist eine gesteigerte Bildung von D-Laktat aus nicht-resorbierten Kohlenhydraten durch eine veränderte anaerobe Darmflora (z. B. Bifidobacterium, Lactobacillus, Eubacteriaceae) in Dünn- und Dickdarm. Die Folge ist eine D-Laktatazidose mit stark erniedrigtem Base Excess und vergrößerter Anionenlücke, die mit neurologischen Symptomen wie Sehstörungen, Verwirrung und Gangunsicherheit einhergeht. Die Diagnose wird durch die Bestimmung des D-Laktats im Urin gestellt, das nur in wenigen spezialisierten Laboratorien gemessen werden kann. (Fabian 2017; Petersen 2006) Therapeutisch wird für die akute Behandlung i.v. Natriumbicarbonat 8,4 %, sowie im weiteren Verlauf orale Antibiotika zur Darmsanierung (z. B. Metronidazol) in Kombination mit einer kohlenhydratarmen Kost eingesetzt. Aufgrund der Ähnlichkeit der Symptome der D-Laktatazidose mit denen der Wernicke-Enzephalopathie wird zudem die prophylaktische Gabe von Thiamin empfohlen. (Fabian 2017; Petersen 2006).

3.8.3 Therapie der metabolischen Säure-Basen-Störungen

Ziel des Organismus ist es, den Serum-pH-Wert in einem physiologisch konstanten Bereich zu halten (7,35–7,45), was unter normalen Umständen durch die körpereigenen Puffersysteme und entsprechende Kompensationsmechanismen vermittelt wird. Im Rahmen des Chronischen Darmversagens/ Kurzdarmsyndroms kann es allerdings zu Störungen des Säure-Basen-Haushalts, insbesondere zur Ausbildung einer metabolischen Azidose kommen, die eine medikamentöse Therapie erforderlich machen.

Das übliche Vorgehen bei einer akuten Azidose ist die intravenöse Applikation von Natriumhydrogencarbonat/Natriumbicarbonat (NaBic) zur Erhöhung des pH-Wertes (Kraut 2006). Die zu applizierende NaBic-Menge berechnet sich wie folgt:

BE (Base Excess/Basendefizit) × 0,3 × kg Körpergewicht = mmol 8,4 %iges NaBic

Da 1 ml = 1 mmol gilt: BE × 0,3 × kg KG = ml 8,4 %iges NaBic (Striebel 2015)

Natriumbicarbonat wird mit einer maximalen Infusionsgeschwindigkeit von 1,5 mmol/kg KG/h, entsprechend 1,5 ml Natriumhydrogencarbonat 8,4 %/kg KG/h unter ärztlichem Monitoring infundiert.

Natriumbicarbonat kann auch oral verabreicht werden, allerdings sollte berücksichtigt werden, dass aufgrund der im Rahmen des Kurzdarmsyndroms häufig verminderten Resorptionskapazität eine verminderte bis hin zu einer fehlenden Wirksamkeit auftreten kann.

Weitere Möglichkeiten der Pufferung ergeben sich über den Einsatz geeigneter Isotonischer Elektrolytlösungen (mit Laktat- oder Acetatpuffer) und dem Einsatz von Acetat in der Parenteralen Ernährung. Bei den kommerziell erhältlichen 3-Kammerbeuteln gibt es deutliche Unterschiede hinsichtlich der enthaltenen Acetat-Konzentrationen, entsprechend sollte dies beim Vorliegen einer Säure-Basen-Störung bei der Auswahl geeigneter Produkte berücksichtigt werden. Bei der Planung eines individuellen Compoundings einer parenteralen Ernährung sollte ebenfalls die Notwendigkeit und Möglichkeit des Einsatzes von Acetat geprüft werden. (Bei chronischer Azidose: optimales Verhältnis Acetat:Chlorid = 3:1).

Auch die Ernährung kann über die unterschiedliche Metabolisierung verschiedener Nähr- und Inhaltsstoffe einen bedeutenden Einfluss auf den Säure-Basen-Haushalt haben. Der PRAL-Wert (Potenzielle renale Säurelast) gibt dabei an, ob das Lebensmittel einen alkalisierenden oder säuernden Effekt auf den Säure-Basen-Haushalt hat (Tab. 3.16). Die Säurelast von Lebensmitteln kann aus der Bestimmung der Ausscheidung von Ammonium, titrierbaren Säuren und Hydrogencarbonat im Urin ermittelt werden. Der pH-Wert und die Nettosäureexkretion (NAE) im 24 h-Urin geben bei Gesunden zudem Auskunft über die renale Säurelast. Während vor allem proteinreiche Lebensmittel tierischer Herkunft (Fleisch, Wurst, Käse, Fisch) zu den säuernden Nahrungsmitteln zählen, wirken pflanzliche Lebensmittel (Obst, Gemüse, Salat) alkalisierend und können so prinzipiell die Pufferkapazität des Organismus erhöhen. Eine Ernährungsmodifikation stellt daher eine mögliche Therapieoption in der Behandlung chronischer Säure-Basen-Störungen dar. Eine lakto-vegetabile Kost weist gegenüber einer moderat proteinreichen und einer proteinreichen Mischkost die niedrigste NAE auf und wäre daher bei einer metabolischen Azidose zu bevorzugen. Als geeignete Getränke gelten zudem hydrogencarbonatreiche Mineralwässer und Zitrussäfte als Saftschorle (Metabolisierung von Citrat zu Hydrogencarbonat). (Siener 2017) Die Empfehlungen zur Ernährungsmodifikation im Sinne einer Säure-Basen-Diät stehen allerdings an vielen Stellen im Widerspruch zu den Ernährungsempfehlungen für Patienten mit Chronischem Darmversagen, die insbesondere in der Mangelernährungssituation eine eher

Tab. 3.16 modifiziert nach Siener (2017) Korrektur der metabolischen Azidose

Lebensmittelgruppen	PRAL (mEq/100 g)
Früchte und Fruchtsäfte	- 3,1
Gemüse	- 2,8
Fette und Öle	0
Milch und Milchprodukte	+1,0
Brot	+3,5
Nudeln, Spaghetti	+6,7
Fisch	+7,9
Käse (<15 g Protein/100 g)	+8,0
Fleisch und Fleischprodukte	+9,5
Käse (>15 g Protein/100 g)	+23,6

proteinreiche Ernährungsweise propagieren. Auch das Vorliegen von Nahrungsmittelunverträglichkeiten kann einer Steigerung der Aufnahme von Gemüse, Obst und Milchprodukten entgegenwirken. Zudem ist bei einer eingeschränkten Resorptionskapazität fraglich, inwieweit die oral aufgenommenen Lebensmittel zur Regulation des Säure-Basen-Haushaltes beitragen können. Entsprechende Ernährungsempfehlungen sollten daher nicht pauschal und nur nach sorgfältiger Risiko-Nutzen-Abwägung ausgesprochen werden (Tab. 3.16).

3.9   Mikronährstoffe

Sandra Ulrich-Rückert und Irina Blumenstein

Patienten mit Chronischem Darmversagen haben aufgrund ihrer Grunderkrankung bzw. damit einhergehender Komplikationen, wie Fettmalabsorption, hohen Stoma-/ Fistel- oder Stuhlverlusten oder unzureichender Aufnahme ein erhöhtes Risiko, einen Mikronährstoffmangel zu entwickeln. Die Resorption der Mikronährstoffe wird weitgehend durch die Anatomie des Restdarms beeinflusst, obwohl auch andere Faktoren wie Medikamente, die Auswahl der Lebensmittel und Krankheitszustände wie entzündliche Darmerkrankungen mit aktiver Entzündung zu Malabsorption und Mikronährstoffmangel beitragen (Cuerda 2021; Pironi 2023).

Die meisten Plasmamikronährstoffe sinken im Rahmen systemischer Entzündungsreaktionen (mit Ausnahme von Kupfer, das in Verbindung mit der Caeruloplasmin-Synthese ansteigt), was auf eine Umverteilung zwischen Gewebe und Blut zurückzuführen ist und sie zu unzuverlässigen Messgrößen für den Ernährungszustand macht, wenn das C-reaktive Protein (CRP) >10 mg/l ist. Mikronährstoffkonzentrationen können auch durch andere Faktoren beeinflusst werden, z. B. durch den Lipidspiegel (Vitamin E), Hypoalbuminämie (Zink), Östrogene (Kupfer) sowie durch Probenkontamination oder analytische Probleme (Berger 2022).

3.9.1 Vitamine

Fettlösliche Vitamine

Ein Mangel an **fettlöslichen Vitaminen (ADEK)** und essenziellen Fettsäuren sind eine direkte Folge der häufig gestörten Fettresorption beim Kurzdarmsyndrom, da die Resorption fettlöslicher Vitamine eng an die Aufnahme von Fetten im oberen Dünndarm gekoppelt ist. Diese Defizite können unbehandelt zu Nachtblindheit, Osteomalazie, neurologischen Störungen, Koagulopathie, schlechter Wundheilung und Dermatitis führen, sodass die Überwachung und Supplementation von Vitaminen ein wichtiger Bestandteil der Versorgung dieser Patienten ist (Pironi 2023; Roberts 2023). Bei vorliegendem Mangel gibt es neben dem Einsatz von Einzelpräparaten auch die Möglichkeit ADEK-Kombi-Präparate entweder als ölige Lösungen zur oralen Aufnahme oder als Injektionen zur i.m.-Applikation von spezialisierten Apotheken individuell auf den Patienten zugeschnitten herstellen zu lassen.

Vitamin A
(Pironi 2023; Berger 2022; EFSA 2015; Aksan 2021; Pearson 2023)

Funktion
Die Bezeichnung Vitamin A bezieht sich auf eine Gruppe von Verbindungen, die als Retinoide bekannt sind und jeweils einen unterschiedlichen Grad an Vitamin-A-Aktivität aufweisen. Die vorherrschende Verbindung ist das all-trans-Retinol, aus dem zwei weitere aktive Metabolite gebildet werden können: Retinsäure und Retinal. Aktives Vitamin A kann auch endogen aus Carotinoid-Vorläufern (z. B. Beta-Carotin) synthetisiert werden. Retinoide werden je nach Art und Menge gleichzeitig zugeführter Fette gut im oberen Dünndarm absorbiert (75 % bis 100 % Resorption), während die Resorption von Carotinoiden je nach Nahrungsmittelmatrix und Art des Carotinoids stark schwankt. Vitamin A zirkuliert im Plasma gebunden an sein spezifisches Trägerprotein RBP (Retinol-bindendes Protein), das zusammen mit Präalbumin (Transthyretin) Teil eines größeren Komplexes ist. An der Zielzelle wird Vitamin A rezeptorvermittelt aufgenommen und danach entweder direkt metabolisiert oder in reveresterter Form gespeichert. Die aktiven Metabolite sind Liganden für Kernrezeptoren (RAR, RXR, PPARs), die die Genexpression von mehr als 500 Zielgenen aktivieren. Vitamin A ist essenziell für das Sehvermögen und die Fortpflanzungsfunktion (Embryogenese) und spielt auch eine Rolle beim Wachstum von Knochen und Zähnen und der Hämatopoese. Auch im Immunsystem ist Vitamin A von Bedeutung und gilt durch die Regulierung von B- und T-Zellen als anti-infektiöser Faktor. Da Vitamin A zudem für den regelrechten Aufbau und die Barrierefunktion von Schleimhäuten des Respirationstraktes unentbehrlich ist, erklärt dies u. a. die Zunahme von respiratorischen Infekten im Vitamin-A-Mangel-Zustand.

Bedarf und Nährstoffquellen
Der durchschnittliche Bedarf wird entweder in Retinol-Aktivitäts-Äquivalenten (retinol activity equivalent, RAE) oder in Retinol-Äquivalenten (RE) angegeben. Die RAE basieren auf der tatsächlich aus der Nahrung aufgenommenen Menge an Reti-

nol und Carotinoiden (mit einem Biokonversionsfaktor von 12 mg Beta-Carotin zu 1 mg Retinol), während die RE die in der Nahrung vorhandene Menge an Retinol und Carotinoiden (mit einem Biokonversionsfaktor von 6 mg Beta-Carotin zu 1 mg Retinol) darstellen. Die Empfehlung für gesunde Erwachsene liegt bei 700 µg RAE (Frauen) und 850–900 µg RAE (Männer) pro Tag. Bei parenteraler Ernährung liegen die empfohlenen Dosen bei 800–1100 µg pro Tag.

Liegt die Vitamin-A-Zufuhr unter den Empfehlungen, reichen die Lebervorräte i. d. R. aus, um die Funktionen für etwa 6 Monate aufrechtzuerhalten.

Etwa 90 % des mit der Nahrung von Mensch und Tier aufgenommem Vitamin A wird in Form von Retinylester (Retinol verestert mit einer Fettsäure) in der Leber gespeichert. Entsprechend stellt die tierische Leber das Vitamin A-reichste Lebensmittel für den Menschen dar. Weitere Quellen sind alle Arten von Leberprodukten, Lebertran, Käse, fetter Fisch und Eigelb. Carotinoide finden sich reichlich in bunten Obst- und Gemüsesorten. Aufgrund der eingeschränkten Bioverfügbarkeit und Resorption sind pflanzliche Lebensmittel aber nur bedingt als Vitamin-A-Quellen geeignet.

Diagnostik und Mangel

Die Vitamin-A-Konzentration in der Leber oder das Gesamtkörper-Retinol gelten als die besten Messwerte für den Vitamin-A-Status, da bis zu 90 % oder mehr des Gesamtkörper-Vitamins A in der Leber gespeichert werden, hauptsächlich in Form von Retinylestern. Die Analyse von Lebergewebe ist jedoch invasiv, und Ganzkörpermessungen erfordern stabile Isotopenverdünnungsmethoden, die in der Standarddiagnostik i. d. R. nicht zur Verfügung stehen. Die Messung von Retinol im Serum ergibt häufig keine verwertbaren Aussagen über den Vitamin-A-Status, da der Plasmaspiegel homöostatisch reguliert wird und kaum statusabhängige Schwankungen aufweist. Eine Aussage über die verfügbaren Reserven ist damit kaum möglich. Zudem kann die Messung durch Protein- und Zinkmangel sowie Entzündungen im Körper zusätzlich beeinträchtigt werden.

Die Analyse von Retinol im Blut ist nur dann zielführend, wenn die Leberreserven fast erschöpft sind und sich ein Mangel einstellt, der dann auch im Serum manifest wird. Laut WHO wird davon ausgegangen, dass bei Werten von 10–20 µg/dl ein beginnender und bei Werten unter 10 µg/dl ein ausgeprägter Vitamin-A-Mangel vorliegt. Ein Vitamin-A-Mangel tritt bei Patienten mit Kurzdarmsyndrom häufig auf, symptomatisch steht dabei die Dunkeladaptionsstörung im Vordergrund. Auch eine gesteigerte Infektanfälligkeit kann vermutet werden. Entsprechend empfiehlt sich beim Vorliegen einer Malabsorption eine regelmäßige Kontrolle der Serum-Retinol-Spiegel. Die Interpretation der Parameter kann durch die zusätzliche Messung von CRP und RBP verbessert werden.

Vitamin D

(Pironi 2023; Berger 2022; Demay 2024; Aksan 2021; Pearson 2023; Roberts 2023)

Funktion

Zur Vitamin D-Familie gehören eine Reihe von Verbindungen, die alle anti-rachitische Aktivität haben. Vitamin D3 (Cholecalciferol) und Vitamin D2 (Ergocalciferol) stellen dabei die beiden wichtigsten Formen dar. Vitamin D ist kein klassisches Vitamin, sondern eine Vorstufe von Steroidhormonen, die an den nukleären Vitamin-D-Rezeptor (VDR) binden und dort die Transkription einer Vielzahl von Genen reguliert. Der Vitamin-D-Rezeptor wird in vielen Körpergeweben exprimiert, u. a. in der Muskulatur (Skelett- und Herzmuskulatur), in den Knochen, im Immunsystem, in der Haut und in den endokrinen Organen. Vitamin D hat so klassische Vitamin D-Rezeptor vermittelte Wirkungen bei der Regulierung des Knochen- und Mineralstoffwechsels (Kalzium, Phosphor), aber auch nicht-typische Wirkungen auf viele Organe, darunter das Immunsystem, die Muskeln, das Herz und das Nervensystem/Gehirn.

Bedarf und Nährstoffquellen

Die empfohlene tägliche orale Zufuhr von Vitamin D liegt zwischen 600 und 800 IE bei Erwachsenen bzw. 1500–4000 IE bei Patienten, bei denen ein Risiko für einen Vitamin-D-Mangel besteht.

Nur wenige Lebensmittel enthalten relevante Mengen an Vitamin D, wie beispielsweise Fischleberöle, fettreiche Fische und Eigelb. In Pflanzen finden sich meist nur Spuren von Vitamin D3 bzw. seiner Vorstufe, dem Ergosterol. In einigen Ländern werden daher Nahrungsmittel mit Vitamin D angereichert (z. B. Milch in den USA).

Diagnostik und Mangel

Die Serum-/Plasmakonzentration des gesamten 25-Hydroxyvitamin D (25-OHD), der Summe aus 25-OHD3 und 25-OHD2, gilt als valider Biomarker für den Vitamin-D-Status.

Die Definition und Bedeutung des Vitamin-D-Mangels, insbesondere bei akuten Erkrankungen, ist nach wie vor umstritten. Die allgemein verwendete Terminologie für Vitamin-D-Mangel stimmt nicht mit der Terminologie in den meisten Leitlinien überein, in denen für einen Mangel sowohl ein niedriger Plasmaspiegel als auch klinische Anzeichen oder Symptome erforderlich sind. Ein Wert unter 50–75 nmol/l (oder 20–30 ng/ml) der Serum-/Plasma-25(OH)D-Konzentration wird von den meisten als Vitamin-D-Mangel angesehen. Ein Cut-off-Wert von <25 oder <30 nmol/l (oder 10/12 ng/ml) erhöht das Risiko für Osteomalazie und ernährungsbedingte Rachitis drastisch und gilt daher als Hinweis auf einen schweren Vitamin-D-Mangel. Es gibt zwei verschiedene Strategien für die Vitamin-D-Behandlung bei akuten Erkrankungen: physiologische Ergänzung, die mindestens die täglich empfohlene Zufuhr deckt und hoch dosierte supraphysiologische Ergänzung mit dem Ziel, den Vitamin-D-Spiegel rasch zu korrigieren/verbessern. Da die individuelle Reaktion auf eine bestimmte Dosis weitgehend unvorhersehbar ist und von genetischen Variationen im Vitamin-D-Stoffwechsel abhängt, sollte der Vitamin-D-Spiegel mindestens einmal nach 3–6 Monaten gemessen werden, um eine angemessene Dosierung sicherzustellen und/oder eine Therapieoptimierung zu ermöglichen.

In Hochrisikopopulationen sollte Vitamin D in einer Dosierung von 4000–5000 IE pro Tag bei Patienten mit wiederkehrendem Mangel zwei Monate lang verabreicht werden, um Blutspiegel von 25(OH)D zwischen 40 und 60 ng/ml zu erreichen. Zu den Risikopopulationen gehören entzündliche Darmerkrankungen, Adipositas, bariatrische Operationen, chronische Lebererkrankungen, Pankreasinsuffizienz, chronische Darminsuffizienz, schwangere Frauen und ältere Erwachsene.

Vitamin E
(Pironi 2023; Berger 2022; Aksan 2021; Pearson 2023)

Funktion
Der Begriff Vitamin E gilt als Sammelbezeichnung für alle natürlichen und synthetischen Tocopherole und Tocotrienole. Alpha-Tocopherol, das natürliche Vitamin E mit der höchsten biologischen Aktivität, ist Bestandteil aller biologischen Membranen und das wichtigste lipidlösliche Antioxidans. Seine wichtigste Funktion ist der Schutz von Membranlipiden, Lipoproteinen und Depotfetten vor Lipidperoxidation. Vitamin E kann die mehrfach ungesättigten Fettsäuren in der Membran vor Oxidation schützen (sog. kettenabbrechendes Antioxidans), die Produktion reaktiver Sauerstoffspezies (ROS) und reaktiver Stickstoffspezies (RNS), die bei Stoffwechselprozessen und Entzündungen entstehen, regulieren und die Signaltransduktion modulieren.

Bedarf und Nährstoffquellen
Schätzungen über eine angemessene Vitamin-E-Zufuhr hängen von der Aufnahme mehrfach ungesättigter Fettsäuren ab. Für jedes Gramm Dien-Fettsäuren sollten 0,5 mg RRR-Alpha-Tocopherol verzehrt werden. Eine Zufuhr von 24 mg Dien-Äquivalenten (18 g Linolensäure) würde also einen rechnerischen Bedarf von 12 mg Alpha-Tocopherol pro Tag bedeuten. Die EFSA empfiehlt für Männer eine tägliche Aufnahme von 13 mg Alpha-Tocopherol, für Frauen 11 mg pro Tag.

Bei parenteraler Ernährung variiert die Zufuhr je nach Art der verwendeten Lipidemulsion. Die Empfehlungen für Vitamin E in parenteralen Lösungen für Erwachsene liegen im Bereich von 9–10 mg/Tag. Ob diese Dosis ausreicht, um angemessene Körperspeicher und eine ausreichende antioxidative Aktivität zu gewährleisten, ist umstritten. Vitamin E ist in parenteralen Vitaminpräparaten üblicherweise in Dosierungen zwischen 9,1 und 10,2 mg erhältlich.

Vitamin E wird ausschließlich von Pflanzen synthetisiert. Pflanzenkeime und -saaten und die daraus gewonnenen Öle und Nüsse sind dabei die wichtigsten Vitamin-E-Quellen. In Weizenkeim-, Sonnenblumen- und Olivenöl stellt RRR-Alpha-Tocopherol mit 50–100 % den Hauptanteil des Vitamin E, während in Soja- und Maiskeimöl das nur 10 % der biologischen Aktivität aufweisende RRR-Gamma-Tocopherol dominiert.

Diagnostik und Mangel
Der Vitamin-E-Status wird durch die Quantifizierung von Alpha-Tocopherol in Blutplasma oder -serum bestimmt. Da die zirkulierenden Spiegel von alpha-

Tocopherol, Lipoproteinen und Cholesterin positiv korreliert sind, wird empfohlen, den Vitamin-E-Spiegel im Verhältnis zu den Lipiden (Cholesterin und Triglyceride) auszudrücken.

Der größte Teil des Vitamin E wird in LDL transportiert und von diesen an die Endothelzellen abgegeben. Der Vitamin-E-Plasmaspiegel sollte daher auf das LDL bezogen werden, um die Auswirkungen einer Hyperlipidämie auszuschließen. Der Normalwert für Alpha-Tocopherol liegt bei etwa 7 mol/mol LDL, für Gamma-Tocopherol bei 1,5 mol/mol LDL. Wird nur der Vitamin-E-Spiegel bestimmt, so liegt der Normalwert bei etwa 20–30 mmol/l. Bei Fettmalabsorption können niedrige Plasmalipidwerte den Vitamin-E-Spiegel im Plasma beeinflussen, sodass ein niedriges Verhältnis von Alpha-Tocopherol im Plasma zu den Plasmalipiden (<0,8 mg/g Gesamtlipid) der genaueste Indikator für einen Mangel bei Erwachsenen ist.

Ein Mangel ist selten, kann aber im Zusammenhang mit einer schweren Unterernährung oder bei Störungen der Fettresorption auftreten. Ein früher Vitamin-E-Mangel ist im Allgemeinen asymptomatisch. Ein ausgeprägter Mangel äußert sich durch neurologische Symptome, die mit Gleichgewichts- und Koordinationsstörungen, peripherer Neuropathie und Muskelschwäche verbunden sind. Bei lang anhaltender Fettmalabsorption (z. B. Kurzdarmsyndrom) verbessert eine Vitamin-E-Supplementierung (200 mg/Tag) die neurologischen Symptome nach einigen Monaten, nachdem sich der Vitamin-E-Status normalisiert hat. In seltenen Fällen kann eine intravenöse Supplementierung erforderlich sein.

Vitamin K
(Pironi 2023; Berger 2022; Aksan 2021; Pearson 2023)

Funktionen
Vitamin K umfasst eine Gruppe von fettlöslichen Molekülen, die eine Carboxylase-Enzym-Cofaktor-Aktivität besitzen, die für die Aktivierung von Vitamin-K-abhängigen Proteinen (VKDPs) erforderlich ist. Dazu gehören verschiedene Gerinnungsfaktorproteine und Prothrombin. Weitere VKDPs sind wichtig für die Knochen- und Gefäßgesundheit, den Stoffwechsel und die Fortpflanzung. Vitamin K scheint zudem entzündungshemmende, sowie schützende Wirkungen gegen oxidativen Stress auszuüben. Vitamin K umfasst Vitamine, die als Vitamin K1 (Phylloquinon) und Vitamin K2 (Menachinone) bekannt sind. Während Phyllochinon von Pflanzen produziert wird, wird Menachinone von der menschlichen Darmmikrobiota synthetisiert: Es kommt auch in fermentierten Lebensmitteln und tierischen Produkten vor. Vitamin K3 (Menadion) ist ein synthetisches Provitamin K, das in Menachinon-4 (MK-4) umgewandelt werden muss, um aktiv zu sein.

Bedarf und Nährstoffquellen
Der tägliche Bedarf für Vitamin K beträgt laut EFSA für gesunde Erwachsene 1 µg/kg Körpergewicht bzw. 60–80 µg/Tag laut DGE.

Phyllochinon ist in schwankenden Konzentrationen in den Chloroplasten von Grünpflanzen enthalten. Menachinone werden von Grampositiven Bakterien produziert, die zusammen mit K1 aus pflanzlichen Lebensmitteln von tierischen Organismen resorbiert werden. Entsprechend findet sich Vitamin K als Phyllochinon in pflanzlichen (Blattgemüse, Kreuzblütler, Spargel, Pflaumen, Erbsen und Petersilie) und als Menachinon in tierischen und fermentierten Lebensmitteln. Bakterien der Mikroflora in unteren Dünndarmabschnitten und im Colon synthetisieren ebenfalls Vitamin K2. Da die Gallensäurekonzentration in diesem Bereich jedoch sehr gering ist, spielt die Resorption des fettlöslichen K2 aus Darmbakterien im Normalfall keine große Rolle.

Enterale Ernährung (EE): Der Vitamin-K-Gehalt in Trink- und Sondennahrung kann von mindestens 3,5 µg bis zu 20 µg/100 kcal reichen, entspricht aber im Allgemeinen der empfohlenen Tagesdosis. Dennoch ist es wichtig, den signifikanten Einfluss von EE auf die Antikoagulation bei Patienten, die Vitamin-K-Antagonisten nehmen, zu beachten, und eine Anpassung der Medikamentenverabreichung mit einer 1-stündigen Unterbrechung von EE vor und nach der Verabreichung von Antikoagulantien zu berücksichtigen.

Parenterale Ernährung: Die natürliche Quelle von Vitamin K in der parenteralen Ernährung ist das in der Lipidemulsion enthaltene Phyllochinon. Je nach Lipidquelle kann der Vitamin-K-Gehalt zwischen einem Minimum von 6 µg und 300 µg/100 g liegen. Eine wöchentliche intravenöse Zufuhr von 250–500 µg Phyllochinon aus Lipiden reicht aus, um den Phyllochinongehalt im Plasma wiederherzustellen und im Normalbereich zu halten. Die Kontrolle der Gerinnungshemmung bei Patienten, die Vitamin-K-Antagonisten einnehmen, kann durch eine regelmäßige Vitamin-K-Zufuhr in der empfohlenen Dosis verbessert werden, doch muss die Menge aus den Lipiden bei der Bedarfsberechnung berücksichtigt werden, da höhere Dosen als 150 µg zu einer K-Antagonistenresistenz führen könnten.

Diagnostik und Mangel
Die häufigsten Ursachen für einen Vitamin-K-Mangel sind Störungen der Fettresorption, Unterernährung, Antibiotika- und Antikoagulanzienbehandlungen (z.B. Warfarin). Patienten, die aufgrund eines Kurzdarmsyndroms oder einer schweren distalen Dünndarmerkrankung eine Heimparenterale Ernährung (HPE) erhalten, weisen häufig einen Vitamin-K-Mangel auf. Ein Vitamin-K-Mangel kann zu erheblichen Blutungen, schlechter Knochenentwicklung, Osteoporose und vermehrten Herz-Kreislauf-Erkrankungen führen. Klassischerweise führt der Mangel zu einer Verlängerung der Prothrombinzeit mit beeinträchtigter Gerinnung oder Blutung. Entsprechend stellt die Messung der Prothrombinzeit (bzw. Quick/INR) den verlässlichsten Marker des Vitamin-K-Status dar. Der Blutwert (K1) unterliegt großen interindividuellen Schwankungen und ist daher als Status Indikator wenig geeignet.

Wasserlösliche Vitamine
Da der proximale Dünndarm im Rahmen eines Kurzdarmsyndroms in der Regel intakt bleibt, tritt ein klinisch relevanter Mangel an wasserlöslichen Vitaminen relativ selten auf. Eine Ausnahme bilden Patienten mit einer terminalen Ileumresektion von mehr als 50–60 cm Länge, da sie voraussichtlich eine lebenslange Vitamin-B12-Supplementierung benötigen.

Vitamin B12
(Pironi 2023; Berger 2022; Aksan 2021; Pearson 2023; Herrmann 2008; Parrish 2022)

Funktionen
Vitamin B12 (Cobalamin) ist ein essenzielles wasserlösliches Vitamin, das von Pilzen und Mikroorganismen und im Magen von Wiederkäuern in Abhängigkeit vom Kobaltgehalt des Bodens synthetisiert wird. Cobalamin ist beim Menschen ein Kofaktor für zwei Enzyme, Methioninsynthase und Methylmalonyl-CoA-Mutase, deren Aktivität für den mitochondrialen Stoffwechsel, die Immunreaktion, die Erhaltung der DNA-Integrität und der Myelinscheide um die Neuronen sowie für die Synthese von Neurotransmittern, die an der normalen Bildung von Blutzellen und an neurologischen Funktionen beteiligt sind, von wesentlicher Bedeutung ist. Zudem wird Vitamin B12 benötigt, um die aktive Form von Folat zu bilden und ist an den meisten Aspekten des Folatstoffwechsels beteiligt. Die Resorption von Cobalamin erfolgt in mehreren Schritten: Bereits in der Mundhöhle kann frei in der Nahrung vorliegendes Vitamin B12 an Haptocorrine (auch R-Proteine genannt) gebunden werden. Im Magen wird protein-gebundenes Vitamin B12 durch Magensäure und Pepsin freigesetzt und sowohl an die von den Speicheldrüsen produzierten Haptocorrine, als auch an den gastrischen Intrinsic Factor gebunden. Die Haptocorrinverbindung wird durch Einwirken von Pankreastrypsin gespalten und das freie Vitamin B12 kann ebenfalls an den Intrinsic Factor gebunden werden. Diesen Schritten folgt die Resorption von Cobalamin-Intrinsic-Faktor-Komplexen durch rezeptorvermittelte Endozytose im terminalen Ileum. Die Gesamtresorption kann dabei dosisabhängig bis zu 99,8 % betragen. Im Blut wird Vitamin B12 an Transcobalamin gebunden, transportiert und zu 60 % in der Leber und zu 30 % in der Muskulatur gespeichert.

Bedarf und Nährstoffquellen
Die tägliche Zufuhrempfehlung für gesunde Erwachsene, die auf der Aufrechterhaltung des hämatologischen Status und der Cobalaminwerte im Serum beruht, beträgt 2,4 µg/Tag. Der physiologische Bedarf steigt wahrscheinlich mit dem Alter, mit oxidativem Stress, bei längerer Krankheit oder der Einnahme bestimmter Medikamente.

Essbare Pflanzen und Pilze enthalten nur selten nennenswerte Mengen an Cobalamin, bzw.es finden sich häufig Cobalaminanaloga, die keine Vitamin-B12-Aktivität aufweisen, sodass der Mensch vollständig auf tierische Quellen oder eine entsprechende Supplementation angewiesen ist. Die höchsten Gehalte finden sich in Innereien, Eigelb und einigen Meerestieren. In den meisten anderen tierischen Lebensmitteln liegt der Gehalt an Vitamin B12 unter 3 µg/100 g.

Der Gesamtkörperbestand liegt zwischen 2,5–5 mg. Die relativ hohen Körperbestände und eine geringe Turnover-Rate sind Ursache dafür, dass Vitamin B12-abhängige Krankheitssymptome erst nach Jahren beobachtet werden.

Diagnostik und Mangel

Die Messung des Gesamtvitamin B12 wird kostengünstig als Parameter der Wahl eingesetzt, hat jedoch eine begrenzte Sensitivität und Spezifität, insbesondere bei Personen mit Vitamin B12-Konzentrationen <400 pmol/l. Liegt die Gesamt-Vitamin-B12-Konzentration im unteren Referenzbereich, 156 bis 400 pmol/l, kann ein Vitamin-B12-Mangel nicht ausgeschlossen werden. Der Cobalamin-Status wird am besten durch die Quantifizierung sowohl direkter als auch funktioneller Marker bestimmt. Eine Kombination von mindestens zwei Biomarkern (Holo-Transcobalamin [Holo-TC] und Methylmalonsäure [MMA]) ist optimal, wobei Serum-Cobalamin als Ersatz für Holo-TC dienen kann, wenn dessen Messung nicht verfügbar ist. Die Prävalenz des Cobalaminmangels wird in der Allgemein-bevölkerung in den westlichen Ländern (USA, Europa) auf etwa 10–26 % geschätzt, wobei ältere Menschen am häufigsten betroffen sind. Die Aufnahme von Cobalamin aus der Nahrung setzt eine normale Funktion von Magen, Bauchspeicheldrüse und Dünndarm voraus: Darmresektionen oder -rekonstruktionen bergen daher ein hohes Risiko für einen Mangel. Eine Vitamin-B12-Malabsorption tritt besonders häufig nach einer Resektion des terminalen Ileums auf, selbst nach einer kurzen Resektion von nur 50 cm. Die Resektion der Ileocaecalklappe verkürzt zudem die intestinale Transitdauer und erhöht das Risiko einer bakteriellen Fehlbesiedlung des Dünn-darms, was die Wahrscheinlichkeit einer zusätzlichen Dekonjugation von Gallen-säuren und einer Verarmung des Vitamin-B12-Intrinsic-Factor-Komplexes erhöht. Die daraus resultierende hyperchrome makrozytäre Anämie äußert sich in Throm-bozytopenie sowie in neurologischen Störungen. Um einem Vitamin-B12-Mangel nach Resektion des terminalen Ileums vorzubeugen, sollten prophylaktisch alle 1 bis 3 Monate Hydroxycobalamin (i.m./s.c.) 1000 μg oder Cyanocobalamin (i.m.) verabreicht werden. Im Falle eines manifesten Mangels sollte die Behandlung mit der täglichen Verabreichung von B12 in einer Dosis von 1000 μg für 5 Tage begin-nen, gefolgt von monatlichen Gaben von 1000 μg. Alternativ kann Hydroxycobala-min 1000 μg/1x/Woche für 4 Wochen, gefolgt von 1000 μg 1x/alle 1–3 Monate ge-geben werden.

3.9.2 Mineralstoffe und Spurenelemente

Ein Mangel an Spurenelementen ist bei Patienten mit Kurzdarmsyndrom ebenfalls häufig, der insbesondere bei Patienten, deren proximaler Dünndarm umgangen wird, wie z. B. bei Patienten mit proximaler Resektion, Fistel oder bestimmten Darm-Bypass-Anatomien auch klinisch symptomatisch sein kann. Zink-, Kupfer- und Selenmangel treten häufig bei Patienten mit erhöhten gastrointestinalen Ver-lusten auf. Obwohl Eisen im proximalen Dünndarm absorbiert wird, der bei den meisten Patienten mit Kurzdarmsyndrom meist intakt bleibt, ist Eisenmangel einer der häufigsten Mangelzustände. Insbesondere bei Patienten, die eine langfristige parenterale Ernährung benötigen, da diese aufgrund ihrer Unverträglichkeit mit Li-piden und ihrer Neigung, allergische Reaktionen auszulösen, oft die parenterale Er-nährungslösung nur geringe Mengen an Eisen enthält.

Eisen
(Pironi 2023; Berger 2022; Aksan 2021; Stratmann 2024; Beck-Holder 2022)

Allgemeines

Eisen (Fe) findet sich ubiquitär im menschlichen Körper und wird für die Regulation des Energie- und Substratstoffwechsels zur Aufrechterhaltung normaler physiologischer Prozesse benötigt. Die beiden häufigsten Eisenzustände sind das zweiwertige (Fe_2^+) und das dreiwertige Eisen (Fe_3^+). Die Hauptfunktion von Eisen ist die eines funktionellen Bestandteils von Hämoglobin, der an der Sauerstoffbindung und dem Sauerstofftransport (Hämoglobin, Myoglobin), dem Sauerstoffstoffwechsel (Katalasen, Peroxidasen), der Zellatmung und dem Elektronentransport (Cytochrome) beteiligt ist. Proteine, die Nicht-Häm-Eisen enthalten, spielen eine wichtige Rolle bei grundlegenden zellulären Prozessen wie der DNA-Synthese, der Zellproliferation und -differenzierung (Ribonukleotidreduktase) und der Genregulation. Außerdem ist Eisen sowohl für die angeborene als auch für die adaptive Immunität wichtig. Eisen wird in Form von Ferritin oder Hämosiderin in Leber, Milz und Knochenmark oder als Myoglobin im Muskelgewebe gespeichert. Das zirkulierende Eisen wird an Transferrin gebunden durch den Körper transportiert. Sowohl die Eisenaufnahme als auch die Verteilung im Körper werden durch Hepcidin reguliert, ein zirkulierendes Peptidhormon, das u. a. durch Entzündungen vermehrt freigesetzt wird.

Bedarf und Nährstoffquellen

Die Aufrechterhaltung des Eisenstatus erfordert die Aufnahme von 1–3 mg/Tag Eisen, um die Verluste über Urin, Faeces, Magen-Darm-Trakt, Gebärmutter und Haut zu kompensieren. Bei Patienten mit parenteraler Ernährung liegt der geschätzte Bedarf zur Aufrechterhaltung des Eisenstatus bei erwachsenen Männern und Frauen nach der Menopause bei 1 mg/Tag und bei Frauen vor der Menopause bei etwa 2 mg pro Tag. In Europa liefern die in PE verwendeten Spurenelementprodukte seit vielen Jahren 1,0–2 mg/Tag und enthalten elementares Eisen entweder als Eisen (III)-chlorid oder Eisen (II)-gluconat.

Die wichtigsten Nahrungsquellen sind mageres Fleisch, Leber, Blutwurst und Meeresfrüchte. Nicht-Hämeisen sind hauptsächlich in Nüssen, Bohnen, Gemüse und angereicherten Getreideprodukten enthalten. Die Resorption von Nicht-Hämeisen hängt von der Solubilisierung von Fe_3^+ im Magen ab, gefolgt von der Reduktion zu Fe_2^+. Dies kann durch gleichzeitig aufgenommene Ascorbinsäure und andere Nahrungsbestandteile gefördert werden.

Diagnostik und Mangel

Die in den meisten Laboratorien verfügbaren Methoden zur Diagnose des Eisenstatus erfordern die gleichzeitige Bestimmung von Hämoglobin, Ferritin (Speicherform des Eisens), Transferrinsättigung und Gesamteisenbindungskapazität. Die Bestimmung von Hepcidin ist noch nicht allgemein verfügbar, könnte sich aber als die präziseste Methode zur Diagnose von Mangelerscheinungen bei Entzündungen erweisen.

Eisenabbau und -mangel durchlaufen mehrere Stadien:

Eisenmangel im Speicher: Die Ferritinkonzentration im Serum und der Eisengehalt im Knochenmark nehmen ab.

Geringfügiger Mangel, leichter funktioneller Mangel oder Eisenmangel in der Erythropoese (Erythrozytenproduktion). Die Eisenspeicher sind erschöpft, die Eisenversorgung der erythropoetischen Zellen und die Transferrinsättigung sind reduziert, aber die Hämoglobinparameter liegen in der Regel im Normalbereich.

Eisenmangelanämie: Die Eisenspeicher sind erschöpft, Hämatokrit und Hämoglobinspiegel sinken, und die daraus resultierende mikrozytäre, hypochrome Anämie ist durch kleine Erythrozyten mit niedrigen Hämoglobinkonzentrationen gekennzeichnet. Ein Eisenmangel führt zu einer Beeinträchtigung der körperlichen und kognitiven Funktionen und zu einem hohen Morbiditätsrisiko für Mutter und Kind in der Schwangerschaft. Für das Kurzdarmsyndrom sind Anämie und Eisenmangel wenig erforscht, bezüglich Klinik, Symptomatik und Therapie werden, die für Eisenmangel und Eisenmangelanämie bestehenden Substitutionskriterien und Therapieformen anderer internistischer Erkrankungen verwendet.

Zink
(Pironi 2023; Berger 2022; Aksan 2021; Beck-Holder 2022)

Funktion
Es sind mehr als 300 Zink-Metalloenzyme bekannt, die in praktisch allen Stoffwechselwegen eine wichtige Rolle spielen. Die Rolle von Zink im Körper kann allgemein in drei Funktionsklassen eingeteilt werden: als strukturelle Komponente in Proteinen, als katalytischer Faktor in sechs Hauptenzymklassen und regulierend als Signalvermittler in endokrinen, parakrinen und autokrinen Systemen. Wie Eisen und Kupfer wird auch Zink überwiegend im oberen Dünndarm resorbiert.

Bedarf und Nährstoffquellen
Die Empfehlungen zur Aufnahme/Zufuhr unterscheiden sich z. T. zwischen den Fachgesellschaften:

WHO: für Frauen 3,0–9,8 mg/Tag und für Männer 4,2–14,0 mg/Tag mit einer Bioverfügbarkeit von 50 % bzw. 15 %

EFSA-7,5–12,7 mg/Tag für Frauen und 9,4–16,3 mg/Tag für Männer, wobei die Menge vom Phytatgehalt der Nahrung abhängt. Bei parenteraler Ernährung liegt der Bedarf zwischen 3–12 mg (bei ausgeprägten gastrointestinalen Verlusten).

Gute Zinkquellen sind rotes Fleisch, Haferkleie/-flocken, Nüsse und Samen und Hülsenfrüchte.

Diagnostik und Mangel
Die Bestimmung des Plasmazinkspiegels ist das übliche Vorgehen zum Nachweis eines klinischen Zinkmangels und zur Überwachung einer angemessenen Versorgung, auch wenn die Werte nahrungsabhängig stark schwanken können. Die Ergebnisse sollten unbedingt zusammen mit den Veränderungen des Serumalbumins und dem Ausmaß der Entzündungsreaktion (CRP) interpretiert werden.

Zu den klinischen Merkmalen eines schweren Mangels gehören u. a. Alopezie, Hautausschläge, beeinträchtigte Wundheilung und Immunfunktion, Durchfall und Abstumpfung von Geschmack und Geruch. Zu den allgemeinen Ursachen eines Zinkmangels gehören unzureichende Aufnahme, erhöhter Bedarf, Malabsorption, erhöhte Verluste und eine gestörte Verwertung. Eine Zink-Malabsorption kann bei Patienten mit Kurzdarmsyndrom, bariatrischen Operationen oder entzündlichen Darmerkrankungen auftreten. Erhöhte gastrointestinale Zinkverluste werden zudem bei Patienten mit Enterostomie oder enterokutanen Fisteln beobachtet.

Kupfer
(Pironi 2023; Berger 2022; Aksan 2021; Beck-Holder 2022; Parrish 2020)

Funktion
Kupfer ist ein Mikronährstoff, der in zwei Redoxzuständen vorliegen kann: in einer oxidierten (Cu_2^+) und einer reduzierten (Cu_+) Form. Die Kupferresorption erfolgt im Magen und im Dünndarm, hauptsächlich im Zwölffingerdarm. 98 % des zirkulierenden Kupfers ist an Ceruloplasmin gebunden, wodurch die Toxizität der freien Ionen verhindert wird – seine Bestimmung ist Teil der Beurteilung des Kupferstatus. Kupfer dient als wesentlicher katalytischer Cofaktor für zahlreiche Enzyme und reguliert so u. a. die Energieproduktion, den Eisenstoffwechsel, Cholesterin-, Schilddrüsenhormon- und Glukosestoffwechsel, Aspekte der Immunfunktion und den Blutdruck.

Bedarf und Nährstoffquellen
Die empfohlene Zufuhr von Kupfer liegt bei Erwachsenen zwischen 1,1 und 2 mg/Tag, allerdings ist die Resorptionsrate sehr variabel und liegt zwischen 20 und 50 %. Gleichzeitig in Lebensmittel vorkommende Phytate, Vitamin C oder Zink können beispielsweise die Resorption deutlich verringern. Quellen für Kupfer sind Getreide, frisches Obst und Gemüse, Fisch und Meeresfrüchte. Bei parenteraler Ernährung ist eine intravenöse Zufuhr von 0,3–0,5 mg/Tag ausreichend, um den Bedarf stabiler Patienten zu decken. Bei Langzeit-PE sollten die Plasmakonzentrationen alle 6–12 Monate überprüft werden, bei Anzeichen von Cholestase ggf. auch häufiger.

Diagnostik und Mangel
Anders als bei den meisten anderen Mikronährstoffen steigt die Kupferkonzentration im Plasma im Zusammenhang mit einer Entzündungsreaktion an, da Ceruloplasmin ein positiver Akute-Phase-Reaktant ist. Daher erfordert die Diagnose eines Mangels die gleichzeitige Bestimmung von CRP und Kupfer im Plasma. Ein normales Serumkupfer bei erhöhtem CRP würde auf eine Kupferverarmung oder einen Kupfermangel hindeuten. Im Zweifelsfall helfen die Ceruloplasminkonzentrationen bei der Diagnose, da niedrige Werte des letzteren eine Bestätigung des Mangels liefern. Bei Blutkonzentrationen <12 mmol/l und hohem CRP >20 mg/l ist ein Mangel wahrscheinlich und eine Kupfergabe kann in Betracht gezogen werden. Bei Werten <8 mmol/l mit oder ohne erhöhtes CRP sollte eine Supplementierung angezeigt sein. Eine Kupferverarmung wird z. B. nach Magen- und bariatrischen Operationen, oder bei längerer oraler/enteraler oder parenteraler Ernährung ohne ausreichende

Kupferkonzentrationen beobachtet. Zu den seltenen akuten Symptomen gehören Herzrhythmusstörungen, Myeloneuropathie und verzögerte Wundheilung, chronisch kommt es zu mikrozytärer Anämie, Neutropenie und Osteoporose.

Selen
(Pironi 2023; Berger 2022; Aksan 2021; Beck-Holder 2022)

Selen ist ein essenzieller Mikronährstoff in Säugetieren, da es für die Synthese der Aminosäure Selenocystein benötigt wird, die ein wesentlicher Bestandteil von mindestens 25 Selenoproteinen im menschlichen Gewebe ist. Die biochemischen Funktionen dieser Selenoproteine umfassen antioxidative und Redox-Aktivität sowie die Steuerung des Schilddrüsenhormon-Stoffwechsels.

Bedarf und Nährstoffquellen
Die Empfehlungen für die Selenzufuhr über die Nahrung reichen von 20 µg/Tag bis 90 µg/Tag. Die besten Lebensmittelquellen für Selen sind Paranüsse, Fisch, Meeresfrüchte und Fleisch. Die Bioverfügbarkeit liegt für die meisten Selenformen bei nahezu 90 %. Da Selen gut aus dem Verdauungstrakt resorbiert wird, ist der Grundbedarf für die parenterale Ernährung sehr ähnlich. Bei parenteraler Ernährung ist i. d. R. eine intravenöse Zufuhr von 60–100 µg pro Tag ausreichend, um die Plasmakonzentration im Zielbereich zu halten.

Diagnostik und Mangel
Die am häufigsten verwendete Analysemethode zur Bestimmung des Selenstatus ist die Messung des Gesamtselens im Plasma, dessen Hauptbestandteile Selenoprotein P und extrazelluläre GPX sind. Extrazelluläres GPX-3 lässt sich ebenfalls leicht im Plasma messen und wird zur Bewertung kurzfristiger Veränderungen der Selenzufuhr verwendet. Es korreliert eng mit dem Plasmaselen, obwohl es nur etwa 20 % der Gesamtplasmakonzentration ausmacht. Patienten, die eine parenterale Ernährung erhalten, weisen häufig einen Selenmangel auf und benötigen größere Mengen an Selen, als in der Ernährung normaler Menschen enthalten sind. Dies deutet auf einen Verlust von Selen aus den gastrointestinalen Sekreten hin. Selenmangel ist daher bei Kurzdarmpatienten weit verbreitet und kann zu Muskelschwäche, Infektionsneigung, einem erweiterten Herzen und zu einem erhöhten Blutdruck führen. Der Grundbedarf zur Normalisierung des Plasmaseleniums während der HPE bei Patienten ohne Entzündung liegt bei 60–100 µg/Tag, wobei in bestimmten Krankheitssituationen eine höhere Zufuhr notwendig sein kann.

3.10 Komplikationen bei Erwachsenen, Kindern und Jugendlichen

Michaela Brandstätter und Jan De Laffolie

Das Chronische Darmversagen und das damit verbundene Kurzdarmsyndrom stellen schwerwiegende gastrointestinale Störungen dar, die durch die unzureichende Resorptionsfähigkeit des Darms charakterisiert sind. (Abb. 3.19)

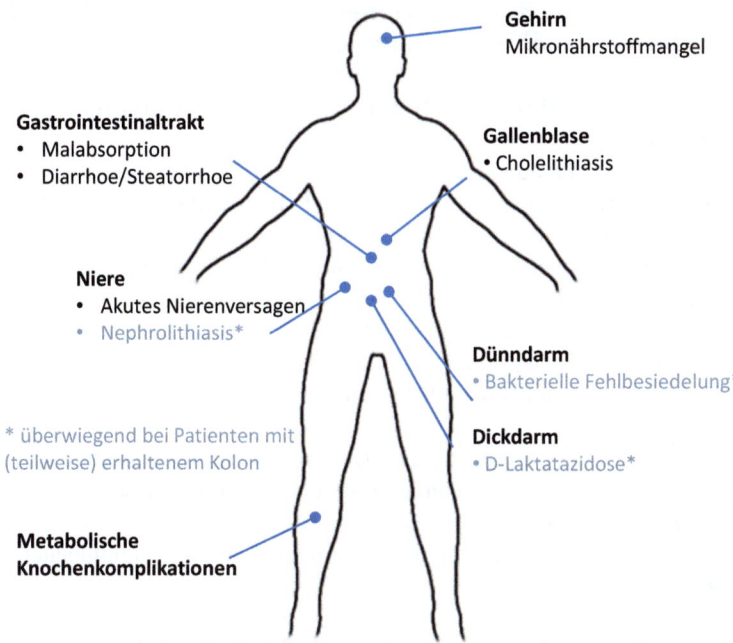

Gehirn
Mikronährstoffmangel

Gastrointestinaltrakt
• Malabsorption
• Diarrhoe/Steatorrhoe

Gallenblase
• Cholelithiasis

Niere
• Akutes Nierenversagen
• Nephrolithiasis*

Dünndarm
• Bakterielle Fehlbesiedelung*

* überwiegend bei Patienten mit
(teilweise) erhaltenem Kolon

Dickdarm
• D-Laktatazidose*

**Metabolische
Knochenkomplikationen**

Abb. 3.19 Kurzdarmsyndrom, Komplexe Störungen mit potenziellen multiplen Komplikationen

Das Kurzdarmsyndrom hat erhebliche Auswirkungen auf die Verdauung und Nährstoffaufnahme, da die restliche Darmstrecke oft nicht in der Lage ist, die vollständige Aufnahme von Makro- und Mikronährstoffen zu gewährleisten. Die Folge ist eine Malabsorption, die zu einer Vielzahl von Komplikationen führt, darunter Nährstoffmangel, Dehydratation, Elektrolytstörungen und eine gestörte Immunfunktion. Neben den physiologischen Komplikationen können auch Langzeitfolgen wie Lebererkrankungen, Gallensteine und Nierenprobleme auftreten, die mit der parenteralen Ernährung und dem veränderten Stoffwechsel im Zusammenhang stehen.

In diesem Kapitel wird ein Überblick über die verschiedenen Komplikationen, mit Besonderheiten für Kinder und Jugendliche, des Chronischen Darmversagens und des Kurzdarmsyndroms gegeben. Im Fokus stehen dabei die pathophysiologischen Mechanismen, die hinter den verschiedenen Störungen stehen, sowie die damit verbundenen Risiken und Herausforderungen in der Therapie.

Eine wichtige Aufgabe ist die Vermeidung sowie das frühzeitige Erkennen und Behandeln von intestinalen und extraintestinalen Komplikationen der heimparenteralen Ernährung bei Kindern, Jugendlichen und Erwachsenen.

3.10.1 Metabolische Komplikationen bei parenteraler und/oder enteraler Ernährungstherapie

Malabsorption von Makro- und Mikronährstoffen, Elektrolytstörungen und Dehydratation
Die unzureichende Verdauung und Resorption von Kohlenhydraten können zu Durchfällen und Blähungen führen. Aufgrund der verringerte Resorptionsoberfläche und auch ein verminderter Gallefluss und Durchmischung von Galle, können Fette nicht richtig verdaut werden, was zu Steatorrhoe (fettigem Stuhlgang) führt. Eine unzureichende Resorption kann zu einem Mangel an essenziellen Aminosäuren und damit zu Gewichtsverlust und Muskelschwund führen. Insbesondere die Resorption von fettlöslichen Vitaminen (A, D, E, K) und Mineralstoffen (Kalzium, Magnesium, Eisen) kann beeinträchtigt sein, was langfristig zu Mangelzuständen führen kann.

Aufgrund der Malabsorption können **Elektrolytstörungen** auftreten, einschließlich Hypokaliämie, Hypomagnesiämie und Hyponatriämie. Diese Störungen können schwerwiegende Folgen für die Herz- und Muskelfunktion haben.

Malabsorption und häufige Durchfälle führen oft zu einer signifikanten **Dehydratation.**

Refeeding Syndrom (Valentini et al. 2013; Friedli et al. 2016)
Das Refeeding-Syndrom ist eine komplexe metabolische Störung, die bei unterernährten Patienten auftreten kann, wenn die Ernährung nach einer längeren Periode des Fastens oder Mangels wieder aufgenommen wird. Die pathophysiologischen Mechanismen sind vor allem durch den Wechsel von einem katabolen (abbauenden) zu einem anabolen (aufbauenden) Stoffwechselzustand geprägt, was zu gefährlichen Elektrolyt- und Flüssigkeitsverschiebungen führt.

Die Pathophysiologie des Refeeding Syndroms im Detail
Erhöhte Insulinsekretion und Glukoseaufnahme:
Beim Refeeding steigt durch die neu zugeführte Glukose die Insulinsekretion an, da der Körper auf die höhere Blutzuckerkonzentration reagiert. Dieser Anstieg an Insulin stimuliert die Aufnahme von Glukose und Elektrolyten in die Zellen, was besonders Phosphat, Kalium und Magnesium betrifft.

Elektrolytverschiebungen und Mangelzustände:
Der Anstieg der Insulinproduktion führt zu einem „transzellulären Shift," bei dem Phosphat, Kalium und Magnesium verstärkt in die Zellen transportiert werden. Dadurch sinken die Konzentrationen dieser Elektrolyte im Blutserum (Hypophosphatämie, Hypokaliämie und Hypomagnesiämie).

Phosphat spielt eine zentrale Rolle in der Energiebereitstellung (ATP-Synthese). Ein Mangel kann zu Muskelschwäche, Krämpfen und im Extremfall zu Herzproblemen wie Arrhythmien führen.

Flüssigkeits- und Natriumretention:
Insulin steigert auch die Natrium- und Wasserretention in den Nieren, was das extrazelluläre Volumen erhöht. Diese Flüssigkeitsansammlung kann in schweren

Fällen zu Volumenüberlastung führen, mit einem erhöhten Risiko für Herzinsuffizienz und periphere Ödeme.

Die Folgen dieser Elektrolytverschiebungen und Flüssigkeitsretentionen können lebensbedrohlich sein. Hypophosphatämie und Hypokaliämie erhöhen die Gefahr von Spasmen, Tetanie und potenziell tödlichen kardialen Arrhythmien.

Thiamin Mangel:

Thiamin (Vitamin B1) ist essenziell für den Kohlenhydratstoffwechsel, da es als Kofaktor in der Glukoseverwertung dient. Ein Anstieg des Glukosestoffwechsels ohne ausreichendes Thiamin kann zu schweren Komplikationen wie Wernicke-Enzephalopathie oder Laktatazidose führen. Da unterernährte Patienten häufig einen Thiaminmangel haben, sollte eine Supplementierung berücksichtigt werden, bevor mit der Wiederernährung begonnen wird.

Prävention und Management

Zur Prävention des Refeeding-Syndroms werden langsame, stufenweise Nährstoffzufuhren sowie eine sorgfältige Überwachung der Elektrolytwerte empfohlen. Ergänzend wird häufig eine prophylaktische Gabe von Thiamin und anderen Elektrolyten durchgeführt, um das Risiko lebensbedrohlicher Komplikationen zu reduzieren. Die enterale und/oder parenterale Ernährungstherapie sollte langsam und angepasst an das klinische Bild erfolgen.

Zusammengefasst erfordert das Refeeding-Syndrom ein präzises Management, um gefährliche Elektrolytverschiebungen, Flüssigkeitsüberlastungen und metabolische Komplikationen zu verhindern.

Cholelithiasis (Valentini et al. 2013; Shen et al. 2020)

Durch den Gallensäuremangel kommt es zu einer Übersättigung mit Cholesterin als Bestandteil der Gallenflüssigkeit (sog. lithogene Galle), was die Entstehung von Gallensteinen begünstigt. Zusätzlich wird die Gallensteinbildung begünstigt durch die verminderte hormonale Stimulation z. B. durch CCK, durch Hypomotilität der Gallenblase und verlängerte Verweildauer der Galle in der Gallenblase. Dieses Risiko für die Entstehung von Gallensteinen ist im Gegensatz zum Nierensteinrisiko unabhängig davon, ob das Colon noch vorhanden ist oder nicht. Bei Patienten mit parenteraler Ernährung (vor allem unter Langzeit-parenteraler Ernährung) besteht eine erhöhte Inzidenz an Gallensteinen. Je geringer eine orale Nahrungsaufnahme ist, desto höher ist das Risiko. Ursache ist u. a. die verminderte Gallenblasenmotilität aufgrund geringerer oraler Nahrungsaufnahme.

Gallensäureverlustsyndrom (Shen et al. 2020; Goulet et al. 2006)

Fehlen Teile des Ileums, ist die Rückresorption der Gallensäuren ganz oder teilweise unterbrochen. Die Gallensäuren werden dann weiter transportiert in Richtung Colon. Gelangen Gallensäuren ins Colon, resultiert aus der osmotischen Wirkung der Gallensäuren eine chologene Diarrhoe (kompensiertes Gallensäureverlustsyndrom). Durch einen funktionellen Mangel an Gallensäuren, der langfristig bei einem Gallensäurenverlust entsteht, kommt es weiterhin zu Störungen bei der Resorption von Fetten und entsprechend auch fettlöslichen Vitaminen. Die Fettresorptionsstörung manifestiert sich als Steatorrhoe (dekompensiertes Gallensäure-verlustsyndrom). Wichtig: Das Gallensäureverlustsyndrom ist primär relevant bei Patienten mit (teilweise) erhaltenem Colon.

Hepatische Komplikationen (IFALD intestinal failure-Associated Liver Disease) (Wales et al. 2016; Nightingale et al. 2006)

Sehen Sie dazu auch den nachfolgenden Abschn. 3.11 Besonderheiten bei Kindern und Jugendlichen

Die Entstehung der Lebererkrankung beruht auf einem multifaktoriellen Geschehen. Sowohl septische Komplikationen und Komponenten der parenteralen Ernährung als auch das Fehlen enteraler Nahrungszufuhr scheinen hier eine Rolle zu spielen. Daher wird für diesen Typ der Lebererkrankung auch der Begriff „Intestinal Failure-Associated Liver Disease" (IFALD) verwendet. Die fehlende enterale Zufuhr beeinträchtigt den enterohepatischen Kreislauf und resultiert in einer Reduktion des Galleflusses. Dies begünstigt die intrahepatische Cholestase und die Bildung von Gallensludge. Die Toxizität der Gallensäuren und bakterielle Toxine, die in erhöhtem Maß bei bakterieller Fehlbesiedlung des Dünndarms entstehen, unterhalten die Leberzellschädigung. Auch entzündliche Prozesse und septische Episoden gelten als Risikofaktor.

Rezidivierende Katheterinfektionen und eine unzureichend angepasste parenterale Ernährung können in ihrer Kombination negative synergistische Effekte auf den klinischen Verlauf haben. Wiederkehrende Infektionen erhöhen nicht nur das Risiko für systemische Entzündungsreaktionen, sondern können auch die metabolische Stabilität und Nährstoffverwertung erheblich beeinträchtigen. Gleichzeitig kann eine inadäquate Anpassung der parenteralen Ernährung zu Mangelzuständen oder metabolischer Überlastung führen, wodurch die Immunabwehr geschwächt wird und die Anfälligkeit für weitere Infektionen steigt. Es ist daher essenziell, beide Faktoren engmaschig zu überwachen und frühzeitig zu optimieren, um den Kreislauf von Infektionen und Malnutrition zu durchbrechen.

Hier spielt vor allem die Dauer der parenteralen Ernährung eine Rolle. Hinsichtlich der Zusammensetzung der parenteralen Ernährung werden Kalorienüberschuss, unangemessene Aminosäurenzufuhr, relativer Mangel an bedingt essenziellen Substraten wie Taurin, Carnitin und/oder Glutamin sowie ein Überschuss an Methionin und Mangan im Zusammenhang mit der Entstehung von Lebererkrankungen diskutiert. Weiterhin tragen eine exzessive Glukosezufuhr und kontinuierliche PE mit nachfolgender Insulin-/Glukagon-Imbalance zur Leberschädigung bei. Die intravenöse Zufuhr von Fett ist ebenfalls eine kritische Komponente der parenteralen Ernährung und neuere klinische Daten richten den Fokus auf intravenöse Fettemulsionen als wichtigen Faktor. Es gibt zunehmende Evidenz, dass Sojaöl-basierte Fettemulsionen zu Leberschäden beitragen können. Sojaöl zeichnet sich durch einen hohen Gehalt an Omega-6 Fettsäuren und einen relativ niedrigen Omega-3 Fettsäure-Gehalt aus. Außerdem ist Sojabohnenöl reich an pflanzlichen Phytosterolen.

Bakterielle Fehlbesiedelung (Loras-Duclaux et al. 2016)

Eine bakterielle Überwucherung/Fehlbesiedlung des Dünndarms (SIBO, small intestinal bacterial overgrowth) liegt vor, wenn bestimmte Bakterienarten im proximalen Dünndarm überproportional auftreten (vor allem Laktobazillen). Risikofaktoren für das Auftreten einer bakteriellen Fehlbesiedlung des Dünndarms sind u. a. Fehlen der Ileocaecalklappe (beeinflusst das Risiko von SIBO entgegen früheren Aussagen aber vermutlich nicht als alleiniger Faktor), verringerte Ileumlänge und beeinträchtigte Peristaltik. Die Anwendung von Antimotilitätsmedikamenten (z. B. Loperamid, Abschn. 3.13) kann ebenfalls eine Rolle spielen.

Diarrhoe/Steatorrhoe (Valentini et al. 2013)

Mögliche pathophysiologische Mechanismen einer Diarrhoe können sein:

Eine gastrale Hypersekretion mit einer gesteigerten Flüssigkeitssekretion im Dünndarm.

Eine Inaktivierung der Pankreaslipase sowie eine Dekonjugation der Gallensalze, welche die Nährstoffresorption, insbesondere die Fettaufnahme, deutlich verringern kann.

Das Dumpingsyndrom, ausgelöst durch eine verminderte Produktion von gastrointestinalen Hormonen (Abschn. 1.3.2 Übersicht der relevanten Botenstoffe zur Regulierung der Nährstoffverwertung) Verdauungssekrete, Hormone, Peptide des Gastrointestinaltraktes), die eine Magenentleerung, Motilität und Transitzeit bremsen.

Bei erhaltenem Colon kann ein Gallensäurenverlustsyndrom auftreten, das zu chologener Diarrhoe oder Steatorrhoe führt. Eine bakterielle Fehlbesiedlung des Dünndarms, das Risiko einer fehlenden Ileocaecalklappe und eine Hyperacidität, kann unter anderem zur Dekonjugation von Gallensäuren führen, was wiederum eine Fettmalabsorption zur Folge hat.

Sekretorische und osmotische Diarrhoe (Nightingale et al. 2006)

Es können sowohl sekretorische als auch osmotische Diarrhoen auftreten und stellen zentrale Herausforderungen in der Behandlung dar. **Osmotische Diarrhoe** resultiert bei KD oft aus der unvollständigen Verdauung und Resorption von Nährstoffen, die durch die verkürzte Darmlänge im Darmlumen verbleiben und osmotisch Wasser anziehen. Besonders Kohlenhydrate, die nicht vollständig resorbiert werden, können dies begünstigen und zu erhöhtem Wasserverlust führen.

Sekretorische Diarrhoe entsteht bei KD durch die vermehrte Sekretion von Wasser und Elektrolyten in das Darmlumen, oft als Folge einer Adaption des Darms und durch bakterielle Fehlbesiedlung im verbleibenden Darmabschnitt. Diese Art der Diarrhoe kann auch bei Nahrungskarenz anhalten und führt häufig zu signifikanten Elektrolytverlusten, was eine engmaschige Kontrolle und individuell abgestimmte Elektrolytzufuhr notwendig macht.

Metabolische Azidose (Jeppesen 2019)

Die Metabolische Azidose ist ein häufiges Problem bei Patienten mit Kurzdarmsyndrom und kann durch verschiedene Mechanismen verursacht werden. Hier folgt eine detaillierte Betrachtung der metabolischen Azidose im Zusammenhang mit KD:

Die Metabolische Azidose ist ein Zustand, bei dem der pH-Wert des Blutes aufgrund eines erhöhten Gehalts an Wasserstoffionen (H^+) oder eines reduzierten Bikarbonat Spiegels (HCO_3^-) sinkt. Dies kann zu einer Störung des Säure-Basen-Haushalts führen und schwerwiegende physiologische Auswirkungen haben. (Siehe auch Abschn. 3.8).

Ursachen der metabolischen Azidose bei Kurzdarmsyndrom
Erhöhter Verlust von Bikarbonat:

Durch Durchfall oder hohen Stomaoutput können erhebliche Mengen an Bikarbonat verloren gehen. Diese Verluste sind besonders problematisch, da Bikarbonat ein wichtiges basisches Anion ist, das zur Pufferung von Säuren im Blut beiträgt.

Verminderte Resorption von Nährstoffen:

Eine mangelnde Resorption im Dünndarm führt zu einer unzureichenden Aufnahme von Nährstoffen, insbesondere von Kohlenhydraten und Fetten, die zu einer erhöhten Produktion von Säuren (z. B. Milchsäure und Fettsäuren) führen können. Diese Säuren tragen zur Azidose bei.

Veränderungen im Mikrobiom (siehe auch Abschn. 1.4)

Die unzureichende Verdauung und Resorption kann zu einer Dysbiose führen, bei der pathogene Bakterien überhandnehmen. Diese Bakterien können durch Fermentation zusätzliche organische Säuren produzieren, die den Säuregehalt im Körper erhöhen.

Verminderte Nierenfunktion:

Viele Patienten mit KD haben auch eine beeinträchtigte Nierenfunktion, die die Fähigkeit der Nieren einschränkt, überschüssige Säuren auszuscheiden und Bikarbonat zu reabsorbieren. Dies kann die metabolische Azidose weiter verschärfen.

Intensive Flüssigkeits- und Elektrolytersatztherapie:

Bei parenteraler Ernährungstherapie oder Flüssigkeitssubstitution kann eine übermäßige Zufuhr von Chlorid zu einer Hyperchlorämie führen, die den pH-Wert des Blutes senkt und zur metabolischen Azidose beiträgt. Ein Anstieg des Chloridspiegels kann den Bikarbonatspiegel weiter senken, was die Azidose verstärkt. Die Diagnose einer metabolischen Azidose erfolgt in der Regel durch eine Blutgasanalyse, die den pH-Wert, den Bikarbonatspiegel und den Partialdruck von Kohlendioxid (pCO_2) misst. Ein niedriger pH-Wert und ein niedriger Bikarbonatspiegel bestätigen die Diagnose.

D-Laktatazidose (Loras-Duclaux et al. 2016)

Bei einem Kurzdarmsyndrom, in erster Linie bei (teilweise) erhaltenem Colon und insbesondere bei Patienten mit bakterieller Fehlbesiedlung des Dünndarms, kann eine Malabsorption von Kohlenhydraten zu übermäßiger Produktion von D-Lactat führen. Dies tritt auf, wenn große Menge unverdauter Kohlenhydrate den Dickdarm erreichen (bei bakterieller Fehlbesiedlung schon im Dünndarm). Die Bakterien im Dickdarm fermentieren die unverdauten Kohlenhydrate zu SCFA (Short-Chain Fatty Acids), Milchsäure und anderen organischen Säuren. Gelangen besonders große Mengen unverdauter Kohlenhydrate in den Dickdarm, werden größere Mengen organischer Säuren als üblich gebildet und der luminale pH-Wert im Dickdarm sinkt. Der niedrige pH-Wert verändert die Zusammensetzung der Darmmikrobiota und unterstützt das Überleben von acidophilen Bakterien, die die Produktion von Milchsäure begünstigen. Die Population sowohl von D- als auch L-Lactat produzierenden Bakterien nimmt zu, der pH-Wert sinkt weiter und das Wachstum und Überleben von Milchsäure produzierenden Bakterien, einschließlich Bakterien wie Lactobacillus fermenti und Lactobacillus acidophilus, die alle D-Laktat produzieren, nehmen zu.

Der Abbau von D-Laktat ist oft beeinträchtigt. D-Laktat wird durch das Enzym D-2-Hydroxysäuredehydrogenase (D-2-HDH) zu Pyruvat metabolisiert. Die höchste Konzentration von D-2-HDH befindet sich in der Niere und Leber. Diese beiden Organe sind bei Patienten mit Kurzdarmsyndrom häufig beeinträchtigt. Ein zusätzliches Problem ist, dass Oxalat ein starker Inhibitor des Enzyms D-2-HDH ist und dass das Enzym bei niedrigem pH-Wert gehemmt wird. Es gibt außerdem Hinweise, dass Patienten mit Thiaminmangel eine höhere Wahrscheinlichkeit für die Entwicklung dieser metabolischen Azidose haben.

Neben dem Vorliegen einer metabolischen Azidose ist das klinische Bild der D-Laktatazidose geprägt durch eine neurologische Symptomatik, die sog. metabolische Enzephalopathie: neurologische Anzeichen wie Verwirrtheit, Gangunsicherheit/Ataxie, verwaschene Sprache, Erinnerungsdefizite, z. T. aggressives Verhalten, Sehstörungen, Nystagmus und Somnolenz. Ausgelöst wird die Symptomatik wahrscheinlich durch direkte toxische Effekte von D-Laktat auf das Gehirn, in dem D-Laktat mangels ausreichender Mengen an D-2-HDH kaum abgebaut werden kann. Bei Auftreten akuter neurologischer Symptome bei Patienten mit Kurzdarmsyndrom (mit erhaltenem Colon) sollte immer an eine D-Laktatazidose gedacht werden.

Chloridinfusionsazidose (Stein 1999)

Die Chloridinfusionsazidose stellt eine spezielle Form der metabolischen Azidose dar, die insbesondere bei Patienten mit Kurzdarmsyndrom auftreten kann. Die Ursachen für diese Störung sind vielschichtig. Eine zu intensive Zufuhr von Chlorid in der parenteralen Ernährung oder während der Flüssigkeitssubstitution kann zu einer Überladung mit Chlorid führen, was die Säure-Basen-Balance im Körper negativ beeinflusst. Zweitens ist die Verwendung von Bikarbonat als physiologischem basischen Anion im Rahmen der parenteralen Ernährung problematisch, da es bei gleichzeitiger Gabe von Kalzium in Form von Kalziumkarbonat zu einer Ausfällung kommt und somit nicht verfügbar ist, um die Azidose auszugleichen.

Als Alternative können Azetat oder Laktat eingesetzt werden, da diese Substanzen im Krebszyklus metabolisiert und dabei in Bikarbonat umgewandelt werden, was zur Verbesserung des Säure-Basen-Haushalts beiträgt. Darüber hinaus sind Patienten mit Kurzdarmsyndrom zusätzlichen Risikofaktoren ausgesetzt. Dazu zählen Bikarbonatverluste, die durch Durchfall oder Stoma verursacht werden, sowie eine verminderte Ausscheidung nichtflüchtiger Säuren bei geringer Urinproduktion. Zudem ist die renale Kompensationsfähigkeit, insbesondere die Reabsorption von Bikarbonat, bei Patienten mit chronischer Niereninsuffizienz häufig eingeschränkt, was die Problematik der Chloridinfusionsazidose weiter verstärkt.

Akutes Nierenversagen, Nephrolithiasis

Das **akute Nierenversagen (Nightingale et al. 2006)** ist eine schwerwiegende Komplikation, insbesondere aufgrund von Dehydratation und Elektrolytverlust, die durch erhöhte Durchfallraten und malabsorptive Zustände entstehen. Der hohe Flüssigkeitsverlust, der oft bei Patienten mit KD durch Durchfälle und Hypersekretion verursacht wird, kann das Risiko einer akuten Nierenschädigung erheblich steigern. Die Prävention von Nierenversagen konzentriert sich auf eine effektive Flüssigkeits- und Elektrolytersatztherapie sowie auf das Management des hohen Stuhlvolumens und möglicher Nährstoffmängel.

Nephrolithiasis (Shen et al. 2020; Loras-Duclaux et al. 2016)

Patienten mit Kurzdarmsyndrom und (teilweise) erhaltenem Colon haben ein höheres Risiko, Nierensteine zu entwickeln. Meist treten in diesem Fall Kalzium-Oxalat-Steine auf, die vermehrt in den Dickdarm gelangen, denn Gallensäuren und Fette binden Kalzium. Normalerweise bindet das freie Kalzium im Darm Oxalsäure und verhindert dadurch die Oxalsäureresorption aus der Nahrung. Ist Kalzium an Gallensäuren bzw. Fette gebunden entsteht eine hohe Konzentration freier Oxalsäure. Freie Oxalsäuren werden resorbiert, dadurch kommt es zu einer Steigerung des Risikos für Nierensteine (Kalziumoxalatsteine). Mit den Gallensalzen gelangen hohe Mengen Glycin in den Dickdarm, wo es von Bakterien in Glyoxalat umgewandelt wird. Glyoxalat wird nach der Resorption in der Leber in Oxalsäure umgewandelt. Eine hohe Gallensalzkonzentration im Dickdarm steigert außerdem die Durchlässigkeit der Schleimhaut für Oxalat-Ionen. Das Risiko für die Entstehung von Kalzium-Oxalat-Nierensteinen besteht vor allem bei Patienten mit erhaltenem Colon. Citrat kann die Bildung von Kalziumoxalat-Steinen hemmen. Citrat bildet mit ionisiertem Kalzium leicht lösliche Komplexe im Harn und reduziert dadurch die Konzentration an freien, zur Bindung mit Oxalat verfügbaren Kalziumionen. Die Bindungskapazität wird bei hohem pH-Wert vervielfacht. Ferner werden durch Citrat Kristallbildung und -wachstum von Kalziumoxalat verzögert. Eine Hypocitraturie erhöht dementsprechend das Risiko zur Steinbildung. Patienten mit Jejunostomie/Ileostomie weisen eher Harnsäure-Steine auf. Ursache ist vornehmlich der hohe Verlust an Flüssigkeit und Elektrolyten, verbunden mit Dehydratation, niedrigem Urinvolumen und niedrigem Urin-pH.

Metabolische Knochenkomplikationen (Johnson et al. 2018)

Die Gabe ausreichender Mengen an Kalzium und Phosphat ist limitiert durch das Problem der Ausfällung von Kalzium-Phosphat-Präzipitaten. Hohe Mengen von Aminosäuren tragen durch den niedrigen pH-Wert und die Förderung einer metabolischen Azidose zu vermehrter Ausscheidung von Kalzium über den Urin bei. Die Ausscheidung von Kalzium über den Urin wird auch verstärkt durch erhöhte Natriumwerte und hohe Blutzuckerwerte (über eine gesteigerte Insulinkonzentration). Weiterhin wirkt sich eine verkürzte Infusionsdauer (erhöhte renale Kalziumausscheidung; Mechanismus bisher unbekannt) und die Gabe von Heparin bei Auftreten von Thrombosen ungünstig aus (vor allem bei Langzeittherapie mit unfraktioniertem Heparin [UF-Heparin]). Heparin bewirkt unter anderem eine Hemmung von Osteoprotegerin, es werden vermehrt Osteoklasten aktiviert und der Knochenabbau überwiegt.

Blutzuckerschwankungen (Loras-Duclaux et al. 2016)

Blutzuckerschwankungen sind eine häufige Herausforderung. Diese Schwankungen resultieren hauptsächlich aus der eingeschränkten Fähigkeit des verkürzten Darms, Nährstoffe und insbesondere Kohlenhydrate effektiv zu verdauen und aufzunehmen. Im Folgenden werden die Ursachen, Mechanismen und therapeutischen Ansätze für die Bewältigung von Blutzuckerschwankungen beschrieben.

Eine reduzierte Darmlänge führt zu einer verminderten Resorptionskapazität für Nährstoffe, einschließlich Glukose. Der Darm hat bei diesen Patienten oft nur noch eine geringe oder gar keine Kapazität mehr, die Nahrung vollständig aufspalten und die resorbierbaren Bestandteile in die Blutbahn aufzunehmen. Eine unzureichende Glukoseaufnahme kann zu Hypoglykämie führen, insbesondere nach Mahlzeiten, wenn die Resorption verzögert oder unvollständig ist. Gleichzeitig können schnelle Zuckerschwankungen auftreten, da der Darm – wenn auch in geringem Maß – weiterhin Glukose in die Blutbahn abgibt, jedoch ohne die Regulierungskapazität eines intakten Darms.

Ein weiteres Problem ist die Veränderung der Darmmotilität. Patienten weisen häufig eine erhöhte Darmperistaltik auf, wodurch der Nahrungsbrei schneller durch den Verdauungstrakt transportiert wird. Diese beschleunigte Passage reduziert die Kontaktzeit mit der Darmschleimhaut und damit die Resorption der Glukose und trägt zur Entstehung von Hypoglykämie bei. Einige Patienten entwickeln zudem bakterielle Fehlbesiedlungen im verbliebenen Darmabschnitt, was zusätzlich zur ungleichmäßigen Glukoseverwertung beitragen kann.

Bei KD-Patienten kommt es oft auch zu einer Dysregulation der Insulinproduktion und -freisetzung. Da die Glukoseaufnahme instabil ist, wird Insulin im Blut unregelmäßig freigesetzt. Ein plötzlicher Anstieg des Blutzuckers nach einer kohlenhydratreichen Mahlzeit kann eine übermäßige Insulinausschüttung zur Folge haben, was anschließend eine reaktive Hypoglykämie auslöst. In Kombination mit der eingeschränkten Nährstoffaufnahme entsteht ein Teufelskreis der Blutzuckerschwankungen.

Elektrolytstörungen (Nightingale et al. 2006)

Elektrolytstörungen sind eine häufige Komplikation, sowohl bei Kindern als auch bei Erwachsenen. Sie entstehen durch die verringerte Darmoberfläche, die zu einer eingeschränkten Resorption lebenswichtiger Mineralien wie Natrium, Kalium, Magnesium und Kalzium führt. Da der Dünndarm normalerweise eine zentrale Rolle bei der Aufnahme dieser Elektrolyte spielt, können bei KD starke Mängel auftreten, besonders bei Patienten mit hohen Stuhlverlusten oder häufiger Diarrhoe.

Bei Kindern kann eine anhaltende Elektrolytstörung das Wachstum und die kognitive Entwicklung beeinträchtigen, während bei Erwachsenen oft Müdigkeit, Muskelschwäche und Krämpfe als Symptome auftreten. Natrium- und Kaliumverluste sind besonders problematisch, da sie das Herz-Kreislauf-System beeinflussen und in schweren Fällen zu Herzrhythmusstörungen führen können. Die Behandlung umfasst in der Regel eine angepasste orale oder parenterale Zufuhr der fehlenden Elektrolyte, regelmäßige Kontrollen des Elektrolythaushalts und in einigen Fällen Medikamente zur Reduzierung des Stuhlverlusts, um eine stabilere Balance der Elektrolyte zu erreichen. (Siehe Abschn. 3.13).

Vitamin- und Mineralstoffmangel (Wales et al. 2016)

Da der Darm verkürzt ist und weniger Nährstoffe aufnehmen kann, kommt es oft zu Defiziten essenzieller Vitamine und Mineralstoffe, die für die normale Körperfunktion unerlässlich sind. Besonders betroffen sind die fettlöslichen Vitamine A, D, E und K, da deren Aufnahme eine längere Darmpassage erfordert. Vitamin-B12-Mangel tritt häufig bei Patienten auf, denen der letzte Teil des Dünndarms (Ileum) fehlt, der für die Aufnahme dieses Vitamins entscheidend ist. Bei Kindern kann ein Mangel an Vitaminen und Mineralstoffen schwerwiegende Folgen haben, darunter Wachstumsverzögerungen und Entwicklungsstörungen. Erwachsene können Symptome wie Anämie, Knochenschwäche, Hautprobleme und neurologische Beeinträchtigungen entwickeln. Die Therapie umfasst eine gezielte Supplementierung durch orale Präparate oder Injektionen sowie regelmäßige Blutuntersuchungen, um den Nährstoffstatus zu überwachen und gegebenenfalls anzupassen. (Siehe Abschn. 5.4 Parenterale Ernährung bei Kindern und Jugendlichen).

Ulzera, Gastroösophagealer Reflux (Jeppesen 2019)

Bei Betroffenen treten häufig **Magenbeschwerden** auf, die sowohl Kinder als auch Erwachsene betreffen können. Zu den häufigsten Magenbeschwerden gehören **Gastroösophagealer Reflux** und **Magen- oder Zwölffingerdarmgeschwüre**.

Gastroösophagealer Reflux (GERD) entsteht häufig aufgrund der veränderten Magenentleerung und der erhöhten Säureproduktion, die bei Patienten mit KD beobachtet werden kann. Die verkürzte Darmfläche kann zu einer schnelleren Magenentleerung führen, was den Druck im Magen erhöht und das Risiko für Refluxbeschwerden steigert. Diese Symptome können erhebliche Beschwerden verursachen und die Lebensqualität der Patienten beeinträchtigen.

Magen- und Zwölffingerdarmulzera sind eine weitere Komplikation. Der Mangel an bestimmten Nährstoffen, insbesondere von Vitaminen und Mineralstoffen, kann die Schleimhaut des Magen-Darm-Trakts schwächen und zu einer erhöhten Anfälligkeit für Ulzera führen.

Dumpingsyndrom (Pironi et al. 2015)

Das Dumpingsyndrom ist eine mögliche Komplikation, die durch die beschleunigte Passage von unverdauter Nahrung in den Dünndarm entsteht. Da bei diesen Patienten große Teile des Darms fehlen oder in ihrer Funktion eingeschränkt sind, kann die Nahrung oft nicht ausreichend verdaut und resorbiert werden. Das Dumpingsyndrom tritt meist nach dem Essen auf und äußert sich in zwei Formen:

Frühdumping: Innerhalb von 30 min nach der Nahrungsaufnahme zieht die osmotische Wirkung unverdauter Nahrungsbestandteile Wasser in den Dünndarm, was zu Symptomen wie Bauchkrämpfen, Durchfall, Übelkeit und einem Völlegefühl führt.

Spätdumping: Etwa 1–3 h nach dem Essen kann es aufgrund eines schnellen Blutzuckeranstiegs und der nachfolgenden Insulinreaktion zu einem starken Abfall des Blutzuckerspiegels (Hypoglykämie) kommen. Dies verursacht Symptome wie Schwitzen, Zittern, Schwindel und Schwächegefühl.

Gedeih- und Wachstumsstörungen bei Kindern (Goulet et al. 2006)

Ursachen von Gedeih- und Wachstumsstörungen können sein:

Eine **Malabsorption von Nährstoffen**. Kinder mit CDV haben eine funktionell reduzierte Dünndarmoberfläche, was die Fähigkeit zur Resorption von Nährstoffen, Vitaminen und Mineralstoffen erheblich beeinträchtigt. Dies führt zu einem Mangel an essenziellen Nährstoffen, die für Wachstum und Entwicklung notwendig sind. Besonders betroffen sind die Resorption von Fetten, Proteinen, Kohlenhydraten sowie fettlöslichen Vitaminen (A, D, E, K) und Mineralstoffen wie Kalzium, Eisen und Magnesium.

Ein **erhöhter Nährstoffbedarf,** da Kinder im Allgemeinen einen höheren Nährstoffbedarf für Wachstum und Entwicklung bezogen auf das Körpergewicht haben. Bei Vorliegen eines Kurzdarmsyndroms kann der Körper diesen Bedarf aufgrund der eingeschränkten Nährstoffaufnahme nicht decken, was zu Wachstumsstörungen führen kann.

Häufig **rezidivierende Erkrankungen,** da Kinder anfälliger für Infektionen und gastrointestinalen Erkrankungen sein können, die den Nährstoffbedarf erhöhen und gleichzeitig die Nährstoffaufnahme verringern können.

Hormonelle Veränderungen (Siehe Abschn. 1.3.2 Übersicht der relevanten Botenstoffe zur Regulierung der Nährstoffversorgung), eine Malnutrition kann das endokrine System beeinflussen, insbesondere die Produktion von Wachstumshormonen. Dies kann die Wachstumsrate weiter beeinträchtigen.

Psychosoziale Faktoren, durch die ständige medizinische Behandlung und die Einschränkungen, die durch die Krankheit entstehen, können zu psychischen Belastungen führen, die sich negativ auf Ernährung, Entwicklung und das Wohlbefinden auswirken können.

3.10.2 Komplikationen der enteralen Ernährungstherapie mit Besonderheiten bei Kindern und Jugendlichen

Die enterale Ernährungstherapie ist bei sachgerechter Anwendung eine sichere, komplikationsarme Form der Ernährung. Trotzdem kann es in Einzelfällen zu Problemen kommen, die meistens durch einfache pflegerische Maßnahmen behoben werden, z. B. bei lokalen Wundinfektionen oder Defekten an der Sonde.

Die Art und Häufigkeit der Komplikationen sind abhängig von zahlreichen Faktoren. Zum einen ist es die Grunderkrankung mit ihren metabolischen Veränderungen, zum anderen spielen die Applikationstechnik, die Art der Sondenkost, die Platzierung der Sonde und vor allem die Betreuung durch Fachkräfte mit Schwerpunkt Ernährungsmedizin eine entscheidende Rolle.

Eine Verringerung der Komplikationsrate ist durch konsequente Schulung mit Beachtung der Pflegestandards und Leitlinien zur enteralen Ernährungstherapie von herausragender Bedeutung. Mechanische, sondenabhängige und lokale infektiöse Komplikationen können durch korrekte Pflege oft vermieden werden. Zu diesen Komplikationen gehören Dislokation und Okklusion sowie Druckläsionen und Probleme bei der Implantation und Anlage von Sondensysteme.

Gastrointestinale Komplikationen
Zu den gastrointestinalen Komplikationen zählen Diarrhoe, Obstipation, Übelkeit, Erbrechen, Völlegefühl, Meteorismus und Flatulenz. (Tab. 3.17)

Regurgitaiton, pulmonale Aspiration und Aspirationspneumonie
Bei Patienten, die mit Sondenkost ernährt werden, ist eine schwerwiegende Komplikation die Regurgitation und die Aspiration von Mageninhalt. Störungen des Nahrungstransportes durch gastrointestinale Motilitätsstörungen sowie fehlender Husten- und Schluckreflex können die Ursache für eine oft auch „leise auftretende" Aspiration sein.

Nahrungsbedingte Komplikationen
Um vor allem bei Kindern eine Fehlernährung mit der Beeinträchtigung von Gedeihen, Wachstum und Entwicklung zu vermeiden, ist der Einsatz von altersentsprechender Nahrung zu beachten.

Applikationsfehler
Ein zu schneller Kostaufbau, zu große Nahrungsmengen und deren zu schnelle Verabreichung, zu kalte Sondenkost, mangelnde Pflege der Sondensysteme sowie Kontaminationen von „Homemade" Sondenkost und der Überleitsysteme sind die häufigsten Ursachen für Applikationsfehler. Ein ausführliches Training aller beteiligten Personen und ein konsequentes Befolgen der Pflegestandards hilft, diese Fehler zu vermeiden.

Tab. 3.17 Gastrointestinale Komplikationen/Probleme bedingt durch die enterale Nahrungsapplikation

Symptome	Ursachen	Therapie
Übelkeit, Erbrechen	Zu schneller Kostaufbau, Dumpingsyndrom, Infektionen des Gastrointestinaltraktes, Motilitätsstörungen	Langsamer Sondenkost-Nahrungsaufbau, angepasste Zufuhrgeschwindigkeit, pumpenassistierte Verabreichung der Sondenkost
Gedeihstörungen	Nicht ausreichende Nährstoffzufuhr, nicht altersentsprechende Sonden- oder Trinknahrung, Durchfälle und Nährstoffverlust	Dem Alter des Kindes entsprechende Nahrung auswählen
Osmotische Diarrhoe	Zu hohe Osmolarität der Sondennahrung	Wechsel zu isotoner Sondennahrung
Fettstühle (Steatorrhoe)	Fettmalabsorption, Pankreasinsuffizienz	Pankreasenzyme, Sondenkost mit geringem Fettanteil oder MCT- haltige Sondenkost Pumpenassistierte Zufuhr der Nahrung
Meteorismus, Bauchschmerzen, Diarrhoe	Laktoseunverträglichkeit, Nahrungsapplikation zu schnell, falsches Substrat, Sondennahrung zu kalt, Infektionen des Gastrointestinaltraktes, bakterielle Fehlbesiedlung, Motilitätsstörungen, Entzündung	Wechsel zu laktosefreier Nahrung, Applikationsart- und Menge korrigieren, Sondenkost bei Zimmertemperatur verabreichen
Obstipation oder Diarrhoe	Fehlender Ballaststoffgehalt, ungenügende Flüssigkeitszufuhr, Stenosen, Darmträgheit, Elektrolytstörungen	Wechsel zu ballaststoffhaltigem Substrat, ausreichende Zufuhr von Flüssigkeit

Metabolische Komplikationen

Metabolische Störungen sowie Störungen im Flüssigkeits- und Elektrolythaushalt können durch die Grunderkrankung, durch Medikamente, aber auch durch die Sondennahrung hervorgerufen werden. Störungen im Stoffwechsel sind eng assoziiert mit einer bereits vorher instabilen Stoffwechselsituation eines Patienten. Auftreten können unter anderem Komplikationen wie Wasserretention mit Ödembildung, hypertone Dehydratation (Tube feeding syndrom), Elektrolytstörungen (z. B. Hypo-/Hypernatriämie, Hypo-/Hyperkaliämie, Hypo-/Hyperphosphatämie) und ein Anstieg der harnpflichtigen Substanzen. (Tab. 3.18)

3.10.3 Infektiöse Komplikationen systemisch, sonden- und katheterbedingt

Katheterinfektionen, systemisch bedingte Sepsis (Weimann 2017)

Bei Patienten, die auf parenterale Ernährung angewiesen sind, besteht ein erhöhtes Risiko für **Katheterinfektionen** und **systemische Sepsis**. Diese Komplikationen

Tab. 3.18 Metabolische Komplikationen

Komplikation	Ursache	Prävention/Therapie
Hypertone Dehydratation	Ungenügende Flüssigkeitsaufnahme, großer Flüssigkeitsverlust	Steigerung der Flüssigkeitszufuhr Flüssigkeitsbilanzierung
Hyperhydration	Forcierte Ernährung	Berücksichtigung der Einschleichphase, reduzieren der Zufuhrrate
Hyperglykämie	Insulinmangel, Stresssituationen	Sondenkost mit überwiegend komplexen Kohlenhydrate einsetzen, kontinuierliche Applikation mit Ernährungspumpe
Dumpingsyndrom	Zu rasche Verabreichung, zu hohe Osmolarität (>300 mosmol/l)	Reduzieren der Zufuhrrate, pumpenassistierte Applikation, isotone Nährlösungen einsetzen
Hypernatriämie	Inadäquate Flüssigkeitszufuhr oder große Verluste, Niereninsuffizienz	Flüssigkeitszufuhr steigern, Bilanzierung der Flüssigkeit, natriumarme Sondenkost
Hyponatriämie	Zu geringe Natriumzufuhr, Flüssigkeitsüberlastung	Natriumsubstitution (enteral/parenteral), Flüssigkeitszufuhr einschränken
Hyperkaliämie	Niereninsuffizienz	Kaliumarme Sondenkost, Monitoring der Nierenfunktion
Hypokaliämie	Aggressive medizinische Ernährungstherapie bei mangelernährten Patienten, Insulintherapie, Diarrhoe	Einschleichphase beachten, reduzieren der Zufuhrrate, Kaliumsubstitution
Hyperphosphatämie	Niereninsuffizienz	Phosphatarme Sondenkost, Monitoring der Nierenfunktion
Hypophosphatämie	Forcierte Ernährungstherapie, bei mangelernährten Patienten, Insulintherapie, Diarrhoe	Einschleichphase beachten, reduzieren der Zufuhrrate, Phosphatsubstitution (enteral/parenteral)

können auftreten, da die Verwendung von zentralen Venenkathetern (ZVK) zur Verabreichung von Nährstoffen ein potenzielles Eintrittsportal für pathogene Keime darstellt. Eine unzureichende Sterilität bei der Katheterplatzierung oder der Pflege kann zu Infektionen führen, die sich schnell auf den gesamten Körper ausbreiten und eine Sepsis auslösen können.

Katheterinfektionen sind oft auf Bakterien zurückzuführen, die aus der Haut oder der Umgebung in den Blutkreislauf gelangen. Die Symptome einer Katheterinfektion können Fieber, Schüttelfrost und lokale Entzündungszeichen an der Katheterstelle umfassen. Bei einer unbehandelten Infektion kann sich die Situation rasch verschlechtern und zu einer **systemischen Sepsis** führen, die lebensbedrohlich sein kann. Eine Sepsis erfordert eine sofortige medizinische Intervention, typischerweise in Form von Antibiotika und möglicherweise einer Entfernung des Katheters.

Katheterinfektionen lokal (Memel 2001)

Lokale Katheterinfektionen treten oft an der Einstichstelle auf und können sich durch Rötung, Schwellung, Wärme und Schmerzen im Bereich des Kathetereintritts äußern. Diese Infektionen sind in der Regel das Resultat von Bakterien, die aus der Hautflora stammen.

Um die Risiken von Katheterinfektionen und Sepsis zu minimieren, sind strenge Hygiene- und Pflegeprotokolle unerlässlich, einschließlich der Verwendung aseptischer Techniken bei der Katheterplatzierung und -pflege sowie der regelmäßigen Überwachung auf Anzeichen einer Infektion. Eine regelmäßige Inspektion der Einstichstelle ist entscheidend, um das Risiko von lokalen Infektionen zu minimieren. Ein frühzeitiges Erkennen und eine sofortige Behandlung solcher Infektionen sind wichtig, um die Ausbreitung im Blutkreislauf zu verhindern.

Lokale Infektionen, Peritonitis, Abszess, Ekzeme und Mykosen bei Perkutanen Sondensystemen (PEG)

Lokale Infektionen (Schwameis et al. 2018)

Typische Zeichen einer lokalen Infektion an der Sondeneintrittsstelle sind Rötung, Schwellung, Schmerzen und Sekretbildung. Das frühzeitige Erkennen von Infektionen im Bereich des Stomas ist ein entscheidender Faktor für die wirksame Behandlung und Vermeidung von septischen Komplikationen. Um lokale Infektionen zu verhindern, ist auf eine regelmäßige Haut- und Stomapflege zu achten. Ziel dieser Maßnahme ist es, den Wundbereich so keimarm wie möglich zu halten, um ein Keimwachstum zu vermeiden. Eine Durchführung des Verbandwechsels erfolgt nach standardisierten Pflegeleitlinien.

Peritonitis (Kahn et al. 2020)

Eine klinisch schwere, lebensbedrohliche Komplikation stellt die Peritonitis dar. Patienten, die Entzündungszeichen wie Fieber und Schmerzen entwickeln, bedürfen einer engmaschigen Kontrolle, um rechtzeitig eine möglicherweise sich entwickelnde Peritonitis zu erkennen.

Abszess (Oh et al. 2016)

In seltenen Fällen tritt eine Abszessbildung im Bereich des Stomas auf. Hier sind eine chirurgische Sanierung und eine systemische Antibiotikagabe notwendig. Unter Umständen muss die perkutane Sonde entfernt werden.

Ekzeme und Mykosen (Verstegen et al. 2015)

Bei nachgewiesen bakteriell bedingten Ekzemen erfolgt entsprechend dem Resistogramm eine systemische antibiotische Behandlung. Bei nachgewiesener Pilzinfektion erfolgen eine enterale Sanierung und eine lokale Behandlung der Pilzinfektionen.

Stoma, Prolaps und Stenosen (Jeppesen 2019)

Im Stoma können ein **Prolaps** und/oder **Stenosen** auftreten, die zu mechanischen Obstruktionen im Verdauungstrakt führen. Prolaps bezieht sich auf das Hervortreten von Darmabschnitten durch die Bauchdecke oder ein Stoma, während Stenosen Verengungen im Darm darstellen, die die Passage von Nahrungsmitteln und Flüssigkeiten behindern können. Diese Komplikationen können schmerzhafte Symptome verursachen und häufig chirurgische Interventionen erforderlich machen. Darüber hinaus sind **Infektionen**, insbesondere bei der Verwendung von Stomata zur Ableitung von Darminhalt, möglich. Das Risiko für bakterielle Fehlbesiedlungen und Infektionen erhöht sich, was zu schwerwiegenden Erkrankungen führen kann. Eine adäquate medizinische Überwachung sowie prophylaktische und therapeutische Maßnahmen sind entscheidend, um diese Komplikationen zu minimieren.

3.10.4 Komplikationen der Kathetersysteme

(Bischoff et al. 2023; Bischoff et al. 2024; Brandstätter et al. 2005)

Okklusionen

Die Okklusion, also der Verschluss des zentralvenösen Kathetersystems ist eine nicht seltene Komplikation. Die Gründe sind nicht immer eindeutig zu ermitteln und die Ursachen können vielfältig sein. In Frage kommen: Thrombosen (Spitzen-, Adhäsionsthrombus), Präzipitate (Ausfällung inkompatibler Flüssigkeiten), Ablagerung durch Fett-Aminosäuren-Gemisch und eine veränderte Katheterlage.

Fehlende Sorgfalt in der Katheterpflege (mangelnde Spülung des Katheters) und die Verwendung von inkompatiblen Infusionslösungen begünstigen die Entstehung von Katheter-Okklusionen. Kommt es zu einer unbemerkten Diskonnektion von Katheter und Infusionssystem mit einem Rückfluss, kann ein Katheterverschluss die Folge sein.

Liegt keine eindeutige Ursache für die (Teil-)Okklusion vor, ist ein Ausprobieren verschiedener Maßnahmen oft der Weg, den Verschluss zu beseitigen. (Siehe auch Abschn. 5.5).

Dislokationen

Eine Lageveränderung der Katheterlage kann sich intravasal und im getunnelten Abschnitt des Katheters mit extrakorporalem Segment ereignen. Dislozierte Portpunktionsnadeln können ein Paravasat zur Folge haben.

Dislozierte Polyestermuffe bei Broviac®/Hickman®-Kathetersystemen

Eine unsachgemäße Implantation, ein beständiger Zug am Katheter und eine Lokalinfektion der Kathetereintrittstelle können zu einer Dislokation der Polyestermuffe führen. Eine dislozierte Polyestermuffe wird in der Kathetereintrittstelle sichtbar und verliert damit ihre Funktion. Die Gefahr von aszendierenden Infektionen und des vollständigen Herausrutschens des Katheters steigt. Der Katheter muss gewechselt werden. Durch eine Zugentlastung des Katheters kann dieser Komplikation vorgebeugt werden.

Intravasale Katheterfehllagen

Intraoperativ verursachte Katheterfehllagen sind selten, wenn die Katheter von einem erfahrenen Chirurgen (hier vor allem bei Kindern) implantiert werden. Wenn die Katheterspitze in die Herzklappen positioniert wird und diese in die rechte Herzkammer ragt, muss eine operative Korrektur vorgenommen werden. Die Fehllage der Katheterspitze führt zu Irritationen des Endokards und dadurch können Herzrhythmusstörungen mit ventrikulären Extrasystolen ausgelöst werden. Herzrhythmusstörungen können durch Armbewegungen entstehen, bei denen sich zentrale Kathetersysteme 1–5 cm nach zentral bewegen können.

Bei langzeiternährten Kindern, die sich im Wachstum befinden, ist eine jährliche radiologische oder sonografische Kontrolle der Katheterlage indiziert, da die Katheterspitze unter Umständen nicht mehr zentral liegt. Eine neue Katheteranlage wird ggf. notwendig.

Paravasate

Ein Paravasat entsteht durch Fehlpunktionen und Nadelfehllagen bei Portkathetersystemen, Katheterfehllagen bzw. -dislokationen, intravasalen Katheterdefekten und Thrombosen. Die Infusion muss unterbrochen und die Ursache behoben werden. Die Paravasatbildung ist mit einer sekundären Infektionsgefahr verbunden, klinische Beobachtung ist angezeigt. Bei einem Paravasat über der Portkammer muss die Infusionstherapie vorübergehend unterbrochen werden.

Der Katheter stellt für Erwachsene und Kinder mit langzeitiger parenteraler Ernährungstherapie die Lebensader dar. Deshalb sollten die Pflegenden und alle in die Therapie involvierten Personen größte Sorgfalt walten lassen, damit eine lange Liegezeit der Katheter erreicht werden kann.

Jede Katheterentfernung zieht einen Gefäßverschluss nach sich und bedeutet eine Schädigung des Gefäßsystems. Es können nicht beliebig viele Katheter implantiert werden. Die Situation der „letzten Vene" muss vermieden werden.

Präzipitate

Präzipitate entstehen durch Ausfällungen von Kalziumsalzen bei Infusionen mit nicht kompatiblen Lösungen und Medikamenten. Ein schleichender Katheterverschluss macht sich durch erschwertes Spülen bemerkbar.

Thrombose

Die Thrombose wird häufig an der Dysfunktion des Katheters erkannt, wenn das thrombotische Geschehen die Katheterspitze miteinbezieht. Klinische Zeichen einer Thrombose sind eine Schwellung des Armes, des Kopfes und Halses und sichtbare Umgehungskreisläufe an Oberkörper und Schulter. Löst sich der Thrombus teilweise oder ganz, besteht die Gefahr einer Lungenembolie.

Pinch-off-Syndrom

Wird der Katheter über die Vena subclavia eingelegt, ist eine mögliche Komplikation die Einklemmung des Katheters zwischen der 1. Rippe und dem Schlüsselbein. Dieses Phänomen nennt man **„Pinch-off-Syndrom"**. Vor allem bei hypermobilen

Patienten kann es zu Beschwerden unter dem Schlüsselbein kommen. Vereinzelt wird bei Bewegung des Armes ein schlechteres Einlaufen der Infusionslösung beobachtet. Um dieses Syndrom zu vermeiden, sollte der Portkatheter genügend lateral implantiert werden.

Katheterruptur, Katheterbruch, Materialschäden

Durch fehlende Zugentlastung, Materialermüdung und Gewalteinwirkung kann es zu einer Beschädigung des extrakorporalen Segments bei getunnelten Kathetern kommen. Schleichende Okklusion verbunden mit einem hohen Infusionsdruck kann eine Materialschwäche zur Folge haben, teilweise wird eine Ballonbildung am externen Schenkel sichtbar. Gleichfalls kann ein Katheterbruch ein Ergebnis frustraner Eröffnungsversuche bei Okklusionen sein. Einkerbungen des operativ angebrachten Fixierungsfadens an der Kathetereintrittstelle können zu einem Katheterdefekt führen.

Fehlerhaftes Abklemmen mit Metallklemmen kann zu Leckagen am Katheter, das zu feste Aufdrehen von Ansatzstücken an den Konnektoren zu Haarrissen des Katheteransatzes oder zur Materialermüdung führen.

Die Reparatur defekter Konnektoren oder des extrakorporalen Segments und Abklemmen an der gleichen Stelle von Broviac®-/Hickman®-Kathetersystemen ist mit Reparatur-Sets der Hersteller möglich. Zur Reparatur des extrakorporalen Schenkels muss das Segment proximal der Beschädigung auf einer Länge von mindestens 5 cm unbeschädigt sein, um ein korrektes Aufsetzen des neuen Katheterschenkels zu ermöglichen. Der Katheter muss sofort, nachdem der Defekt entdeckt wurde, und während der Reparatur mit einer atraumatischen Klemme abgeklemmt werden. Die Durchführung darf nur von geschultem, medizinischem Fachpersonal immer nach Herstelleranleitung unter Berücksichtigung steriler Arbeitstechnik erfolgen. Jeder Patient sollte bei Entlassung aus der Klinik mit einem passenden Reparaturkit ausgestattet sein.

Die Einführung der europäischen **Medizinprodukteverordnung (MDR)** stellt Hersteller von Reparaturkits vor erhebliche Herausforderungen. Ein zentrales Problem ist die fehlende Zulassung von Klebstoffen, die essenziell für die sichere und wirksame Anwendung dieser Kits sind. Ohne eine Zulassung können diese Produkte nicht den regulatorischen Anforderungen entsprechen, was dazu führt, dass Reparaturkits derzeit nicht oder nur eingeschränkt verfügbar sind. Dies hat gravierende Folgen für die Versorgung, da beschädigte Medizinprodukte nicht mehr adäquat instand gesetzt werden können, was den Austausch durch neue Produkte erzwingt – mit entsprechenden Kosten und Ressourcenaufwand. Eine schnelle Klärung und Anpassung der MDR-Regularien ist dringend erforderlich, um diese Lücke zu schließen und die Patientensicherheit zu gewährleisten.

3.10.5 Vermeidung von Komplikationen der Infusionspumpen und Überleitgeräte

Eine guten Einweisung und Erklärung der Pumpen sind zwingend erforderlich. Damit können gesundheitliche Risiken in der Anwendung vermieden werden. Zu häufigen Problemen gehören Dosierungsfehler. Eine exakte Berechnung der Dosierung und die entsprechende Einstellung an der Infusionspumpe sind notwendig, um Fehler zu reduzieren. Unzureichende Wartungen oder unsachgemäßer Anschluss der Infusionspumpe können Dosierungsfehler verursachen, was zu Über- oder Unterversorgung mit Nährstoffen führt. Wartungen, wie sicherheitstechnische Kontrollen sind entsprechend der Herstellerangaben zu berücksichtigen. Eine regelmäßige Schulung des Pflegepersonals und sorgfältige Wartung der Geräte sind entscheidend, um diese Risiken zu minimieren und eine sichere parenterale Ernährung zu gewährleisten.

3.10.6 Komplikation der Sondensysteme

Sondenbedingte Komplikationen können durch korrekte Pflege sehr oft vermieden werden. Zu diesen Komplikationen gehören Dislokation und Okklusion sowie Druckläsionen und Probleme bei der Implantation und Anlage von Sondensystemen.

Transnasale Sondensysteme
Verletzungen und Perforation
Bei der Sondenplatzierung kann es zur Verletzung und Blutung der Schleimhäute von Nase, Pharynx, Oesophagus und Magen kommen. Bei bestehenden Oesophagusvarizen ist eine Perforation möglich. Die Sonde wird deshalb immer vorsichtig und gefühlvoll eingeführt. Macht sich eine Passagebehinderung bemerkbar, darf die Sonde nicht gewaltsam vorgeschoben werden.

Sondenfehllagen
Wird die Sonde in die Trachea eingeführt, löst dies bei Patienten, die in ihrem Bewusstsein nicht eingeschränkt sind, Husten und Atembehinderung aus. Die Patienten werden zyanotisch. Sind Atemgeräusche an der Magensondenöffnung hörbar, spricht dies ebenfalls für eine Sondenfehllage in der Trachea. Wird die Sondenlänge zu lang bemessen, kann die Sonde durch den Pylorus (Magenausgang) wandern und sich im Dünndarm platzieren. Wird die Nahrung im Bolus appliziert, kann dadurch ein Dumpingsyndrom ausgelöst werden. Die Sonde kann nach Passage der Cardia in den Oesophagus zurückschlagen. Dies kann bei der Sondierung zu Erbrechen und Aspiration führen. Rollt sich die Sonde beim Legen im Mund auf, wird die Sonde bei der Inspektion der Mundhöhle sichtbar.

Sonden Okklusion
Bedingt durch das kleine Lumen der transnasalen Sonden (CH 8–12) neigen diese
zu Okklusionen. Daher werden die Sonden vor und nach Sondenkost Gabe und vor
und nach jeder Medikamentenapplikation mit Wasser gespült. Auf keinen Fall dürfen säurehaltige Flüssigkeiten wie Früchtetees oder Fruchtsäfte verwendet werden.
Die Säure in diesen Flüssigkeiten bewirkt ein Ausflocken des Proteins in der
Sondennahrung und fördern somit ein Verstopfen des Sondenlumens.

Bei zu lang bemessener Sondenlänge kann sich unter anderem auch durch die
Motilität des Magens die Sonde im Magen verknoten, was die Sondierung erschwert
oder unmöglich macht. Analog dazu ist die Aspiration von Mageninhalt gleichfalls
erschwert oder unmöglich.

3.10.7 Applikationsfehler bei Sondennahrung

Ein zu schneller Kostaufbau, zu große Nahrungsmengen und deren zu schnelle Verabreichung, zu kalte Sondenkost, mangelnde Pflege der Sondensysteme sowie Kontaminationen der Sondenkost und der Überleitsysteme sind die häufigsten Ursachen
für Applikationsfehler. Ein ausführliches Training aller beteiligten Personen und ein
konsequentes Befolgen der Pflegestandards hilft, diese Fehler zu vermeiden.

3.10.8 Komplikationen bei perkutanen Sondensystemen (PEG, JET-PEG, Gastrotube, PEG mit jejunalem Schenkel)

Sondenanlage
Potenziell können verschiedene Komplikationen auftreten.
Risiken bei der Implantation einer perkutanen Sonde können sein

- Organverletzungen der Leber und des Darms durch Fehlpunktion
- Blutungen während und nach Anlage der Sonde
- Varizenblutung durch die mechanische Reizung der Fadendurchzugmethode
- Aspiration durch falsche Lagerung während der Endoskopie
- Bradykarde durch einen Vagusreiz
- Apnoe

Dislokation
Dislokationen gastral platzierter PEG-Sonden sind bei sachgerechter Handhabung
der Sondensysteme durch die Ausstattung mit innerer und äußerer Halteplatte sel-
ten. Unruhige Patienten sowie Kinder sind aber durchaus in der Lage, durch starken
Zug die Sonde zu entfernen. Deshalb kann ein Umwickeln mit einer elastischen
Binde sinnvoll sein. Die Dislokation der jejunalen Sonde einer JET-PEG in den
Magen ist nicht selten. Die Sondenanlage erfordert eine sachgerechte Durchführung
und Platzierung.

Okklusionen

Okklusionen können bei allen Sondensystemen auftreten. Sachgerechte Verabreichung der Medikamente und regelmäßiges Spülen der Sonde beugen dieser Komplikation vor. Besonders muss auf Medikamente geachtet werden, die nicht über die Sonde gegeben werden können, hier müssen alternative Zubereitungen gesucht werden.

Allgemeine Empfehlungen für sondengängige Medikamente

Flüssige Formen bevorzugen: Lösungen, Suspensionen, Tropfen: Geeignet für die Sonde, da sie keine Verklumpung verursachen.

Pulver oder Granulat: Wichtig: Immer in Wasser auflösen!

Zerdrückbare Tabletten: Medikamente, die zerkleinert und in Wasser suspendiert werden können.

Retardtabletten, magensaftresistente Tabletten und Filmtabletten sollten nicht zerkleinert werden, da dies ihre Wirkung verändert.

Kapseln mit Pulver oder Granulat: Öffnen, Inhalt in Wasser auflösen.

Weichkapseln: Oft ungeeignet, es sei denn, der Inhalt kann sicher entnommen werden.

Zäpfchen/Parenterale Formen wählen.

Nicht geeignete Arzneimittelformen: Retardtabletten/-kapseln

Magensaftresistente Tabletten: Gefahr der Zerstörung des Schutzmantels.

Filmtabletten: Können problematisch sein, wenn sie nicht zerkleinert werden dürfen.

Praktische Hinweise:

Flüssigkeiten immer verdünnen: Reduziert das Risiko von Reizungen und Verstopfungen.

Sonde gründlich spülen: Vor und nach der Gabe von Medikamenten mit Wasser spülen (meist 20–50 ml).

Medikamente separat geben: Mischen Sie keine Medikamente, um Wechselwirkungen zu vermeiden.

Apotheke oder Arzt konsultieren: Immer Rücksprache halten, bevor neue Medikamente über die Sonde gegeben werden.

Wenn Sie eine detaillierte Liste benötigen, kann eine Anfrage an Ihren Apotheker oder die Arzneimittelinformation Ihrer Klinik hilfreich sein.

Quellen sind: Arzneimitteldatenbanken und Kompendien.

ABDA-Datenbank (Apotheker-Datenbank): Enthält spezifische Informationen zur Sondengängigkeit von Arzneimitteln.

Sondendefekte

Sondendefekte lassen sich durch pflegerische Maßnahmen vermeiden. So sollte die Schlauchklemme in den Nahrungspausen und bei geschlossener Sonde stets geöffnet sein, um einer Materialermüdung vorzubeugen. Knickstellen und Perforationen lassen sich verhindern, indem beim Abklemmen stets eine andere Sondenstelle gewählt wird. Sondenzubehör wie äußere Halteplatte, Schraubverschlüsse und

Schlauchklemme sind keine Einmalartikel und lassen sich bei Defekten und bei Bedarf einfach und schnell ersetzen. Bei jahrelanger Liegedauer sind Sondendefekte aufgrund von Materialermüdung durchaus möglich.

Drucknekrosen und Ulzerationen

Hämatin in der Magensonde oder im Erbrochenen sowie ein chronischer Hämoglobinabfall und Oberbauchbeschwerden können ein Hinweis auf Drucknekrosen und Ulzerationen des Magens sein. Eine endoskopische Abklärung bestätigt ggf. die Verdachtsdiagnose.

Hypergranulationsgewebe

Das Hypergranulationsgewebe – auch wildes Fleisch genannt – ist ein um die perkutan angelegte Ernährungssonde kragenförmig wachsendes, rotes, hyperplastisches Bindegewebe. Die Ursache ist nicht sicher bekannt. Es handelt es sich um eine gutartige schmerzlose Gewebsneubildung. Die Ausprägung der Hypergranulation ist sehr unterschiedlich. Manchmal stellt sich auch eine Befundverbesserung ein, wenn ein Wechsel auf ein Austauschsystem wie Button oder Gastrotube vorgenommen wird.

Buried-Bumper-Syndrom

Unter Buried-Bumper-Syndrom versteht man eine Überwucherung der inneren Halteplatte der PEG-Sonde mit hypertropher Magenschleimhaut und dem Einwachsen der Platte in die Magenwand. Endoskopisch ist die Halteplatte meist nicht mehr sichtbar. Lässt sich die PEG-Sonde nicht mehr mobilisieren oder nur noch schwer durchspülen, kann das auf ein Buried-Bumper-Syndrom hinweisen. Andere Zeichen für eine eingewachsene innere Halteplatte können Oberbauchbeschwerden und auch Sekretionen neben der Sonde sein. Lässt sich die Halteplatte endoskopisch nicht mehr mobilisieren, wird eine chirurgische Intervention notwendig. Nach endoskopischer Entfernung der Sonde ist eine erneute endoskopische Sondenanlage möglich.

Vermeiden lässt sich die Komplikation, indem die Sonde regelmäßig bei jedem Verbandswechsel mobilisiert wird. Dabei wird die Sonde, nachdem der Verband entfernt und das Gastrostoma gereinigt wurde, mindestens 3 cm in den Magen geschoben. Anschließend wird die Sonde wieder so weit zurückgezogen, bis ein leichter innerer Widerstand spürbar ist.

Gastrotube

Eine Dislokation der Sonde bedingt durch das Platzen des Halteballons im Magen und ein damit verbundenes Herausrutschen der Sonde aus dem Stoma stellt die häufigste Komplikation dar.

Zum Platzen des Ballons kann es zum einen aufgrund einer Materialschwäche, zum anderen durch Überfüllung des Ballons kommen. Materialermüdung des Trichteransatzes und Einrisse am Sondenschaft des Gastrotubes machen gelegentlich einen Sondenaustausch erforderlich.

Die Bildung von Hypergranulationsgewebe und Infektionen kann, wie nach PEG-Implantation, beobachtet werden. Okklusionen beruhen in der Regel auf einem Pflegefehler.

Leckagen

Bei Leckagen des Stomakanals tritt Magen- bzw. Darminhalt oder Sondenkost durch den Stichkanal. Bei gastralen Leckagen besteht die Gefahr einer Verätzung der Haut um den Stomakanal durch die austretende Magensäure.

Aspiration

Zur Vermeidung einer Aspiration muss während und eine Stunde nach der Verabreichung von Nahrung eine Oberkörperhochlagerung von mindestens 30° erfolgen. Wesentlich ist auch die langsame Nährstoffzufuhr.

3.10.9 Ernährungspumpen und Überleitsysteme

Komplikationen bei der Verwendung von enteralen Ernährungspumpen und Überleitgeräten treten häufig durch unsachgemäße Handhabung oder technische Probleme auf. Eine häufige Komplikation ist die Verstopfung der Sonde, oft bedingt durch Rückstände der Nährlösung oder unzureichendes Spülen des Systems. Außerdem kann es bei unsachgemäßer Bedienung zu Fehldosierungen kommen, bei denen die Nährlösung zu schnell oder zu langsam verabreicht wird, was Magen-Darm-Beschwerden wie Übelkeit, Erbrechen oder Durchfall verursachen kann.

Ein weiteres Risiko sind Leckagen an den Verbindungspunkten zwischen Sonde und Überleitgerät, die zu einer Unterbrechung der Nährstoffzufuhr führen und eine Kontaminationsgefahr darstellen können. Auch das Eindringen von Luft in die Schläuche stellt eine potenzielle Gefahr dar, da es zu Blähungen oder Bauchschmerzen führen kann. Eine regelmäßige Schulung des Pflegepersonals sowie die sorgfältige Kontrolle und Wartung der Geräte sind entscheidend, um diese Komplikationen zu verhindern und die sichere Verabreichung der enteralen Ernährung zu gewährleisten.

3.11   Hepatopathie bei Chronischem Darmversagen

Johannes Hilberath

3.11.1 Krankheitsbild

Die Überlebensraten von Kindern mit Chronischem Darmversagen (CDV) haben sich in den vergangenen Jahrzehnten deutlich verbessert, sodass Prävention und Behandlung assoziierter Komplikationen zunehmend in den Vordergrund getreten sind.

Die mit Chronischem Darmversagen assoziierte Hepatopathie (englisch: *intestinal failure-associated liver disease, IFALD*) ist aufgrund der relevanten Morbidität und Mortalität hierfür ein klinisch besonders schwerwiegendes Beispiel (Lacaille et al. 2015).

Die *IFALD* wird als Überbegriff für ein breites Spektrum hepatobiliärer Dysfunktion bzw. Schädigung im Kontext des Chronischen Darmversagens verstanden. Konsequenterweise wird die *IFALD* bei Patienten mit CDV und parenteraler Ernährung (PE) nach Ausschluss anderer primärer Lebererkrankungen definiert als eine Hepatopathie mit variablen Phänotyp, welcher unter anderem Erhöhungen der hepatozellulären Enzyme, Leberfunktionseinschränkungen, Steatose, Steatohepatitis, Cholestase und fibro-zirrhotische Parenchymveränderungen umfasst (Khalaf et al. 2020). Während die cholestatische Form der *IFALD* eine regelmäßig auftretende und häufig auch reversible Komplikation bei Kindern ist, können progrediente Verlaufsformen mit schwerwiegender Lebererkrankung ein lebensbedrohliches Problem darstellen (Belza et al. 2023). Es ist wichtig zu betonen, dass trotz Besserung bzw. Sistieren einer Cholestase im Krankheitsverlauf, histologische und klinische relevante Pathologien wie Fibrose und Steatose bei Kindern persistieren bzw. fortschreiten können (Mutanen et al. 2013; Mercer et al. 2013). Prävention, Screening und Therapie kommen somit eine relevante Bedeutung zu (Caporilli et al. 2023).

3.11.2 Epidemiologie

Aufgrund uneinheitlich angewandter Definitionen und fehlender standardisierter diagnostischer Kriterien variieren in der Literatur die epidemiologischen Angaben zu Häufigkeit und Krankheitslast der *IFALD* (Lee et al. 2020). Neuere Daten weisen mit einer Cholestase-Prävalenz von 22 % und einem Fortschreiten zur terminalen Hepatopathie bei 5 % der Kinder mit CDV im Gegensatz zu älteren Publikationen mit Prävalenzraten von 40–85 % auf ein verbessertes Management hin (Belza et al. 2022; Zafirovska et al. 2023). Eine CDV-assoziierte Hepatopathie kann jedoch unverändert eine Indikation zur Durchführung einer isolierten Leber- oder kombinierten Leber-Darm-Transplantation darstellen und gilt mit einer Mortalität von bis zu 40 % als eine der häufigsten Todesursachen bei pädiatrischem Darmversagen (Lacaille et al. 2015; Belza et al. 2023; Di Dato et al. 2022). Während sich die CDV-assoziierte Lebererkrankung bei erwachsenen Patienten in der Regel langsam entwickelt, ist insbesondere bei Kindern ein rasches Fortschreiten bis hin zum irreversiblen Leberschaden und Organversagen möglich (Bering et al. 2023).

3.11.3 Pathophysiologie und Risikofaktoren

Die Bezeichnung *IFALD* hat die älteren Begriffe „Parenterale Ernährung-assoziierte Cholestase" und „Parenterale Ernährung-assoziierte Hepatopathie" abgelöst (Di Dato et al. 2022) und unterstreicht somit die multifaktorielle Genese der Leberschädigung im Rahmen der Grunderkrankung des CDV bzw. seines konservativen wie chirurgischen Managements (Lacaille et al. 2015). Hierbei spielt die langzeitparenterale Ernährung eine sehr wichtige, aber nicht die einzige Rolle. Die komplexe Ätiopathogenese ist vielmehr multifaktoriell und durch ein Aufeinandertreffen verschiedener pathophysiologischer Mechanismen und Risikofaktoren gekennzeichnet (Tab. 3.19).

Unter den patientenabhängigen Faktoren ist die hepatische Unreife mit erhöhter Sensitivität zur Cholestase-Entwicklung und hepatischem Schaden bei Säuglingen, Neu- und insbesondere Frühgeborenen hervorzuheben (Belza et al. 2023; Di Dato et al. 2022; Al-Shahwani et al. 2017).

Darüber hinaus führen eine oral-enterale Nahrungskarenz zur verringerten Cholezystokinin-Sekretion und biliären Stase mit vermindertem Gallefluss und Bilirubin-Exkretion, wodurch die Entstehung von Cholestase und Inflammation weiter gefördert werden (Belza et al. 2017). Zudem wird bei fehlendem luminalen

Tab. 3.19 Risikofaktoren für die Entwicklung der CDV-assoziierten Hepatopathie (engl. *IFALD*). Modifiziert nach (Zafirovska et al. 2023; Di Dato et al. 2022; Tabone et al. 2024)

Parenterale Ernährung	Chronisches Darmversagen	Patient
Früher Beginn und Langzeitanwendung einer PE	Oral-enterale Nüchternheit/ Nahrungskarenz bzw. minimale Zufuhr	Hepatische Unreife
Kalorische Überladung, Hohe Glukosezufuhr, Hohe Lipid-Zufuhr, Exzessive Aminosäuren-Zufuhr	Unterbrochener enterohepatischer Kreislauf	Niedriges Geburtsgewicht
Kontinuierliche statt zyklische PE	Multiple chirurgische Eingriffe	Frühgeburtlichkeit
Nährstofftoxizität: hohe Zufuhr an Phytosterolen, ungünstiges Verhältnis Omega-6- zu Omega-3-Fettsäuren, Spurenelement-Toxizität (Mangan, Aluminium)	Biliäre Stase	(Rekurrierende) Infektion/ Sepsis, Gefäßkatheter-assoziierte Sepsis
Nährstoffdefizit: Cholin-Mangel, Carnitin-Mangel, Taurin-Mangel, Mangel an essenziellen Aminosäuren (N-Acetylcystein), Vitamin E (Tocopherol) Mangel	Intestinale Stase	Genetische Prädisposition
	Enterale Dysbiose bzw. bakterielle Fehlbesiedelung	Hepatotoxische Medikation
	Mukosale Barrierestörung und Translokation	

Kontakt mit Nährstoffen eine mukosale Atrophie mit Barrierestörung und konsekutiv eine erhöhte Permeabilität begünstigt: Translokation von Bakterien bzw. bakteriellen Lipopolysacchariden können zu Bakteriämie, Sepsis bzw. Leberschädigung
durch hepatische Inflammation führen (Zafirovska et al. 2023). Diesbezüglich ver-
stärkende Risikofaktoren stellen eine Darmtransportstörung, intestinale Stase und
bakterielle Überwucherung dar (Caporilli et al. 2023). Die Unterbrechung eines
normalen enterohepatischen Kreislaufes kann zu einer gestörten Aktivierung des
Farnesoid X Rezeptors (FXR)/Fibroblasten Growth Factor (FGF) 19 Signalweges
beitragen, welcher aufgrund seiner Rolle in der de-novo Synthese von Gallensäuren
von zunehmendem wissenschaftlichen Interesse ist: bei verminderter FXR/FGF 19
Aktivierung kann eine erhöhte Gallensäuren-Synthese und konsekutive Leberschädigung resultieren (Zafirovska et al. 2023; Al-Shahwani et al. 2017; Mihajlovic
et al. 2024). Die FXR-Aktivierung wird auch durch Phytosterole in der PE und Infektionen bzw. Inflammation vermindert. Sepsis im Allgemeinen und Gefäßkatheterassoziierte Infektionen im Speziellen, insbesondere mit gram-negativen Keimen,
können eine hepatische Dysfunktion darüber hinaus durch proinflammatorische Zytokine auslösen, beispielsweise durch eine Endotoxin-vermittelte Beeinträchtigung
biliärer Transportproteine (Caporilli et al. 2023; Tabone et al. 2024). Frühe bzw. re-
kurrierende Sepsis-Episoden stellen einen unabhängigen Risikofaktor für eine
IFALD-Entwicklung dar (Norsa et al. 2018).

Bezüglich der parenteralen Ernährung spielen für die Entwicklung einer CDV-
assoziierten Hepatopathie die Zusammensetzung und Menge der Makronährstoffe,
ein Mangel an Mikronährstoffen, die Zufuhr hepatotoxischer Nährstoffe und die Art
der PE-Applikation eine entscheidende Rolle – auch wenn die Mechanismen teils
kontrovers diskutiert bzw. nicht abschließend geklärt sind. Das Auftreten labor-
chemischer Leberauffälligkeiten inklusive Bilirubin-Anstieg kann bei pädiatrischen
Patienten bereits nach zwei Wochen beobachtet werden (Melendez et al. 2022).

Es ist wichtig, die Bedeutung der Lipidemulsionen (LE) für die Entstehung von
Cholestase und Inflammation in der Leber hervorzuheben (Tab. 3.20).

Tab. 3.20 Zusammensetzung von Lipidemulsionen für die parenterale Ernährung. (Modifiziert
nach Tabone et al. 2024; Norsa et al. 2018; Melendez et al. 2022). MCT, mittelkettige Triglyceride.
SD, Standardabweichung

	Intralipid®	ClinOleic®	SMOFlipid®	Omegaven®
Sojabohnenöl [%]	100	20	30	0
MCT [%]	0	0	30	0
Olivenöl [%]	0	80	25	0
Fischöl [%]	0	0	15	100
Phytosterol [µg/ml ±SD]	439,1 ± 5,7	274,4 ± 2,6	178,5 ± 9,6	3,7 ± 0,6
Alpha-Tocopherol [mg/l]	38	200	200	150–300
Omega-3 Fettsäuren	+	+	++	+++
Omega-6 Fettsäuren	+++	+	++	+
Lipidemulsion Konzentration [%]	20	20	20	10
Kcal/ml	2	2	2	1,12

Ein ungünstiges Verhältnis der jeweils essenziellen, pro-inflammatorischen Omega-6- zu anti-inflammatorischen Omega-3-Fettsäuren kann Entzündungsaktivität und oxidativen Stress fördern (Fundora et al. 2020). Sojabohnen-basierte LE beinhaltet hohe Konzentrationen an Omega-6-Fettsäuren wohingegen über reine Fischöl-LE überwiegend Omega-3-Fettsäuren mit möglicherweise vorteilhaftem immunmodulierendem Effekt zugeführt werden.

Dabei geht die Zufuhr mehrfach ungesättigter Omega-6-Fettsäuren bei der Verwendung pflanzlich-basierter LE stets auch mit der Zufuhr von Phytosterolen einher: Phytosterole sind mit der Entstehung einer hepatischen Steatose assoziiert (Tabone et al. 2024). Außerdem verringern Phytosterole über einen antagonistischen Effekt die FXR-Aktivität und können dadurch potenziell hepatotoxisch wirken (Tabone et al. 2024). Darüber hinaus unterscheiden sich die Lipidemulsionen im Hinblick auf die Konzentration des antioxidativ wirksamen Alpha-Tocopherol. Ein Mangel an Antioxidantien kann die Empfindlichkeit der Leber gegenüber oxidativem Stress und Lipidperoxidation erhöhen (Lee et al. 2015). Auch die Menge der Lipidzufuhr ist von Bedeutung: das Risiko einer PE-induzierten Cholestase kann durch verringerte Lipidzufuhr mit 1 g/kg/Tag reduziert werden (Tabone et al. 2024; Lee et al. 2015).

Übermäßige und kontinuierliche Glukosezufuhr stimuliert eine Hyperinsulinämie und kann in der Folge hepatische Steatose und Fibrose auslösen (Di Dato et al. 2022). Aus einer Lebersteatose kann sich eine Fibrose entwickeln (Melendez et al. 2022).

Mangan wird zu 90 % biliär ausgeschieden und eine zu hohe Zufuhr wird mit der Entwicklung einer Cholestase in Zusammenhang gebracht. Eine hepatotoxische Kupferakkumulation in Hepatozyten wird diskutiert (Zafirovska et al. 2023).

Auch ein Mangel an Cholin, Carnitin und essenziellen Aminosäuren kann die Entstehung einer Hepatopathie begünstigen (Khalaf et al. 2020; Di Dato et al. 2022). Cholin wird bislang nicht in der Routine über die parenterale Ernährung zugeführt, auch wenn gezeigt werden konnte, dass ein Cholin-Mangel zur *IFALD* bei Kindern beiträgt (Zafirovska et al. 2023; Tabone et al. 2024). Carnitin wird ebenfalls nicht regelhaft über die PE supplementiert. In einem pädiatrischen Fallbericht wurde eine Carnitin-Defizienz mit einer hartnäckigen Cholestase, welche sich nach entsprechender Substitution rasch besserte, in Zusammenhang gebracht (Cho et al. 2012). Ein Mangel der essenziellen Aminosäure N-Acetylcystein kann Hepatozyten einem erhöhten oxidativen Stress aussetzen.

3.11.4 Diagnose

Für die Diagnose der CDV-assoziierten Hepatopathie stehen keine standardisierten Kriterien zur Verfügung. Die Diagnose basiert bei Kindern mit CDV und parenteraler Ernährung nach Ausschluss alternativer Lebererkrankungen auf klinischen, bildgebenden, laborchemischen und gegebenenfalls histopathologischen Befunden (Bering et al. 2023).

Zu beachten sind aber die in der Praxis anzutreffenden unterschiedlichen Phäno-typen der CDV-assoziierten Hepatopathie: Cholestase, Steatose, Fibrose, (Steato-) Hepatitis, Cholezystopathie. Die Formen können isoliert oder in Kombination auf-treten. Häufig sind aber Cholestase und Inflammation bei Säuglingen vorzufinden mit möglichem Progress zu Steatose und Fibrose bei älteren Kindern (Khalaf et al. 2020; Buchman et al. 2017). In der klinischen Evaluation ist unter anderem auf Ik-terus, Hepatosplenomegalie, Leberhautzeichen, Stomavarizen und entfärbten Stuhl-gang zu achten.

Bei Säuglingen mit Darmversagen wird die *IFALD* Diagnose bei Auftreten einer Cholestase mit oder ohne weiteren Laborwertauffälligkeiten im Kontext einer par-enteralen Ernährung über mindestens 14 Tage gestellt. Die laborchemischen Auf-fälligkeiten sollten über mindestens 2–4 Wochen persistieren (Di Dato et al. 2022).

Biochemisch wird von einigen Autoren die frühe IFALD als die Kombination aus Transaminasen- und/oder gamma-Glutamyltransferase-Erhöhung von mehr als 1,5-fach oberhalb des oberen Normwertes und einer Hyperbilirubinämie bis 3 mg/dl definiert (Lacaille et al. 2015; Norsa et al. 2018). Eine persistierende Hyperbili-rubinämie von >6 mg/dl in Kombination mit einer pathologisch veränderten Gerin-nung weist hingegen auf eine schwere IFALD mit hohem Risiko für die Progression zur terminalen Hepatopathie hin, während das Auftreten einer direkten Hyperbiliru-binämie ≥2,5 mg/dl bei Neonaten mit einer erhöhten Mortalität assoziiert ist (Norsa et al. 2018; Spencer et al. 2005). Hypoalbuminämie, Koagulopathie und Thrombo-zytopenie sind späte Zeichen einer fortgeschrittenen CDV-assoziierten Hepatopathie.

Die sonografische Untersuchung kann Hinweise auf Gallenblasensludge oder -konkremente liefern. Auch bei Leberparenchymveränderungen kann neben der klinischen Untersuchung die Abdomensonografie hilfreich sein zur Evaluation von Steatose, portaler Hypertension, Hepatomegalie, Splenomegalie, Aszites und Darmwandverdickung.

Die Durchführung einer Leberbiopsie zur Diagnosestellung ist aufgrund des un-klaren Stellenwertes für das Management und möglichem *sampling error* bei in-homogener Verteilung in der Routine nicht empfohlen (Di Dato et al. 2022; Norsa et al. 2028). Nach individueller Abwägung kann die Leberbiopsie in Einzelfällen jedoch hilfreich zum weitestgehenden Ausschluss von Differenzialdiagnosen, zur Prognoseeinschätzung und zur Statuserhebung im Rahmen einer Transplantations-evaluation sein.

Histologische Zeichen in der Frühphase sind Cholestase, biliäre Obstruktion und Gallepfröpfe, duktuläre Proliferate sowie portale Inflammation; im weiteren Verlauf können sich Steatose sowie periportale Fibrose zeigen (Khalaf et al. 2020; Zafi-rovska et al. 2023; Buchman et al. 2017). In einer nordamerikanischen Studie ergab die Leberbiopsie bei 126 *IFALD*-Patienten in 18 % eine Zirrhose (Fullerton et al. 2026). In einer weiteren Arbeit mit Leberhistologie bei 77 Kindern mit Darmver-sagen wurden lediglich bei 31 % keine *IFALD*-Veränderungen gefunden (Mutanen et al. 2021).

Da histopathologische Veränderungen nicht immer mit laborchemischen Be-sonderheiten einhergehen, können die Diagnose und das Verlaufsmonitoring he-rausfordernd sein. Nicht-invasive Methoden (z. B. Elastografie), Biomarker und

Scores (z. B. APRI-Score, *aspartate aminotransferase to platelet ratio index*) für Diagnose und Monitoring der *IFALD* bei Kindern sind daher wünschenswert und wurden in kleineren Studien untersucht (Di Dato et al. 2022). Eine evidenzbasierte Empfehlung für die Praxis ist derzeit nicht möglich. Jedoch kann erfahrungsgemäß die wiederholte Durchführung eines lokal zur Verfügung stehenden Verfahrens (beispielsweise die Elastografie) bei der Verlaufsbeurteilung unterstützen.

Selbst bei unauffälligem klinischem Verlauf ist daher bei pädiatrischen Patienten mit Darmversagen im Sinne eines Screenings die regelmäßige klinische Evaluation, Bestimmung der Laborchemie und Durchführung eines bildgebenden Verfahrens zu empfehlen.

3.11.5 Prävention und Therapie

Im Management der CDV-assoziierte Hepatopathie bei Kindern sind präventive und therapeutische Ansätze wichtig, welche sich größtenteils aus den oben beschriebenen Risikofaktoren ableiten. Von Bedeutung sind in jeder Phase die Betreuung durch ein interdisziplinäres Team innerhalb eines intestinalen Rehabilitationsprogrammes sowie bei manifester *IFALD* der frühzeitige Austausch mit bzw. die Vorstellung an einem Lebertransplantationszentrum (Belza et al. 2022; Al-Shahwani et al. 2017).

Das Entwöhnen von parenteraler Ernährung durch Stimulation des intestinalen Adaptionsprozessen bis zur enteralen Autonomie ist zur Vermeidung einer CDV-assoziierten Hepatopathie von herausragender Wichtigkeit. Im Falle einer chirurgischen Darmresektion ist zur Prävention auf eine frühestmögliche oral-enterale Ernährung, wenn verfügbar mit Muttermilch, und Steigerung nach Verträglichkeit zu achten (Norsa et al. 2018). (Abdominale) Infektionen und (Gefäßkatheterassoziierte) Sepsis-Episoden sollen verhindert werden (Lacaille et al. 2015). Eine ausgewogene PE-Zusammensetzung unter Vermeidung einer Überladung durch exzessive Zufuhr von Makronährstoffen kann ebenso wie eine Zyklisierung der PE durch Pausenzeiten einen Leberschaden verhindern bzw. einen Progress verlangsamen (Zafirovska et al. 2023). Empfohlen werden für Reifgeborene eine Verteilung der Gesamt-Nicht-Protein-Energiezufuhr auf Lipide mit 25 % und auf Kohlenhydrate mit 75 % bei maximaler Protein-Zufuhr von <3 g/kg/Tag (Norsa et al. 2018). Daten zum präventiven Effekt auf die *IFALD* Entstehung durch eine Reduktion der intravenösen Lipidzufuhr ergeben kein einheitliches Bild, sodass eine generelle Empfehlung zur maximalen Lipid-Dosierung von 1 g/kg/Tag bei Risikopatienten nicht ausgesprochen werden kann (Khalaf et al. 2020). Hingewiesen werden muss umgekehrt auf eine mögliche Gedeihstörung, einen Mangel an essenziellen Fettsäuren und eine beeinträchtigte neurokognitive Entwicklung (Khalaf et al. 2020; Belza et al. 2023; Al-Shahwani et al. 2017).

Bei Hinweisen auf eine CDV-assoziierte Hepatopathie mit Cholestase wird die frühzeitige therapeutische Umstellung auf eine Multikomponenten-Lipidemulsion mit Fischöl (z. B. SMOFlipid®) empfohlen (Di Dato et al. 2022). Ist dies bereits erfolgt bzw. eine manifeste *IFALD* vorliegend kann die Reduktion der Lipidzufuhr (z. B. auf

1 g/kg/Tag) und/oder ein Wechsel auf eine reine Fischöl-Lipidemulsion erwogen werden (Norsa et al. 2023). Eine weitere Reduktion bzw. (intermittierende oder komplette) Pausierung der intravenösen Lipidzufuhr ist aufgrund limitierter Evidenz schweren Fällen vorbehalten und geht in Abhängigkeit der oral-enteralen Ernährung mit erhöhten Risiken für Störungen im Wachstum und der Entwicklung sowie Mangel an essenziellen Fettsäuren einher (Lacaille et al. 2015; Colomb et al. 2000). Ein standardisierter Algorithmus zum Lipid-Management bei *IFALD* existiert nicht.

Ursodesoxycholsäure, eine Gallensäure mit möglichem zytoprotektivem, immunmodulierendem und choleretischem Effekt, wird regelhaft in der Behandlung einer *IFALD* eingesetzt (15–20 mg/kg/Tag) (Al-Shahwani et al. 2017; Norsa et al. 2018). Eine laborchemische Verbesserung der Leber- und Bilirubinwerte ist darunter beschrieben, auch wenn die optimale Dosierung, Therapiedauer und der Effekt bei ausgedehnter Darmresektion unklar sind (Di Dato et al. 2022).

Bei Anwendung potenziell hepatotoxischer Medikamente sollte deren Notwendigkeit zur Applikation regelmäßig hinterfragt werden (Bering et al. 2023).

Chirurgische Eingriffe zur Darmkontinuitätswiederherstellung mit Optimierung der Nahrungsverträglichkeit und des enterohepatischen Kreislaufes können zur Behandlung der CDV-assoziierten Hepatopathie beitragen (Lacaille et al. 2015; Norsa et al. 2018). Ebenso könnten Mechanismen, welche zur *IFALD* beitragen, wie intestinale Obstruktion, Stase, bakterielle Fehlbesiedelung und Translokation durch operative Maßnahmen positiv modifiziert werden (Lacaille et al. 2015).

Bei fortgeschrittener bzw. progredient verlaufender *IFALD* trotz adäquaten Managements – u. a. Hyperbilirubinämie >4,5 mg/dl, Leberfunktionseinschränkung und Zeichen der portalen Hypertension – ist die Indikation zur Evaluation einer Leber- bzw. kombinierten Leber-Darm-Transplantation gegeben (Kaufman et al. 2020).

3.12   Kathetersysteme Technik und Grundlagen

Michaela Brandstätter

3.12.1 Kathetersysteme Voraussetzungen

Eine wichtige Voraussetzung für eine langzeitige parenterale Infusionstherapie ist ein geeigneter Gefäßzugang. Es gibt unterschiedliche Methoden, die parenterale Ernährung zu verabreichen. Die Verwendung zentralvenöser Kathetersysteme ist bei Chronischem Darmversagen/Kurzdarmsyndrom in der heimparenteralen Ernährung seit vielen Jahren etabliert.

Der Umgang mit den einzelnen Kathetersystemen erfordert ein breites Wissen, um eine Therapie fachgemäß durchführen zu können, Probleme frühzeitig zu erkennen und Komplikationen zu vermeiden.

Die Indikation zur parenteralen Ernährungstherapie und die dafür benötigten Kathetersysteme stellt der behandelnde Arzt. Die Auswahl des Kathetersystems orientiert sich an den Bedürfnissen der Patienten. Den Pflegenden obliegen die Pflege der Kathetersysteme und die Überwachung der Infusionstherapie. (Brandstätter 2001)

Material der Kathetersysteme
Silikonkautschuk
Katheter aus Silikonkautschuk besitzen eine glatte Oberfläche, sind biokompatibel und besitzen eine geringe Thrombogenität. Broviac®-/Hickman®-Katheter bestehen aus einem speziell zusammengesetzten und verarbeiteten Silikon.

Polyurethan (PUR)
Katheter aus Polyurethan sind weich und flexibel, zeichnen sich durch eine sehr glatte Oberfläche, ihre Biokompatibilität und geringe Thrombogenität aus. Sie lassen sich gut in die Vene einführen und verursachen die wenigsten Phlebitiden. Polyurethan ermöglicht bei der Produktion der Katheter eine geringe Wandstärke und damit ein größeres Katheterinnenlumen.

PUR wird heute zum Teil mit Silber, Chlorhexidin und Sulfadiazin vermischt, um dem Katheter antibakterielle Eigenschaften zu verleihen.

3.12.2 Kathetersysteme und Anlagetechniken, Indikationen und Kontraindikationen

Periphervenöse Kathetersysteme
Venenpunktionskanülen
Die Venenpunktionskanülen zur kurzfristigen Infusionstherapie bestehen aus einer Stahlhohlnadel und einem kleinen Kunststoffschlauch. Die Kanülen eignen sich nur zur kurzzeitigen Infusion und zur Blutentnahme, da sie das Blutgefäß bereits bei geringster Bewegung perforieren können. In der parenteralen Ernährung werden diese Flügelkanülen nicht verwendet, da sie nur für Kurzinfusionen und nicht als Verweilkanülen geeignet sind.

Venenverweilkanülen
Venenverweilkanülen sind komplikationsarme periphervenöse Zugänge zum Venensystem, wenn sie sachgerecht, steril gelegt und gepflegt werden. Die dünnwandigen transparenten Kanülen aus Kunststoff sind mit einem Zuspritzventil versehen und haben eine hohe Durchflussrate. Die Länge der Kanülen variiert von 19–50 mm (Tab. 3.21); sie sind mit einem eingelegten Stahlmandrin versehen. Der Stahlmandrin dient als Führungsschiene und wird nach dem Legen der Kanüle entfernt, sodass nur noch die Kunststoffhülle in der Vene liegt. Eine Kanüle darf das Venenlumen nicht vollständig ausfüllen.

Der Luer-Lock-Ansatz garantiert, dass alle zur Verfügung stehenden Überleitsysteme angeschlossen werden können. Über das Zuspritzventil ist es möglich, nach Beachtung der Kompatibilität zur Infusionslösung, zusätzliche Medikamente direkt in die Vene zu applizieren, vielfach sind hier innenseitig im Zuspritzventil Bakterienfilter eingesetzt. Früher betrug die empfohlene Liegedauer dieser peri-

Tab. 3.21 Größe und Durchflussrate von Venenverweilkanülen gem. ISO- Standard*

Größenangabe (Gauge)	24 G	22 G	20 G	18 G	17 G	16 G	14 G
Farbe	Gelb	Blau	Rosa	Grün	Weiß	Grau	Orange-braun
Außendurchmesser (mm)	0,7	0,9	1,1	1,3	1,5	1,7	2,1
Innendurchmesser (mm)	0,4	0,6	0,8	1,0	1,1	1,3	1,7
Durchfluss (ml/min)	22	35	60	95	125	195	330
Länge (mm)	19	25	33	33/45	45	50	50
Verwendung	Kinder						
		Erwachsene					
		Dünne Venen		Infusionen, Transfusionen		Notfälle, Schnellinfusionen	

* ISO Standard = International Organisation for Standardisation

Tab. 3.22 Geeignete Venen zur Anlage von Venenverweilkanülen

Neugeborene Kinder, Kleinkind	Kind	Erwachsenen
• Kopfvenen • Vena jugularis externa • Palmarseite des Handgelenks • Handrücken • Fußrücken	• Handrücken • Vena jugularis externa • Ellenbeuge • Vena saphena magna am Fußknöchel • Fußrücken	• Handrücken • Vena jugularis externa • Vena cephalica am Handgelenk • Vena cephalica, basilica oder cubitalis am Ellbogen • Vena saphena magna am Fußknöchel • Fußrücken

phervenösen Zugänge 48 h. Heute können periphere Venenverweilkanülen laut den Richtlinien für Krankenhaushygiene und Infektionsprävention so lange liegen bleiben, wie sie klinisch benötigt werden und keine Komplikationszeichen feststellbar sind, wie dies in der pädiatrischen Praxis auch gehandhabt wurde. (Rüden 2000).

Die Größe und Durchflussrate verschiedener Venenverweilkanülen bezieht sich auf die Durchflussrate für isotonische Kochsalzlösung. Bei Transfusionen von Blut ist die Durchflussrate etwa 1/3 niedriger. Bei Notfällen mit hohem Infusions- und/ oder Transfusionsbedarf wird die größtmögliche Kanüle gewählt (Tab. 3.22).

Indikation von Venenverweilkanülen

Eine periphervenöse parenterale Infusionstherapie kann durchgeführt werden, wenn die Osmolarität der Infusionslösungen unter 800 mosmol/l liegt, da eine höhere Osmolarität der Infusionslösung zu einer Venenwandreizung führen würde. Eine 20%-ige Glukoselösung hat bereits eine Osmolarität von ca. 1110 mosmol/l. Die perpihervenöse Applikation von Nährlösungen stellt eine unvollständige Form der Ernährungstherapie dar, da die vollständige parenterale Ernährung aufgrund ihrer Nährstoffzusammensetzung eine Osmolarität von >1000 mosmol/l aufweist. (Siehe auch Abschn. 3.5 Parenterale Ernährungstherapie).

Bei der Punktion einer Vene richtet sich die Auswahl der geeigneten Kanüle nach den Venenverhältnissen, der geplanten Therapie, der voraussichtlichen Therapiedauer und der erforderlichen Durchflussrate.

Midline-Kathetersysteme

Midline-Kathetersysteme bestehen entweder aus Polyurethan oder aus Silikon. Midline-Katheter sind periphere Kathetersysteme mit einer Länge von durchschnittlich 10–20 cm. Das distale Katheterende liegt nicht zentral, d. h. die Katheterspitze liegt ca. 10–20 cm distal der Einstichstelle. Die Punktion der Oberarmvene, Vena basilica oder der Vena cephalica erfolgt oberhalb der Armbeuge, damit die Beweglichkeit des Armes nicht eingeschränkt ist.

Der Katheter wird mit einem Luer-Lock-Anschluss konnektiert und hat eine Graduierung in Zentimeterschritten. Die empfohlene Liegedauer nach Herstellerangaben beträgt 28 Tage.

Indikation

Die Indikation für einen Midline-Katheter stellt sich bei kurzfristigen Therapien (Pittiruti et al. 2009) von maximal 4 Wochen, dies ist die maximale Liegedauer dieses Katheters. Der Einsatz dieses Kathetersystems ist bei Patienten mit einer Katheterinfektion eines zentralvenösen Zugangs indiziert. Hier muss der zentralvenöse Katheter entfernt werden und eine Antibiotikatherapie wird durchgeführt. In dieser Zeit müssen die Patienten über ein anderes Kathetersystem parenteral ernährt werden. Über den Midline-Katheter können Infusionslösungen mit höherer Osmolarität infundiert werden, da die Katheterspitze in einem größeren Gefäß liegt. Die Durchführung der Katheteranlage und die Katheterpflege erfolgt unter aseptischen Bedingungen.

Komplikationen

Die häufigste Komplikation im klinischen Alltag ist die Fehlpunktion und die Dislokation der Verweilkanülen bzw. des Midline-Katheters.

Dislokation

Eine sichere Fixierung nach der Anlage der Venenzugänge beugt unbeabsichtigter Entfernung vor.

Paravasate

Paravasate entstehen, wenn die Infusionslösung durch eine Dislokation des Katheters/der Verweilkanüle paravenös ins Gewebe läuft. Schmerzäußerungen, Unruhe und Schreien bei Säuglingen können ein Zeichen für ein Paravasat sein. Die Umgebung der Einstichstelle ist geschwollen und druckschmerzhaft. Die Infusion ist zu stoppen, der Arzt ist umgehend zu informieren und der Katheter/die Verweilkanüle muss entfernt werden.

Thrombophlebitis

Die Thrombophlebitis ist eine Entzündung der Venenwand, die mit einer Thrombose in diesem Bereich einhergeht. Zeichen einer Thrombophlebitis sind eine schmerzhaft gerötete Einstichstelle mit Schmerzen entlang der punktierten Vene. Nach Entfernung des periphervenösen Zugangs kann die schmerzhafte Stelle nach ärztlicher Anordnung mit kühlenden Umschlägen und Salbenverbänden behandelt werden. Eine sinnvolle Maßnahme ist, die betroffene Extremität hochzulagern.

Die Ursachen für eine Thrombophlebitis können sein:

- Eine zu hohe Osmolarität der Nährlösung >800 mosmol/l, die Konzentration von 3,5-4 %-iger Aminosäuren Lösungen und 5-10 %-iger Glukoselösungen sollten nicht überschritten werden. Fettemulsionen können durch ihre niedrige Osmolarität von ca. 300 mosmol/l periphervenös appliziert werden
- Eine zu lange Verweildauer des Gefäßzuganges
- Ein niedriger pH-Wert der Nährlösung
- Gabe venenreizender Medikamente

Zentralvenöse Kathetersysteme

Zentralvenöse Venenkatheter sind Katheter, dessen Spitze in der oberen Hohlvene liegt. Als optimal gilt die Lage unmittelbar vor der Einmündung der Vena cava superior in den rechten Vorhof. Hier befinden sich keine Venenklappen.

Indikationen

Zentralvenöse Verweilkatheter stellen einfache, sichere und permanente intravenöse Zugänge für die parenterale Infusionstherapie, die Gabe von Medikamenten und Flüssigkeit dar. Darüber hinaus macht die Infusion von hyperosmolaren (>800 mosmol/l) Infusionen die Anlage eines zentralvenösen Katheters zwingend notwendig.

Für jeden Patienten wird individuell beurteilt, welches System für ihn vorteilhafter ist. Die **nichtgetunnelten Kathetersysteme (ZVK)** werden für eine klinische Kurzzeittherapie eingesetzt.

Zentralvenöse, nicht getunnelte Kathetersysteme (ZVK)

Zentralvenöse Katheter zur direkten Venenpunktion stehen als 1-5-lumige Kathetersysteme als fertige Sets zur Verfügung. Mehrlumige Katheter werden bevorzugt bei den Patienten mit notwendiger Mehrfachtherapie eingesetzt. Für jede Therapie wird ein eigener Schenkel benutzt.

Indikation
Muss über einen längeren Zeitraum eine Infusionstherapie durchgeführt werden, wie z. B. bei intensivpflichtigen, septischen Patienten oder nach größeren chirurgischen Eingriffen, stellt sich die Indikation eines zentralvenösen Katheters.

Technik
Für die Katheterimplantation stehen fertige Sets zur Verfügung. Zur Anlage der Katheter werden verschiedene Verfahren angewandt. Das Gefäß wird direkt mit einer Stahlkanüle punktiert oder der Operateur bedient sich der Seldinger-Technik. Bei der Seldinger-Technik wird eine Plastikkanüle über eine Stahlkanüle in das Gefäß eingeführt. Der Katheter wird nach Entfernung der Stahlkanüle über einen Führungsdraht durch die Kunststoffkanüle platziert.

Im Bereich der Anästhesie und Intensivmedizin werden Zentralvenenkatheter heute in der Regel mittels der Seldinger-Technik gelegt. Die Hauptvorteile dieser Technik sind ein minimales Punktionstrauma, ein minimales Gefäßtrauma, eine sichere Platzierung der Katheterspitze und das Einführen von mehrlumigen Kathetern. Die Katheter werden mit einer Hautnaht fixiert. Nach der Anlage muss die Katheterlage radiologisch überprüft werden.

Die Durchführung der Katheteranlage und die Katheterpflege erfolgt unter sterilen Kautelen (Pflegeleitlinien, Infusionsanschluss und -abschluss, Verbandswechsel). Die Liegedauer eines Katheters beträgt bei guter Verträglichkeit und sorgfältigem Kathetermanagement 28 Tage.

Geeignete Punktionsstellen
Die Punktion der Vene erfolgt in der Regel beim Kind in Lokalanästhesie. (Abb. 3.20) Es sind mehrere Punktionsstellen möglich. Bevorzugte Venen sind die Vena subclavia unterhalb des Schlüsselbeins (Subclaviakatheter) oder die Vena jugularis (Jugulariskatheter). Wird der ZVK über eine periphere Vene platziert, erfolgt die Punktion in der Regel über die Vena brachialis. Wegen der Venenverzweigungen am Oberarm gelingt es allerdings nicht immer, den Katheter bis in die Vena cava superior vorzuschieben.

Komplikationen
Mögliche Komplikationen können sein: Pneumo-, Hämatothorax, Pleuraerguss durch Infusionen, Nachblutung, Hämatom, Arterienverletzung.

Merke: Sobald bei einem Patienten absehbar ist, dass eine langzeitige parenterale Ernährungstherapie notwendig sein wird, sollte kein ZVK, sondern ein Broviac®-/Hickman®- bzw. ein Portkatheter implantiert werden. So kann man der Situation der „letzten Vene" entgegenwirken.

Kathetersysteme zur langzeitigen parenteralen Ernährung (Brandstätter 2001; Koletzko 2005, Koletzko 2008; Pittiruti 2009)

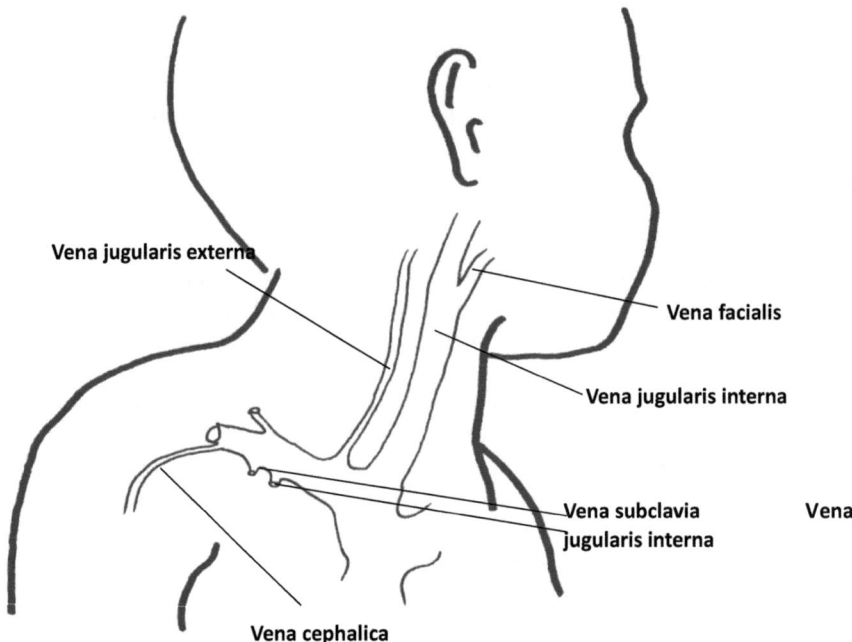

Abb. 3.20 Geeignete Venen zur Anlage eines zentralvenösen Kathetersystems (Brandstätter 2005)

Getunnelte Kathetersysteme wie Broviac®-/Hickman®- Kathetersysteme und vollständig implantierte Kathetersysteme (Portkatheter)

Diese Kathetersysteme sind Langzeitkatheter und stellen einen dauerhaften Zugang zum venösen Gefäßsystem dar. Damit sind sie für eine parenterale Langzeittherapie geeignet.

Erst durch die Entwicklung dieser Kathetersysteme wurde die langfristige parenterale Ernährung möglich. 1973 beschreibt J. B. Broviac erstmals einen Silikonkatheter für die parenterale Langzeiternährung. Der Katheter wurde 1979 von R. Hickman modifiziert. Anfang/Mitte der 80er Jahre wurde der implantierbare Port entwickelt.

Broviac®-/Hickman®-Katheter

Die Broviac®-/Hickman®-Katheter stehen als ein- oder mehrlumige Katheter zur Verfügung. Er besteht aus Silikonkautschuk, ist radiologisch darstellbar, hat ein offenes distales Ende, und einen Katheterhub mit einem Luer-Lock-Anschluss. Das Kathetersystem besteht aus einem intravasalen, subkutanen und extracorporalen Teil. Am subkutanen Teil befindet sich die Polyestermuffe. Das extracorporale Segment außerhalb des Körpers hat einen verdickten Katheteranteil mit einer Klemme zum Verschluss des Katheters in den infusionsfreien Intervallen.

Die Katheteröffnung, der sog. Katheterhub, stellt einen offenen Zugang zum Gefäßsystem und somit zum sterilen Köperinneren dar.

Polyestermuffe
Die getunnelten Kathetersysteme sind mit einem Kathetercuff, einer Manschette aus Kunststoff, z. B. Dacron®, einer Polyesterspinnfaser ausgestattet. Der Cuff liegt idealerweise 2 cm proximal von der Kathetereintrittsstelle. Ca. 2–3 Wochen nach der Implantation ist Bindegewebe in den Kunststoff eingesprosst und bildet eine mechanische Barriere gegen Bakterien und eine relative Sicherheit gegenüber Dislokationen.

Liegedauer
Die Liegedauer von Broviac-®/Hickman®-Kathetern ist praktisch unbegrenzt und ist stark abhängig vom Kathetermanagement.

Operative Anlage von Langzeitkathetersystemen
Broviac®-/Hickman®-Katheter
Die Implantation des Broviac®-/Hickman®-Katheters erfolgt unter sterilen OP-Bedingungen und bei Kindern in Allgemeinanästhesie. Der Katheter wird in der Vena cava platziert und das extrakorporale Segment wird zwischen Brustbein und Brustwarze ausgeleitet. Der Broviac®-Katheter ist ein dünner ZVK aus Silikon mit einem Außendurchmesser von bis zu 7 CH, der Hickmann-Katheter ist ein großlumiger ZVK aus Silikon mit einem Außendurchmesser von 9,5 CH.

Vor der Implantation
Voraussetzung für die Anlage eines zentralvenösen Katheters ist seine ungehinderte Platzierung in ein venöses Gefäß. Zur Sicherung der Anlage ist meist eine ultraschallgestützte Darstellung und seltener eine Angiografie der Venen notwendig. Anomalien bzw. anatomische Besonderheiten oder vorangegangene Schädigungen können die Katheteranlage beeinträchtigen. Sinnvoll erscheint auch eine laborchemische Untersuchung hinsichtlich einer bestehenden Thrombophilie. Damit lässt sich ein Thromboserisiko feststellen.

Anlage von Broviac®-/Hickman®-Kathetern
Der Katheter wird operativ über die Vena cephalica oder die Vena jugularis vor dem rechten Vorhof oder die Vena cava superior eingeführt. Bevor der Katheter aus der Haut, optimalerweise in der Höhe der Mamille neben dem Sternum, austritt, verläuft er in einem Hauttunnel, in dessen Verlauf die Polyestermuffe 2 cm distal der Eintrittsstelle des Katheters platziert wird. Diese verwächst in 2–4 Wochen mit dem den Katheter umliegenden Gewebe und stellt somit einen Schutz vor Dislokation und aszendierenden Infektionen dar.

Nach der Auswahl des geeigneten Katheters in Länge und Durchmesser wird der geplante Verlauf des Kathetertunnels am Oberkörper des Patienten markiert. Dies ist wichtig, um zu vermeiden, dass eine Fehlplatzierung bei der sterilen Anlage erfolgt. Hier wird der Körper mit sterilen OP-Tüchern abgedeckt. Vor der Anlage wird der Katheter mit Kochsalzlösung gespült und auf seine Funktionstüchtigkeit überprüft.

Technik

- Von der venösen Eintrittsstelle bis zum gewünschten Katheteraustritt wird mit Hilfe einer langen Klemme der Kathetertunnel entwickelt. Die Katheterspitze wird mit Nahtmaterial umwickelt und der Katheter wird durch diesen Tunnel zur venösen Eintrittsstelle gezogen. Die Polyestermuffe wird ca. 2 cm distal der Kathetereintrittstelle platziert.
- Die Katheterlänge bis zum Vorhof wird geschätzt und nach Bedarf auf die gewünschte Länge gekürzt.
- Das gewünschte Gefäß wird durch einen kleinen Hautschnitt lokalisiert und mit Hilfe einer Venotomie eröffnet. Durch diese Öffnung wird der Katheter eingeführt und bis zur gewünschten Platzierung im rechten Vorhof vorgeschoben.
- Die Durchgängigkeit wird mit der Aspiration von Blut kontrolliert, die korrekte Lage radiologisch überprüft.
- Der Katheter wird an der Kathetereintrittstelle festgenäht – dabei ist jeglicher Zug zu vermeiden – und steril verbunden. Das externe Segment wird zusammengelegt und ebenfalls verbunden.

Anlagebedingte Komplikationen zentralvenöser Kathetersysteme

Jeder invasive Eingriff birgt operativ-technische Risiken. Die anlagebedingten Komplikationen sind meist Fehlpunktionen des venösen Gefäßsystems. Dazu zählen Pneumothorax, Arterienpunktion mit der Gefahr eines Hämatothorax, Nervenpunktion, Punktion umgebender Organe und die Verletzung des Plexus brachialis. Eine Luftembolie kann sich entwickeln, wenn während der Punktion eine offene Verbindung zwischen zentralvenösem Gefäß und atmosphärischem Druck entsteht.

Die Implantation der Kathetersysteme erfolgt bei Kindern in Intubationsnarkose mit den damit verbundenen Risiken.

Herzrhythmusstörungen

Probleme treten immer dann auf, wenn die Katheterspitze statt in der Vena cava im Vorhof des Herzens zu nahe an den Herzklappen positioniert ist. Diese Lage provoziert Irritationen des Endocards, wodurch Herzrhythmusstörungen ausgelöst werden können. Schleifenbildungen des Katheters führen ebenfalls zu Dislokationen der Katheterspitzen in den Vorhof mit ventrikulären Extrasystolen. Nach erfolgter Implantation können Herzrhythmusstörungen durch Armbewegungen ausgelöst werden, da sich die Katheter u. U. 1–5 cm nach zentral bewegen können.

Entfernung von Langzeitkathetern

Normalerweise lassen sich diese Katheter durch leichten Zug entfernen. Dabei muss vor der Entfernung sichergestellt werden, dass der Katheter an der Eintrittsstelle ins Gefäß nicht vernäht wurde. Unter Umständen muss die Polyestermuffe mit einer kleinen Stichinzision gelöst werden. Nach der Entfernung wird durch leichten Druck auf die Eintrittsstelle des Katheters eine Nachblutung verhindert. Abschließend wird die Wunde mit einem sterilen Pflaster versorgt.

Broviac®-/Hickman®-Katheter

Vorteile

- Atraumatischer Infusionsanschluss
- Stabiler Luer-Lock-Verschluss
- Gute Mobilität während der Therapie: **Bewegungsfreiheit kaum eingeschränkt**
- Einfache Handhabung Infusionsleitung kann direkt angeschlossen werden
- Reparaturen bei Schäden am extrakorporalem Segment möglich
- Therapie bei Lokalinfektion möglich
- Keine Paravasatbildung

Nachteile

- Höhere Infektionsgefahr durch „offene Verbindung"
- Katheterpflege auch in der Therapiepause notwendig
- Katheterdefekte außerhalb des Körpers möglich
- Extrakorporales Segment muss versorgt werden
- Kosmetisch auffällig durch extrakorporales Kathetersegment

Portkathetersystem

Total implantierte zentralvenöse Katheter, der Portkatheter

Der Portkatheter, auch Port oder Portsystem genannt, ist ein langfristiger Zugang zum venösen Gefäßsystem. Er wird vollständig unter die Haut implantiert und steht für eine dauerhafte oder intermittierende Infusionstherapie zur Verfügung.

Aufbau eines Portkathetersystem

Das System setzt sich aus Portkörper mit Portkammer und Portkatheter zusammen. Der Portkörper kann aus Titan, Keramik oder aus Kunststoff gefertigt sein. Die Portkammer ist mit einer Silikonmembran bedeckt. Die Silikonmembran ist maximal verdichtet und kann problemlos bis zu 2000 Mal mit einer speziell geschliffenen Nadel punktiert werden. Die Portkammer liegt dicht unter der Haut und bietet eine Punktionsfläche von ca. einem Quadratzentimeter.

An der Basis der Injektionskammer befinden sich mehrere Öffnungen zur Nahtfixierung im Bindegewebe, um eine Verlagerung oder Drehung der Portkammer zu verhindern.

Der Katheter besteht aus röntgendichtem Silikon oder Polyurethan, der mit der Portkammer konnektiert wird.

Anlage

Vor der Operation wird in Absprache mit dem Patienten die geeignete Lage der Portkammer festgelegt. Die Position sollte das Anlegen von Sicherheitsgurten des Autos und das Tragen von Schulranzen oder Rucksäcken ungehindert ermöglichen. Der Port sollte so implantiert werden, dass er auch ggf. von jugendlichen Patienten selbst punktiert werden kann. Die Portkammer sollte idealerweise auf knöchernem Untergrund im oberen äußeren Quadranten des Brustkorbes liegen. Dadurch lässt sich die Portkammer besser punktieren. Eine Portposition in der Nähe der Achsel ist aus hygienischen Gründen abzulehnen.

Die Anlage soll technisch leicht durchführbar und die Portmembran soll von außen gut punktierbar sein. Um ein kosmetisch optimales Ergebnis zu erzielen, sollte der Port möglichst wenig sichtbar sein; daher die geeignete Größe des Portsystems auswählen und Punktionsstelle vor Anlage der Implantation festlegen (nicht in der Nähe der Achselhöhle).

Der Portkatheter wird subkutan bei Kindern in Vollnarkose und bei Jugendlichen ggf. in Lokalanästhesie implantiert.

Die Anlage eines Portkatheters in einem zentralen Gefäß kann durch perkutane Punktion der Vena subclavia, Vena jugularis, Vena jugularis externa oder der Vena jugularis interna erfolgen oder durch eine chirurgische Inzision durchgeführt werden. Die periphere Implantation erfolgt in die Vena cephalica oder Vena basilica. Das Portkathetersystem wird vor der Anlage gespült und auf Dichtigkeit oder Materialschäden überprüft.

Technik
- Zuerst erfolgt die Markierung der geplanten Porttasche.
- Je nach Typ des Portsystems erfolgt zuerst die Präparation einer subkutanen Hauttasche und die Implantation der Portkammer mit Fixation der darunter liegenden Muskelfaszie und die Einlage des Katheters ins Gefäß.
- Das proximale Ende des Katheters wird über einen Hauttunnel von der Punktionsstelle des Gefäßes zur Porttasche geführt und mit der Portkammer konnektiert.
- Zur Überprüfung der Durchgängigkeit und Dichtigkeit wird das Kathetersystem mit einer Kochsalzlösung gespült.
- Die korrekte Lage der Katheterspitze muss röntgenologisch gesichert werden. Danach wird die Hautinzision über der Vene und dem Port vernäht.
- Nachdem das Operationsgebiet gut abgeheilt und mögliche Schwellungen zurückgegangen sind, erfolgt die erste Punktion der Portkammer.

Nach Implantation kann das Portsystem sofort zur Therapie genutzt werden. Sinnvollerweise wird dann die Portkammer, bei noch wirkender Lokalanästhesie im Operationssaal, punktiert.

Entfernung eines Portkatheters
Die Entfernung ist ein chirurgischer Eingriff und erfolgt unter sterilen operativen Bedingungen, Lokalanästhesie und bei kleinen Kindern oder bei Bedarf in Vollnarkose.

Portpunktionsnadeln
Für die Punktion der Portmembran dürfen nur speziell geschliffene Nadeln verwendet werden. Der Spezialschliff (Löffelschliff, Hubernadel) dieser Kanülen vermeidet das Ausstanzen von Silikonpartikeln aus der Membran und verhindert das Eindringen ausgestanzter Silikon- oder Hautpartikel in das Kathetersystem.

PORT-Sicherheitssystemnadeln sind speziell entwickelte medizinische Geräte, die für den sicheren und effektiven Zugang zu implantierbaren Ports verwendet werden. Die Sicherheitssystemnadeln minimieren das Risiko von Nadelstichverletzungen und Infektionen, da sie mit Mechanismen ausgestattet sind, die das versehentliche Stechen verhindern. Sie sind so konzipiert, dass sie den Zugang zum Port erleichtern und gleichzeitig maximalen Komfort und Sicherheit für den Patienten bieten.

Portnadeln sind in verschiedenen Längen verfügbar und werden in folgenden Größen angeboten. **22 Gauge** für venöse Therapien, arterielle Therapien, Blutentnahmen, Infusionen, Injektionen und Chemotherapie; **20 Gauge** für Bluttransfusionen und rasche Hydrierung. Es ist immer die kleinste für die Therapie erforderliche Nadel zu wählen.

Für die Langzeitinfusion sind Spezialkanülen mit integrierten Schlauchverlängerungen erhältlich. Die Schlauchleitungen sind in der Regel mit einer Klemme versehen. Nach der Punktion muss ein steriler Verband angelegt werden.

Die Portnadeln sind in unterschiedlichen Größen von 22 und 20 Gauge und in den Längen von 14, 17 und 27 mm erhältlich. Die kürzesten zurzeit verfügbaren Portpunktionsnadeln sind 10 mm lang bei 20 Gauge.

Die Auswahl der geeigneten Punktionsnadel richtet sich nach der geplanten Infusionstherapie und dem über der Portkammer liegenden Fettgewebe.

Anlagebedingte Komplikationen bei Portkathetern
Wie beim ZVK und den getunnelten Kathetern mit extrakorporalem Segment, kann es durch die Platzierung des Katheters in einer zentralen Vene zu Fehlpunktionen und den damit verbunden Komplikationen kommen (siehe Abschn. 3.10). Im Bereich der Porttasche kann es zur Ödembildung kommen. **Hämatome** treten in erster Linie direkt postoperativ auf und werden nach wenigen Tagen resorbiert. (Brandstätter 2001; Herstellerhinweise]

Patientenausweis
Jeder Patient erhält einen Ausweis mit Angaben zu: Name des Patienten, Erkrankung, implantierender Chirurg, Datum der Katheteranlage, Katheterart und Katheterlage. Mit diesen Angaben kann bei Komplikationen der behandelnde Arzt schnell und effizient reagieren.

Auswahl des geeigneten Langzeitkatheters
Die Auswahl eines geeigneten Kathetersystems ist abhängig von Dauer und Anzahl der Infusionstage pro Woche (Intervalltherapie) der geplanten Ernährungstherapie und der Grunderkrankung. Die Entscheidung wird von dem Arzt zusammen mit den Patienten getroffen. Idealerweise sollten alle Vor- und Nachteile der Langzeitkatheter besprochen werden.

Bei Säuglingen und kleinen Kindern hat sich die Implantation eines Broviac®-/ Hickman®- Katheters zur täglichen parenteralen Ernährungstherapie bewährt. Vorteile der getunnelten Kathetersysteme sind der atraumatische Infusionsanschluss und die geringere Dislokationsgefahr im Vergleich zum Portkatheter. Außerdem kann der Infusionsanschluss bei Kathetern mit extrakorporalem Schenkel üblicherweise auch bei lebhaften Kindern von einer Person ausgeführt werden. Die Punktion der Portkammer hingegen erfordert bei unruhigen oder unkooperativen Patienten stets eine zweite Person zum Halten des Kindes.

Gleichfalls muss bei der Auswahl des Kathetersystems respektiert werden, ob sich die pflegende Person auch in der Lage sieht, eine Portpunktion durchzuführen.

Ältere Kinder, Jugendliche und Erwachsene profitieren von einem Portkathetersystem, welches kosmetisch weitaus befriedigender ist. Bei kleinen Kindern, die nicht an jedem Wochentag infundiert werden müssen, kann die Implantation eines Ports sinnvoll sein. In den therapiefreien Intervallen ist ein uneingeschränktes Teilnehmen am Sozialleben möglich. (Hennes et al. 2020)

Vorteile:
- Total implantiertes Kathetersystem
- Kein extrakorporales Segment nach Entfernung der Portnadel
- Keine Bruch- oder Dislokationsgefahr
- Keine Einschränkung der Aktivität und keine Katheterpflege in der Therapiepause
- Kosmetisch unauffällig, erhöhte Bewegungsfreiheit

Nachteile:
- Portpunktion erforderlich, traumatische Portpunktion
- Fehlpunktionen möglich, Portnadel kann dislozieren, dadurch Paravasatgefahr und Sekundärinfektionen
- Eingeschränkte Bewegungsfreiheit
- Therapie bei Lokalinfektion problematisch

PICC-Kathetersysteme (peripherally inserted central catheter)
Die PICC- Kathetersysteme sind zentralvenöse Zugänge, welche über eine tiefe periphere Vene am Oberarm eingeführt werden. Die Katheterspitze liegt im Bereich des Übergangs der oberen Hohlvene in den rechten Herzvorhof. Die Länge wird jeweils individuell an den Patienten angepasst. PICCs sind dünne flexible Kunststoffschläuche mit einem Durchmesser von 3–6 French (1,0–2,0 mm). Sie werden vor allem in der mittelfristigen intravenösen Therapie (1 bis 6 Monate) angewandt. Dadurch stellen sie eine gute Alternative zu anderen zentralvenösen Kathetersystemen, wie z. B. Port-Systemen oder ZVKs, dar und können auch für die häusliche Behandlung eingesetzt werden.

Anlage
PICCs werden in örtlicher Betäubung und unter Ultraschall- sowie Röntgenkontrolle gelegt. Hierzu wird eine oberflächliche (Vena basilica) oder tiefe (Vena brachialis) Vene des Oberarms mit einer Kanüle punktiert und anschließend der Katheter in sogenannter Seldinger-Technik, also mit Hilfe eines Führungsdrahtes, in die Vene eingelegt. An der Eintrittsstelle am Oberarm kurz oberhalb der Ellenbeuge wird der Katheter mit einer speziellen Haftplatte fixiert und mit einem transparenten sterilen Verband abgedeckt.

Im Gegensatz zu den anderen zentralvenösen Kathetern wird bei der PICC-Implantation eine Vene des Oberarms unter Ultraschallkontrolle punktiert und nicht eine zentrale Vene. Von daher sind bei der Implantation deutlich weniger Komplikationen zu befürchten. Ein PICC kann daher auch bei kritisch kranken Patienten oder Patienten mit schlechter Gerinnung gelegt werden. Durch die Kombination aus sonografisch gesteuerter Venenpunktion und röntgengesteuerter Platzierung des PICC-Katheters können die möglichen Risiken weiter reduziert werden.

Mögliche Komplikationen
Blutung, Bluterguss, Fehlpunktionen der Oberarmschlagader und die Punktion eines Nervs. Infektionen können im Verlauf auftreten oder Abszesse sowie eine Thrombose der Vene oder des Katheters entstehen.

PICCs werden regelmäßig mit 0,9 %iger Kochsalzlösung gespült. Der sterile Verband wird wöchentlich gewechselt. Bei entsprechender Pflege und sofern keine Komplikationen auftreten, kann ein PICC auch länger als drei Monate belassen werden.

Vorteile:
- Leicht zu implantieren
- Leicht zu entfernen
- Auch bei Patienten mit schlechter Gerinnung möglich

Nachteile
- Bewegungseinschränkung durch Platzierung am Oberarm
- Dislokationen
- Schwieriges Handling durch den Patienten selbst
- Infektionsgefahr

3.12.3 Einverständniserklärung, rechtliche Aspekte

Vor dem Legen eines zentralvenösen Venenkatheters ist der behandelnde Arzt verpflichtet, die Eltern bzw. den Patienten über den geplanten Eingriff aufzuklären. Der Eingriff darf nur nach erteilter schriftlicher Einwilligung erfolgen. Die Aufklärung gibt Auskunft über Notwendigkeit, Durchführung, Risiken und Komplikationen der Katheterimplantation und ermittelt eventuell vorhandene allergische Reaktionen auf das zu implantierende Material. Der Arzt stellt bei Bedarf auch Alternativen vor und erläutert eventuelle ungünstige Folgen bei Ablehnung der notwendigen Schritte der medizinischen Ernährungstherapie.

Ein weiteres Aufklärungsgespräch erfolgt vor der geplanten Implantation mit dem Anästhesisten über die Risiken der Narkose.

Sinn und Zweck der Maßnahme muss von den Betroffenen verstanden und akzeptiert werden. Für das Aufklärungsgespräch muss ausreichend Zeit zur Verfügung stehen, um Unsicherheiten und Ängste der Patienten, auch jüngeren Patienten und deren Eltern mit Verständnis zu begegnen und um Fragen umfassend zu beantworten.

3.12.4 Kathetermanagement

Zum Schutz der zentralvenösen Kathetersysteme sollten zur Versorgung der Katheteraustrittsstelle entweder ein steriler Mullverband oder ein steriler, halbdurchlässiger Transparentverband verwendet werden. Transparente Verbände ermöglichen eine kontinuierliche Sichtprüfung. Wenn ein sichtbares Sekret aus dem Ausgang austritt, sollten sterile Mullverbände verwendet werden.

Die Handhabung und der Verbandswechsel des Kathetersystems sollten mit antiseptischen berührungsfreien Techniken erfolgen. Eine strikte aseptische Arbeitsweise im häuslichen Bereich muss sichergestellt sein. Dies erfolgt durch ein konsequentes Schulung- und Trainingsprogramm aller an der Versorgung der Patienten Beteiligten. (Brandstätter 2001)

Die Händedesinfektion muss nach allen hygienischen Kautelen sichergestellt sein.

Der Anschluss der Parenteralen Ernährung und i.v. Flüssigkeitstherapie erfolgt in der Regel mittels nadelfreien Konnektoren, diese müssen aber vor dem Infusionsanschluss ordnungsgemäß desinfiziert werden, mit z. B. alkoholischem Chlorhexidinpräparat oder 70 %-igem Alkohol.

Zur Vermeidung von Portkatheter-Infektionen sollte die Portnadel bei täglicher Infusion alle 3–7 Tage gewechselt werden, bei infusionsfreier Zeit sollte die Portnadel entfernt werden.

Vor und nach jeder Infusion sollte das Kathetersystem mit 10 ml einer 0,9 % sterilen Natriumchloridlösung gespült werden.

Taurolidinhaltige Blocklösungen sollten bei Patienten mit hohem Risiko einer CRBSI (catheter related bloddstream infection) eingesetzt werden. Bei Patienten mit niedrigem Risiko sollten sie als zusätzliche Strategie zur Verhinderung von Katheterinfektionen (CRBSI) genutzt werden. Ethanol-Lösungen sowie Heparin sollten als Spül- bzw. Blocklösungen nicht mehr verwendet werden. (Bischoff et al. 2024; Jochum et al. 2014)

Bei mehrlumigen Kathetersystemen (Broviac®-/Hickman®-Katheter) sollte für die parenterale Infusion ein eigener Schenkel reserviert sein. Nach Möglichkeit bei der Katheteranlage einen Katheter mit geringstmöglicher Anzahl an Lumen wählen. Eine routinemäßige Entnahme von Blutproben sollte wegen eines erhöhten Komplikationsrisikos möglichst vermieden werden, außer bei Keimbestimmung einer Katheterinfektion. (Kolacek 2018)

Es gibt viele unterschiedliche Methoden, Standards und Leitfäden der Katheterpflege in Kliniken, Ambulanzen und Fachgesellschaften. Zur Durchführung der Katheterpflege im heimparenteralen Bereich muss unter Berücksichtigung der Bedürfnisse von Patienten, die häuslichen Situation und dieVorgeschichte (z. B. häufige Infektionen und deswegen Klinikaufenthalte) berücksichtigt werden. Das Basiswissen der Katheterpflege solltevermittelt und die Pflege an die Situation angepasst werden.

Allgemeine Hinweise für die Durchführung der Katheterpflege im häuslichen Bereich
- Fenster und Türen schließen
- Gereinigter Raum/Arbeitsplatz
- Keine Ablenkung durch Kinder, Klingel, Telefon …
- Materialien vorbereiten
- Saubere Unterlage (kleinere Kinder: Windeln vorher wechseln)
- Stoma vor und während Katheter-Pflege gut abdecken
- Mundschutz tragen (Patient & „Versorgende")
- Händehygiene beachten!
- Arbeiten Sie mit sterilen Handschuhen in Kombination mit der Nontouch Methode

An- und Abschluss der Parenteralen Ernährungstherapie
- Vor und nach der Infusion Spülen mit NaCl 0,9 %. Menge nach Vorgabe des Arztes
- Stoßweise injizieren dadurch Vermeidung von Ablagerungen (Biofilme)
- 10 ml Spritzen verwenden, dadurch wird eine Druckbelastung auf den Katheter vermieden
- Klemmenposition regelmäßig wechseln, um die Bruchgefahr am extrakorporalen Segment zu vermeiden
- Klemme separat verpacken und regelmäßig reinigen
- Katheter mehrfach sichern, um eine Zugentlastung zu erreichen

Verbandswechsel
- Die Katheteraustrittsstelle muss auf Rötung, Schwellung und Schmerz beobachtet werden
- Durchführung eines sterilen Verbandwechsels
- Verwendung von Folienverbänden, Empfehlung Verbandwechsel 1 × pro Woche
- Pflasterverbände, Empfehlung Verbandwechsel alle 2–3 Tage
    Ist die Eintrittsstelle gerötet, sollte ein täglicher Verbandwechsel durchgeführt werden; ggf. auch ein Wechsel des Verbandmaterials unter Verwendung von Chlorhexidin.

Besonderheiten bei Kindern
Katheterfixierung:
- Katheter müssen zugsicher und ggf. mehrfach fixiert werden
- Ausreichend Abstand vom Windel- und/oder Stomabereich halten!

Möglichkeiten der Fixierung/Verpackung:
- Folien und Pflasterverbände
- Schlauchverbände
- Pflasterstreifen, Schlaufen
- „Koalabag"
- Thoraxwesten

Das Kind muss gewaschen, gebadet werden …!
- Wasserdichte Versorgung mit Folienverbänden
- Zweiter Folienverband über der Eintrittsstelle (mit unsteriler Kompresse polstern)
- Katheterende zusätzlich mit einem Handschuh verpacken
- Kompletten Katheter mit Verband mit großem Folienpflaster überkleben
- Nach der Körperpflege/Schwimmen → Durchführung eines kompletten Verbandwechsels

Beachten sie bitte dies bei Versorgung von Kindern:

- Eltern, Großeltern, Angehörige müssen lernen, die Katheterpflege zu übernehmen und sich diese zuzutrauen.
- Sie sollten individuelle Wünsche berücksichtigen und Kompromisse finden.
- Sie werden schnell zu versierten Profis!
- Vertrauen geben und stärken.

Eine optimale Katheterpflege muss umsetzbar sein!
Für eine weitere ausführliche Beschreibung des Kathetermanagements und der Pflegeaspekte der Kathetersysteme bei Kindern siehe auch Abschn. 5.5.
Für Komplikationen zu Kathetersystemen siehe Abschn. 3.10.

3.13   Medikamentöse Therapie bei Erwachsenen, Kindern und Jugendlichen

Barbara John, Christa Handte, und Gunter Burmester

Die medikamentöse Therapie ist ein zentraler Bestandteil in der Behandlung von Patienten mit Chronischem Darmversagen (CDV) und Kurzdarmsyndrom (KD). Diese Patienten benötigen oft spezifische Medikamente, um die Verdauung zu fördern, Diarrhoe zu lindern und die Nährstoffresorption zu verbessern. In diesem Kapitel werden medikamentöse Ansätze detailliert beschrieben, die zur Therapie von CDV- und KD-Patienten eingesetzt werden. Ziel ist es, ein tieferes Verständnis für die verschiedenen Medikamentengruppen und ihre Anwendung zu vermitteln, um die Lebensqualität der Betroffenen zu steigern. Besonderheiten bei Kindern und Jugendlichen werden ebenfalls erläutert.

Das **Kurzdarmsyndrom** ist eine spezifische **Form des Chronischen Darmversagens,** bei der durch die Entfernung oder Funktionsunfähigkeit großer Dünndarmabschnitte die Nährstoffaufnahme erheblich eingeschränkt ist. Dies führt zu Nährstoffmangel, Diarrhoe sowie Störungen des Wasser- und Elektrolythaushalts. Die medikamentöse Therapie wird individuell an die anatomische Situation und die zugrunde liegende Erkrankung angepasst. Sie zielt darauf ab, die Verdauung zu verbessern, Diarrhoe zu verringern und Komplikationen wie Elektrolytstörungen, Infektionen oder bakterielle Fehlbesiedlungen möglichst zu verhindern.

Ein entscheidender Aspekt der Therapie ist die Förderung der Adaptiondes des verbliebenen Darms nach einer Operation. Das langfristige Ziel ist es, die parenterale Ernährung schrittweise zu reduzieren und eine, wenn möglich, komplette enterale Autonomie zu erreichen. Dies verbessert nicht nur die Nährstoffversorgung, sondern auch die Lebensqualität der Patienten. Dabei sind auch psychosoziale Faktoren von Bedeutung, da sowohl die Patienten als auch ihre Familien mit erheblichen Belastungen im Alltag konfrontiert sind. Die häusliche parenterale Ernährung schränkt das tägliche Leben oft stark ein, weshalb eine nächtliche Verabreichung bevorzugt wird, um den Patienten tagsüber mehr Freiheiten zu geben.

Die Betreuung dieser Patienten erfordert ein spezialisiertes, interdisziplinäres Team aus Pflegekräften, Ärzten, Ernährungsberatern und Psychologen. Idealerweise beginnt die Betreuung bereits während des stationären Aufenthalts und begleitet die Patienten in die ambulante Versorgung. Dabei wird auch die selbstständige Durchführung der parenteralen Ernährung zu Hause erlernt. Besonders wichtig ist der sterile Umgang mit zentralvenösen Kathetern, um Katheterassoziierte Infektionen und potenziell lebensbedrohliche Komplikationen zu vermeiden. Eine umfassende Schulung in der Katheterpflege ist deshalb essenziell. Hier verweisen wir auf die Abschn. 3.3 und 5.5. (Blüthner et al. 2023; Wieland et al. 2023)

3.13.1 Antidiarrhoische Therapie

Barbara John und Christa Handte

Die Behandlung von Diarrhoen ist je nach Ausprägung der Erkrankung ein zentraler Bestandteil der medikamentösen Therapie. Hier kommen verschiedene Medikamente zum Einsatz, die die Darmmotilität und -sekretion hemmen und die Resorption von Flüssigkeit und Nährstoffen verbessern können.

Die medikamentöse Therapie wird häufig nach den Phasen des Kurzdarmsyndroms und an die Symptome der Grunderkrankung ausgerichtet. In der initialen postoperativen Phase müssen der Stoma-Output und die übermäßige Sekretion kontrolliert werden. Eine ausreichende orale, aber auch enterale Ernährung ist in dieser Phase häufig nicht möglich. Dennoch sollte so früh wie möglich mit einer oralen und/oder enteralen Ernährung begonnen werden, um die Darmadaption zu fördern. Makronährstoffe können hier zum Einsatz kommen, um eventuelle trophische Effekte auf Mucosa und Darmfunktionsverbesserung zu nutzen. Wir verweisen hier auf den Abschn. 3.4 Enteralen Ernährungstherapie. Komplexe Kohlenhydrate werden in der Regel bevorzugt, da sie langsamer aufgenommen werden und eine geringere osmotische Belastung darstellen. Einfachzucker wie Glukose, die rasch resorbiert werden, können hingegen das Risiko einer osmotischen Diarrhoe sowie bakteriellen Fehlbesiedlung erhöhen. Mittelkettige Triglyceride (MCT) sind aufgrund ihrer besseren Resorption im Dünndarm ebenfalls eine wichtige Energiequelle.

Autonome Phase – Rehabilitationsziel

Ist der Gastrointestinaltrakt in einer autonomen Phase, was letztlich das absolute Rehabilitationsziel eines jeden CDV/KD-Patienten sein muss, kann es trotz Autonomie zu Mangelerscheinungen kommen. Ursache hierfür ist, dass der erhöhte Bedarf nicht mehr durch die orale Ernährung gedeckt wird. Hier sei vorausgeschickt, dass wenn z. B. das terminale Ileum vollständig entfernt wurde, Gallensäuren und Vitamin B12 nicht rückresorbiert werden können. Infolgedessen kann es zu einem Mangel an Gallensäuren kommen, der eine zusätzliche Fettmalabsorption bedingen und damit zu einem Mangel an fettlöslichen Vitaminen und deren entsprechenden Folgeerscheinungen führen kann. Es kann dann zu Coagulopathien, Osteoporose und Nachtblindheit, sowie einer funikulären Myelinolyse, Gangataxie, Schwindel, Polyneuropathie etc. kommen. Zur Vermeidung solcher Folgeschäden sind oft subkutane oder intramuskuläre Substitutionen mit fettlöslichen Vitaminen und eine lebenslange subkutane oder intramuskuläre Vitamin B12-Substitution nach Entfernung des Ileums notwendig. Da bei den meisten Patienten mit CDV/KD aufgrund der Malabsorption keine ausreichende orale Resorption mehr möglich ist, sollten Fett und wasserlösliche Vitamine standardmäßig in der parenteralen Ernährungstherapie ausgeglichen werden.

Das CDV/KD ist ein Zustand, bei dem ein großer Teil des Dünndarms entfernt wurde oder dieser nicht richtig funktioniert, wodurch die Resorption von Nährstoffen beeinträchtigt ist. Eine alleinige Entfernung des Dickdarms führt jedoch nicht zu einem Chronischen Darmversagen, sondern zu einer erhöhten Stuhlfrequenz und einem kompensierbaren Flüssigkeitsverlust. Die medikamentöse Therapie kann je nach individueller Situation variieren, aber sie zielt stets darauf ab, die Verdauung und die Nährstoffversorgung zu optimieren. Das kann durch die Einnahme von Motilitätshemmern, adaptionsfördernden Medikamenten, Enzympräparaten, Vitaminen, Mineralstoffen und anderen spezialisierten Nahrungsergänzungsmitteln geschehen.

Die Behandlung von Diarrhoen beim CDV/KD kann je nach individueller Situation sehr stark variieren. Zum Teil finden sich hochfrequente, teils voluminöse Diarrhoen, sodass es ohne entsprechende parenterale Substitution zu einem bedrohlichen Flüssigkeits- und Elektrolytverlust kommen kann. Hierzu bedarf es einer individuell an die Situation angepassten parenteralen und symptomorientierten Ernährungstherapie.

Häufig haben Patienten insbesondere in der Frühphase mit großen Flüssigkeitsverlusten zu kämpfen – je höher im Dünndarm das Stomas liegt, desto größer sind die zu erwartenden Flüssigkeits- und Elektrolytverluste. Bei starken Verlusten spricht man von einem High-Output-Stoma. Ein Stoma sollte idealerweise nicht mehr als 1000 ml Flüssigkeit pro 24 h ausscheiden, da der Patient sonst die Verluste nicht mehr oral ausgleichen kann. Bei einem hohen Stoma können exzessive Flüssigkeitsverluste auftreten, die ohne parenterale Substitution zu einer schweren Exsikkose und lebensbedrohlichen Zuständen führen können. Es entstehen damit schwerste Nährstoffmängel und das kann mit einem Prärenalen Nierenversagen bis zum Tode einhergehen. Umso wichtiger ist hier eine antidiarrhoeische Therapie mit starker Motilitäts- und Sekretionshemmung. (Blüthner et al. 2023; Wieland et al. 2023)

Motilitätshemmer

Motilitätshemmer wie **Opiate, Somatostatin-Analoga** und **Alpha-2-Rezeptoragonisten** verlangsamen die Darmmotilität, verlängern die Darmpassagezeit und verbessern die Resorption von Nährstoffen und Flüssigkeiten. Gleichzeitig reduzieren sie Diarrhoen und helfen, Elektrolytverluste zu verhindern (Chandra et al. 2018).

Opiate

Opiate hemmen die propulsive Darmmotilität, was die Darmpassage verlangsamt und die Resorption erhöhen kann. Sie sind besonders hilfreich bei der Kontrolle von Diarrhoen und werden häufig bei Kurzdarmsyndrom eingesetzt.

Loperamid

Loperamid dockt an den selben Rezeptoren im Darm wie Opiate an, Diphenoxylat (in Kombination mit Atropin) ist ein gängiges Opiat, die zur Regulation der Darmmotilität eingesetzt werden. Diese binden an Opioidrezeptoren im Darm und verlangsamen die Motilität. Sie verstärken nicht die zentrale Wirkung anderer Opiate und sind als Ergänzung zur Tinctura opii einsetzbar. (Jehle 2017)
Wirkstoffklasse: Opioid (Morphin)
Handelsnamen: z. B. Imodium
Dosierung: Eine Tablette enthält 2 mg Loperamidhydrochlorid. Maximal 12–14 mg pro Tag (6–8 Tabletten) können eingenommen werden.

Opiumtinktur

Weitere Opium-Präparate wie eingestellte Tinctura opii und Dropizol-Tropfen werden häufig eingesetzt. Im Vergleich zu Loperamid sind sie besser titrierbar und werden durch ihre flüssige Darreichungsform effizienter aufgenommen, was zu einer stärkeren Wirkung führen kann. Im Gegensatz zu Loperamid muss die Dosierung der Opiumtinktur jedoch langsam eintritiert werden. Dies ermöglicht dem Patienten, sich daran anzupassen, ohne zerebral übermäßig ermüdet oder gebremst zu werden. Langzeitanwendungen sind möglich, und bei oraler Anwendung in der üblichen Dosierung besteht kein Risiko für Abhängigkeit oder Fahruntüchtigkeit. Es empfiehlt sich, mit einer niedrigen Dosierung zu beginnen und diese bedarfsgerecht anzupassen.

Da die Opiumtinktur unter das Betäubungsmittelgesetz fällt, ist ein entsprechendes BTM-Rezept erforderlich. Zusätzlich sollte der Arzt eine Bescheinigung für Grenzkontrollen ausstellen, falls der Patient ins Ausland reist. Die Verordnung von 30 g Opiumtinktur ist auf einen Zeitraum von 30 Tagen begrenzt. Sollte eine höhere Dosierung notwendig sein, kann der Arzt ein Rezept mit den Buchstaben „A" für Ausnahmeverordnung ausstellen. Nur unter diesen Bedingungen ist eine Erhöhung der verordneten Menge in begründeten Fällen möglich.

Dropizol/Tinctura Opii normata (letztere nicht mehr auf dem deutschen Markt erhältlich)

Dropizol enthält 10 mg Morphin pro ml. Es wirkt stärker als Loperamid und ist besser titrierbar, was eine individuelle Anpassung der Dosierung ermöglicht. Morphin wirkt primär an den μ-Rezeptoren des Darms. Dies bewirkt eine Hemmung vor allem der propulsiven Darmmotilität. Die Bindung an den μ- und den δ-Rezeptor bewirkt eine Verminderung der Sekretion der Darmschleimhaut und die Bindung an den κ-Rezeptor eine Zunahme der Flüssigkeitsresorption.

Wirkstoffklasse: Opioid (Morphin)

Handelsname: Dropizol

Dosierung: Übliche Dosierung ist 2–3-mal täglich 5–10 Tropfen. Eine langsame Steigerung der Dosis ist empfehlenswert, um unerwünschte Nebenwirkungen zu vermeiden. Die Dosis kann dann von Tag zu Tag um jeweils einen Tropfen gesteigert werden. Die Maximaldosis beträgt 6 ml pro Tag.

Beispiel: 3 × 8 Tropfen am Tag und 15 Tropfen zur Nacht oder 6 × 4 Tropfen alle 4 h, um den Patienten auch eine gewisse Nachtruhe zu gönnen. Denn diese ist bei einem schlecht behandelten High-Outout-Stoma massiv gestört und bedeutet einen schwere Lebensbeeinträchtigung, da der Stomabeutel x-fach in der Nacht entleert werden muss und der Schlaf dadurch oft unterbrochen wird (Jehle 2017).

Droperidol

Droperidol wird zur Vorbeugung und Behandlung von Übelkeit und Erbrechen nach Operationen bei Erwachsenen sowie als Therapie der zweiten Wahl bei Kindern (2 bis 11 Jahre) und Jugendlichen (12 bis 18 Jahre) eingesetzt. Zudem dient es der Prävention von durch Morphinderivate induzierter Übelkeit und Erbrechen bei Erwachsenen, insbesondere im Rahmen der postoperativen Patientenkontrollierten Analgesie (PCA).

Droperidol ist ein Butyrophenon-Derivat, das als potenter Antagonist an Dopamin-D2-Rezeptoren im zentralen Nervensystem wirkt. Diese Antagonisierung führt zur Reduktion der dopaminergen Aktivität, insbesondere im Chemorezeptor-Triggerzentrum, das sich in der Area postrema der Medulla oblongata befindet. Dieser Mechanismus ist hauptsächlich für die antiemetische Wirkung von Droperidol verantwortlich, da die Hemmung der dopaminergen Signalübertragung in diesem Bereich Übelkeit und Erbrechen entgegenwirkt.

Droperidol wirkt antiemetisch und sedativ, indem es Dopaminrezeptoren blockiert. Obwohl es selten bei Kurzdarmsyndrom eingesetzt wird, kann es bei Übelkeit und Erbrechen hilfreich sein, ist allerdings nur intravenös vorhanden.

Wirkstoffklasse: Neuroleptikum

Handelsname: zum Beispiel Xomolix

Dosierung: Die Dosierung sollte individuell festgelegt und ärztlich überwacht werden.

Somatostatin-Analoga

Somatostatinanaloga bewirken die Hemmung der Hormonfreisetzung und eine Reduktion der Sekretion und Motilität im Magen-Darm-Trakt. Diese werden selten bei Kurzdarmsyndrom eingesetzt, da sie die intestinale Adaption negativ beeinflussen, die Pankreassekretion hemmen und die Entstehung von Gallensteinen fördern können. Sie haben sich eher bei neuroendokrin induzierten Diarrhoen bewährt. In Ausnahmefällen können sie bei hypersekretorischen Zuständen (High-Output-Ileostomie) hilfreich sein.

Handelsnamen: z. B. Octreotid
Dosierung: 2–3-mal täglich 50–200 µg Octreotid s.c.

Alpha-2-Rezeptoragonisten

Alpha-2-Rezeptoragonisten senken die Freisetzung von Noradrenalin und wirken dämpfend auf die Darmaktivität. Folglich kann sich die sekretorische Komponente der Diarrhoen verringern. Sie können zum Einsatz kommen, wenn andere Therapien nicht ausreichend wirken.

Wirkstoffklasse: Antisympathotonika
Handelsnamen: z. B. Clonidin
Dosierung: 0,1–0,2 mg Clonidin 2-mal täglich. (Lambrecht et al. 2014)

Sekretionshemmer

Nach der Resektion großer Dünndarmabschnitte wird vermehrt Gastrin, ein Peptid-Hormon, sezerniert, was zu einer gesteigerten Magensäureproduktion führt. Dies kann zu multiplen Ulzerationen im Magen und Dünndarm führen und das Risiko von Darmblutungen erhöhen. Die Hypersekretion im Magen fördert die Diarrhoen durch erhöhte Flüssigkeitsmenge und Säuregehalt. Intravenöse Protonenpumpenhemmer können sowohl in der Hypersekretionsphase als auch im weiteren Verlauf bei High-Output eingesetzt werden, um eine Reduktion des Stuhlvolumens zu erreichen.

Pankreatische Enzyme werden durch die Hyperazidität und Hypersekretion inaktiviert und denaturiert und zusätzlich kommt es zu einem Verlust an Gallensäuren. Beides begünstigt Maldigestion und Malabsorption. Protonenpumpenhemmer werden verwendet, um die Magensäureproduktion zu reduzieren und der Hypergastrinämie entgegenzuwirken. Alternativ oder zusätzlich können Histaminantagonisten vom Typ 2 angewendet werden, um die histaminvermittelte Säureproduktion der Magenschleimhaut zu verhindern. Aufgrund ihrer geringeren Effektivität im Vergleich zu Protonenpumpeninhibitoren (PPIs) werden sie jedoch kaum noch eingesetzt (Coletta et al. 2019; Massironi et al. 2020).

Es ist wichtig, die Magenentleerung zu verzögern, um eine verbesserte intestinale Resorption zu ermöglichen. Sowohl Protonenpumpenhemmer als auch Histamin-2-Rezeptorantagonisten können dies bewirken.

Handelsnamen: z. B. Esomeprazol, Pantoprazol, Omeprazol
Dosierung: IV-Gabe während der Hypersekretionsphase; Dosis und Frequenz individuell anpassen.

Gallensäurebinder

Bei fehlendem terminalem Ileum kommt es zu einer Störung der Gallensäurerückresorption. Besteht zusätzlich Colon in Kontinuität, kann durch den Verbleib der Gallensäuren im Darm bei der Passage durch das Colon eine chologene Diarrhoe ausgelöst werden.

In diesen Fällen werden Anionenaustauscherharze, also Gallensäurebinder wie Colestyramin, als Therapieoption eingesetzt.

Die Anwendung und Dosierung von Gallensäurebindern müssen ärztlich überwacht werden, um sicherzustellen, dass die Dosis angepasst und effektiv ist. Bei Patienten mit Kurzdarmsyndrom (CDV/KD) kann es zu einem erheblichen Gallensäureverlust kommen, insbesondere wenn das terminale Ileum, die Hauptresorptionsstelle, entfernt wurde.

Gallensäurebinder wie Cholestyramin, Colestipol, Colesevelam und Lipocol werden üblicherweise zur Therapie der chologenen Diarrhoe eingesetzt. Bei starker Steatorrhoe (>20 g Fett/Tag), die durch Fettsäuren bedingt ist, zeigt Colestyramin jedoch keine Wirkung (Coletta et al. 2019; Massironi et al. 2020).

Da Gallensäuren wichtig für die Fettverdauung und -resorption im Darm sind, kann ihr Mangel neben Durchfällen zu einer verminderten Aufnahme fettlöslicher Vitamine führen. Daher sind Maßnahmen zur Bekämpfung dieses Mangels notwendig.

Bei der Anamnese sollten Symptome wie Brennen am After und gelber Stuhlgang abgefragt werden, da diese auf ein Gallensäureverlustsyndrom hinweisen können. Auch ohne deutliche Symptome kann ein Therapieversuch mit Gallensäurebindern unternommen werden, da die Behandlung oft innerhalb weniger Tage Wirkung zeigt.

Colestagel und Colestyramin
Colestagel ist eine gelierte Form von Colestyramin und wird in der Regel eingesetzt, wenn Colestyramin nicht vertragen wird. Colestyramin-Pulver gilt als erste Wahl zur Behandlung von chologenem Durchfall, mit einer empfohlenen Anfangsdosis von 3 × 1 Beutel pro Tag (12 g Colestyramin). Es ist wichtig, dass andere Medikamente im Abstand von einer Stunde eingenommen werden, um Wechselwirkungen zu vermeiden.

Colestyramin oder Colestagel werden häufig bei Patienten mit einem fehlenden terminalen Ileum eingesetzt, da die Gallensäuren aufgrund der fehlenden Resorptionsstätte im unteren Dünndarm nicht aufgenommen werden können, was zu chologener Diarrhoe führen kann. Wenn Colestyramin nicht vertragen wird, kann auf Colestagel gewechselt werden. Alternativen sind Quantalan (Pulver mit Süßstoff), Colvesam oder Lipocol (Kautabletten).

Therapieüberwachung und Komplikationen
Patienten sollten bei jeder Konsultation zu ihrer Einnahme von Gallensäurebindern befragt werden, da diese Medikamente aufgrund von Unverträglichkeiten oder Übelkeit oft abgesetzt werden. Es ist wichtig, den Patienten den Wirkmechanismus zu erklären, um die Therapietreue zu unterstützen.

Eine mögliche Komplikation der Therapie ist die Bildung von Gallensteinen (Cholesterolsteinen), insbesondere wenn das terminale Ileum fehlt. Diese entstehen durch Veränderungen in der Gallenzusammensetzung und die Verringerung des Gallensäurepools. Auch die verminderte hormonelle Stimulation der Gallenblasenentleerung kann Sludge begünstigen, was unabhängig vom Vorhandensein des Dickdarms auftritt (Carco et al. 2020).

3.13.2 Medikamentöse Maßnahmen zur Unterstützung der Digestion

Barbara John und Christa Handte

Neben den antidiarrhoischen Therapien gibt es weitere medikamentöse Ansätze für Patienten mit CDV/KD. Dazu gehören Pankreasenzyme, Vitamine, Antibiotika und Probiotika, pflanzliche Quellmittel und Gallensäureersatzpräparate.

Pankreasenzyme

Patienten mit CDV/KD können unter Umständen unter einer gestörten Fettresorption leiden. Aus diesem Grund empfiehlt sich eine begrenzte Aufnahme von langkettigen Fettsäuren in der Ernährung. Diese Fettrestriktion kann helfen, die Beschwerden wie Steatorhoe zu minimieren. Ich verweise hier auf den Abschn. 3.4 zur Enteralen Ernährungstherapie und den Abschn. 3.3 zur Oralen Ernährungstherapie. Pankreasenzyme wie Kreon, Pangrol und Pankratan unterstützen die Verdauung von Fetten durch Lipasen, besonders wichtig bei gestörter Fettverdauung nach Dünndarmteilresektionen.

Die Therapie kann mit einer Startdosis von 20.000–40.000 Ph.Eur.-Einheiten Pankreasenzymen pro Mahlzeit beginnen, um die Fettverdauung zu optimieren. Eine Erhöhung kann bis auf 90.000 Ph.Eur.-Einheiten erfolgen, wenn die Diarrhoe anhält. Ph.Eur.-Einheiten (Pharmacopea Europaea) sind eine standardisierte Maßeinheit zur Dosierung von Pankreasenzymen, die angeben, wie viel Enzymaktivität in der jeweiligen Dosis enthalten ist. Diese Einheit hilft sicherzustellen, dass die verabreichten Enzyme effektiv angepasst werden, um die Verdauung zu unterstützen und Symptome wie Diarrhoe zu lindern.

Antibiotika und Probiotika und deren Einsatzbereiche

Antibiotika gehören nicht zur Standardtherapie beim Kurzdarmsyndrom, sind jedoch häufig notwendig, insbesondere bei Katheter-assoziierten Infektionen wie Port- oder Hickman-Katheterinfektionen. In diesen Fällen ist eine antibiotische Behandlung unumgänglich. Ebenso kann eine Endokarditis auftreten, die eine Antibiotikatherapie erfordert, auf die wir hier jedoch nicht näher eingehen.

Patienten mit CDV/KD sind besonders infektionsanfällig, insbesondere in der postoperativen Adaptionsphase sowie bei malnutritiven Mangelzuständen. Während der autonomen Phase des Syndroms sind diese Patienten aufgrund von Mangelerscheinungen oft abwehrgeschwächt, was das Infektionsrisiko im Vergleich zu gesunden Personen erhöht.

Im Rahmen der Mangelernährung kann es zu weiteren Defiziten, wie Eisen- oder Vitamin-B12-Mangel, kommen, was zu Müdigkeit, Erschöpfung und Abgeschlagenheit führen kann. In diesen Zuständen greifen manche Patienten auf Soft- oder

Energydrinks zurück, was das Mikrobiom negativ beeinflussen und eine bakterielle Überwucherung (bakterielle Fehlbesiedlung, SIBO) begünstigen kann.

Eine gestörte Motilität nach Dünndarmteilresektion und insbesondere der Verlust der Ileocaecalklappe erhöhen ebenfalls das Risiko einer bakteriellen Fehlbesiedlung. Dies kann zu Entzündungen der Darmschleimhaut führen. Zusätzlich kann die Fermentation von Kohlenhydraten verstärkt werden, was zum Beispiel postprandiale abdominelle Beschwerden wie Blähungen, Bauchschmerzen und Durchfälle verursacht. Dies führt wiederum zu Malabsorption und damit verbundenen Mangelerscheinungen. Durch die Entzündungen wird die Nährstoffaufnahme zusätzlich reduziert, was die intestinale Permeabilität erhöht.

Die Überwucherung mit Bakterien im Dünndarm (SIBO) führt zudem auch zur Dekonjugation von Gallensäuren, was eine Fettmalabsorption zur Folge hat. Gleichzeitig kann die bakterielle Fermentation von Kohlenhydraten zu einer osmotischen Diarrhoe führen. Diese Effekte werden durch eine verminderte Aktivität von Verdauungsenzymen wie Disaccharidasen und Pankreasenzymen weiter verstärkt. (Pimentel 2010)

Patienten mit Immunsuppression und/oder häufig vorangegangenen antibiotischen Behandlungen sind gefährdet, eine Clostridium difficile Colitis mit blutiger Diarrhoe zu entwickeln. Für die Behandlung dieser Infektionen werden Antibiotika wie Vancomycin, Fidaxomycin oder seltener Metronidazol empfohlen.

Der Nachweis von *Clostridioides difficile*-Toxinen erfolgt durch eine Stuhlprobe. Eine Behandlung sollte bei Symptomen wie blutiger Diarrhoe, Fieber und Bauchschmerzen, bei welchen es zu einem toxischen Megacolon bis hin zur Sepsis mit Todesfolge kommen kann, durchgeführt werden. Nicht jeder Nachweis von *C. difficile* ist automatisch mit einer pseudomembranösen Kolitis gleichzusetzen. Eine Behandlung ist nur notwendig, wenn oben genannte Symptome vorhanden sind, nicht aber bei symptomloser Besiedlung,

Fäkaler Mikrobiomtransfer

Bei therapierefraktärer pseudomembranöser Kolitis oder auch bei wiederkehrenden *C. difficile*-Infektionen kann eine Stuhltransplantation (fäkaler Mikrobiomtransfer) als letzte Option erwogen werden.

Ileocaecalklappe und SIBO

Fehlt die Ileocaecalklappe, die normalerweise den Übertritt von Bakterien aus dem Dickdarm in den Dünndarm verhindert bzw. reduziert, kann es zur Keimaszension in den Dünndarm kommen, was das Risiko für symptomatische bakterielle Fehlbesiedlung (SIBO) erhöht. Betroffene leiden häufig unter postprandialen Blähungen, Bauchschmerzen und Völlegefühl. SIBO führt zu einer Ansammlung von Darmbakterien an einem Ort, an dem sie normalerweise nicht vorkommen, was die Verdauungsstörungen und Durchfälle sowie Mangelerscheinungen verschärfen kann.

Eine bakterielle Fehlbesiedlung wird diagnostiziert, wenn mehr als 100.000 Keime pro Milliliter Dünndarmsaft nachgewiesen werden. Dies erfolgt über einen Glukose-H2-Atemtest oder durch die Analyse von Dünndarmsaft mit bakteriellen Kulturen.

Zur Behandlung von SIBO werden Antibiotika mit breitem Wirkspektrum gegen Anaerobier und Aerobier, wie Metronidazol, Clavulansäure, Amoxicillin oder AmoxiClav (Kombinationspräparat), eingesetzt. Auch nicht resorbierbare Antibiotika wie Rifaximin oder Gentamycin/Polymyxin SDD-Kapseln zeigen über einen Zeitraum von 10–14 Tagen gute Erfolge. Grundsätzlich besteht dabei das Risiko einer Selektionierung und Resistenzbildung, weshalb häufig alternierende antibiotische Regime eingesetzt werden (Goulet et al. 2019).

Probiotika

Bisher gibt es keine spezifischen Leitlinien oder klaren Empfehlungen zur probiotischen Therapie beim Kurzdarmsyndrom. Eine Modulation des Mikrobioms könnte jedoch durch klinisch geprüfte Probiotika mit Lactobazillus- und Saccharomyces-Stämmen sinnvoll sein. Diese Bakterienstämme könnten pathogene Bakterien reduzieren und das Darmmikrobiom stabilisieren, allerdings ist eine wissenschaftliche Validierung dieser Ansätze erforderlich.

Das Kurzdarmsyndrom zeigt in einigen klinischen Aspekten Ähnlichkeiten mit dem Reizdarmsyndrom, auch wenn beide auf unterschiedlichen Ursachen beruhen. Dabei können gemeinsame Faktoren wie Motilitätsstörungen, Veränderungen im Mikrobiom, Beeinträchtigungen der Darmbarrierefunktion, Immunantworten und viszerale Hypersensitivität eine Rolle spielen.

Darmbakterien haben weitreichenden Einfluss auf die Verdauung, den Stoffwechsel und das Hormonsystem, interagieren mit dem Immunsystem und regulieren die Darmbarriere (Layer et al. 2021).

Beim Reizdarmsyndrom zeigen Studien signifikante therapeutische Unterschiede zwischen verschiedenen Bakterienstämmen, Dosierungen und Einnahmedauern, weshalb ein probatorischer Einsatz von Probiotika beim Kurzdarmsyndrom über mindestens 4 Wochen sinnvoll erscheint. Wissenschaftliche Evidenz hierzu steht allerdings noch aus (Carco et al. 2020; Krammer et al. 2021).

Sollte es zu einer Linderung der Beschwerden kommen, spricht nichts gegen eine Fortsetzung der probiotischen Therapie.

Pflanzliche Quellmittel

Pflanzliche Quellmittel werden bei CDV/KD als unterstützende Therapie eingesetzt, um den Stuhlgang zu regulieren und die Darmfunktion zu stabilisieren. Sie wirken auf natürliche Weise, indem sie Wasser im Darm binden und das Stuhlvolumen erhöhen. Dies kann zu einer verbesserten Konsistenz des Stuhls und einer verminderten Stuhlfrequenz führen, was insbesondere bei Patienten mit Kurzdarmsyndrom zur Lebensqualitätssteigerung beiträgt. Durch die Regulierung der Stuhlfrequenz können Flüssigkeitsverluste reduziert werden, wodurch das Risiko von Dehydratation und Elektrolytverschiebungen sinkt.

I) **Flohsamen (Plantago ovata)**

Flohsamen sind reich an löslichen Ballaststoffen, die Wasser binden und im Darm quellen. Dies verlangsamt die Darmpassage und kann überschüssige Flüssig-

keit im Darm binden, was Diarrhoen reduziert. Gleichzeitig können die auf-
gequollenen Flohsamenschalen Obstipationen vorbeugen, indem sie die Stuhlkonsistenz regulieren. Darüber hinaus unterstützt die gelartige Textur die Schleim-
produktion im Darm, was die Barrierefunktion der Darmschleimhaut stärkt und
Entzündungen lindern kann.

II) **Apfelpulver**

Apfelpulver enthält Pektin, einen wasserlöslichen Ballaststoff, der die Viskosität
des Darminhaltes erhöht. Bei Patienten mit Colon in Kontinuität kann dies zu einer
verbesserten Wasseraufnahme im Darm und zu einer festeren Stuhlkonsistenz führen. Durch die reduzierte Stuhlfrequenz und die verbesserte Stuhlqualität kann die
Belastung des Verdauungstrakts gesenkt werden. (Siehe Abschn. 3.3).

Zusammengefasst
Pflanzliche Quellmittel wie Flohsamen und Apfelpulver leisten einen wertvollen
Beitrag zur Regulierung des Stuhlgangs. Diese können nicht nur die Kontrolle des
Flüssigkeits- und Elektrolythaushalts verbessern, sondern auch die Stuhlfrequenz
reduzieren, was für Kurzdarmpatienten eine erhebliche Steigerung der Lebensqua-
lität bedeuten kann (Tab. 3.23 und 3.24).

Tab. 3.23 Übersicht Einnahmeschema Medikamente

Medikament		Einnahmeempfehlung
Loperamid	1 Tbl. = 2 mg Loperamidhydrochlorid	max. 6–8 Tbl. tgl. (12–14 mg Loperamidhydrochlorid)
Dropizol und Tinctura opii (BTM-Rezept)	1 Trpf. = 50 mg eingestellte Opiumtinktur = 0,5 mg Morphin	Anfänglich: 2–3 × 5–10 Tropfen Dropizol tgl. individuelle Anpassung Tageshöchstdosis 60 Tropfen Eine kontinuierliche Einnahme über 24 h kann eine bessere Wirkung entfalten!
Somatostatin-Analoga	Octreotid s. c.	Während der Hypersektretionsphase: 2–3 × 50–200 µg/d s. c.
Alpha-2-Rezeptoragonisten	Clonidin	Bei sekretorischer Diarrhoe: 0,1–0,2 mg 2 × tgl.
Pflanzliche Quellmittel	Indische Flohsamen (Plantago ovata) wie Mucofalk Getrocknetes Apfelpulver wie Aplona	

Tab. 3.23 (Fortsetzung)

Medikament		Einnahmeempfehlung
Gallensäurebinder	Colestyramin-Pulver 20 Colestagel-Kapseln Lipocolkautabletten	Bei Colon in Kontinuität und chologener Diarrhoe: 3 × 1 Beutel tgl. (entsprechend 12 g Colestyramin) Die maximale Tagesdosis beträgt 6 Dosisbeutel (entsprechend 24 g Colestyramin). Jede Tablette enthält 625 mg Colesevelam (als Hydrochlorid) 3 × 2 Tabletten tgl. Die maximale Tagesdosis beträgt 7 Tabletten. 3 × 2 Kautabletten tgl. (entsprechend 12 g Colestyramin) Die maximale Tagesdosis beträgt 12 Kautabletten (entsprechend 24 g Colestyramin). Einschleichend dosieren!
Protonenpumpenhemmer		Zur Prophylaxe der Hypergastrinämie-assoziierten Ulcera und Hypersekretion: 1 × tgl. 40 mg Oder 1 × 40 mg als Kurzinfusion i.v. (Blüthner et al. 2023)
Pankreasenzyme	Pankreasenzyme wie Kreon, Pangrol, Pankreatan	Zur Unterstützung der Digestion bei Asynchronie der Verdauungabläufe. 2000 Ph. Eur.- Einheiten Lipase pro 1 g Nahrungsfett

3.13.3 Vitamine zur Behandlung von Malnutrition

Barbara John und Christa Handte

Fehlt ein erheblicher Teil des Dünndarms, ist die Nährstoffresorption beeinträchtigt, was häufig zu Vitaminmangelzuständen führt. Wasser- und fettlösliche Vitamine (wie B- und C-Vitamine) können dann nicht ausreichend resorbiert werden.

Die Substitution der fettlöslichen Vitamine kann besonders erforderlich sein, da deren Resorption häufig beeinträchtigt ist. Zu den fettlöslichen Vitaminen gehören A, D, E und K. Diese Vitamine werden überwiegend im Dünndarm resorbiert, jedoch nicht ausschließlich im terminalen Ileum. Es können auch andere Abschnitte des Dünndarms zur Aufnahme dieser Vitamine beitragen.

Anders verhält es sich mit Vitamin B12, das hauptsächlich im terminalen Ileum resorbiert wird. Bei einem Kurzdarmsyndrom kann die Aufnahme von Vitamin B12 stark eingeschränkt sein, was eine gezielte Substitution erforderlich macht.

Tab. 3.24 Kurzdarm-Therapieschema, aus MMS – Medizin meets Pharmazie, Kurzdarm-syndrom, Therapie, Tab. 1, 46. Jahrgang 10/2023

Colon reseziert/ ausgeschaltet/ Dünndarmstoma Restdarmlänge <150 cm Postoperative Phase: → Hypersekretion: >2 l tgl.	Colon reseziert/ ausgeschaltet/ Dünndarmstoma Restdarmlänge >150 cm	Dünndarmteilresektion, Colon in Kontinuität, mit Erhalt der Ileocaecalklappe / terminales Ileum	Dünndarmteilresektion, Colon in Kontinuität, ohne Erhalt der Ileocaecalklappe / terminales Ileum
Medikamenten-resorption unsicher, hoch dosiert PPI* bevorzugt i. v. + Loperamid + Dropizol + Isotone Getränke	+ PPI + Loperamid + Dropizol + Kreon versuchsweise	+ PPI + Loperamid + Dropizol + Kreon versuchsweise	+ PPI + Loperamid + Dropizol + Colestyramin + Kreon versuchsweise
			Cave: enterohepatischer Kreislauf! Bakterielle Dünndarm-fehlbesiedlung möglich!

Daher kann es notwendig sein, spezielle parenterale oder subkutane Vitamin- und Spurenelementpräparate zu verwenden, um den Bedarf zu decken. Eine regelmäßige laborchemische Kontrolle des Vitaminspiegels ist dabei unerlässlich. Weitere Details zur Ernährungstherapie siehe in Abschn. 3.4 Enterale Ernährungstherapie und Abschn. 3.5 Parenterale Ernährungstherapie. (Blüthner et al. 2023; Lambrecht et al. 2014; American Gastroenterological Association medical position statement 2003)

3.13.4 Adaptionsfördernde Therapie

Gunter Burmester

Die adaptionsfördernde Therapie spielt eine zentrale Rolle bei der Behandlung von Patienten mit Chronischem Darmversagen (CDV) und Kurzdarmsyndrom (KD). Diese Patienten leiden unter einem erheblichen Verlust an funktionellem Darmgewebe, was ihre Fähigkeit zur Nährstoff- und Flüssigkeitsaufnahme stark beeinträchtigt. Der menschliche Dünndarm besitzt jedoch eine bemerkenswerte Fähigkeit zur Adaption, was bedeutet, dass sich der verbleibende Darmstrang durch strukturelle und funktionelle Anpassung teilweise regenerieren und seine

Resorptionskapazität erhöhen kann. Dieser Adaptionprozess umfasst verschiedene Mechanismen, darunter die Verlängerung und Vergrößerung der Zotten sowie eine Erhöhung der Enzymaktivität an der Darmschleimhaut. Diese Veränderungen tragen dazu bei, den Verlust der resorptiven Oberfläche teilweise auszugleichen und die Abhängigkeit von parenteraler Ernährung zu reduzieren.

Die therapeutischen Ansätze der Adaptionsprozesse zielen darauf ab, die körpereigenen Regenerationsmechanismen des Darms zu fördern, um die Abhängigkeit der Patienten von externen Nährstoff- und Flüssigkeitssubstitutionen zu verringern. Anpassungsfördernde Therapien können den Verlauf der Erkrankung verbessern, indem sie dazu beitragen, dass die Patienten eine teilweise Unabhängigkeit von parenteraler Ernährung erlangen und somit ihre Lebensqualität steigern können. Dies ist insbesondere bei pädiatrischen Patienten von Bedeutung, da eine langfristige parenterale Ernährung neben potenziellen Infektionen und Komplikationen auch zu Entwicklungsverzögerungen führen kann.

Aktuelle Therapieansätze und deren Stellenwert
Zu den aktuellen Therapieansätzen gehört die Verwendung von Glucagon-like Peptide 2 (GLP-2) Analoga, wie Teduglutid, welches gezielt die intestinale Adaption stimuliert. GLP-2 ist ein Darmhormon, das auf die Darmschleimhaut wirkt und die Schleimhautzellproliferation, -differenzierung und -regeneration fördert. Studien zeigen, dass GLP-2-Analoga die Aufnahmefähigkeit des Darms für Nährstoffe und Flüssigkeiten erhöhen und so die Notwendigkeit parenteraler Ernährung reduzieren können. Die Indikation zur Verwendung von GLP-2-Analoga erfordert jedoch eine sorgfältige Abwägung der individuellen Patientensituation sowie eine enge Überwachung.

Zusätzlich zur medikamentösen Therapie umfassen weitere Ansätze in der adaptionsfördernden Therapie ernährungstherapeutische Maßnahmen, die den Darmpassagenaufbau unterstützen. Dazu zählen spezifische Diäten, die die Darmschleimhaut fördern und gleichzeitig den Durchfluss durch den Darm anpassen. Auch weitere medikamentöse Therapien, die die intestinale Motilität beeinflussen, gehören zum Versorgungskonzept. Die Kombination dieser Strategien hat sich in der klinischen Praxis als wertvoll erwiesen und bildet heute einen wesentlichen Bestandteil der Versorgung von CDV/KD-Patienten. (Pimentel et al. 2010; Thurber et al. 2023; Pironi et al. 2016)

Aspekte der Regenerations- und Adaptionsfähigkeit des Darms
Die Fähigkeit des Darms zur Adaption ist ein entscheidender Prozess für Patienten mit verkürzter resorbierender Darmlänge, beispielsweise nach einer Resektion. Adaption beschreibt die strukturellen und funktionellen Veränderungen, die der verbliebene Darmabschnitt durchläuft, um eine optimale Nährstoffaufnahme zu gewährleisten. Diese Prozesse umfassen unter anderem die Verlängerung und Vergrößerung der Zotten sowie eine erhöhte Zellteilung in den Krypten, die zu einer Darmoberfläche und einer verbesserten Resorption führen können. Zudem kann es zu einer Kaliberzunahme des Darmes kommen, welche zusätzlich die Passage der

Nahrung bremst und somit eine längere Verweilzeit der Nährstoffe zur Resorption im Darm ermöglicht. Das Ziel der Adaption ist, die Aufnahmefähigkeit des Darms so anzupassen, dass eine ausreichende Nährstoffversorgung ohne dauerhafte parenterale Ernährung möglich wird.

Die Adaptionsfähigkeit des Darms wird sowohl von endogenen als auch exogenen Faktoren beeinflusst. Zu den endogenen Faktoren gehört die hormonelle Regulation durch Substanzen wie das Glucagon-like Peptide 2 (GLP-2), welches gezielt die Proliferation und Differenzierung der Darmzellen fördert und somit die Darmschleimhaut stärkt. Exogene Faktoren umfassen vor allem die Ernährung und mechanische Reize, die durch die Passage von Nahrung ausgelöst werden. Mechanische Dehnungsreize und bestimmte Nährstoffe regen die Schleimhaut zur Anpassung an, indem sie die Freisetzung adaptionsfördernder Hormone stimulieren.

Eine durchdachte Kombination dieser Faktoren kann die Adaption bei Patienten mit Kurzdarmsyndrom fördern und das Management von Chronischem Darmversagen verbessern. Die gezielte Einbindung adaptionsfördernder Maßnahmen in die Therapie stellt somit eine zentrale Komponente der Versorgung dar und ist Gegenstand aktueller Forschung im Bereich der medizinischen Ernährungstherapie. (Thurber et al. 2023; Billiauws et al. 2017)

Mechanismen der Adaptionsfähigkeit

Ein zentrales Element im Adaptionsprozess des Darms ist das intestinale Peptidhormon Glucagon-like Peptide-2 (GLP-2). Es wird in den L-Zellen des distalen Ileums und des Colons synthetisiert und von dort aus sezerniert. GLP-2 spielt eine entscheidende Rolle bei der Förderung von Struktur und Funktion der Darmschleimhaut. Es stimuliert die Proliferation der Enterozyten, also der Zellen, die die Darmschleimhaut auskleiden, und trägt so zur Vergrößerung der Resorptionsfläche bei. Zusätzlich verbessert GLP-2 die Darmbarrierefunktion, indem es die Permeabilität des Darms reduziert. Dies verringert das Risiko einer bakteriellen Translokation und unterstützt die Integrität der Darmschleimhaut. (Pironi et al. 2016)

Zusätzlich zu GLP-2 gibt es weitere Hormone, die an der Förderung der Adaptionsprozesse beteiligt sind. Insulin-like Growth Factor 1 (IGF-1) zum Beispiel unterstützt ebenfalls die Zellproliferation und die Regeneration der Darmschleimhaut und kann synergistisch mit GLP-2 wirken, um die Adaptionsfähigkeit des Darms zu verbessern. (Jeppesen et al. 2003)

Diese Erkenntnisse betonen die Bedeutung eines hormonellen Ansatzes in der Therapie von Patienten mit Kurzdarmsyndrom und zeigen, wie spezifische Hormone zur Erhaltung der Darmintegrität beitragen können.

Therapie mit GLP-2-Analoga

Die Verwendung von GLP-2-Analoga, wie dem rekombinanten Teduglutid, hat sich in der Behandlung von Patienten mit Kurzdarmsyndrom und Chronischem Darmversagen als vielversprechend erwiesen. Diese Analoga sind für Patienten indiziert, die auf eine enterale Ernährung nicht ausreichend ansprechen und auf parenterale Ernährung angewiesen sind, um ihren Nährstoffbedarf zu decken.

Indikationen und Voraussetzungen für die Therapie
GLP-2-Analoga werden bei Patienten mit Kurzdarmsyndrom eingesetzt, die aufgrund einer deutlich reduzierten Resorptionsfläche des Darms auf eine parenterale Versorgung angewiesen sind. Die Entscheidung zur Therapie hängt maßgeblich von der verbleibenden Darmlänge, der Funktionsfähigkeit des Restdarms und der aktuellen Ernährungslage des Patienten ab. Vor Beginn der GLP-2-Therapie sollten bestimmte klinische und physiologische Voraussetzungen erfüllt sein. Eine Stabilisierung der Ernährungs- und Flüssigkeitssituation ist wichtig, um das Risiko möglicher Schwierigkeiten zu minimieren. Darüber hinaus sollten Patienten keine aktiven Tumorerkrankungen oder Polyposis aufweisen, da GLP-2 potenziell das Zellwachstum fördern kann, was bei onkologischen Vorerkrankungen einen zusätzlichen Risikofaktor darstellen könnte.

Therapieablauf
Die Behandlung erfolgt in der Regel durch tägliche subkutane Injektionen, wobei Teduglutid das erste eingesetzte und gegenwertig etablierteste GLP-2-Analoga Präparat ist. Die Dosierung wird individuell angepasst, um eine optimale Darmausnutzung zu erreichen und mögliche Nebenwirkungen zu minimieren. Die Therapie bedarf einer strengen Überwachung und regelmäßigen Kontrolle der Nährstoff- und Flüssigkeitsbilanz sowie der Darmintegrität.

Überwachung und Therapiekontrolle
Ein engmaschiges Monitoring ist unerlässlich, um den Therapieerfolg und die Verträglichkeit sicherzustellen. Das Monitoring folgt einem festgelegten Schema, das in den Therapieplan integriert wird:

1. **Arztbesuche und Bildgebung**: In den ersten Monaten sind monatliche Kontrollen notwendig, um den Behandlungserfolg und eventuelle Nebenwirkungen zu bewerten.
2. **Sonografie des Bauchraums**: Eine Sonografie kann optional durchgeführt werden, um strukturelle Veränderungen im Bauchraum zu beurteilen, wie z. B. Hinweise auf Passagestörungen, Veränderungen an Leber oder Milz sowie andere mögliche Komplikationen. Sie ist jedoch nicht geeignet, das Zottenwachstum oder die Schleimhautdicke zu visualisieren, da diese nur durch eine Endoskopie und/oder mit histologischen Untersuchungen beurteilt werden können.
3. **Laborkontrollen**: Zur Überprüfung der Wirkung auf die Nährstoffaufnahme werden Blutparameter wie Elektrolyte, Leberenzyme und Nährstoffspiegel (z. B. Vitamin D, Eisen) regelmäßig kontrolliert, zunächst alle 2–4 Wochen, später alle 3 Monate. Hierdurch kann auf Defizite reagiert werden.
4. **Begleitung durch Ernährungstherapeuten**: Eine kontinuierliche Unterstützung durch ErnährungstherapeutInnen ist wichtig, um die optimale Zusammensetzung der Ernährung zu erarbeiten, den individuellen Energie- und Nährstoffbedarf zu decken und die enterale Resorption zu fördern. Die Überwachung der Ernährungstherapie sollte monatlich stattfinden und auf Basis der Kontrolluntersuchungen angepasst werden.

Mögliche Nebenwirkungen

Wie bei den meisten medikamentösen Therapien gibt es auch bei dieser Behandlung potenzielle Nebenwirkungen. Zu den häufigsten zählen Bauchschmerzen, Übelkeit und Durchfall. Darüber hinaus wird auf ein erhöhtes Risiko für die Bildung von Magen- und Darmpolypen hingewiesen, weshalb regelmäßige Verlaufsendoskopien notwendig sind, um mögliche Veränderungen frühzeitig zu erkennen. In seltenen Fällen können schwerwiegendere Nebenwirkungen wie Flüssigkeitsüberlastung oder eine Verschlechterung der Leberfunktion auftreten, was die Notwendigkeit einer engmaschigen Kontrolle unterstreicht.

Langzeiteinsatz und Prognose

Studien zeigen, dass Teduglutid und andere GLP-2-Analoga die Abhängigkeit von parenteraler Ernährung signifikant reduzieren und die Lebensqualität sowie Autonomie der Patienten verbessern können. Der Therapieerfolg ist individuell und hängt maßgeblich von der verbleibenden Darmlänge und der Restfunktion ab. Viele Patienten profitieren von einer stabilen Anpassung des Darms, die durch die Behandlung gefördert wird und eine Reduktion oder das Absetzen der parenteralen Ernährung ermöglicht. Dies trägt wesentlich zur Verbesserung der Lebensqualität bei.

Die Behandlung ist in der Regel längerfristig, da eine stabile und nachhaltige AdaptionZeit benötigt. Wenn nach einigen Jahren eine dauerhafte Anpassung erreicht wurde, kann ein Auslassversuch erwogen werden. Ob und wann ein solcher Versuch durchgeführt wird, hängt von den individuellen Fortschritten des Patienten ab und wird von dem behandelnden Arzt in enger Abstimmung mit dem Patienten und Ernährungstherapeuten entschieden.

Die Wirksamkeit und Sicherheit der GLP-2-Therapie wurden in zahlreichen klinischen Studien bestätigt, weshalb sie heute als wertvolle Ergänzung zur Ernährungstherapie gilt. (Pironi et al. 2016; Vanderhoof et al. 1992; Pevny et al. 2019; Billiauws et al. 2017; Blumenstein et al. 2019)

Einsatz von GLP-2-Analoga im Alltag und Patientenerfahrungen

Die Anwendung von GLP-2-Analoga im Alltag von Patienten mit Kurzdarmsyndrom zeigt vielversprechende Erfolge hinsichtlich der Unabhängigkeit von parenteraler Ernährung und der Verbesserung der Lebensqualität. Viele Patienten berichten, dass die regelmäßige Gabe von GLP-2-Analoga, wie Teduglutid, eine schrittweise Reduzierung der benötigten parenteralen Ernährung ermögliche, wodurch Freiräume, z. B. durch geringeren Zeitaufwand für Infusion und Zubereitung, gewonnen werden. Diese Therapie eröffnet insbesondere für Patienten mit Chronischen Einschränkungen des Magen-Darm-Traktes eine größere Flexibilität und Autonomie. Erfahrungsberichte zeigen, dass viele Patienten durch den Einsatz der GLP-2-Analoga wieder aktiver am sozialen Leben teilnehmen und sich insgesamt energiegeladener und körperlich belastbarer fühlen.

Die Injektionen müssen täglich durchgeführt werden, was jedoch im Vergleich zum Aufwand einer parenteralen Ernährung als weniger belastend empfunden wird. Patienten, die positive Effekte der Therapie erleben, berichten außerdem, dass die Reduzierung der parenteralen Ernährung den Körper entlastet und das Wohlbefinden erheblich steigert. Eine individuelle Beratung und Betreuung durch ein interdisziplinäres Team aus Ärzten und Ernährungstherapeuten kann dabei helfen, die Behandlung optimal auf die Bedürfnisse der Patienten abzustimmen und so den größtmöglichen Therapieerfolg zu erreichen. (Pironi et al. 2016)

Zukunftsperspektiven und Forschung
Die Forschung zur Unterstützung der intestinalen Adaption macht stetige Fortschritte, wobei der Fokus vor allem auf der Entwicklung neuer medikamentöser Ansätze liegt. GLP-2-Analoga wie Teduglutid haben bereits gezeigt, dass sie die Darmadaption unterstützen können, indem sie die Enterozytenproliferation fördern und den Flüssigkeits- sowie Nährstoffhaushalt verbessern. Zukünftig könnten jedoch neue GLP-2-Analoga entwickelt werden, die eine noch gezieltere, stärkere Wirkung entfalten oder nicht mehr täglich appliziert werden müssen. Darüber hinaus werden alternative, hormonbasierte Ansätze wie die Kombination von GLP-2 mit anderen wachstumsfördernden Hormonen wie IGF-1 (Insulin-like Growth Factor 1) untersucht, um synergistische Effekte in der Förderung der Darmregeneration zu erzielen. (Pevny et al. 2019)

Herausforderungen
Trotz vielversprechender Fortschritte gibt es erhebliche Herausforderungen in der Erforschung und Anwendung dieser Therapien. Die Sicherheit und Langzeitwirkungen von GLP-2-Analoga und ähnlichen Substanzen sind noch nicht vollständig überschaubar, insbesondere im Hinblick auf mögliche onkologische Risiken. Zudem stellt die hohe Individualität des Kurzdarmsyndroms eine Herausforderung dar: Die Adaptionsfähigkeit und der Therapiebedarf variieren stark, abhängig von der verbleibenden Darmstruktur und den individuellen Bedürfnissen des Patienten. Zukünftige Forschung könnte sich darauf konzentrieren, prädiktive Biomarker zu entwickeln, um die Adaptionspotenziale besser zu verstehen und die Therapie individuell anzupassen.

Durch die laufende Forschung in diesem Bereich könnten neue Medikamente und Strategien entwickelt werden, die die Lebensqualität und Autonomie der Patienten weiter erhöhen und die Abhängigkeit von parenteraler Ernährung langfristig reduzieren.

3.13.5 Individuelle Anpassung der medikamentösen Therapie

Gunter Burmester

Die medikamentöse Therapie beim Kurzdarmsyndrom (KD) erfordert eine sorgfältige und individuelle Anpassung, um den unterschiedlichen Bedürfnissen der Patienten gerecht zu werden. Aufgrund der komplexen pathophysiologischen Veränderungen, die mit KD einhergehen – einschließlich Malabsorption, veränderter Motilität und bakterieller Fehlbesiedlung – ist es wichtig, dass Medikamente sowohl hinsichtlich ihrer Wirksamkeit als auch ihrer Verträglichkeit individuell auf den jeweiligen Patienten abgestimmt werden.

Die Resorption von Medikamenten ist bei Patienten mit KD häufig eingeschränkt, was Dosisanpassungen erforderlich machen kann. Besonders bei oralen Medikamenten kann eine unzureichende Aufnahme im Darm zu subtherapeutischen Wirkstoffspiegeln führen. In solchen Fällen können alternative Applikationswege, wie intravenöse oder transdermale Verabreichung, notwendig werden, um eine adäquate Therapie zu gewährleisten. Auch die Arzneimittelformulierung – z. B. magensaftresistente Kapseln oder retardierte Präparate – kann eine Rolle spielen, da der veränderte Verdauungstrakt die Freisetzung und Wirksamkeit von Wirkstoffen beeinflussen kann.

Darüber hinaus können Nebenwirkungen wie gastrointestinale Beschwerden oder Wechselwirkungen mit anderen Medikamenten und Nahrungsergänzungsmitteln eine kontinuierliche Anpassung der Therapie erforderlich machen. Patienten mit Kurzdarmsyndrom sind häufig immungeschwächt und weisen oft regelmäßige Mangelzustände auf, die die Verträglichkeit von Medikamenten möglicherweise beeinträchtigen können. Eine enge Überwachung der Therapieeffekte sowie regelmäßige Laboruntersuchungen sind daher unerlässlich, um unerwünschte Nebenwirkungen zu erkennen und die medikamentöse Behandlung optimal anzupassen.

Auch psychosoziale Faktoren spielen eine Rolle in der Therapie. Die Adhärenz der Patienten kann durch die Vielzahl der notwendigen Medikamente und möglichen Nebenwirkungen beeinträchtigt werden. Daher sollte die Therapie so einfach wie möglich gestaltet und in einem interdisziplinären Ansatz zwischen Ärzten, Ernährungsberatern und Pflegekräften koordiniert werden. Dies ermöglicht es, die Lebensqualität der Patienten zu verbessern und langfristig eine stabile Versorgung sicherzustellen.

3.13.6 Besonderheiten bei Kindern und Jugendlichen

Gunter Burmester

Die medikamentöse Therapie bei Kindern und Jugendlichen mit Kurzdarmsyndrom und Chronischem Darmversagen erfordert besondere Sorgfalt und Anpassungen, da sich Pharmakokinetik, -dynamik und Toxizität im Vergleich zu Erwachsenen deutlich unterscheiden. Kinder haben eine andere Körperzusammensetzung, befinden sich in der körperlichen Reifung und im Wachstum und haben einen höheren Stoffwechselumsatz, was die Situation komplexer gestaltet. Medikamente müssen individuell nach Alter, Körpergewicht und Reifegrad des Kindes dosiert werden. Besonders bei jüngeren Patienten kann es zu veränderten Wirkstoffaufnahme-, Verteilungs- und Ausscheidungsprozessen kommen, weshalb regelmäßige Dosisanpassungen notwendig sind.

Bestimmte Medikamente, die in der Erwachsenentherapie verwendet werden, dürfen bei Kindern und Jugendlichen nicht oder nur unter strenger Abwägung eingesetzt werden. Beispielsweise sollten **Opioide**, die in der Schmerztherapie von Erwachsenen und zur Motilitätshemmung des Darms weit verbreitet sind, bei Kindern wegen des potenziellen Risikos einer Abhängigkeit vermieden werden. **Gallensäurebinder** wie Cholestyramin, die bei Erwachsenen zur Behandlung von Gallensäure-induzierten Durchfällen eingesetzt werden, können ebenso bei Kindern kritisch sein, da sie die Fett- und Vitaminresorption weiter beeinträchtigen können. Auch die Verwendung von **Protonenpumpenhemmern** (PPI) ist kritisch zu betrachten. Neben den bekannten Risiken wie einer bakteriellen Fehlbesiedlung des Darms und Nährstoffdefiziten (z. B. Magnesium und Vitamin B12) gilt dies auch für Langzeitanwendungen bei Erwachsenen. Bei Kindern kann die Langzeitgabe zudem die Knochenmineralisierung beeinträchtigen, da eine verminderte Kalziumfreisetzung aus der Nahrung das Risiko für Osteoporose erhöhen kann. Diese möglichen Auswirkungen machen eine sorgfältige Abwägung und regelmäßige Überprüfung der Therapie bei jungen Patienten unerlässlich. (Stratton et al. 2017)

Darüber hinaus müssen Antibiotika, insbesondere solche mit potenziell toxischen Nebenwirkungen, wie Aminoglykoside (z. B. Gentamicin), aufgrund ihres nephro- und ototoxischen Potenzials mit Vorsicht verwendet werden. **Fluorchinolone**, wie Ciprofloxacin, sollten aufgrund der Gefahr von Knorpelschäden bei wachsenden Kindern nach Möglichkeit vermieden werden.

Die Auswahl der Medikamente sollte immer in enger Absprache mit pädiatrischen Gastroenterologen und unter Berücksichtigung der individuellen Gesundheitslage des Kindes erfolgen. Regelmäßige Überprüfungen der Wirkung und Verträglichkeit der eingesetzten Medikamente sowie eine strenge Überwachung des Ernährungs- und Entwicklungsstatus sind essenziell, um langfristige Nebenwirkungen zu minimieren und die optimale Behandlung zu gewährleisten. (Goulet et al. 2021; Neelis et al. 2019; Wessel et al. 2007; Hasan et al. 2020; Stratton et al. 2017)

3.13.7 Zusammenfassung und Ausblick

In diesem Kapitel wurden die verschiedenen medikamentösen Therapieansätze für Patienten mit Chronischem Darmversagen (CDV) und Kurzdarmsyndrom (KD) detailliert dargestellt. Der gezielte Einsatz dieser Medikamente bietet eine wirksame Möglichkeit, die Symptome dieser komplexen Erkrankungen und die Lebensqualität der betroffenen Patienten erheblich zu verbessern. Die Auswahl der geeigneten Medikamente orientiert sich an den spezifischen Bedürfnissen der Patienten, wobei Faktoren wie die individuelle Darmfunktion, das Ausmaß der Nährstoffmalabsorption und die Verträglichkeit der Präparate eine zentrale Rolle spielen.

Ein wesentlicher Fokus liegt dabei auf der Optimierung der Flüssigkeits- und Elektrolytversorgung, der Förderung der Nährstoffaufnahme und der Regulierung des Stuhlgangs. Dies erfolgt durch den Einsatz von Quellmitteln, Enzymen, Gallensäuren und anderen spezifischen Therapeutika, die in diesem Kapitel näher erläutert wurden. Besonders bei Kindern und Jugendlichen erfordert die medikamentöse Therapie eine noch individuellere Anpassung. Aufgrund ihrer sich noch entwickelnden Organfunktionen und der spezifischen Pharmakokinetik ist eine sorg-fältige Auswahl und Dosierung der Medikamente unabdingbar. Medikamente, die bei Erwachsenen gängig sind, wie Opioide oder bestimmte Antibiotika, müssen bei Kindern mit Vorsicht eingesetzt oder gänzlich vermieden werden, um unerwünschte Nebenwirkungen und Entwicklungsstörungen zu verhindern.

Im Hinblick auf die Prognose haben Kinder mit Kurzdarmsyndrom oft eine bes-sere Aussicht auf eine erfolgreiche Anpassung, da der verbleibende Darm potenziell noch wachsen kann. Ein zusätzlich in Betracht gezogener therapeutischer Ansatz ist die Verwendung von GLP-2-Analoga, die durch die Stimulation einer Schleimhaut-hypertrophie und die Hemmung der Darmmotilität dazu beitragen können, die Not-wendigkeit parenteraler Ernährung zu reduzieren und eventuell die enterale Auto-nomie zu erreichen.

Zukünftige Forschung und Entwicklungen im Bereich der medikamentösen The-rapie bei CDV und KD versprechen weitere Fortschritte in der Behandlung und im langfristigen Management dieser Erkrankungen. Innovative Ansätze, einschließlich neuer synthetischer oder biotechnologisch hergestellter Präparate, könnten dazu beitragen, die bestehenden Therapieoptionen zu erweitern und möglicherweise neue Wege zur Verbesserung der intestinalen Adaption zu eröffnen. Präzise, indivi-duell angepasste Behandlungsstrategien – insbesondere unter Berücksichtigung von Alter und Entwicklung bei Kindern – könnten dazu beitragen, unerwünschte Neben-wirkungen zu minimieren und die langfristigen Behandlungsergebnisse weiter zu optimieren.

Durch kontinuierliche Forschung und interdisziplinäre Zusammenarbeit zwi-schen Ernährungswissenschaftlern, Gastroenterologen und Pharmakologen besteht Hoffnung, die Lebensqualität der Patienten – sowohl bei Erwachsenen als auch bei Kindern – noch weiter zu verbessern und den Alltag mit diesen schweren Er-krankungen zu erleichtern. Die Integration von kinderfreundlichen Medikamenten und angepassten Dosierungsstrategien stellt dabei einen wichtigen Schritt in der Weiterentwicklung der Therapiekonzepte dar.

Literatur

Aeberhard C, Bischof S, Bisig B, et al. (2017) DGEM-Leitlinie Klinische Ernährung in der Gas-troenterologie – Teil 1: Enterale Ernährung. Aktuelle Ernährungsmedizin 42:53–76. https://doi.org/10.1055/s-0042-123227

American Gastroenterological Association (2003) American Gastroenterological Association me-dical position statement: Short bowel syndrome and intestinal transplantation. Gastroenter-ology 124(4):1105–1110. https://doi.org/10.1053/gast.2003.50139

Asplin JR (2016) The management of patients with enteric hyperoxaluria. Urolithiasis 44: 33–43

Belza C, Thompson R, Somers GR et al (2017) Persistence of hepatic fibrosis in pediatric intestinal failure patients treated with intravenous fish oil lipid emulsion. J Pediatr Surg 52:795–801

Billiauws L, Bataille J, Boehm V, Corcos O, Joly F (2017) Teduglutide for treatment of adult pati-ents with short bowel syndrome. Expert Opin Biol Ther 17(5):623–632. https://doi.org/10.108 0/14712598.2017.1304912

Bischoff SC, Arends J, Dörje F, Engeser P, Hanke G, Köchling K et al (2013) S3-Leitlinie der Deutschen Gesellschaft für Ernährungsmedizin (DGEM) in Zusammenarbeit mit der GESKES und der AKE. Künstliche Ernährung im ambulanten Bereich. Aktuel Ernährungsmed 38(05):e101–e154

Bischoff SC et al (2023) ESPEN practical guideline: clinical nutrition in inflammatory bowel disease. Clin Nutr 42 (2023) 352–379

Bischoff SC, Arends J, Decker-Baumann C, Hütterer E, Koch S, Stefan Mühlebach, Roetzer I, Schneider A, Seipt C, Simanek R, Stanga Z (2024) S3-Leitlinie Heimenterale und heimparenterale Ernährung Deutsche Gesellschaft für Ernährungsmedizin (DGEM) 77:82; 118–126

Bleich M, et al. Säure-Basen-Haushalt. In: Pape HC, Kurz A, Silbernagl S, Hrsg. Physiologie. 10. vollständig überarb. Aufl. Stuttgart: Georg Thieme Verlag; 2023. S. 387–404.

Blüthner E, Pape U-F, Tacke F, Greif S (2023) Vergleich der Lebensqualität von Patient*innen mit Kurzdarmsyndrom ohne vs. unter Therapie mit Teduglutid – Ergebnisse einer Matched-Pair Real-Word Studie. https://doi.org/10.1055/s-0043-1771771

Bolder U et al (2007) Aktuel Ernährungsmed 32(Suppl. 1):18–21

Brandstätter M (2001) Parenterale Ernährung, Indikationen – Techniken – Organisation. Urban & Fischer, München. 56:89

Buchman AL, Naini BV, Spilker B (2017) The differentiation of intestinal-failure-associated liver disease from nonalcoholic fatty liver and nonalcoholic steatohepatitis. Semin Liver Dis 37:33–44

Caporilli C, Giannì G, Grassi F, Esposito S (2023) An overview of short-bowel syndrome in pediatric patients: focus on clinical management and prevention of complications. Nutrients 15:2341

Carco C, Young W, Gearry RB et al (2020) Increasing evidence that irritable bowel syndrome and functional gastrointestinal disorders have a microbial pathogenesis. Front Cell Infect Microbiol 10:468

Cho H-S, Choo YK, Lee HJ, Lee H-S (2012) Transient carnitine transport defect with cholestatic jaundice: report of one case in a premature baby. Korean J Pediatr 55:58–62

Coletta R, Morabito A, Iyer K (2019) Nontransplant surgery for intestinal failure. Gastroenterol Clin N Am 48(4):565–574. https://doi.org/10.1016/j.gtc.2019.08.009

Colomb V, Jobert-Giraud A, Lacaille F, Goulet O, Fournet JC, Ricour C (2000) Role of lipid emulsions in cholestasis associated with long-term parenteral nutrition in children. JPEN J Parenter Enteral Nutr 24:345–350

Cuerda C, Pironi L, Arends J, Bozzetti F, Gillanders Palle L, Jeppesen B, Joly F, Kelly D, Lal S, Staun M, Szczepanek K, Van Gossum A, Wanten G, Schneider SM, Bischoff SC (2021) ESPEN practical guideline: clinical nutrition in chronic intestinal failure the Home Artificial Nutrition & Chronic Intestinal Failure Special Interest Group of ESPEN. Clin Nutr 40:5196–5220; 5204:5205

D-A-CH, Deutsche Gesellschaft für Ernährung (DGE) & Österreichische Gesellschaft für Ernährung (ÖGE) (Hrsg.) (2024). Referenzwerte für die Nährstoffzufuhr (2. Aufl., 7. aktualisierte Ausgabe). Bonn: DGE-MedienService

Di Dato F, Iorio R, Spagnuolo MI (2022) IFALD in children: what's new? A narrative review. Front Nutr 9:928371

EFSA (2015) Scientific opinion on dietary references values for vitamin A. EFSA J 13(3):4028

Fitzpatrick JA, Melton SI et al (2022) Dietary managment of adults with IBD – the emerging role of dietary therapy. Nat Rev Gastroenterol Hepatol 19(10):652–669

Friedli N, Felder S, Stanga Z, Schuetz P (2016) Ernährungstherapie polymorbider, internistischer Patienten – eine Balance zwischen Energiedefizit und Refeeding-Syndrom. Aktuel Ernährungsmed 41(3):181–186

Goulet O, Abi Nader E, Pigneur B, Lambe C (2019) Short bowel syndrome as the leading cause of intestinal failure in early life: some insights into the management. Pediatr Gastroenterol Hepatol Nutr 22(4):303. https://doi.org/10.5223/pghn.2019.22.4.303

Grant D, Abu-Elmagd K, Mazariegos G, Vianna R, Langnas A, Mangus R, Farmer DG, Lacaille F, Iyer K, Fishbein T (2015) Intestinal transplant registry report: global activity and trends. Am J Transplant 15(1):210–219. https://doi.org/10.1111/ajt.12979

Hartig W, Biesalski HK, Druml W, Fürst P, Weimann A (2004) Ernährung und Infusionstherapie Standards in der Klinik, Intensivstation und Ambulanz, 8. Aufl. Thieme, Stuttgart, 3, 3:29; 223:252

Hasan SS, Tehseen M, Ahmed R et al (2020) Proton pump inhibitors in children: an update on use and safety. Pediatr Drugs 22(6):591–601. https://doi.org/10.1007/s40272-020-00410-5

Jehle EC (2019) High-output-stoma. Coloproctology 41:344–348

Jehle P (2017) Tinctura opii – Teufelszeug oder Wunderdroge? MagSI, Nr. 73, 04/2017

Jeppesen LL (2019) Short bowel syndrome: clinical and nutritional management. Gastroenterol Clin N Am 48(4):553–574

Jochum F, Krohn K, Kohl M, Loui A, Nomayo A, Koletzko B et al (2014) S3-Leitlinie der Deutschen Gesellschaft für Ernährungsmedizin (DGEM) in Zusammenarbeit mit der Gesellschaft für klinische Ernährung der Schweiz (GESKES), der Österreichischen Arbeitsgemeinschaft für klinische Ernährung (AKE), die Deutsche Gesellschaft für Kinder- und Jugendmedizin (DGKJ) und die Gesellschaft für Neonatologie und pädiatrische Intensivmedizin (GNPI): Parenterale Ernährung in der Kinder- und Jugendmedizin. Aktuel Ernahrungsmed 39:e99–e147. URL: https://www.dgem.de/sites/default/files/PDFs/Leitlinien/S3-Leitlinien/073

Johnson E, Long V, Matarese LE (2018) Bacteria, bones, and stones: managing complications of short bowel syndrome. Nutr Clin Pract 33(5):454–466

Kaufman SS, Avitzur Y, Beath SV et al (2020) New insights into the indications for intestinal transplantation: consensus in the year 2019. Transplantation 104:937–946

Krammer H, Schmidt-Lauber M, Krammer J, Reizdarmsyndrom (2021) Neue Leitlinie und Stellenwert von Probiotika: Ein Update zur Darm-Hirn-Achse und neuen Therapiekonzepten

Krammer H, Schmidt-Lauber M, Krammer J (2023) Reizdarmsyndrom – neue Leitlinie und Stellenwert von Probiotika. Coloproctology 45(5):340–349. https://doi.org/10.1007/s00053-023-00726-0

Lacaille F, Gupte G, Colomb V et al (2015) Intestinal failure-associated liver disease: a position paper of the ESPGHAN Working Group of Intestinal Failure and Intestinal Transplantation. J Pediatr Gastroenterol Nutr 60:272–283

Lamprecht G, Pape UF, Witte M, Pascher A (2014) S3-Leitlinie der Deutschen Gesellschaft für Ernährungsmedizin e.V. in Zusammenarbeit mit der AKE, der GESKES und der DGVS. Aktuel Ernährungsmed 39:e57–e71. https://doi.org/10.1055/s-0034-1369922

Lamprecht G et al (2016) Kurzdarmsyndrom und Darmversagen. UNI-MED Science. 21: ISBN: 978-3-8374-1523-0

Layer P, Andresen V, Allescher H et al (2021) Update S3-Leitlinie Reizdarmsyndrom: Definition, Pathophysiologie, Diagnostik und Therapie. Z Gastroenterol 59:1323–1415

Lee WS, Chew KS, Ng RT, Kasmi KE, Sokol RJ (2020) Intestinal failure-associated liver disease (IFALD): insights into pathogenesis and advances in management. Hepatol Int 14:305–316

Leuenberger M, Siewert S, Meier R, Stanga Z (2006) Das Kurzdarmsyndrom – Eine interdisziplinäre Herausforderung. Aktuel Ernährungsmed 31:235–242

Löser C, Arends J, Bauer JM, Bischoff SC, Damms-Machado A, Dormann AJ, et al. Unter- und Mangelernährung. Bd. 109. Stuttgart: Georg Thieme Verlag KG; 2011. S. 20.

Massironi S, Cavalcoli F, Rausa E, Invernizzi P, Braga M, Vecchi M (2020) Understanding short bowel syndrome: current status and future perspectives. Dig Liver Dis 52(3):253–261 https://doi.org/10.1016/j.dld.2019.11.013

Mercer DF, Hobson BD, Fischer RT et al (2013) Hepatic fibrosis persists and progresses despite biochemical improvement in children treated with intravenous fish oil emulsion. J Pediatr Gastroenterol Nutr 56:364–369

Mergenthaler P, Lindauer U, Dienel GA, Meisel A (2013) Sugar for the brain: the role of glucose in physiological and pathological brain function. Trends Neurosci 36(10):587–597

Mihajlovic M, Rosseel Z, de Waele E, Vinken M (2024) Parenteral nutrition-associated liver injury: clinical relevance and mechanistic insights. Toxicol Sci 199:1–11

Mutanen A, Lohi J, Heikkilä P, Koivusalo AI, Rintala RJ, Pakarinen MP (2013) Persistent abnormal liver fibrosis after weaning off parenteral nutrition in pediatric intestinal failure. Hepatology 58:729–738

Mutanen A, Lohi J, Merras-Salmio L, Koivusalo A, Pakarinen MP (2021) Prediction, identification and progression of histopathological liver disease activity in children with intestinal failure. J Hepatol 74:593–602

Neelis EG, Roskott AM, Dijkhuizen M et al (2019) Opioid use for pain management in pediatric patients with intestinal failure. Pediatr Surg Int 35(9):971–979. https://doi.org/10.1007/s00383-019-04509-5

Nißle D (2001) Ernährungstherapie bei Stoma-Anlage. Aktuel Ernährungsmed 26(1):26–29

Norsa L, Nicastro E, Di Giorgio A, Lacaille F, D'Antiga L (2018) Prevention and treatment of intestinal failure-associated liver disease in children. Nutrients 10:664

Norsa L, Goulet O, Alberti D et al (2023) Nutrition and intestinal rehabilitation of children with short bowel syndrome: a position paper of the ESPGHAN committee on nutrition. Part 1: from intestinal resection to home discharge. J Pediatr Gastroenterol Nutr 77:281–297

Oh TC et al (2016) Peristomal abscesses associated with percutaneous endoscopic gastrostomy: a case series. J Gastrointest Surg 20(9):1525–1529

Ott T (2020) Störungen im Säure-Basen-Haushalt bei Kurzdarmsyndrom-Patienten. Masterarbeit. Justus-Liebig-Universität, Gießen

Overbeck M (2012) Ernährung und Enzymsubstitution bei Pankreasinsuffizienz. Diät und Information 5/2012

Pape UF, Weylandt KH, Knappe-Drzikova B, Gerlach U, Pascher A (2013) Kurzdarmsyndrom und Darmversagen: Diagnostik und Therapie. Aktuel Ernährungsmed 38:132–146

Pevny S, Maasberg S, Rieger A, Karber M, Blüthner E, Knappe-Drzikova B, Thurmann D, Büttner J, Weylandt KH, Wiedenmann B, Müller VA, Bläker H, Pascher A, Pape UF (2019) Experience with teduglutide treatment for short bowel syndrome in clinical practice. Clin Nutr 38(4):1745–1755. https://doi.org/10.1016/j.clnu.2018.07.030

Pimentel M (2010) Review of rifaximin as treatment for SIBO and IBS. Aliment Pharmacol Ther 31(5):585–592. This review discusses how bacterial overgrowth affects bile acid metabolism and leads to malabsorption and diarrhea

Pironi L, Arends J, Bozzetti F, Cuerda C, Gillanders L, Jeppesen PB, Joly F, Kelly D, Lal S, Staun M, Szczepanek K, van Gossum A, Wanten G, Schneider SM (2016) ESPEN guidelines on chronic intestinal failure in adults. Clin Nutr 35(2):247–307. https://doi.org/10.1016/j.clnu.2016.01.020

Pironi L et al (2021) ESPEN practical guideline: clinical nutrition in chronic intestinal failure (2021) the Home Artificial Nutrition & Chronic Intestinal Failure Special Interest Group of ESPEN. Clin Nutr 5204:5205

Pittiruti M et al (2009) ESPEN guidelines on parenteral nutrition: central venous catheters (access, care, diagnosis and therapy of complications). Clin Nutr 28:365–377

Schwameis K et al (2018) Complications of percutaneous endoscopic gastrostomy: a review of 20 years of literature. World J Gastroenterol 24(43):4900–4916

Siener R (2017) Korrektur der metabolischen Azidose – Ernährung vs. Präparate. Aktuel Ernährungsmed 42(2):110–114

Spencer AU, Neaga A, West B et al (2005) Pediatric short bowel syndrome: redefining predictors of success. Ann Surg 242:403–409; discussion 409–12

Springer-Verlag GmbH Deutschland, ein Teil von Springer Nature (2018) D. Mathias, Fit und gesund von 1 bis Hundert. https://doi.org/10.1007/978-3-662-56307-6_11

Stein J (1999) Kurzdarmsyndrom. In: Caspary WF et al (Hrsg) Darmkrankheiten. Springer, Berlin/Heidelberg, S 409–417

Stratton J, Dahmer S, Daley B (2017) Review of the evidence: fluoroquinolones in pediatric patients with intestinal disease. J Pediatr Gastroenterol Nutr 65(3). https://doi.org/10.1097/MPG.0000000000001682

Tabone T, Mooney P, Donnellan C (2024) Intestinal failure-associated liver disease: current challenges in screening, diagnosis, and parenteral nutrition considerations. Nutr Clin Pract 39(5):1003–1025

Thurber KM, Otto AO, Stricker SL (2023) Proton pump inhibitors: understanding the associated risks and benefits of long-term use. https://doi.org/10.1093/ajhp/zxad009

Ulrich S, Kriener K, Stein J (2010) Ernährung bei CED im klinischen Alltag. Bauchredner DCCV J 100(1):12–31

Valentini L, Volkert D, Schütz T, Ockenga J, Pirlich M, Druml W et al (2013) Leitlinie der Deutschen Gesellschaft für Ernährungsmedizin (DGEM). DGEM-Terminologie in der Klinischen Ernährung. Aktuel Ernahrungsmed 38(02):97–111

Vanderhoof JA, McCusker RH, Clark R, Mohammadpour H, Blackwood DJ, Harty RF, Park JHY (1992) Truncated and native insulinlike growth factor I enhance mucosal adaptation after jejunoileal resection. Gastroenterology 102(6):1949–1956. https://doi.org/10.1016/0016-5085(92)90318-S

Verstegen MM et al (2015) Fungal infections in patients with percutaneous endoscopic gastrostomy: a clinical overview. Eur J Clin Microbiol Infect Dis 34(10):2037–2043

Wales C, Jaksic DJ, Duggan JT (2016) Micronutrient deficiencies in patients with short bowel syndrome: a review. Clin Nutr 35(4):659–667

Weimann A (2017) Parenteral nutrition: a review of the guidelines. Clin Nutr 36(5):1100–1113

Wessel LM, Diamond IR, de Silva N et al (2007) Safety and efficacy of cholestyramine in pediatric short bowel syndrome. J Pediatr Surg 42(5):825–829. https://doi.org/10.1016/j.jpedsurg.2007.01.038

Wiegand A et al (2019) Relationship of serum bicarbonate levels with 1-year graft function in kidney transplant recipients in Switzerland. Kidney Blood Press Res 44(5):1179–1188

Intestinale Rehabilitation bei Erwachsenen, Kindern und Jugendlichen

4

Wolfgang Steurer und Judith Felcht

4.1 Einleitung

Die chirurgische Therapie nimmt einen bedeutenden Stellenwert in der intestinalen Rehabilitation ein, insbesondere bei Patienten mit chronischem Darmversagen (CDV) oder Kurzdarmsyndrom (KD). Ihr primäres Ziel besteht darin, die funktionelle Kapazität des Darms zu verbessern, die Darmpassage zu optimieren und die Lebensqualität der Betroffenen nachhaltig zu erhöhen. Zu den verfügbaren chirurgischen Maßnahmen zählen unter anderem der Verschluss von Fisteln, Reanastomosen, Eingriffe zur Anpassung eines dilatierten Dünndarms, Verfahren zur Verlangsamung der Darmpassage ohne Verkürzung der Dünndarmlänge sowie Darm- und Multiviszeraltransplantationen.

Diese hoch spezialisierten Eingriffe können den Bedarf an parenteraler Ernährung eliminieren und eine nahezu normale Ernährung ermöglichen. Jede dieser chirurgischen Optionen erfordert eine interdisziplinäre Planung und ein umfassendes Verständnis der individuellen Patientensituation. Die Auswahl der passenden Methode orientiert sich an der zugrunde liegenden Pathologie, dem Ernährungsstatus und den langfristigen Rehabilitationszielen des Patienten.

4.2 Fistelverschluss und Reanastomose

Wolfgang Steurer

W. Steurer (✉)
Leonberg, Deutschland

J. Felcht
Heidelberg, Deutschland
E-Mail: j.felcht@ambulante-kinderchirurgie.de

© Der/die Autor(en), exklusiv lizenziert an Springer-Verlag GmbH, DE, ein Teil von Springer Nature 2025
T. Jannasch, M. Brandstätter (Hrsg.), *Therapiemanual Kurzdarmsyndrom und Chronisches Darmversagen*, https://doi.org/10.1007/978-3-662-70710-4_4

4.2.1 Definition und Klassifikation

Enterokutane Fisteln (ECF) sind pathologische Verbindungen zwischen dem Darmlumen und der Körperoberfläche. Sie entstehen typischerweise durch einen Defekt der Darmwand und verlaufen von der Abdominalhöhle über eine spontane Wegstrecke – meist infolge einer Abszessbildung oder chirurgischen Intervention – nach außen. Ist die Fistelöffnung direkt mit Darmschleimhaut ausgekleidet, ohne Weichteildeckung, spricht man von enteroatmosphärischen Fisteln (EAF), wie diese als Komplikation eines offenen septischen Abdomens auftreten können. Beide Formen stellen schwerwiegende Komplikationen dar, die ein hohes Maß an Geduld und Kooperation zwischen Patienten als auch dem behandelnden Ärzte- und Pflegeteam erfordern.

Fisteln werden nach anatomischem Verlauf und Fördermenge klassifiziert. Anatomisch richtet sich die Bezeichnung nach dem Ursprungsorgan, im Falle von Dünndarmfisteln als enteroenterisch, enterokutan, enterovesial, enterokolisch oder ausgehend vom Dickdarm als kolovesical oder kolovaginal bezeichnet. Die Fördermenge bzw. der Volumenverlust über den Fistelgang innerhalb von 24 h wird in drei Kategorien eingeteilt:

* **low-output:** weniger als 200 ml/24 h
* **moderate-output:** 200–500 ml/24 h
* **high-output:** > 500 ml/24 h (Tuma et al. 2020).

Nach der funktionellen Klassifikation der Europäischen Gesellschaft für Koloproktologie resultieren die meisten vom Dünndarm ausgehenden Fisteln in einem Typ II Darmversagen. Mit steigender Fördermenge nehmen die pathophysiologischen und metabolischen Veränderungen erheblich zu. Dies macht eine engmaschige Betreuung durch ein multidisziplinäres Team sowohl im Krankenhaus als auch ambulant essenziell.

4.2.2 Ursachen für Fistelbildung

Die überwiegende Mehrzahl von enterischen Fisteln, ca. 89 %, resultiert als Folge chirurgischer Eingriffe nach Dünndarmresektionen, Adhäsiolysen mit Serosaverletzungen, Anastomoseninsuffizienzen sowie bei Kontakt der Serosaoberfläche mit Fremdmaterial wie Kunststoffnetzen (IPOM) oder nach penetrierenden Verletzungen (Lauro 2017).

Im Bereich des Dickdarmes sind in erster Linie Divertikelperforationen entweder durch direkten Kontakt zum benachbarten Organ (kolovesicale, kolovaginale Fisteln) bzw. chronische Entzündungsprozesse mit konsekutiver Adhäsion von Dünndarmschlingen (koloenterische Fisteln) als ursächlich zu sehen.

Eine klassische, chronisch fistulierende Entzündung des Dünn- und Dickdarmes stellt der Morbus Crohn dar. Die Besonderheit der Fistelentstehung i. d. R. chronisch entzündlicher Darmerkrankungen wurde insbesondere durch die Arbeitsgruppe von Herrn Rogler in Zürich beleuchtet (Vavricka und Rogler 2010; Scharl und Rogler 2014). Durch eine Abfolge proinflammatorischer Zytokine im Rahmen der Inflammation der Darmwand wird eine „invasive" transmurale Fistelbildung induziert. Die Auskleidung des Fistelganges erfolgt durch mesenchymal entdifferenziertes Zylinderepithel, was wiederum die Therapieresistenz und Rezidivhäufigkeit nach Fistelbehandlung erklärt.

Während Malignome durch organüberschreitendes Wachstum pathologische Verbindungen in Nachbarstrukturen bilden, wird durch eine chronische Entzündung nach Radiatio, verbunden mit eingeschränkten Heilungsprozessen die Fistelbildung begünstigt (Iwamuro et al. 2018). Zusammenfassend entsteht die überwiegende Mehrzahl von Fisteln (> 80 %) als Folge chirurgischer Komplikationen, in ca. 7 % der Fälle spontan und bei 4 % nach endoskopischen Eingriffen (Quinn et al. 2017).

4.2.3 Pathophysiologie und klinisches Erscheinungsbild

ECF- und EAF-Fisteln sind zwar seltene Komplikationen, jedoch äußerst komplex zu behandeln (de Vries et al. 2018). Die Schwere der Erkrankung hängt vom anatomischen Ursprung der Fistel, der Größe des Wanddefekts und der Gewebestruktur nahe der Fistelöffnung ab. Zu den potenziellen, lebensbedrohlichen Komplikationen zählen Flüssigkeitsverluste, Elektrolytstörungen und eine eingeschränkte Nährstoffaufnahme, die oft zu Darmversagen führen (de Vries et al. 2018). Eine orale medikamentöse Kontrolle reicht meist nicht aus, weshalb ein zentralvenöser Zugang, bevorzugt ein Hickman-Katheter, frühzeitig implantiert wird. Zusätzlich ist eine effektive Sekretableitung entscheidend, um Sepsis, Peritonitis und Hautreizungen im Fistelbereich zu verhindern. Dies macht oft eine stationäre Behandlung notwendig, da die Pflege aufwendig ist und ambulant kaum bewältigt werden kann.

Eine italienische Studie (Cioffi et al. 2022) beschreibt den Behandlungsverlauf von 16 Patienten mit ECF- und EAF-Fisteln in drei Phasen:

1. **Evaluationsphase** (Bildgebung)
2. **Stabilisierung** (Sepsiskontrolle, Vakuumtherapie, metabolische Unterstützung)
3. **Chirurgischer Fistelverschluss**

Die mediane Zeit vom ersten Eingriff bis zum Fistelverschluss betrug 279 Tage, darunter 71 Tage auf der Intensivstation. In 18,75 % der Fälle schloss sich die Fistel spontan, nachdem sie in kontrollierbare ECF-Fisteln überführt wurde. In 81,25 % war eine chirurgische Behandlung erforderlich, wobei bei Komplikationen oft wiederholt operiert werden musste. Letztlich starben vier Patienten an septischen Komplikationen.

Durch die Anlage einer Vakuumtherapie (NPWT, Negative Pressure Wound Therapy) konnte in keinem der Fälle ein definitiver Fistelverschluss erzielt werden. Jedoch führte bei 50 % der Patienten die Granulation des Fistelkanals zu einer Umwandlung der Fistel in ein gut versorgbares Enterostoma.

Bei Patienten, bei denen eine Resektion des fisteltragenden Darmanteils erforderlich war, wurde bevorzugt eine Handnaht zur End-zu-End-Anastomose der Darmenden durchgeführt. Der Grund dafür liegt in der höheren Insuffizienzrate, die bei vorgeschädigtem Darm bei Klammernahttechniken auftritt (Farrah et al. 2013).

In 46,1 % der Fälle war zur weitgehend spannungsfreien Naht der abdominellen Faszie eine Komponentenseparation erforderlich. Ergänzend wurde der intraabdominelle Druck gemessen, um mögliche Komplikationen frühzeitig zu erkennen.

Da bei 77 % der Patienten eine sekundäre Kontamination der Wunde zu erwarten war, wurde prophylaktisch eine suprafasziale NPWT bis zum endgültigen Hautverschluss eingesetzt. Für einen spannungsfreien Verschluss der Bauchdecke war bei 38 % der Fälle die Verwendung von allo- oder xenogenem Material als Bauchwandersatz notwendig. Allerdings haben sich xenogene Materialien in Bezug auf Integration und Stabilität als unzureichend erwiesen. Angesichts der hohen Kosten sind diese Materialien inzwischen weitgehend vom Markt verschwunden.

Im weiteren Verlauf trat bei 5 der 16 Patienten (31,25 %) eine Rezidivfistel auf.

4.2.4 Management von enterokutanen (ECF) und enteroatmosphärischen (EAF) Fisteln

Das Management von ECF- und EAF-Fisteln bleibt eine erhebliche Herausforderung, die ein multidisziplinäres Vorgehen erfordert. Eine retrospektive Analyse der Arbeitsgruppe des nationalen Referenzzentrums in Bologna (Lauro 2017) untersuchte den Erfolg einer primären Resektion ohne vorgeschaltetes Stoma. Unter 1217 Patienten, die aus 15 Studien extrahiert wurden, erfolgte der Fistelverschluss in 81,7 % der Fälle als einzeitige Prozedur, während in 18,3 % ein protektives Stoma angelegt wurde. Die Fistelrezidivrate in diesen Serien lag bei 14,3 %, mit einer Mortalität von 13,1 %. Im Vergleich dazu zeigte die Gruppe in Bologna bei 20 Patienten, die ein Jahr bis zur Operation gewartet hatten und auf ein protektives Stoma verzichteten, eine Mortalität von 0 %, keine Rezidive und eine vollständige Rückkehr zur enteralen Ernährung.

Unsere Strategie für die Behandlung von ECF- und EAF-Fisteln basiert auf etablierten Konzepten: Sepsiskontrolle, adäquate enterale und parenterale Versorgung durch frühzeitigen Einsatz eines Hickman-Katheters sowie die Überleitung der Fistelsekretion in eine hautschonende Stomasituation. Der definitive Fistelverschluss wird nach frühestens drei, idealerweise nach sechs bis zwölf Monaten durchgeführt, einschließlich des Bauchdeckenverschlusses, ohne ein protektives Stoma. Besondere Aufmerksamkeit gilt der Optimierung der Wundheilung, etwa durch Zink- und bei Bedarf Faktor-XIII-Substitution. Eine komplikationsfreie Anastomosenheilung setzt eine vollständige Adhäsiolyse des Darmpakets voraus, um eine ungehinderte Darmpassage sicherzustellen.

Alternative Ansätze wie der extraperitoneale Fistelverschluss mit einem muskulokutanen Lappen des M. latissimus (de Weerd et al. 2021) oder Techniken zur Überbrückung des Gewebedefekts, wie Fistuloclyse, Fistelpatches oder Stents, werden beschrieben. Die Chymusreinfusion gilt hierbei als bevorzugte Methode bei Typ-II-intestinalem Versagen (Kumpf et al. 2017). Sie ermöglicht eine weitgehende Normalisierung der Resorption, verbessert den Ernährungsstatus und fördert die Leberfunktion. Jedoch bleibt die Evidenzlage zu temporären Implantaten (z. B. Fistelpatches) limitiert, und eine routinemäßige Empfehlung kann derzeit nicht ausgesprochen werden.

Zusammenfassend ist der Fistelverschluss aufgrund der hohen Komplexität und des enormen Ressourceneinsatzes oft erst nach Kontrolle der Sepsis und Stabilisierung der Wundsituation erfolgversprechend. Ein frühzeitiger chirurgischer Verschluss ist wünschenswert, jedoch meist erst nach einem Intervall von mindestens drei bis sechs Monaten realisierbar.

4.3   Chirurgische Optionen bei dilatiertem Dünndarm

Wolfgang Steurer

Die Dilatation des verbliebenen Dünndarms im Rahmen eines Kurzdarmsyndroms ist eine Folge des Adaptionsprozesses, mit dem Ziel, die Resorptionskapazität durch Vergrößerung der Darmoberfläche zu verbessern. Umgekehrt resultiert eine solche Erweiterung in durchaus unerwünschten Nebenwirkungen, darunter eine bakterielle Überbesiedelung (SIBO) und eine Beeinträchtigung der Darmmotilität, die letztlich zu einer Reduktion der Resorptionskapazität für Nährstoffe und Flüssigkeiten führen können (van Praagh et al. 2022).

Da die damit verbundene Abhängigkeit von chronischer parenteraler Ernährung (TPN) mit schwerwiegenden Komplikationen wie Sepsis durch exponierte zentrale Zugänge, venösen Thrombosen und chronischem Leberversagen einhergeht, wurden chirurgische Verfahren entwickelt, die unter dem Begriff der autologen intestinalen Rekonstruktion zusammengefasst werden. Ziel dieser Techniken ist es, durch Verlängerung der Darmlänge und Verkleinerung des Darmlumens die enterale Resorptionskapazität zu verbessern und im Idealfall die Abhängigkeit von parenteraler Ernährung zu beenden.

Der optimale Zeitpunkt für einen solchen Eingriff ist nicht standardisiert. Frongia et al. (2013) schlagen vor, eine intestinale Rekonstruktion etwa sechs Monate nach Beginn der parenteralen Ernährung in Erwägung zu ziehen, insbesondere wenn trotz adäquater Therapie nur 10–50 % der benötigten Nährstoffe und Flüssigkeiten enteral aufgenommen werden können.

Die international am häufigsten angewandten Methoden werden im Folgenden beschrieben.

4.3.1   Longitudinal Intestinal Lengthening and Tailoring (LILT) oder Bianchi Rekonstruktion

Die Longitudinal Intestinal Extension and Tailoring (LILT), auch als Bianchi-Rekonstruktion bekannt, wurde erstmals 1980 von Bianchi beschrieben (Bianchi 1980). Diese chirurgische Technik dient der Verlängerung eines dilatierten Dünndarmsegments. Voraussetzung für den Eingriff ist eine minimale Dünndarmlänge von 40 cm, eine Dilatation des Darmlumens auf über 200 % sowie ein mindestens 20 cm langes dilatiertes Segment.

Die Operation ist technisch anspruchsvoll, da sie eine präzise Dissektion der beiden Peritonealblätter und die Präparation zwischen den terminalen Ästen der Mesenterialgefäße (anteriorer und posteriorer Ast) erfordert. Dabei wird das Darmlumen der Länge nach mit chirurgischen Staplern getrennt und verschlossen. Die einzelnen Darmsegmente werden isoperistaltisch End-zu-End anastomosiert (Abb. 4.1).

In der Literatur sind überwiegend kleine Fallserien dokumentiert, vor allem bei pädiatrischen Patienten. Nach einem Follow-up von sechs Jahren wird eine Überlebensrate der Patienten von 45 % berichtet (Bianchi 1997).

Besonders bei Kleinkindern vor dem sechsten Lebensmonat wird die Erfolgsaussicht kontrovers diskutiert. Zu den schwerwiegendsten Komplikationen zählen:

- Intestinale Nekrosen
- Anastomoseninsuffizienzen
- Strikturen
- Fisteln
- Redilatation
- Verwachsungen (Frongia et al. 2013)

Da die meisten dokumentierten Fallserien bis 2010 veröffentlicht wurden, ist davon auszugehen, dass seither neuere Techniken entwickelt und angewendet werden.

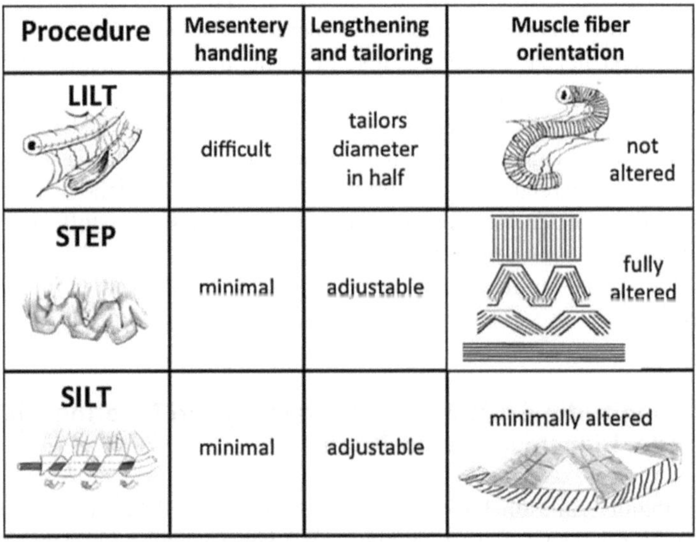

Procedure	Mesentery handling	Lengthening and tailoring	Muscle fiber orientation
LILT	difficult	tailors diameter in half	not altered
STEP	minimal	adjustable	fully altered
SILT	minimal	adjustable	minimally altered

Abb. 4.1 LILT, STEP, SILT Procedures. (Aus: Cserni et al. (2014), © Elsevier, mit freundlicher Genehmigung)

Eine Modifikation der LILT-Technik ist die Double Barrel Enteroplasty (DBE). Hierbei verbleiben die konstruierten, schmaleren Darmrohre in einer Seit-zu-Seit-Anordnung. Diese Methode reduziert den Zug auf das dissezierte Dünndarmmesenterium und minimiert so potenzielle Schwierigkeiten (Shun et al. 2021).

4.3.2   Serial Transverse Enteroplasty Procedure (STEP)

Die Serial Transverse Enteroplasty Procedure (STEP) wurde erstmals 2003 beschrieben und hat sich seither als die häufigste Methode zur autologen intestinalen Rekonstruktion etabliert (Kim et al. 2003). Bei dieser Technik wird die Darmlänge durch quere Staplerabnähte in einer Zickzack-Technik im rechten Winkel zum Mesenterialansatz um durchschnittlich 49 % bis 53 % verlängert (Fitzgerald et al. 2019) (Abb. 4.1).

In 42 % der Fälle konnte eine Autonomie von der parenteralen Ernährung erreicht werden. Die Komplikationen ähneln denen der Longitudinal Intestinal Extension and Tailoring (LILT) Methode, jedoch wurden bisher keine Fälle von intestinaler Nekrose berichtet. Im Falle einer erneuten Dilatation des Darmes kann ein Re-STEP durchgeführt werden, welcher die Resorptionskapazität des Darmes verbessert. Als langfristige Komplikation sind hier jedoch immer wieder intestinale Blutungen meist aufgrund von Ulzerationen zu nennen. Eine kausale Behandlung dieser Blutungen ist häufig schwierig, da die betroffenen Stellen aufgrund der veränderten Anatomie nicht immer detektierbar sind.

Die Mortalitätsrate beträgt 7 % und liegt damit deutlich unter der von LILT. Besonders im pädiatrischen Patientenkollektiv zeigt sich ein besseres Langzeitüberleben bei gleichzeitig geringerer Notwendigkeit für eine Darmtransplantation (Choudhury et al. 2020).

Eine Modifikation der STEP-Technik, bekannt als Modified Serial Transverse Enteroplasty Procedure (MSTEP), wurde 2022 bei 16 pädiatrischen Patienten veröffentlicht (Bueno et al. 2022). Die Ergebnisse sind mit der klassischen STEP vergleichbar und können ebenso bei einem dilatierten Duodenum Anwendung finden.

4.3.3   Spiral Intestinal Lengthening and Tailoring (SILT)

Die Spiral Intestinal Extension and Tailoring (SILT) wurde erstmals 2011 von Cserni beschrieben (Cserni et al. 2011). Diese Technik basiert auf einer spiralförmigen Längseröffnung des Dünndarms unter Erhalt der vaskulären Versorgung und anschließender Rekonstruktion nach Längsdehnung über eine Führungssonde (Abb. 4.1).

Als wesentliche Vorteile gelten:

• Reduziertes Gewebetrauma und geringerer Zug am Mesenterium im Vergleich zur Longitudinal Intestinal Extension and Tailoring (LILT)

- Erhalt der Kontinuität des Muskularisschlauchs im Gegensatz zur Serial Transverse Enteroplasty Procedure (STEP)
- Anwendungsmöglichkeit auch bei weniger dilatiertem Dünndarm

Bisher lagen zur SILT lediglich Fallberichte vor, was die Datenlage im Vergleich zu anderen Verfahren limitiert.

4.3.4 Mechanische Distraktion

Einige Forschungsgruppen haben mechanische Verlängerungsmethoden als Alternativen zu chirurgischen Ansätzen im Dünndarmbereich untersucht. In tierexperimentellen Studien wurden beispielsweise selbstexpandierende Spiralen entwickelt, die eine bis zu dreifache Verlängerung der Darmlänge erzielen konnten. Klinische Anwendungen sind jedoch bisher nicht dokumentiert (Stark et al. 2012).

4.3.5 Zusammenfassung

Die Datenlage zu den verschiedenen Techniken zur Verlängerung und Lumeneinengung des Darms ist vor allem bei erwachsenen Patienten begrenzt und beruht häufig auf Einzelfallberichten. Von den genannten Verfahren scheint die Serial Transverse Enteroplasty Procedure (STEP) aufgrund ihrer vergleichsweisen geringen technischen Komplexität die Methode der Wahl zu sein.

Ein potenzieller Nachteil der STEP-Technik ist jedoch der mögliche negative Einfluss der Durchtrennung longitudinaler Muskelfasern auf die Motilität und Funktionalität des betroffenen Darmsegments.

Die Entscheidung für eine geeignete Methode der intestinalen Rekonstruktion hängt letztlich maßgeblich von der Erfahrung des behandelnden Chirurgen ab.

4.4 Techniken zur Verlangsamung der Darmpassage ohne Veränderung der Dünndarmlänge

Wolfgang Steurer

Die wissenschaftliche Evidenz für chirurgische Verfahren zur Reduzierung der Darmpassagezeit ist begrenzt und basiert überwiegend auf Einzelfallberichten.

4.4.1 Antiperistaltisches Dünndarm- oder Kolonsegment (iso- oder anisoperistaltisch)

Ziel der Interposition eines anisoperistaltischen Dünndarmsegments (3 cm bei pädiatrischen Patienten, 10–12 cm bei Erwachsenen) oder eines Kolonsegments

(8–24 cm Länge) ist die Verlängerung der Darmpassagezeit. Dies soll die intestinale Resorption in den vorgeschalteten Darmabschnitten verbessern.

Anwendungsszenarien
Die meisten klinischen Berichte beziehen sich auf Patienten mit postvagotomie-bedingter Diarrhoe oder Dumping-Syndrom. Bei Patienten mit endständigem Ileostoma und High-Output-Passage wird das entsprechende Dünndarmsegment etwa 10 cm vor dem Stoma oder der Ileocaecalklappe interponiert.

Ergebnisse
Voraussetzung für dieses Verfahren ist eine ausreichende Dünndarmlänge. In einer 2012 veröffentlichten Serie von 38 erwachsenen Patienten mit Rest-Dünndarmlängen zwischen 20 und 140 cm erreichte nahezu die Hälfte der Patienten eine vollständige Unabhängigkeit von parenteraler Ernährung (Beyer-Berjot et al. 2012).

Koloninterposition
Die Koloninterposition dient dem gleichen Zweck wie die Dünndarmsegment-Interposition, wobei der interponierte Kolonanteil idealerweise isoperistaltisch zwischen Ileum und Jejunum positioniert wird.

Besonderheit
Tierexperimentelle Studien zeigen, dass das Koloninterponat im Verlauf seine Funktion an den benachbarten Dünndarm anpassen kann, was eine langfristige Wirksamkeit möglicherweise einschränkt.

4.4.2   Sphinkter- und Klappenkonstruktionen

Die Konstruktion einer Dünndarmklappe mittels eines invaginierten Dünndarmsegments wurde erstmals 1973 von Nils Kock beschrieben. Sie diente ursprünglich als Ventil zur Abdichtung eines Dünndarmpouches (kontinentes Ileostoma, Kock-Pouch) (Kock 1973). In modifizierter Form kann diese Technik auch als mechanisches Hindernis zur Verlängerung der Passagezeit genutzt werden (Zurita et al. 2004).

Technik und Anwendung
In einer Fallserie von 20 Erwachsenen wurde ein 8 cm langes Dünndarm-Invaginat in den Dickdarm integriert.

Ziel war es, die Passagezeit zu verlängern, insbesondere nach einer rechtsseitigen Hemikolektomie.

Vorteile der Methode

- Deutlich verlängerte Passagezeit
- Reduzierter Appetit
- Verminderte Besiedlung des Dünndarms mit Dickdarmflora

Potenzieller Zusatznutzen
Eine partielle Darmobstruktion durch die Ventilkonstruktion kann zur Dilatation
prästenotischer Darmabschnitte führen. Dies eröffnet die Möglichkeit einer späteren Darmverlängerung durch STEP im Krankheitsverlauf.

Einschränkungen
Aufgrund der geringen Fallzahlen lassen sich keine klaren Verfahrensvorgaben
ableiten.

4.4.3 Rezirkulierende Darmloops

Die 1965 erstmals beschriebene Methode kombiniert die potenziellen Vorteile eines
anisoperistaltischen Segments mit einer rezirkulierenden Darmschlinge (Poth
1969). Ziel ist es, die Passagezeit des Darmes zu verlängern, jedoch ist die Evidenzlage auf wenige Fallberichte begrenzt, sodass keine klaren Aussagen zur Erfolgsaussicht getroffen werden können.

Klinische Evidenz und Bewertung
Bislang gibt es nur sehr wenige publizierte Fälle zu dieser Technik.
Die Methode bleibt daher experimentell und kann nicht als Standardverfahren
betrachtet werden.

Alternative: Anisoperistaltische Interposition eines Dünndarmsegments
Die Interposition eines 10–12 cm langen anisoperistaltischen Dünndarmsegments:

- Position: kurz vor der Ileocaecalklappe oder dem Stomadurchtritt.
- Vorteile: relativ einfache technische Umsetzung und potenziell gute klinische Ergebnisse.

Fazit
Insgesamt bleibt die klinische Evidenz für chirurgische Verfahren zur Verlangsamung der Darmpassage, einschließlich der rezirkulierenden Darmloops, bis
auf Einzelfallberichte sehr begrenzt. Die anisoperistaltische Interposition scheint
aufgrund ihrer technischen Einfachheit und der erfüllbaren Erwartungen derzeit die
vielversprechendste Option zu sein.

4.5 Darm- und Multiviszeraltransplantationen

Wolfgang Steurer

Hintergrund und Indikationen

Das Langzeitüberleben von Patienten mit chronischem Darmversagen infolge eines Kurzdarmsyndroms (KD) wird durch Schwierigkeiten der parenteralen Ernährung erheblich eingeschränkt. Zu den häufigsten Herausforderungen zählen:

- **Katheter-assoziierte Komplikationen:** Sepsis und venöse Thrombosen, die zu einem Verlust adäquater venöser Zugänge führen.
- **IFALD (Intestinal Failure Associated Liver Disease):** Leberschäden bis hin zum Leberversagen.

Trotz multidisziplinärer Ansätze und Fortschritte in der Pathophysiologie bleiben 19–26 % der Patienten mit KD auf eine dauerhafte parenterale Ernährung angewiesen. Die Mortalität beträgt dabei 13–38 % innerhalb von 2–5 Jahren nach der Diagnose (Pironi et al. 2011).

Therapieoption: Darmtransplantation

Eine intestinale Transplantation ist für Patienten mit schwerwiegenden Komplikationen eine etablierte Option. Die möglichen Organersatzverfahren umfassen:

- Solitäre Dünndarmtransplantation
- Kombinierte Leber-Dünndarmtransplantation
- Multiviszerale Transplantation (inkl. Magen und ggf. Dickdarm)

Die Wahl der Methode hängt von der Organschädigung und den anatomischen Gegebenheiten ab. Die kombinierte Leber-Dünndarmtransplantation bietet immunologische Vorteile und ein besseres Transplantatüberleben.

Historische Entwicklung

Erste Versuche in den 1960er-Jahren waren geprägt von immunologischen Barrieren und hoher Mortalität.

Der Durchbruch erfolgte in den 1990er-Jahren mit der Einführung von Tacrolimus (FK506), einem wirksamen Immunsuppressivum.

Aktueller Stand (ITR Report 2019)

Weltweit werden jährlich etwa 100–150 Transplantationen durchgeführt.

Die häufigsten Indikationen bei den gemeldeten 1951 erwachsenen Patienten:

- KD (68 %)
- Tumorerkrankungen wie Desmoide und neuroendokrine Tumoren (12 %)
- Motilitätsstörungen (11 %)
- Retransplantationen bei Versagen (5 %)

Ergebnisse und Überleben

Transplantatüberleben:

- 1-Jahres-Überleben: 75–80 %
- 5-Jahres-Überleben: ca. 50 %

Patientenüberleben:

- Dünndarm- und Leber-Dünndarmtransplantation: ca. 60 % nach 5 Jahren
- Multiviszeraltransplantation: ca. 45 % nach 5 Jahren

Häufigste Todesursachen:

- Sepsis
- Lymphoproliferative Erkrankungen
- Transplantatverlust

Transplantat-Outcome
Rund 90 % der Patienten können nach erfolgreicher Transplantation ohne parenterale Ernährung auf oralem Weg ernährt werden.

Herausforderungen und Perspektiven
Die Verfügbarkeit von Spenderorganen bleibt eine zentrale Herausforderung.
Die Anbindung der Patienten an spezialisierte, multidisziplinäre Zentren ist entscheidend, um eine optimale Versorgung und Transplantationsvorbereitung zu gewährleisten.

Fazit
Die intestinale Transplantation hat sich als lebensrettende Maßnahme für Patient mit lebenslimitierenden Komplikationen der parenteralen Ernährung etabliert. Trotz der geringen Anzahl geeigneter Patienten und der langen Wartezeit auf Spenderorgane ist sie ein wesentlicher Bestandteil des Behandlungsspektrums bei chronischem Darmversagen.

4.6   Intestinale Rehabilitation bei Kindern und Jugendlichen

Judith Felcht

Die intestinale Rehabilitation bei Kindern und Jugendlichen mit chronischem Darmversagen, insbesondere infolge eines Kurzdarmsyndroms, erfordert eine spezialisierte, multimodale Therapie, bei der chirurgische Maßnahmen eine Säule der Therapie darstellen. Wann immer möglich, sollte die chirurgische Behandlung der Kinder und Jugendlichen an einem dafür spezialisierten Zentrum durchgeführt werden. Ursache eines Kurzdarmsyndroms bei Kindern sind neben einer nekrotisierenden Enterokolitis oder auch einem Volvulus häufig angeborene Fehlbildungen der Bauchwand (Gastroschisis und Omphalocele) oder Fehlbildungen des Dünndarmes und seltener des Dickdarmes. Hier sind bereits die ersten postnatalen chirurgischen Maßnahmen entscheidend, um möglichst viel Darmlänge zu erhalten, um so das langfristige Outcome der Kinder zu verbessern. Da diese Erkrankungen häufig bereits pränatal bekannt sind, empfiehlt sich schon zu diesem Zeitpunkt Kontakt mit einem spezialisierten Zentrum aufzunehmen.

Ziel der chirurgischen Interventionen ist es, die intestinale Funktion zu optimieren, die Notwendigkeit der parenteralen Ernährung zu reduzieren oder zu vermeiden und das Wachstum sowie die Lebensqualität der betroffenen Kinder zu verbessern.

4.6.1 Operative Ansätze

Dünndarmverlängerungstechniken: Bei den Methoden der Darmverlängerung haben sich seit den 1980er-Jahren bei Kindern primär 2 Methoden etabliert. Zunächst wurde im Jahr 1981 erstmals die **LILT-Methode („longitudinal intestinal lengthening and tailoring")** von Herrn Bianchi beschrieben. Hierbei wird ein dilatierter Dünndarmabschnitt von mindestens 20 cm Länge und einer Dilatation von mindestens 4 cm in 2 hintereinander geschaltete Dünndarmabschnitte geteilt, sodass ein Dünndarmabschnitt mit doppelter Länge und nur halb so großem Durchmesser resultiert. Somit kann die Resorption des betroffenen Dünndarmes ebenso wie die Motilität verbessert werden (Bianchi 1980).

Die zweite Methode, die bei Kindern häufiger durchgeführt wird, ist die **transversale Darmverlängerung** nach Kim, kurz **STEP- Procedure (Serial Transverse Enteroplasty)**. (Kim et al. 2003). Hierbei findet eine transversale Dünndarmverlängerung durch ziehharmonika-artiges Stapeln des dilatierten Darmabschnittes statt.

Vorteile dieser Methode sind die technisch einfachere Durchführbarkeit, sowie die Möglichkeit der Anwendung auch an kürzeren, dilatierten Dünndarmabschnitten inklusive Duodenum. Allerdings wird durch die beschriebene Staplertechnik die physiologische Richtung der Darmmuskulatur verändert. Somit wird eine Verbesserung der Motilität nicht unbedingt erreicht. In den Arbeiten von Reinshagen und Frongia wurden folgende Komplikationen bei der Durchführung einer LILT-Operation benannt: Blutung, Obstruktion, Nahtinsuffizienz, intestinale Nekrose sowie die Gefahr einer Perforation oder auch das Auftreten einer interenterischen Fistel oder eines Abszesses. Bei der STEP-Operation kann es ebenfalls zu einer Nahtinsuffizienz oder einem Abszess kommen. Als Spätkomplikation steht vor allem die Gefahr der Blutung im Vordergrund; ebenso kann eine Obstruktion auftreten (Frongia et al. 2013; Reinshagen et al. 2008). Außerdem wird nach beiden Operationstechniken in nicht seltenen Fällen eine Redilatation mit bakterieller Fehlbesiedlung beobachtet.

Der optimale Zeitpunkt der Durchführung einer darmverlängernden Operation wurde in verschiedenen Arbeiten immer wieder diskutiert. Hierbei spielt insbesondere die Berücksichtigung der intestinalen Adaption und des Wachstumspotenzials des kindlichen Darmes im ersten Lebensjahr eine wichtige

Rolle. So beträgt die Dünndarmlänge bei einem reifen Neugeborenen ca. 160 cm bei Geburt und wächst auf eine Länge von durchschnittlich 400 cm im Alter von einem Jahr. Im Alter von 5 Jahren beträgt die Dünndarmlänge eines Kindes ca. 450 cm (Struijs et al. 2009). Wann immer möglich, sollte daher vor Indikationsstellung einer darmverlängernden Operation die Phase des maximalen Längenwachstums des Dünndarmes im ersten Lebensjahr abgewartet werden. Zusätzlich sollte die Entscheidung zur Operation im interdisziplinären Austausch getroffen werden, unter Berücksichtig der zuvor optimierten konservativen Therapieoptionen. Kann trotz optimierter konservativer Therapie kein Fortschritt mehr beim Weaning der Kinder von der parenteralen Ernährung erzielt werden, so sollten die chirurgischen Behandlungsmöglichkeiten evaluiert werden (Pakarinen 2015). Dieses Vorgehen hat sich als besonders wirksam erwiesen, um die Notwendigkeit einer langfristigen parenteralen Ernährung zu verringern und das Wachstum zu fördern (Dagorno et al. 2025).

Darmtransplantation: In schweren Fällen von KD, bei denen eine ausreichende Darmfunktion nicht mehr erreicht werden kann, ist die Darmtransplantation eine mögliche Option. Diese kann als solitäre Dünndarmtransplantation oder in Kombination mit einer Lebertransplantation durchgeführt werden, insbesondere bei gleichzeitigen Leberkomplikationen infolge einer langen parenteralen Ernährung. Die Ergebnisse bei Kindern sind vielversprechend, mit einer hohen Erfolgsquote für das Überleben der Transplantate und der Patienten. Allerdings bleibt die Transplantation aufgrund des begrenzten Angebots an Spenderorganen eine Option, die nur in spezialisierten Zentren und nach umfassender Abwägung der Risiken in Betracht gezogen wird (Zimmer et al. 2024)

4.6.2 Herausforderungen und langfristige Perspektiven

Die chirurgischen Optionen müssen stets an das Alter und die individuelle Krankheitsgeschichte der betroffenen Kinder und Jugendlichen angepasst werden. Neben der funktionellen Erholung des Darms ist eine zusätzliche Berücksichtigung des Wachstums und der psychosozialen Entwicklung essenziell. Eine enge interdisziplinäre Zusammenarbeit zwischen Chirurgen, Ernährungsmedizinern, Psychologen und anderen Fachärzten ist erforderlich, um langfristige Erfolge zu erzielen. Darüber hinaus muss die postoperative Betreuung engmaschig erfolgen, um Infektionen, Abstoßungsreaktionen (bei Transplantationen) oder eine erneute Störung der Darmfunktion zu erkennen.

Fazit
Die chirurgischen Maßnahmen zur intestinalen Rehabilitation bei Kindern und Jugendlichen mit Kurzdarmsyndrom bieten vielversprechende Ansätze zur Verbesserung der Lebensqualität und zur Reduzierung der Abhängigkeit von parenteraler Ernährung. Allerdings hat sich die Anzahl an durchgeführten darmverlängernden Operationen, insbesondere der LILT-Methode, in den letzten Jahren aufgrund verbesserter konservativer Therapieansätze reduziert. Umso mehr verlangt es eine interdisziplinäre Betreuung der Patienten, die genannten chirurgischen Therapieoptionen individuell optimal einzusetzen, um die bestmöglichen Ergebnisse zu erzielen.

Literatur

Beyer-Berjot L, Joly F, Maggiori L, Corcos O, Bouhnik Y, Bretagnol F, Panis Y (2012) Segmental Reversal of the Small Bowel Can End Permanent Parenteral Nutrition Dependency. Annals of Surgery 256(5):739–745. https://doi.org/10.1097/SLA.0b013e31827387f5

Bianchi A (1980) Intestinal loop lengthening – A technique for increasing small intestinal length. Journal of Pediatric Surgery 15(2):145–151. https://doi.org/10.1016/S0022-3468(80)80005-4

Bianchi A (1997) Longitudinal intestinal lengthening and tailoring: results in 20 children. Journal of the Royal Society of Medicine 90(8):429–432. https://doi.org/10.1177/014107689709000804

Bueno J, García-Martínez L, Redecillas S, Segarra O, López M (2022) Long-term outcome of children with short bowel syndrome treated with a modification of the STEP technique avoiding mesenteric defect. European Journal of Pediatric Surgery 32(04):352–356. https://doi.org/10.1055/s-0041-1735163

Choudhury RA, Yoeli D, Hoeltzel G, Moore HB, Prins K, Kovler M, Goldstein SD, Holland-Cunz SG, Adams M, Roach J, Nydam TL, Vuille-dit-Bille RN (2020) STEP improves long-term survival for pediatric short bowel syndrome patients: a Markov decision analysis. Journal of Pediatric Surgery 55(9):1802–1808. https://doi.org/10.1016/j.jpedsurg.2020.03.017

Cioffi SPB, Chiara O, del Prete L, Bonomi A, Altomare M, Spota A, Bini R, Cimbanassi S (2022) Failure to rescue (FTR) and pitfalls in the management of complex enteric fistulas (CEF): from rescue surgery to rescue strategy. Journal of Personalized Medicine 12(2):292. https://doi.org/10.3390/jpm12020292

Cserni T, Takayasu H, Muzsnay Z, Varga G, Murphy F, Folaranmi SE, Rakoczy G (2011) New idea of intestinal lengthening and tailoring. Pediatric Surgery International 27(9):1009–1013. https://doi.org/10.1007/s00383-011-2900-x

Cserni T, Biszku B, Guthy I, Dicso F, Szaloki L, Folaranmi S, Murphy F, Rakoczy G, Bianchi A, Morabito A (2014) The first clinical application of the spiral intestinal lengthening and tailoring (silt) in extreme short bowel syndrome. *Journal of Gastrointestinal Surgery* *18*(10):1852–1857. https://doi.org/10.1007/s11605-014-2577-2

Dagorno C, Montalva L, Capito C, Lavrand F, Guinot A, de Napoli Cocci S, Gelas T, Dubois R, Dariel A, Dugelay E, Chardot C, Bonnard A (2025) Serial transverse enteroplasty (STEP) for short bowel syndrome (SBS) in children: a multicenter study on long-term outcomes. *Journal of Pediatric Surgery* *60*(1):161909. https://doi.org/10.1016/j.jpedsurg.2024.161909

Farrah JP, Lauer CW, Bray MS, McCartt JM, Chang MC, Meredith JW, Miller PR, Mowery NT (2013) Stapled versus hand-sewn anastomoses in emergency general surgery. Journal of Trauma and Acute Care Surgery 74(5):1187–1194. https://doi.org/10.1097/TA.0b013e31828cc9c4

Fitzgerald K, Muto M, Belza C, de Silva N, Avitzur Y, Wales PW (2019) The evolution of the serial transverse enteroplasty for pediatric short bowel syndrome at a single institution. Journal of Pediatric Surgery 54(5):993–998. https://doi.org/10.1016/j.jpedsurg.2019.01.051

Frongia G, Kessler M, Weih S, Nickkholgh A, Mehrabi A, Holland-Cunz S (2013) Comparison of LILT and STEP procedures in children with short bowel syndrome – A systematic review of the literature. Journal of Pediatric Surgery 48(8):1794–1805. https://doi.org/10.1016/j.jpedsurg.2013.05.018

Iwamuro M, Hasegawa K, Hanayama Y, Kataoka H, Tanaka T, Kondo Y, Otsuka F (2018) Enterovaginal and colovesical fistulas as late complications of pelvic radiotherapy. Journal of General and Family Medicine 19(5):166–169. https://doi.org/10.1002/jgf2.184

Kim HB, Fauza D, Garza J, Oh J-T, Nurko S, Jaksic T (2003) Serial transverse enteroplasty (STEP): a novel bowel lengthening procedure. Journal of Pediatric Surgery 38(3):425–429. https://doi.org/10.1053/jpsu.2003.50073

Kock N.G. (1973) Continent ileostomy, pp 180–201. https://doi.org/10.1159/000394906

Kumpf VJ, de Aguilar-Nascimento JE, Diaz-Pizarro Graf JI, Hall AM, McKeever L, Steiger E, Winkler MF, Compher CW (2017) ASPEN-FELANPE clinical guidelines. Journal of Parenteral and Enteral Nutrition 41(1):104–112. https://doi.org/10.1177/0148607116680792

Lauro A (2017) Surgery for post-operative entero-cutaneous fistulas: is bowel resection plus primary anastomosis without stoma a safe option to avoid early recurrence? Report on 20 cases by a single center and systematic review of the literature. Giornale Di Chirurgia - Journal of Surgery 38(4):185. https://doi.org/10.11138/gchir/2017.38.4.185

Pakarinen MP (2015) Autologous intestinal reconstruction surgery as part of comprehensive management of intestinal failure. Pediatric Surgery International 31(5):453–464. https://doi.org/10.1007/s00383-015-3696-x

Pironi L, Joly F, Forbes A, Colomb V, Lyszkowska M, Baxter J, Gabe S, Hebuterne X, Gambarara M, Gottrand F, Cuerda C, Thul P, Messing B, Goulet O, Staun M, van Gossum A (2011) Long-term follow-up of patients on home parenteral nutrition in Europe: implications for intestinal transplantation. Gut 60(1):17–25. https://doi.org/10.1136/gut.2010.223255

Poth EJ (1969) Use of gastrointestinal reversal in surgical procedures. The American Journal of Surgery 118(6):893–899. https://doi.org/10.1016/0002-9610(69)90253-0

van Praagh JB, Hofker HS, Haveman J-W (2022) Comparing bowel lengthening procedures: which, when, and why? Current Opinion in Organ Transplantation 27(2):112–118. https://doi.org/10.1097/MOT.0000000000000957

Quinn M, Falconer S, McKee RF (2017) Management of enterocutaneous fistula: outcomes in 276 patients. World Journal of Surgery 41(10):2502–2511. https://doi.org/10.1007/s00268-017-4063-y

Reinshagen K, Kabs C, Wirth H, Hable N, Brade J, Zahn K, Hagl C, Jester I, Waag K (2008) Long-term outcome in patients with short bowel syndrome after longitudinal intestinal lengthening and tailoring. Journal of Pediatric Gastroenterology and Nutrition 47(5):573–578. https://doi.org/10.1097/MPG.0b013e31816232e3

Scharl M, Rogler G (2014) Pathophysiology of fistula formation in Crohn's disease. World Journal of Gastrointestinal Pathophysiology 5(3):205. https://doi.org/10.4291/wjgp.v5.i3.205

Shun A, Thomas G, Puppi J, la Hei E, Langusch C (2021) Double barrel enteroplasty for the management of short bowel syndrome in children. Pediatric Surgery International 37(1):169–177. https://doi.org/10.1007/s00383-020-04767-0

Stark R, Panduranga M, Carman G, Dunn JCY (2012) Development of an endoluminal intestinal lengthening capsule. Journal of Pediatric Surgery 47(1):136–141. https://doi.org/10.1016/j.jpedsurg.2011.10.031

Struijs M-C, Diamond IR, de Silva N, Wales PW (2009) Establishing norms for intestinal length in children. Journal of Pediatric Surgery 44(5):933–938. https://doi.org/10.1016/j.jpedsurg.2009.01.031

Tuma F, Crespi Z, Wolff CJ, Daniel DT, Nassar AK (2020) Enterocutaneous fistula: a simplified clinical approach. Cureus. https://doi.org/10.7759/cureus.7789

Vavricka SR, Rogler G (2010) Fistula treatment: the unresolved challenge. Digestive Diseases 28(3):556–564. https://doi.org/10.1159/000320416

de Vries FEE, Atema JJ, van Ruler O, Vaizey CJ, Serlie MJ, Boermeester MA (2018) A systematic review and meta-analysis of timing and outcome of intestinal failure surgery in patients with enteric fistula. World Journal of Surgery 42(3):695–706. https://doi.org/10.1007/s00268-017-4224-z

de Weerd L, Bakkehaug B, Gosciewska M, Norderval S (2021) A new extraperitoneal method for entero-atmospheric fistula closure using a free muscle flap. Plastic and Reconstructive Surgery - Global Open 9(11).e3918. https://doi.org/10.1097/GOX.0000000000003918

Zimmer K-P, del Laffolie J, Weber S, Reinshagen K (2024) Gastroenterologie – Hepatologie – Ernährung – Nephrologie – Urologie. Therapie der Krankheiten im Kindes- und Jugendalter. Springer, Heidelberg

Zurita M, Raurich JM, Ramírez A, Gil J, Darder J (2004) A new neovalve type in short bowel syndrome surgery. Revista Española de Enfermedades Digestivas 96(2). https://doi.org/10.4321/S1130-01082004000200004

Therapie bei Kurzdarmsyndrom und Chronischem Darmversagen

5

Michaela Brandstätter, Jan de Laffolie, Franziska Lang und Johannes Hilberath

5.1 Therapieziele Kinder und Jugendliche

Therapieziele und spezielle Bedürfnisse von Kindern und Jugendlichen
Kinder und Jugendliche, die mit medizinischer Ernährungstherapie oral – enteral – und/oder parenteral, ernährt werden müssen, teilen ein gemeinsames Problem: Sie leiden unter gestörter Nahrungsaufnahme, was zu einem Verlust an Lebensqualität führt und negative Folgen auf Wachstum und Entwicklung hat. Wenn ein Kind nicht genügend Nährstoffe und Flüssigkeit aufnehmen kann oder will, sei es aufgrund von Problemen beim Essen oder aufgrund von Verdauungsstörungen im Magen und Darm, wird eine medizinische Ernährungstherapie notwendig. Die Gründe und Ursachen für diese Therapie sind vielfältig. Sie reichen von Frühgeborenen und Säuglingen, die Schwierigkeiten beim Trinken haben, bis hin zu Kindern mit neurologischen Erkrankungen, die Probleme beim Kauen und Schlucken haben. Weitere Gründe sind chronische Erkrankungen wie Morbus Crohn oder angeborene Stoffwechseldefekte wie Mukoviszidose. Die Therapieziele ähneln denen in der Erwachsenentherapie, berücksichtigen aber die besonderen Bedürfnisse dieser Zielgruppe.

M. Brandstätter (✉)
Fürth, Deutschland
E-Mail: michela.br@me.com

J. de Laffolie
Universitätsklinikum Gießen und Marburg, Deutschland

F. Lang · J. Hilberath
Universitätsklinikum Tübingen, Deutschland
E-Mail: winkler.franzisk@gmx.de

Häufige Indikationen für die enterale und/oder parenterale Ernährung sind das Chronische Darmversagen/Kurzdarmsyndrom und die Motilitätsstörungen des Darms. Eine rechtzeitige Einleitung der medizinischen Ernährungstherapie und eine angemessene Betreuung von Kindern und Eltern können dazu beitragen, Mangelernährung vorzubeugen, den Gesundheitszustand des kranken Kindes zu stabilisieren, das Wachstum und die Entwicklung zu unterstützen und negative Auswirkungen einer Unterernährung auf den Verlauf der Grunderkrankung zu minimieren.

Die speziellen Bedürfnisse an Makro-, Mikronährstoffe und Flüssigkeitsbedarf in unterschiedlichen Altersstufen sind der Schwerpunkt in diesem Abschnitt.

Das Buch ist in mehrere Teile gegliedert. Die Bedürfnisse der Erwachsenentherapie von CDV/KD sind im ersten Teil beschrieben und im nachfolgenden Abschnitt wird auf die Besonderheiten bei Säuglingen, Kindern und jugendliche Erwachsene eingegangen. Das Buch richtet sich an Ärzte und Pflegende und orientiert sich an den speziellen Bedürfnissen in der Betreuung von Kindern und Jugendlichen mit medizinischer Ernährungstherapie.

Der Umgang mit der benötigten Technik, z. B. Sondensysteme im enteralen Bereich und Kathetersysteme im parenteralen Bereich und deren Verbände, wie in den nachfolgenden Kapiteln beschrieben, sind eine Schulungsgrundlage im Handling der einzelnen Systeme.

Es wird das Vorgehen bei medizinischer Ernährung (technische Prinzipien, Erfassung des Ernährungszustandes, Organisation) erläutert und auf die Grunderkrankung, die zu Chronischem Darmversagen/Kurzdarmsyndrom führt und die eine medizinische Ernährung notwendig machen, eingegangen.

Die Auswahl der geeigneten Sonden- und Kathetersysteme für künstlich ernährte Kinder erfordert eine sorgfältige Abwägung von Nutzen und Risiken. Sowohl in der klinischen Umgebung als auch zu Hause ist es entscheidend, dass der Umgang mit diesen Systemen professionell erlernt und durchgeführt wird, um den Kindern keinen Schaden zuzufügen. Eine angemessene Einleitung und Überwachung der Therapie durch spezialisiertes medizinisches Personal ist daher unerlässlich, um eine erfolgreiche Therapie zu gewährleisten.

Im Abschn. 5.5 Kathetermanagement und Pflegeaspekte bei heimparenteraler Ernährung werden praxisnahe Pflegeleitlinien beschrieben, die als Orientierung dienen. Diese Leitlinien geben Sicherheit im Umgang mit den Sonden- bzw. Kathetersystemen und stellen zudem die Schulungsgrundlage für Eltern und Patienten dar.

Die psychosoziale Unterstützung von Kindern, Jugendlichen und ihren Eltern ist ebenso wichtig. Aufgrund ihrer Erkrankung sind sie einer dauerhaften Belastung ausgesetzt, die sich oft in Krisenphasen äußert. Das Pflegepersonal ist ihre wichtigste Unterstützung, dass sich sowohl um ihre emotionalen Anliegen kümmert als auch bei organisatorischen Herausforderungen hilft. Einen großen Wert sollte auf ein patientenfreundliches Entlassungsmanagement, individuelles Casemanagement (siehe dazu Teil III Chancen des Casemanagements, Kap. 6 Interdisziplinäres Vorgehen) und insbesondere auf die intensive Schulung der Angehörigen in der Pflege ihrer erkrankten Kinder gelegt werden.

Die K.i.s.E. e.V. (Kinder in schwieriger Ernährungssituation) ist eine bundesweit tätige Initiative von und für Familien mit Kindern in schwieriger Ernährungslage. Selbsthilfe bedeutet: Erfahrung- und Wissensvermittlung und darüber die eigene Situation zu relativieren, aber auch die Möglichkeit, soziale Kontakte oder sogar Freundschaften auszubauen.

Um die Pflegequalität zu sichern und den Erfolg der Therapie zu steigern, ist eine kontinuierliche Fortbildung des pflegerischen Personals von großer Bedeutung. Durch qualifizierte Schulungen der Eltern wird nicht nur die Kommunikation verbessert, sondern auch ihr Verständnis für die Pflege und Handhabung der Sonden- und Kathetersysteme vertieft. Diese Schulungen tragen dazu bei, dass die Eltern in der Lage sind, die Therapie zu Hause sicher und effektiv durchzuführen, um somit einen wichtigen Beitrag zur Gesundheit und Lebensqualität ihrer Kinder leisten zu können.

5.2 Grundlagen zur Erfassung des Ernährungszustandes und orale Ernährungstherapie

Michaela Brandstätter

Essen und Trinken sind essenzielle Bedingungen für eine gesunde Lebensführung und nehmen wesentlichen Einfluss auf unsere Gesundheit, Leistungsfähigkeit und Lebensqualität.

In vielen Fällen ist beim CDV/KD streichen eine orale/enterale Ernährung möglich, also die Aufnahme von Nährstoffen und Flüssigkeit über den Darm. Ziel der Ernährungstherapie sollte sein, so viel Nährstoffbedarf wie möglich über diesen Weg zu decken. Bei CDV/KD erfolgt die Nährstoffversorgung meist enteral über Sondensysteme und/oder parenteral über Kathetersysteme. Im Rahmen von Rehabilitationsmaßnahmen wird versucht, die parenterale Ernährungstherapie (PE) durch eine orale/enterale Steigerung der Aufnahmekapazität des Restdarmes zu reduzieren. Gerade bei sehr jungen Patienten besteht die Hoffnung, dass sich der Restdarm weiterentwickelt und noch wächst. Bei einem Teil (20–50 %) der betroffenen Kindern kann 1–2 Jahre nach Beginn der parenteralen Ernährungstherapie ein erfolgreiches „Weaning" (Entwöhnen) der PE durchgeführt werden und oft wird nur mehr eine zusätzliche Flüssigkeitstherapie über die Vene benötigt (Bischoff et al. 2024).

Die Ursachen für ein Darmversagen in der Pädiatrie, wie im Abschn. 2.2 Ätiologie des Chronischen Darmversagens/Kurzdarmsyndroms beschrieben, bestimmen je nach zugrunde liegender Erkrankung unterschiedliche Grade der Einschränkungen bezüglich der oralen Ernährung.

Spezifische Vorlieben und Abneigungen der Kinder beschränken sich oft auf wenige bestimmte Lebensmittel in der oralen Ernährung.

5.2.1 Anthropometrische Datenerhebung, Erfassung des Ernährungszustandes

Anthropometrische Datenerhebung in der Pädiatrie ist ein grundlegender Bestandteil der medizinischen Untersuchung und Forschung, der sich mit der Messung und Bewertung von körperlichen Merkmalen und Proportionen befasst. Diese Daten liefern wichtige Informationen über den Gesundheitszustand, das Wachstum und die Entwicklung der Kinder und Jugendlichen.

Zu den anthropometrischen Messungen gehören Parameter wie Körpergröße, Körpergewicht, Körperumfang, Hautfaltendicke und Körperzusammensetzung. Diese werden oft mit standardisierten Techniken und Instrumenten durchgeführt, um Genauigkeit und Vergleichbarkeit sicherzustellen.

Anthropometrische Daten werden in verschiedenen Bereichen der Medizin genutzt, darunter Pädiatrie, Ernährungswissenschaften, Sportmedizin, Endokrinologie und öffentliche Gesundheit. Sie können verwendet werden, um das Wachstum von Kindern zu überwachen.

Die Interpretation anthropometrischer Daten erfordert oft die Berücksichtigung verschiedener Faktoren wie Alter, Geschlecht und individuelle Unterschiede. Darüber hinaus kann die Überwachung von anthropometrischen Parametern im Laufe der Zeit eine wichtige Rolle bei der Früherkennung von Gesundheitsproblemen spielen und die Entwicklung von Interventionsstrategien unterstützen.

In der Pädiatrie bezieht sich der Begriff „Perzentilen" auf statistische Messwerte, die verwendet werden, um das Wachstum und die Entwicklung von Kindern zu bewerten. Perzentilen sind spezielle Punkte auf einer Verteilungskurve, die anzeigen, wie der Wert eines bestimmten Messparameters (wie Größe, Gewicht oder bei Säuglingen der Kopfumfang) eines Kindes im Vergleich zu einer Referenzpopulation liegt.

Klinische Anwendung: Perzentilen werden auch bei Kindern mit CDV/KD verwendet, um das Wachstum eines Kindes im Vergleich zu einer Standardpopulation zu überwachen. Sie können dabei helfen, frühe Anzeichen von Wachstumsproblemen oder Entwicklungsstörungen zu erkennen und rechtzeitig Maßnahmen wie z. B. eine Änderung der medizinischen Ernährungstherapie (oral, enteral, parenteral) zu ergreifen.

Zusammengefasst bieten Perzentilen eine wertvolle Methode, um das individuelle Wachstum eines Kindes im Vergleich zu einer größeren Population zu bewerten und sicherzustellen, dass sich das Kind entwickelt.

Zur Beurteilung des Ernährungszustandes gehört eine eingehende körperliche Untersuchung und ein ausführliches Anamnesegespräch. Über Körpergewicht und Körperlänge lässt sich der Ernährungszustand quantitativ erfassen und in Form von Perzentilenkurven und dem Body-Mass-Index darstellen. Ein weiterer wichtiger Parameter ist das Aussehen des Kindes, der Hautturgor und die Verteilung der Fettpolster. (Brandstätter et al 2005).

Bei Säuglingen zählt auch die Messung des Kopfumfanges zur Anamneseerhebung.

Körpergewicht und Körperhöhe lassen sich zwar am einfachsten bestimmen, werden aber doch häufig fehlerhaft erhoben und können auch von Untersucher zu Untersucher variieren. Das Körpergewicht wird im unbekleideten Zustand ermittelt. Zur Gewichts- und Längenbestimmung sollten nur geeichte Instrumente verwendet werden.

In den ersten 3–5 Lebenstagen beträgt die „physiologische" Gewichtsabnahme ca. 10 % des Geburtsgewichtes. 10–20 Tage nach der Geburt wird das Geburtsgewicht meist wieder erreicht. Innerhalb der ersten 5 Lebensmonate kommt es zu einer Verdoppelung, innerhalb der ersten 10 Monate zu einer Verdreifachung des Geburtsgewichts.

Zur Beurteilung von Gewichtsentwicklung und Wachstum von Säuglingen, Kindern und Jugendlichen eignen sich sog. geschlechtsspezifische Perzentilenkurven. Die zu ermittelten Messwerte werden auf eine Prozentskala übertragen und werden in regelmäßigen Abständen zur Beurteilung des Entwicklungsverlaufs wiederholt.

Bei der Perzentilen-Dokumentation wird die 50 %-Perzentile als Medianwert der Gruppe dargestellt. Zur Darstellung z. B. des Längenmaßes können die 3., 10., 25., 50., 75., 90., und 97. Perzentile angegeben werden. Die Normwerte können anhand dieser Kurven ermittelt werden.

Im Allgemeinen wird ein starkes Abweichen von der 50. Perzentile als Fehlentwicklung (Unter- oder Übergewicht) eingestuft. Liegt der erhobene Wert unter der 3. Perzentile spricht man von einer Entwicklungsstörung.

Perzentilenwerte für das Wachstum bedeuten beispielsweise
3. Perzentile:

3 % aller Messwerte sind gleich oder liegen darunter
97 % aller Messwerte liegen darüber

50. Perzentile:

50 % aller Messwerte sind gleich oder liegen darunter
50 % aller Messwerte liegen darüber

97. Perzentile:

97 % aller Messwerte sind gleich oder liegen darunter
3 % aller Messwerte liegen darüber

Perzentilenkurven haben den großen Vorteil, einen Vergleich der Wachstumsdaten eines einzelnen Kindes mit den Kindern seiner Altersgruppe zu ermöglichen.

Praxisbeispiel
Ein 10-jähriger Junge mit KD wird gewogen und gemessen. Sein Gewicht liegt auf der 14. BMI-Perzentile (siehe Abb. 5.1). Das bedeutet, dieses Kind ist untergewichtig. Diese Informationen helfen dem Arzt, zu beurteilen, wie sich das Kind unter der medizinischen Therapie entwickelt.

Erfassung des Ernährungszustandes
BMI-Perzentilenkurve (WHO 2007) für Jungen im Alter von 5 – 19 Jahre

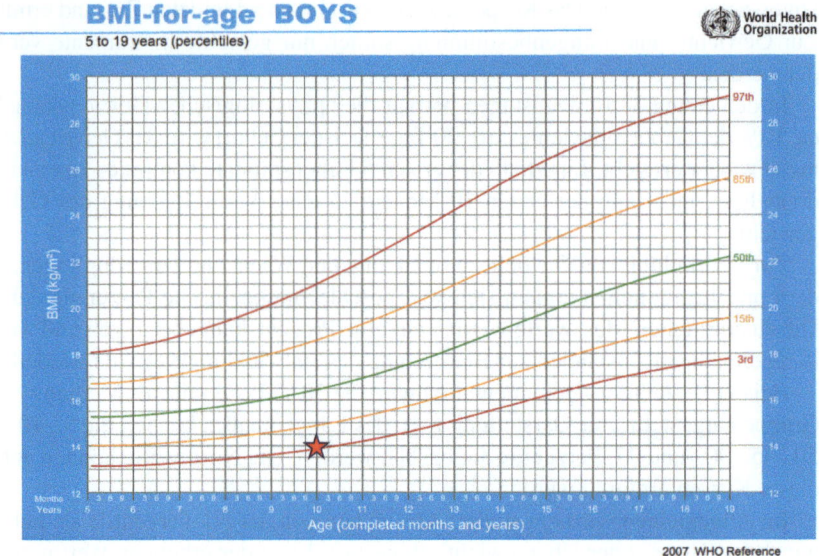

Abb. 5.1 Erfassung des Ernährungszustandes anhand von Perzentilenkurven. (WHO 2007)

Unter folgenden Link finden sie unterschiedliche Darstellungen der Perzentilen (Größe, Gewicht, BMI, Kopfumfang).
https://www.cdc.gov/growthcharts/clinical_charts.htm

Body Mass Index (BMI)
Der Body Mass Index (oder Körpermasseindex) berechnet sich aus dem Körpergewicht in kg/Körpergröße in Meter^2 und unterscheidet nicht zwischen Muskel- und Fettmasse.

Der BMI wird bei Kindern und Jugendlichen wegen der physiologischen Veränderung der Körperzusammensetzung und der geschlechtsspezifischen Unterschiede in alters- und geschlechtsspezifischen Perzentilenkurven dargestellt.

5.2.2 Ernährungsanamnese

Erhoben werden das Ist- und Sollgewicht und die Körperhöhe, die zur Berechnung der Nährstoffzufuhr herangezogen werden. Der Patient muss in seiner Gesamtheit gesehen werden, um umfassend beurteilen zu können, welches Nahrungsregime für ihn am besten geeignet ist.

Zur Anamneseerhebung zählen Fragen zu (Tab. 5.1):

- Grunderkrankung
- Körperlicher Aktivität
- Medikamentösen Therapien

Tab. 5.1 Anamneseerhebung (Brandstätter et al. 2005)

Klinische Untersuchungen	Anthropometrie	Labor	Essverhalten/ Ernährung
Körperliche Untersuchung	Körpergewicht	Blutbild	Essprotokoll
Gewichtsentwicklung	Körperhöhe	Albumin	Nahrungspräferenzen
Zahnstatus	Kopfumfang	Transferrin	Essverhalten
Endokrinologische Auffälligkeiten	BMI	Harnstoff	
	Knochenalter		
	indirekte Kalorimetrie	Vitamine	
	Trizepshautfalte	Mineralien	
	Armumfang	Spurenelemente	

- Dem aktuellen Ernährungszustand
- Gastrointestinalen Motilitätsstörungen
- Der Verdauungsleistung
- Erhebung einer Fremdanamnese durch die Eltern

Anpassung der Nährstoffzufuhr nach Anamnese
Die Anpassung der Nährstoffzufuhr, sei es oral, enteral oder parenteral, erfolgt auf Grundlage einer sorgfältigen Anamnese. Wichtige Fragen umfassen die bisherige Anzahl der Mahlzeiten, die Menge, Art und Verträglichkeit der aufgenommenen Nahrung sowie die Einschätzung, inwieweit eine orale oder enterale Nahrungsaufnahme noch möglich ist. Diese Informationen sind entscheidend für die Beratung der Eltern.

Bedeutung der oralen Nahrungsaufnahme
Es ist wichtig, die Fähigkeit zur oralen Nahrungsaufnahme, selbst in geringen Mengen, zu erhalten und zu fördern. Diese Fähigkeit trägt nicht nur zur Nährstoffversorgung bei, sondern unterstützt auch die Entwicklung und das Wohlbefinden des Kindes.

Enterale Ernährung als Entlastung
Wenn die orale Nahrungsaufnahme jedoch sowohl für die Eltern als auch für das Kind belastend und frustrierend wird, kann die Einführung einer teilweisen oder vollständigen enteralen Ernährung die Situation deutlich entspannen. Diese Maßnahme kann den Stress reduzieren und eine bessere Nährstoffversorgung sicherstellen, wodurch die Lebensqualität aller Beteiligten verbessert wird.

5.2.3 Energie- und Nährstoffbedarf nach Lebensjahren und medizinischer Ernährungstherapie oral, enteral, parenteral

Der Nährstoff- und Flüssigkeitsbedarf werden in den Fachgesellschaften (GPGE Gesellschaft für Pädiatrische Gastroenterologie, DGEM Deutsche Gesellschaft für

Ernährungsmedizin, ESPHGAN European Society for Paediatric Gastroenterology Hepatologie and Nutrition, ESPEN European Society of Parenteral Nutrition u. ä.) beschrieben. Davon abgeleitet wird die orale Ernährung, die je nach Lebensalter und individuellen Vorlieben der Kinder von der Qualität und Quantität der Lebensmittel sowie deren Verträglichkeit sehr unterschiedlich sein kann.

Der Energiebedarf des Kindes und Jugendlichen ergibt sich aus folgenden Komponenten:

- Grundumsatz
- Aktivitätsumsatz und
- postprandialer Thermogenese sowie dem
- Bedarf für Wachstum

Grundumsatz

Der Grundumsatz ist der Energiebedarf den ein Organismus bei völliger Körperruhe zur Aufrechterhaltung aller Körperfunktionen benötigt und stellt somit den größten Teil des Energieverbrauchs dar. Bei der Berechnung müssen Lebensalter sowie Referenzwerte für Körpergröße und Körpergewicht zugrunde gelegt werden.

Den zweitgrößten Anteil an der mit der Nahrung aufgenommenen Energie, stellt die körperliche Aktivität, **der sog. Aktivitätsumsatz**, dar.

Die **postprandiale Thermogenese** beschreibt die Energie, die der Körper benötigt, um Nahrung zu verdauen, zu resorbieren und zu metabolisieren. Sie ist ein wichtiger Bestandteil des täglichen Energieverbrauchs und variiert je nach Art und Menge der aufgenommenen Nahrung sowie individuellen Faktoren. Im Vergleich zum Gesamtenergiebedarf des Organismus benötigt die postprandiale Thermogenese nur etwa 5 bis 10 % der aufgenommenen Energie.

Der **Energiebedarf** pro Kilogramm Körpergewicht sinkt mit zunehmendem Alter (Tab. 5.2 und 5.3).

Die regelmäßige Kontrolle von Körpergewicht, Längenwachstum und klinischem Bild ermöglicht eine Kontrolle der individuellen Energiezufuhr. Der individuelle Energiebedarf verändert sich je nach Krankheitsbild. Bei Über- oder Untergewicht wird eine entsprechende Korrektur in der Energieaufnahme vorgenommen.

Die Referenzwerte der Fachgesellschaften basieren auf der Entwicklung gesunder Säuglinge, Kinder, Jugendlicher und Erwachsener. Sie dienen als Orientierung, können jedoch je nach Krankheitsbild variieren (Tab. 5.4).

Tab. 5.2 Richtwerte für die Energiezufuhr für D-A-CH Referenzwerte für die Nährstoffzufuhr von Gesunden (2024) Säuglinge (kcal)

Alter (Monate)				
	kcal/Tag		kcal/Körpergewicht	
	m	w	m	w
0 bis unter 4	550	500	100	100
4 bis unter 12	700	600	80	80

Tab. 5.3 Ruheenergieverbrauch und Richtwerte für die Energiezufuhr für Kinder und Jugendliche (gerundet nach kcal)

Alter (Jahre)	Ruheenergieverbrauch	Richtwerte für die Energiezufuhr			
		PAL* 1,4	PAL 1,6	PAL 1,8	PAL 2,0
	kcal/Tag	kcal/Tag	kcal/Tag	kcal/Tag	kcal/Tag
Jungen					
1 bis unter 4	820	1200	1300		
4 bis unter 7	970	1400	1600	1800	
7 bis unter 10	1170	1700	1900	2100	
10 bis unter 13	1340	1900	2200	2400	2700
13 bis unter 15	1610	2300	2600	2900	3200
15 bis unter 19	1850	2600	3000	3400	3700
Mädchen					
1 bis unter 4	760	1100	1200		
4 bis unter 7	910	1300	1500	1700	
7 bis unter 10	1080	1500	1800	2000	
10 bis unter 13	1230	1700	2000	2200	2500
13 bis unter 15	1380	1900	2200	2500	2800
15 bis unter 19	1430	2000	2300	2600	2900

*PAL Maß für die körperliche Aktivität (physical activity level)

Tab. 5.4 Referenzmaße von Körpergröße und Körpergewicht für Säuglinge, Kinder, Jugendliche & Erwachsene

Alter	Körpergröße (cm)		Körpergewicht (kg)	
	m	w	m	w
Säuglinge				
0 bis unter 4 Monate	58,4	57,1	5,6	5,1
4 bis unter 12 Monate	70,6	68,7	8,6	7,9
Kinder und Jugendliche				
1 bis unter 4 Jahre	92,9	91,3	13,9	13,2
4 bis unter 7 Jahre	114,5	114,3	20,2	20,1
7 bis unter 10 Jahre	133,6	132,4	29,3	28,7
10 bis unter 13 Jahre	149,4	151	41	42,1
13 bis unter 15 Jahre	166,9	162,7	55,5	54,0
15 bis unter 19 Jahre	178,2	165,5	69,2	59,5
Erwachsene				
19 bis unter 25 Jahre	179,4	165,8	70,8	60,5
25 bis unter 51 Jahre	179,2	165,1	70,7	60,0
51 bis unter 65 Jahre	176,7	162,6	68,7	58,2
65 Jahre und älter	174,2	161,1	66,8	57,1

5.2.4 Beeinflussende Faktoren bei Chronischen Darmversagen/Kurzdarmsyndrom

Um Fragen zur oralen Ernährung beim CDV/KD beantworten zu können, ist erst zu klären, in welchem Lebensalter und in welchem Stadium der Entwicklung sich das Kind befindet. Selten können sich junge Betroffene oral ausreichend ernähren, oft wird zusätzlich die enterale (Kapitel nachfolgend) und/oder die parenterale Ernährung benötigt.

Bei Säuglingen ist es erforderlich, die orale Stimulation früh zu starten und zu fördern. Der Saugreflex sollte aktiv mit Trainingsmethoden (Logopädie) gefördert werden.

Bei Schulkindern stehen Familien vor der Herausforderung, Kindern den Schulbesuch trotz medizinischer Ernährungstherapie zu ermöglichen. Eine enge Kommunikation und eine Mitbegleitung erfordert viel Rücksichtnahme, funktioniert aber in den meisten Fällen gut.

5.2.5 Beobachten, Beurteilen und Handeln

Zentren für chronische und seltene Erkrankungen (CDV/KD)
Eine engmaschige Anbindung an spezialisierte Zentren für chronische und seltene Erkrankungen (CDV/KD) ist für die betroffenen Kinder und Jugendlichen von entscheidender Bedeutung. Diese Zentren bieten umfassende medizinische Versorgung sowie psychosoziale Begleitung und koordinieren die verschiedenen Aspekte der Behandlung.

Eine Auflistung der Zentren aus Deutschland finden sie im Anhang.

Psychosoziale Begleitung und Unterstützung
Psychosoziale unterstützende Begleitung von betroffenen Kindern, Jugendlichen und ihren Eltern sind ein wichtiger Baustein der therapeutischen Maßnahmen. Der Verein KisE e.V. kann eine wichtige Rolle bei der Begleitung von Familien mit betroffenen Kindern sein. Diese Unterstützung ist unerlässlich, um den emotionalen und sozialen Herausforderungen, die mit chronischen Erkrankungen einhergehen, zu begegnen.

KisE. e.V. – Kinder in schwieriger Ernährungssituation (kise-ev.de)

Entlastung der Eltern und enger Familienverbund
Ein enger Familienverbund und die Entlastung der Eltern sind entscheidende Faktoren für das Wohlbefinden des Kindes und der gesamten Familie. Durch gezielte Unterstützung und Entlastungsangebote können Eltern ihre Ressourcen schonen und sich besser auf die Pflege und Förderung ihres Kindes konzentrieren.

Zukunftsperspektiven und Selbstversorgung
Frühzeitige Einbeziehung in die Therapie
Kinder und Jugendliche sollen frühzeitig in ihre Therapie einbezogen werden. Dies fördert ihr Verständnis für die eigene Erkrankung und die notwendige Behandlung. Die frühzeitige Übernahme von Verantwortung unterstützt die Entwicklung von Selbstständigkeit und Selbstversorgung.

Besondere Herausforderungen in der Pubertät

Die Pubertät stellt eine besondere Herausforderung dar, da in dieser Entwicklungsphase sowohl körperliche als auch psychische Veränderungen auftreten. Jugendliche müssen lernen, ihre Erkrankung und die damit verbundenen Therapieanforderungen in ihr sich veränderndes Leben zu integrieren.

Transition: Der Übergang in die Erwachsenenwelt

Der Übergang von der pädiatrischen zur erwachsenen medizinischen Versorgung, auch Transition genannt, ist ein kritischer Prozess (siehe Abschn. 5.6). Ein gut strukturierter Übergang stellt sicher, dass die Jugendlichen kontinuierlich betreut werden und lernen, ihre Gesundheit eigenverantwortlich zu organisieren.

Klinischer Blick

Ein klinischer Blick auf diese Prozesse zeigt, dass eine umfassende, interdisziplinäre Betreuung und die Einbeziehung aller relevanten Aspekte – medizinisch, psychosozial und familiär – wesentlich sind. Nur so können die langfristigen Gesundheitsziele erreicht und die Lebensqualität der betroffenen Kinder und Jugendlichen verbessert werden.

5.2.6 Orale Ernährung

Grundlagen und Besonderheiten bei Chronischen Darmversagen/Kurzdarmsyndrom

Die orale Ernährung bei Kindern mit Chronischem Darmversagen erfordert eine sorgfältige Balance zwischen der Bereitstellung ausreichender Nährstoffe und der Vermeidung von Komplikationen. Chronisches Darmversagen bedeutet, dass der Darm nicht in der Lage ist, ausreichend Nährstoffe zu resorbieren, was zu einem erheblichen Risiko für Mangelernährung führt. In solchen Fällen kann die orale Ernährung eine Herausforderung darstellen, da viele traditionelle Nahrungsmittel schwer verdaulich sind oder nicht ausreichend Nährstoffe liefern.

Das Ziel der medizinischen Ernährungstherapie ist immer das Wachstum und die Entwicklung der Kinder zu fördern und Mangelernährung zu vermeiden.

Eine angepasste orale Ernährung erfordert die Zusammenarbeit eines multidisziplinären Teams, das Ernährungswissenschaftler, Kinderärzte, Gastroenterologen, Pflegende und Ernährungsberater umfassen kann. Zunächst ist es wichtig, den individuellen Nährstoffbedarf des Kindes zu bestimmen und einen Ernährungsplan zu entwickeln, der diesem Bedarf gerecht wird. Dies kann die Verwendung von speziellen Nahrungsergänzungsmitteln, angereicherten Lebensmitteln oder sogar speziellen Formeln einschließen, die für Kinder mit Chronischem Darmversagen entwickelt wurden.

Die Textur und Zusammensetzung der Nahrung sind ebenfalls entscheidend. Lebensmittel sollten leicht verdaulich sein und möglichst wenig Belastung für den geschwächten Darm des Kindes darstellen. Es kann notwendig sein, ballaststoffreiche oder schwer verdauliche Lebensmittel zu vermeiden und stattdessen auf leicht verdauliche Optionen wie püriertes Gemüse, Obst, weich gekochte Getreideprodukte und mageres Fleisch oder Proteinquellen zurückzugreifen.

Die Überwachung des Wachstums und der Entwicklung des Kindes sowie regelmäßige biochemische, labortechnische Untersuchungen sind entscheidend, um sicherzustellen, dass der Ernährungsplan angemessen ist und den Nährstoffbedarf des Kindes deckt. Gegebenenfalls können Anpassungen vorgenommen werden, um sicherzustellen, dass das Kind alle erforderlichen Nährstoffe erhält und Mangelerscheinungen vermieden werden.

Darüber hinaus ist eine enge Kommunikation zwischen den Eltern oder Betreuern des Kindes und dem medizinischen Team unerlässlich. Eltern müssen möglicherweise lernen, auf Veränderungen im Essverhalten oder Symptome von Nährstoffmangel zu achten und entsprechend zu reagieren.

Insgesamt erfordert die orale Ernährung bei Kindern mit Chronischem Darmversagen eine individuelle, multidisziplinäre Herangehensweise, um sicherzustellen, dass das Kind die notwendige Nahrung erhält, um gesund zu wachsen und sich zu entwickeln, während gleichzeitig das Risiko von Komplikationen minimiert wird. (Brandstätter et al 2005).

Frühgeborenen und Säuglinge, die Ernährung im ersten Lebensjahr
Solange Kinder im Mutterleib sind, werden sie optimal durch die Plazenta versorgt.

Sehr unreife Frühgeborene haben eine spezielle Bedarfssituation, die durch bewusste Supplementierung berücksichtigt werden muss. Zusätzlich zur parenteralen Ernährung sollte den Kindern nach Möglichkeit Muttermilch (Frauenmilch) angeboten werden. Mütter benötigen besondere Unterstützung und sollten nach Möglichkeit und wenn das Kind so weit entwickelt ist, zum Stillen aufgefordert und motiviert werden. Dies dient auch der engen Mutter-Kind-Bindung. Ist dies nicht möglich, wird spezielle Säuglingsmilchfertignahrung je nach Grunderkrankung und Bedarf eingesetzt.

Trinkschwäche und Nahrungsverweigerung
Frühgeborene Kinder kommen unreif zur Welt und ihnen fehlen Wochen der Entwicklung im Uterus. Sie sind einer Vielzahl von Sinnesreizen ausgesetzt, deren Verarbeitung ihnen große Mühe bereitet. Schwaches Saugen, rasche Ermüdung, unzureichender Lippenschluss und unkoordiniertes Saugen, Schlucken und Atmen erschweren die ausreichende Nährstoffaufnahme. Abhängig vom Gestationsalter und Allgemeinzustand sind oft intensivmedizinische Behandlung und Sondenernährung erforderlich.

In der für Säuglinge wichtigen oralen Phase kann Sondenernährung zu Nahrungsverweigerung führen, da dem neurologisch unreifen Säugling die Verbindung zwischen Saugen und dem Gefühl von Sättigung fehlt und der Saugreflex verloren gehen kann. Daher sollte der frühgeborene Säugling, wenn möglich, während der Sondierung orofazial stimuliert und mit einem Sauger unterstützt werden. Essprobleme bestehen häufig fort, wenn die Kinder aus der stationären Behandlung entlassen werden.

Auch termingerechte Neugeborene oder Säuglinge, die aufgrund von darmchirurgischen Eingriffen (z. B. bei Darmatresien, Gastroschisis, Dünndarmvolvulus, Oesophagus Atresie) längere Zeit parenteral ernährt werden mussten, zeigen oft Essprobleme und müssen enteral ernährt werden. Wann immer es medizinisch möglich ist, sollten auch bei ihnen kleine Mengen oraler Nahrungsaufnahme ermöglicht werden. Zudem wirkt die orale oder enterale Nahrungsaufnahme einer durch parenterale Ernährung bedingten Cholestase entgegen.

Im Handel sind unterschiedliche Nahrungen wie adaptierte und teiladaptierte Säuglingsnahrung, Folgemilchen, Heilnahrungen und Beikost verfügbar.

Ernährung von Säuglingen, Klein- und Schulkindern mit CDV/KD

Die ersten 1000 Lebenstage prägen das Ernährungsverhalten, dies gilt eingeschränkt auch für Kinder mit CDV/KD. Die orale/enterale Nährstoffaufnahme ist abhängig von der Erkrankung, die zum CDV/KD geführt haben, auch von der oft sehr speziellen individuellen Vorliebe einzelner Nahrungsmittel der Kinder. Dies kann zu herausfordernden Diskussionen und Konflikten in Familien führen. Es bedarf viel Geduld und Zuwendung, um Kinder immer wieder orale Kost anzubieten.

Ernährung von Jugendlichen und jungen Erwachsenen mit CDV/KD

Ziel ist die Förderung von Selbstständigkeit und zunehmender Eigenverantwortung der Therapie. Vor allem die Zeit des Heranwachsens bedeutet immer eine große Herausforderung für Familien. Es ist mit dem Behandlerteam zu klären, wie Jugendliche selbst ihre Therapie mitbestimmen können. Der Energie- und Nährstoffbedarf ändert sich mit zunehmenden Alter und Entwicklung. Im klinischen Alltag stellt dies oft eine große Herausforderung dar. Es ist auch zu klären, wie der Übergang von der Kinderheilkunde in die Erwachsenentherapie gestaltet werden kann. Siehe dazu Abschn. 5.6 Transition.

5.3 Enterale Ernährungstherapie

Michaela Brandstätter

5.3.1 Indikationen enterale Ernährungstherapie

Eine unzureichende Nährstoffzufuhr führt bei Kindern schneller zu einer Mangelernährung als bei Erwachsenen. Mangelernährung hat schwerwiegende Auswirkungen auf den kindlichen Organismus: Das Längenwachstum und die Gewichtszunahme sind verzögert, das Immunsystem wird geschwächt, das Infektionsrisiko dadurch erhöht und bei Infektionen kommt es zu einem verlängerten Krankheitsverlauf.

Eine rechtzeitig eingeleitete enterale Ernährungstherapie beugt Mangelernährung vor. Der Allgemeinzustand des kranken Kindes stabilisiert sich und die durch die Unterernährung bedingten, negativen Einflüsse auf den Verlauf der CDV/KD werden vermieden.

Eine enterale Ernährung kann parallel zu einer oralen und parenteralen Ernährung indiziert sein. Es gilt die resorptiven Kapazitäten des Restdarmes auszuschöpfen. Enterale Ernährung oder Kombination von enteraler und oraler Ernährung können günstiger sein als alleinige orale Ernährung (DACH 2024).

Trotz Sondenernährung ist es wichtig und erlaubt, weiterhin Nahrung oral anzubieten. Bereits die Aufnahme kleinster Nahrungsmengen über den Mund trägt dazu
bei, den Saug- und Schluckreflex zu erhalten und sorgt für orale Stimulation. Zusätzlich regt diese Stimulation den Speichelfluss an und wirkt damit als gute Soor-
Prophylaxe. Eine Esstherapie mit dem Ziel der oralen Nahrungsaufnahme sollte
immer in die komplexe Behandlung der jungen Sondenpatienten eingebunden sein.

5.3.2 Kontraindikationen enterale Ernährungstherapie

Enterale Ernährung verbietet sich bei akuten Geschehen wie postoperativer Darmatonie, bestehender Ileus-Symptomatik, Darmperforation, Stoffwechselent-
gleisungen mit Koma und unstillbarem Erbrechen. Eine relative Kontraindikation
ist die eingeschränkte Resorptionsfähigkeit des Darmes auf Grund einer Motilitätsstörung. Können oral/enteral nicht ausreichend Nährstoffe zugeführt werden, muss
parenteral ernährt werden.

Kinder und Jugendliche mit intestinalen neuronalen Dysplasien, nicht aus-
gebildeter Darmmuskulatur (smooth muscle disease) oder der seltenen Autoimmun-
Enteropathie profitieren selten von einer oralen oder enteralen Ernährung und sind
daher – mit Einschränkungen – auf eine dauerhafte parenterale Ernährung angewiesen. Dennoch sollte diesen Patienten erlaubt werden, bestimmte Nahrungsmittel zu
sich zu nehmen, um die Compliance zu verbessern. Trotz ärztlicher Einschränkungen
und Verbote kommt es jedoch vor, dass Lebensmittel genascht werden, selbst wenn
dies wiederholt zu Ileus-Symptomen führt. Hier sind die Familien sehr gefordert
und es lohnt sich, frühe Alternativen zu entwickeln, die den Kindern angeboten werden können.

5.3.3 Sondensysteme zur enteralen Ernährungstherapie

Eine Ernährungssonde ist ein stab- und röhrenförmiges, flexibles Instrument aus
Kunststoff, das entweder über den Nasen-Rachenraum oder durch die Bauchdecke
(perkutan) in den Magen oder Dünndarm eingeführt wird. (Abb. 5.2) Diese Sonden
dienen der Verabreichung von Nahrung, Flüssigkeiten und Medikamenten. Die
Auswahl des Sondensystems hängt von der Grunderkrankung, der Indikation und
der Dauer der medizinischen Ernährung ab.

Sondensysteme stehen in verschiedenen Materialien zur Verfügung: Polyurethan
und Silikonkautschuk, diese sind sehr weich und biegsam. Diese können über Wochen und Monate verwendet werden, perkutane Sonden über Jahre in situ bleiben.
Sonden aus Polyvinylchlorid enthalten als Weichmacher Phthalate (DEHP) und
sollten nicht mehr zum Einsatz kommen.

Es wird unterschieden zwischen **transnasalen Sondensystemen und perkutanen Sondensystemen.** Diese werden nur zur kurzfristigen Ernährungstherapie,
bei Trinkschwäche von Früh-, Neugeborenen und schwerkranken Kindern, bei
Nahrungsverweigerung oder zu therapeutischen Zwecken verwendet.

Enterale Ernährungssonden
Zugangswege

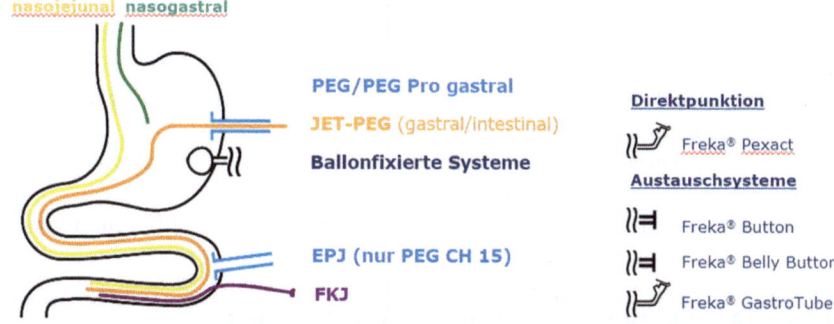

Abb. 5.2 Enterale Ernährungssonden, Zugangswege. (© Fresenius Kabi, mit freundlicher Genehmigung)

Als Standardverfahren haben sich **perkutane Sondensysteme** wie die **PEG** (perkutane endoskopische Gastrostomie), **Gastrotube**, die **JET-PEG** (perkutane endoskopische Jejunostomie und die **FKJ** (Feinnadelkatheterjejunostomie) etabliert. Sind Patienten über einen längeren Zeitraum auf eine Sondenernährung angewiesen, bietet sich die PEG an. Eine fehlende Diaphanoskopie bei der Anlage stellt die klassische Kontraindikation dieses Systems dar.

Weitere Kontraindikationen der perkutanen Sondensysteme sind:
Gerinnungsstörungen, schwere generelle Wundheilungsstörungen, Peritonitis, Ileus, akutes Abdomen, Sepsis, fehlende Einverständniserklärung des Patienten oder Erziehungsberechtigten.

Relative Kontraindikationen sind: Varizen an Oesophagus oder Bauchdecke, Aszites, Immunsuppression, Magenulkus, Peritonealkarzinose, Ventriculoperitonealer (VP-) Shunt (Hirnwasserableitung ins Bauchfell), Peritonealdialyse, Anorexia nervosa.

JET-PEG: Hier wird bei entsprechender Indikationsstellung über eine bereits gelegte PEG-Sonde eine weitere Sonde in den Dünndarm platziert.

Indikationen dieses Systems sind geeignet für Motilitäts- oder Transportstörungen des Magens, wiederholte Aspirationen, Magenausgangsstenosen, Gastroparese.

Kontraindikationen sind postoperative Darmatonie, Ileussymptomatik, Darmperforationen.

Perkutane endoskopische Jejunostomie (PEJ): Hier wir das Jejunum durch die Bauchdecke punktiert und die Sonde direkt in den gewünschten Darmabschnitt platziert. (Bitte hier neuer Absatz)Diese beiden Systeme (JET-PEG und PEJ) kommen bei CDV/KD-Patienten weniger zum Einsatz.

Austauschsysteme für gastrale Stomata
Nachdem sich nach einer PEG-Anlage ein ausgeheiltes Stoma gebildet hat, gibt es die Möglichkeit von Austauschsystemen zur Langzeiternährung aus latexfreiem Silikon.

Gastrotube. Dieser hat einen distalen Ballon zur Platzierung im Magen mit integriertem Seldingerdraht zur Platzierung, das proximale Ende ist ein längeres Segment mit Anschluss an ein Überleitsystem.

Button-Systeme. Bei diesen befindet sich am distalen Ende ein Ballon als Rückhaltesystem. Am proximalen Ende befinden sich zwei Ventile. Eines dient zum Befüllen des Rückhalteballons, das Antirefluxventil fungiert als Zugang für die Nahrungsapplikation der Sondenkost.

Indikation: Diese Button-Systeme dienen bei mobilen Patienten der intragastralen Langzeiternährung (Abb. 5.2).

Beachten Sie die Herstellerhinweise zur Platzierung und die Pflegehinweise.

5.3.4 Applikationstechnik und mobile Systeme

Die enterale Ernährung hat sich beim CDV/KD als wichtiger Therapiebestandteil zur Wiedererlangung und Bewahrung des Gesundheitszustandes bewährt. Eine grundlegende Voraussetzung, diese über einen oft langen Zeitraum durchzuführen, ist das Erkennen und die Vermeidung von Komplikationen. Durch kontinuierliche, also pumpengesteuerte Applikation der Nahrung werden diese Komplikationen reduziert oder oft gänzlich vermieden. Ein gastrales Sondensystem sollte dem jejunalen vorgezogen werden, da diese Applikation physiologischer ist.

Die Auswahl der geeigneten Sondennahrung ist abhängig vom Alter des Patienten, der Stoffwechsellage, der Verdauungsleistung des Darms und der Art der Sonde. Die Sondenspitze kann gastral oder intestinal liegen. Davon ist die Applikationsart abhängig. Der langsame vorsichtige Nahrungsaufbau trägt zur besseren Akzeptanz und Verträglichkeit der Kost bei und erfolgt schrittweise nach einem vorher festgelegten Sondenkost-Aufbauplan. Ein forcierter Aufbau führt oft zu Übelkeit, Erbrechen, Völlegefühl und Durchfall. Dafür wird irrtümlich oft die Sondenkost verantwortlich gemacht.

Die Nahrungszufuhr über eine Ernährungssonde kann intermittierend als Bolusgabe, kontinuierlich mittels Ernährungspumpen oder per Schwerkraft erfolgen.

Die gastrale Verabreichung von Sondenkost ist prinzipiell die physiologischere Form und als Bolusgabe möglich. Zur Vermeidung einer Aspiration muss während und eine Stunde nach der Verabreichung von Nahrung eine Oberkörperhochlagerung von mindestens 30° erfolgen. Wesentlich ist auch die langsame Nährstoffzufuhr.

Es gibt drei verschiedene Applikationsformen.

Bolusapplikation
Bolus bedeutet großer Bissen, also eine portionsweise Verabreichung der Sondenkost. Die intermittierende Verabreichung als Bolus erfolgt in einzelnen Portionen über den Tag verteilt. Sie erfordert die Intaktheit des Magenreservoirs ohne Magenentleerungsstörung.

Ernährungspumpen
Ernährungspumpen ermöglichen eine exakte, gleichmäßige Dosierung mit einem definierten Volumen in einem vorhergesehenen Zeitraum. Ein sehr langsamer Aufbau von z. B. 10 ml/h ist möglich. Verschiedene Alarmfunktionen erhöhen die Sicherheit für den Patienten bei der Applikation.

Schwerkraftapplikation
Die Schwerkraftapplikation wird hauptsächlich bei Erwachsenen eingesetzt. Bei Kindern hingegen ist der pumpengesteuerten Zufuhr von Nahrung stets der Vorzug zu geben. Bei jejunaler Sondenlage ist diese Applikationsform, genauso wie bei der Bolusapplikation, wegen der Gefahr des Dumping-Syndroms grundsätzlich kontraindiziert.

Überleitsysteme
Im Handel sind unterschiedliche Überleitsysteme erhältlich. Die Sondenkost, die in Flaschen oder in fertig befüllten Kunststoffbeuteln im Handel erhältlich ist, wird direkt mit den Überleitsystemen verbunden oder in einen Leerbeutel, mit einem integrierten Schlauchsystem, geleert. Für den Einsatz von Bolus-, Pumpen- oder Schwerkraftapplikation kommen verschiedene Überleitsysteme zum Einsatz.

Mobilität
Um eine größtmögliche Bewegungsfreiheit zu erreichen, empfiehlt sich der Einsatz von mobilen Pumpensystemen. Im Handel sind Ernährungspumpen mit entsprechendem Zubehör wie Taschen, Gürteltaschen und Rucksäcke mit den dazugehörigen Beutelsystemen zur Applikation der Sondennahrung erhältlich. Sie tragen einen großen Teil zum Patientenkomfort bei und helfen mit, die Mobilität während der Applikation von Sondenkost zu gewährleisten.

5.3.5 Substrate zur enteralen Ernährung

Die Zusammensetzung der Trink- und Sondennahrung richtet sich nach dem Bedarf der jungen, noch wachsenden Patienten und der Resorptionsleistung des Darmes. Sie ist den physiologischen Bedürfnissen angepasst und versorgt den kindlichen Organismus mit allen Nähr- und Mineralstoffen, Spurenelementen und Vitaminen, sofern eine ausreichende Menge der Trink- und Sondennahrung zugeführt und vom Darm aufgenommen wird.

Die Inhaltsstoffe und die Energiedichte der Diäten sind umfassend gekennzeichnet. Bilanzierte Diäten sind frei von unerwünschten Bestandteilen wie Laktose, Gluten und Cholesterin. Die Sondengängigkeit ist auch bei ballaststoffhaltigen Nahrungen gewährleistet, die Konsistenz ist gleichbleibend. Die Nahrung wird unter hygienisch einwandfreien Bedingungen hergestellt, verpackt und steht dem Endverbraucher in handlichen Beuteln mit unterschiedlicher Befüllung (Hersteller im Anhang) zur Verfügung.

Die Zusammensetzung der Makro- und Mikronährstoffe in Trink- und Sonden-nahrungen orientiert sich an den D-A-CH-Referenzwerten (DACH 2024). Dadurch werden die Nährstoffe bei ausschließlich enteraler Ernährung bedarfsdeckend zugeführt.

Für Kinder stehen verschiedene Trink- und Sondennahrungen zur Verfügung, wenn auch im Vergleich zur Sondenkost für Erwachsene in geringerer Auswahl.

Abhängig von Alter, Ernährungszustand, der Erkrankung des Kindes oder Jugendlichen und der Verdauungsleistung des Darmes wird nährstoffdefinierte oder chemisch definierte Trink- und Sondenkost mit unterschiedlichem Kaloriengehalt pro Milliliter Substrat eingesetzt.

Nach Berechnung des jeweils notwendigen Kalorienbedarfs erlauben die indus-triell hergestellten Trink- und Sondennahrungen eine einfache Ermittlung der Zu-fuhrmenge, da der Energiegehalt pro 100 ml Substrat definiert ist.

Vielfach werden Kinder, obwohl sie altersmäßig bereits die Grenze überschritten haben, mit Säuglingsmilchen oder Gläschenkost sondiert. Werden Kinder einer Ernährungstherapie zugeführt, erleichtert die Auflistung (Tab. 5.6) die Berechnung der bisherigen Kalorien- und Nährstoffaufnahme.

Frauen-, Säuglingsmilch und Beikost (Tab. 5.6)
Wann immer es möglich ist, sollte der Säugling in den ersten Lebensmonaten, die gute Ernährung der Mutter vorausgesetzt, Muttermilch erhalten. Hundert Milliliter reife Frauenmilch liefern 67 Kalorien (kcal). Im Handel erhältliche Milchnahrungen für Säuglinge werden aus Kuhmilch hergestellt und orientieren sich an den phy-siologischen Bedürfnissen des jungen Säuglings. Sie unterscheiden sich in der Kohlenhydratkomponente. „Pre"-Milchen (früher adaptierte Säuglingsmilch-nahrungen) enthalten Laktose als einziges Kohlenhydrat, Milchen mit der Ziffer 1 (teiladaptierte Säuglingsmilchnahrungen) enthalten weitere Kohlenhydrate wie Stärke und Maltodextrin. Folgemilchen besitzen eine veränderte Fettkomponente, einen höheren Eiweiß- und Mineralstoffgehalt und werden ab dem 4.–6. Lebensmo-nat als Teil einer gemischten Kost angeboten. Die Kaloriendichte beträgt zwischen 67–72 kcal/100 ml. Ernährungsphysiologisch ist der Einsatz von Folgemilchen nicht notwendig.

Das Zufüttern von Beikost erfolgt zwischen dem 4. und 6. Lebensmonat und wird den individuellen Bedürfnissen des Kindes angepasst. Die Kaloriendichte wird bestimmt durch die Art der Beikost. Industriell hergestellte Obst- und Gemüse-konserven im Glas enthalten durchschnittlich pro 100 g Inhalt 80 Kalorien, Ge-müsezubereitungen mit Fleisch zwischen 60 bis 84 kcal pro 100 g Inhalt, Milch-breie enthalten ebenfalls 65 bis 80 kcal pro 100 g Zubereitung. Die Richtwerte der Flüssigkeitszufuhr sehen sie in Tab. 5.5.

Nieder-, normo- und hochkalorische Trink- und Sondennahrung
Von der Industrie werden verschiedene Trink- und Sondennahrungen, die im Energiegehalt variieren, angeboten, wie z. B. niederkalorisch neutrale Sondenkost für Kinder ab dem 1. Lebensjahr. Der Kaloriengehalt entspricht mit 75 kcal/100 ml und in seiner weiteren Zusammensetzung der Makronährstoffe in etwa Säuglings-milchformula. Die Sondenkost ist auch mit Ballaststoffen erhältlich.

Tab. 5.5 Richtwerte für die Zufuhr von Wasser

Richtwerte für die Wasserzufuhr					
	Wasserzufuhr durch				Wasserzufuhr durch Getränke und feste Nahrung
	Getränke	feste Nahrung	Oxidationswasser	Gesamtwasserzufuhr	
Alter (Jahre)	ml/Tag	ml/Tag	ml/Tag	ml/Tag	ml/kg u. Tag
Säuglinge					
0 bis unter 4 Monate	620		60	680	130
4 bis unter 12 Monate	400	500	100	1000	110
Kinder					
1 bis unter 4	820	350	130	1300	95
4 bis unter 7	940	480	180	1600	75
7 bis unter 10	970	600	230	1800	60
10 bis unter 13	1170	710	270	2150	50
13 bis unter 15	1330	810	310	2450	40
Jugendliche					
15 bis unter 19	1530	920	350	2800	40

Die meisten Trink- und Sondennahrungen sind normokalorisch. Hier entspricht 1 ml Substrat 1 kcal. Damit verfügen sie über mehr Kalorien pro 100 ml Substrat als Säuglingsmilchformula. Erhältlich sind normokalorische Sondennahrungen für Kinder ab dem ersten Lebensjahr.

Die im Markt befindliche Sondenkost für Säuglinge im ersten Lebensjahr ist ballaststofffrei, verfügt über eine Kaloriendichte von 1 kcal pro ml und besitzt einen deutlich höheren Fettanteil als Säuglingsmilchen. Der Vitamin- und Mineralstoffgehalt ähnelt der von Säuglingsformula.

Hochkalorische Trink- und Sondennahrung

Hochkalorische Nahrungen sind in der Regel nährstoffdefiniert. Trink- und Sondennahrungen mit hoher Energiedichte finden ihren Einsatz dort, wo mit geringer Menge ein hohes Maß an Kalorien zugeführt werden muss, wie dies zum einen bei Essstörungen oder bei Kindern mit Herzinsuffizienz mit Volumenrestriktionen der Fall sein kann. Zum anderen erlauben sie eine adäquate Nährstoffversorgung der Kinder, die einer Flüssigkeitsrestriktion unterliegen oder aufgrund ihrer Grunderkrankung beim Saugen rasch ermüden und nur geringe Nahrungsmengen zu sich nehmen können. Kinder mit ausgeprägtem gastroösophagealen Reflux, die selbst geringe Flüssigkeitsmengen nicht tolerieren und aus medizinischer Sicht noch keiner Operation zugeführt werden können, profitieren ebenfalls.

Ist eine orale Aufnahme nur teilweise möglich, kann die Restmenge einer Trinknahrung auch sondiert werden.

Nährstoffdefinierte und chemisch definierte Trink- und Sondennahrung

Die Nährstoffe sind in ursprünglicher Form in der Kost enthalten. Das bedeutet, dass als Energieträger Mehrfachzucker (Stärke, Maltodextrin), intakte Proteine (Milch-, Sojaeiweiß) und Fette in Form von Triglyzeriden (LCT, MCT) verwendet werden.

Die Aufnahme nährstoffdefinierter Diäten setzt eine normale Stoffwechsel- und Verdauungsleistung voraus. Nährstoffdefinierte Trink- und Sondennahrungen werden mit und ohne Ballaststoffe produziert.

Chemisch definierte bzw. niedermolekulare Trink- und Sondennahrung

Die Nährstoffe chemisch definierter Trink- und Sondennahrung liegen zum Teil bereits in vorverdauter, niedermolekularer Form vor. Kohlenhydrate bestehen aus Mono-, Di- und Oligosacchariden, Proteine sind in Aminosäuren und/oder Peptide aufgespalten. Der Fettgehalt chemisch definierter Nahrungen ist geringer als der nährstoffdefinierter Nahrungen, die Fette setzen sich mehrheitlich aus mittelkettigen Triglyzeriden (MCT) zusammen. Die Nahrungen sind ballaststofffrei. Chemisch definierte Diäten werden zum einen eingesetzt, wenn die Verdauungsleistung eingeschränkt ist, zum anderen, wenn ein enteraler Kostaufbau nach langzeitiger parenteraler Ernährung erfolgt. Wegen der geringen allergenen Wirkung chemisch definierter Diäten kann ihr Einsatz auch bei Nahrungsmittelallergien sinnvoll sein. Bei CDV/KD ist der stärkere osmotische Druck und die geringe trophische Wirkung zu beachten

Eiweißhydrolysate

Für Säuglinge und Kleinkinder mit eingeschränkter Verdauungsleistung bei Kurzdarmsyndrom stehen Eiweißhydrolysate auf der Basis von Sojaeiweiß und auf der Basis von Molkeprotein zur Verfügung. Um eine höhere Energiedichte zu erreichen, lassen sich die Eiweißhydrolysate mit MCT und Polysacchariden oder Kombinationspräparaten energetisch anreichern.

Gebrauchsfertige und pulverisierte Diäten

Trink- und Sondennahrungen stehen vorwiegend flüssig und gebrauchsfertig in Flaschen oder Beuteln zur Verfügung. Nahrung in gebrauchsfertiger Form ist jederzeit griffbereit und hygienisch einwandfrei, erfordert aber gewissen Raum zur Vorratshaltung.

Trink- und Sondennahrung in Pulverform muss mit der entsprechenden Menge abgekochtem und abgekühltem Wasser aufgelöst werden. Die Zubereitung birgt die Gefahr der bakteriellen Kontamination bei der Fertigstellung. Wird zu heißes Wasser verwandt, werden die Eiweißbestandteile verändert.

Der Vorteil der pulverisierten Kost liegt in der besseren Lagerungsfähigkeit und der geringeren Abfallmenge. Zudem lassen sich die Diäten wegen des geringeren benötigten Stauraums im Vergleich zur Nahrung in Flaschen oder Beuteln besser auf Urlaubsfahrten mit sich führen.

Umgang mit industriell hergestellter Trink- und Sondennahrung
Die gebrauchsfertigen Diäten werden am besten kühl und dunkel gelagert. Vor jeder Zubereitung und vor jedem Anschluss von Sondenkost an das jeweilige Sondensystem werden die Hände gewaschen bzw. in der Klinik desinfiziert, um einer möglichen Keimbesiedelung vorzubeugen. Die Sondenkost soll bei Raumtemperatur verabreicht werden. Medikamente dürfen nicht mit der Nahrung vermischt werden. Angebrochene Nahrung wird im Kühlschrank aufbewahrt und sollte innerhalb von 24 h verbraucht werden. Auch bei der Herstellung von Säuglingsformula muss hygienisch einwandfrei gearbeitet werden, um die Säuglinge nicht durch verunreinigte Nahrung und daraus resultierende Durchfälle zusätzlich zu belasten. Beachten sie bitte die Herstellerhinweise.

5.3.6 Nahrungsaufbau und Einleiten der Ernährungstherapie

Wenn ein Kind oder Jugendlicher eine enterale Ernährungstherapie beginnt, hängt der Nahrungsaufbau von Faktoren wie Alter, Ernährungszustand, parenteraler Ernährung, bisheriger oraler Kost, Grunderkrankung, Begleiterkrankungen und dem errechneten Energiebedarf für das Sollgewicht ab. Je jünger das Kind und je schlechter sein Ernährungszustand, desto langsamer muss der Nahrungsaufbau erfolgen, um Unverträglichkeiten zu vermeiden. Nach der Berechnung des parenteralen Infusionsplanes und der Ermittlung der enteralen Substratzufuhr startet die Verabreichung nach einem definierten Aufbauplan.

Einschleichen der Sondenkost
Je jünger das Kind und je ausgeprägter die Dystrophie ist, umso wichtiger ist es, den Nahrungsaufbau behutsam zu starten. Er erstreckt sich über einen Zeitraum von 2 Wochen und wird individuell an jeden Patienten angepasst. Ein zu rascher Nahrungsaufbau bringt Unwohlsein, möglicherweise Erbrechen und Durchfall mit sich. Nicht selten wird dann die bilanzierte Diät vorschnell als ungeeignet deklariert. Deshalb sollte eine längere Einschleichphase mit zeitlich begrenzter unterkalorischer Versorgung akzeptiert werden, um den Erfolg der eingeleiteten medizinischen Ernährung nicht zu gefährden. Die Zufuhrrate beträgt bei Säuglingen etwa 20–50 ml pro Stunde, bei Kleinkindern 50–100 ml, bei Schulkindern sollte die stündliche Zufuhrrate nicht über 150–200 ml liegen. Bei jugendlichen Patienten mit CDV/KD kann die nächtliche Zufuhr der Sondennahrung bei gastraler Sondenlage und guter Verträglichkeit auch bis zu 200 ml pro Stunde betragen.

Generell empfiehlt sich der Einsatz einer Nahrungspumpe, weil durch die kontinuierliche Zufuhr eine bessere gastrointestinale Verträglichkeit der Sondenkost erzielt werden kann. Darüber hinaus vermindert sich die Aspirationsgefahr.

Wird die Sondenkost – die normale Nahrungsaufnahme imitierend – im Bolus über den Tag verteilt verabreicht, sollte die zugeführte Menge mindestens auch auf die Länge einer Mahlzeit ausgedehnt werden. Das bedeutet, dass 200 ml einer normokalorischen Sondenkost in 20–30 min verabreicht werden. Reagiert der Patient mit Unwohlsein, Erbrechen oder Durchfall ist eine deutlich langsamere Zufuhr der

Nahrung angezeigt und eine Nahrungspumpe zu empfehlen. Beim jungen Säugling sind häufige, kleine Mahlzeiten notwendig. Keinesfalls sollten die Mahlzeiten als Bolus auch in der Nacht verabreicht werden. Dies würde eine zusätzliche Belastung der Eltern darstellen, die vermeidbar ist. Die Nachtruhe nicht nur des Kindes, sondern auch der Eltern muss gewahrt werden. Gegen eine nächtliche kontinuierliche Nahrungszufuhr spricht hingegen nichts.

5.3.7 Berechnungsbeispiele Enterale und Parenterale Ernährungstherapie

Abhängig von den harten Daten wie Ist- und Sollgewicht und Körperhöhe, die zur Berechnung der Nährstoffzufuhr herangezogen werden, ist es immer wichtig, den Patienten in seiner Gesamtheit zu sehen, um beurteilen zu können, welches Nahrungsregime für ihn am besten geeignet ist. Dazu zählen Grundkrankheit, körperliche Aktivität, medikamentöse Behandlung, aktueller Ernährungszustand, gastrointestinale Motilitätsstörungen und die Verdauungsleistung. Die Zufuhrdauer richtet sich gleichfalls nach der Anamnese. Fragen über die bisherige Anzahl der Mahlzeiten, die Menge, Art und Verträglichkeit der aufgenommenen Nahrung und das Wissen darüber, inwieweit eine orale Nahrungsaufnahme noch möglich ist, sind wichtig in der Beratung der Eltern. Die Fähigkeit, Nahrung über den Mund aufzunehmen, wenn auch nur in geringer Menge, sollte erhalten und gefördert werden. Zermürbt hingegen die orale Nahrungsaufnahme sowohl Mutter und Kind, entspannt sich die Fütterungssituation, wenn die Kinder ganz oder teilweise sondiert werden. Kommt es aufgrund einer massiven Schluck- und Kaustörung zu ständigen Aspirationen, verbunden mit Bronchitiden oder Pneumonien, sollte die orale Nahrungsaufnahme zunächst komplett gestoppt werden und die Nahrung über eine Nahrungspumpe verabreicht werden.

Exkurs
Die Berechnung der Nährstoff-und Flüssigkeitzufuhr orientiert sich ebenso wie im Fallbeispiel (5.3.10 Fallbeispiel) am Ist- und Sollgewicht und dem altersentsprechenden Energiebedarf des Patienten.(Tab. 5.2)

Der Nahrungsaufbau ist nicht vom rigiden Einhalten des Aufbauplanes, sondern von der individuellen Verträglichkeit des Patienten abhängig. Treten im Verlauf des Kostaufbaus Unverträglichkeiten wie Übelkeit und Völlegefühl auf, führt man zunächst nur die Menge Sondenkost zu, die gut toleriert wurde, um dann nach weiteren 2 Tagen mit der Steigerung der Zufuhrmenge fortzufahren.

Die ambulante Einleitung der enteralen Ernährungstherapie bei CDV/KD beginnt in den Abendstunden und erstreckt sich nach einer kurzen Eingewöhnungsphase über die gesamte Nachtruhe. Durch die stundenweise Verabreichung der Diät über die Sonde in den Abendstunden können sich Eltern und Patienten mit der Technik vertraut machen, die Zufuhr praktisch beobachten und erste Ängste abbauen (Tab. 5.6). Sicher werden die nachfolgenden Nächte zunächst noch unruhig verlaufen, bis sich alle beteiligten Personen an die Prozedur der nächtlichen Ernährungstherapie gewöhnt haben. Auch wird der Schlaf durch die hohe Flüssigkeitszufuhr in der Nacht unterbrochen, da die Patienten in der Regel die Toilette aufsuchen müssen.

Tab. 5.6 Definitionen Säuglingsnahrungen

Säuglingsmilchnahrung	Defintion
Muttermilch	
Zwiemilch	Die Säuglinge bekommen Muttermilch und eine Anfangsnahrung nach Bedarf.
Säuglingsanfangsnahrung	Als **Säuglingsanfangsnahrung** werden lebensmittelrechtlich alle Lebensmittel und Produkte bezeichnet, die speziell für die Ernährung in den **ersten sechs Lebensmonaten** bestimmt sind und alle
	gehört zum Vorsatz ! bitte ändern Nährstoffe enthalten sollen, die der Säugling benötigt.
	Industriell hergestellte Anfangsnahrung ist zur Fütterung von Geburt an und **für das gesamte 1 Lebensjahr** geeignet.
	Bei den Fertigprodukten wird in Deutschland unterschieden zwischen **Pre-Nahrung (früher adaptierte Säuglingsmilchnahrung)**, die weitgehend der Zusammensetzung der Muttermilch entspricht und als einziges Kohlenhydrat Laktose enthält, und
	1-Nahrung (früher teiladaptierte Säuglingsmilchnahrung), in der auch andere Kohlenhydrate wie Saccharose vorkommen.
	Für unreife Frühgeborene gibt es spezielle Fertigprodukte mit erhöhtem Kohlenhydratanteil und weniger Laktose. Der Energiegehalt solcher Spezialnahrung liegt mit 80 kcal/dl (335 kJ/dl) um 10–20 kcal/dl über dem von normaler Säuglingsanfangsnahrung.
adaptierte Säuglingsmilchnahrung = **Prenahrung**	entspricht weitgehend der Zusammensetzung der Muttermilch und enthält als einziges Kohlenhydrat Lactose.
teiladaptierte Säuglingsmilchnahrung = **1-Nahrung**	auch andere Kohlenhydrate wie Saccharose kommen vor.
Folgemilch	**Folgemilch (2-Nahrung)** wird ab einem Alter von mindestens sechs Monaten zusammen mit Beikost gegeben.
2-Nahrung	Laut Empfehlung des deutschen Bundesministeriums für Ernährung und Landwirtschaft sollte Folgenahrung frühestens mit Beginn der Beikost eingeführt werden.
Spezialnahrung	**Kinder von Allergikern:** bei Babys ist die Darmschleimhaut noch durchlässig und artfremdes Eiweiß, zum Beispiel aus Kuhmilch, kann eine Lebensmittelallergie auslösen. Dafür gibt es so genannte **hypoallergene Säuglingsnahrung (Hydrolysat-Formula oder HA Nahrung).**
	gehört zum Satz vorher , bitte einfügen Das darin enthaltene Eiweiß wurde durch Hydrolyse gespalten oder denaturiert. Die HA Nahrungen werden zur Allergieprävention bei allergiegefährdeten Säuglingen empfohlen.
Heilnahrung	Nur von Humana: für Babys, die unter Durchfall und Magen-Darm-Erkrankungen leiden.

(Fortsetzung)

Tab. 5.6 (Fortsetzung)

Säuglingsmilchnahrung	Defintion
Beikost	**Beikost** wird nach Verordnung über diätetische Lebensmittel als „**Lebensmittel außer Milch, die den besonderen Emährungsanforderungen gesunder Säuglinge und Kleinkinder entsprechen und die zur Ernährung von Säuglingen während der Entwöhnungsperiode und zur Ernährung von Säuglingen und Kleinkindern während der allmählichen Umstellung auf normale Kost bestimmt sind"** (BGBI. IS. 1161) bezeichnet.
	auch hier gehört der Satz nach oben ! Die Verordnung über diätetische Lebensmittel bezeichnet Babynahrung als *diätisches Lebensmittel*, auch wenn sie für gesunde Säuglinge oder Kleinkinder bestimmt ist, da Babynahrung eine besondere Ernährung darstellt. Beikost darf gewerbsmäßig nur hergestellt und vertrieben werden, wenn die Zusammensetzung bestimmten Anforderungen und Beschränkungen entspricht. Diese gibt auf europäischer Ebene die Richtlinie 2006/125/EG über Getreidebeikost und andere Beikost für Säuglinge und Kleinkinder vor.

Die Zufuhrmenge wird gesteuert durch die Gewichtsentwicklung und das Wohlbefinden des Patienten.

Ein Nahrungsplan kann den Bedürfnissen des Patienten entsprechend variabel gestaltet werden. Möglich ist auch die Zufuhr einer Teilmenge der Sondennahrung nach dem Schulbesuch. Dadurch lässt sich auch ein aufkommendes Hungergefühl abmildern. Entsprechend der verringerten Zufuhrmenge in der Nacht, wird die nächtliche Zufuhrrate neu berechnet.

Hinweise:

- Händehygiene und hygienischer Umgang mit Sondennahrung und Applikationssystemen beachten
- Sondenlage vor jeder Nahrungszufuhr prüfen
- Applikationssysteme täglich wechseln
- Vor und nach der Nahrungszufuhr Sonde mit stillem Mineralwasser spülen
- Angebrochene Sondennahrung im Kühlschrank lagern und innerhalb von 24 h verbrauchen
- Sondennahrung bei Raumtemperatur verabreichen
- Kontrolle und Beobachtung des Gewichtsverlaufs
- Mögliche Nebenwirkungen: Völlegefühl, Übelkeit, Inappetenz, Durchfall, Erbrechen, Ödeme
- Der Nahrungsaufbau ist von der individuellen Verträglichkeit und des möglicherweise notwendigen parenteralen Infusionsplanes des Patienten abhängig

5.3.8 Beratung der Eltern und Jugendlichen, Monitoring und Pflegeleitfaden

Der Erfolg einer enteralen Ernährungstherapie ist maßgeblich bestimmt von der Erfahrung des betreuenden Teams, dem Verständnis und der aktiven Mitarbeit der Eltern. Werden die Leitlinien zur Sondenapplikation und -pflege befolgt, ist die enterale Ernährung komplikationsarm und einfach durchführbar und eine sinnvolle Ergänzung der parenteralen Ernährung. Eine qualifizierte Schulung der Eltern im Umgang mit der Sondennahrung, der Applikationstechnik und eine regelmäßige Überprüfung des Gelernten ist eine wesentliche Voraussetzung für eine effektive heimenterale Ernährungstherapie.

Zur erfolgreichen Umsetzung sind verschiedene Faktoren entscheidend. Neben der Schulung der Eltern bzw. des Patienten ist die Erstellung eines individuellen Ernährungsregimes von zentraler Bedeutung. Die Auswahl der geeigneten Trink- oder Sondennahrung und der Applikationstechnik, abhängig vom Alter, Mitarbeit und der Grunderkrankung des Patienten sowie die Überwachung der enteralen Ernährung sichern das Gelingen der enteralen Ernährungstherapie.

Um die Effizienz der Behandlung zu sichern und um Komplikationen zu vermeiden oder frühzeitig zu erkennen, muss ein der Therapie angepasstes regelmäßiges Monitoring erfolgen. Die Häufigkeit der Kontrolluntersuchungen richtet sich nach der Grunderkrankung sowie dem Allgemein- und Ernährungszustand des Patienten.

Klinisches Monitoring
Zu Beginn jeder ernährungstherapeutischen Behandlung steht die Festlegung des Ernährungsziels. Die deutlichsten Erfolgsparameter der Ernährungstherapie sind zum einen die Annäherung und das Erreichen des für die Körpergröße entsprechenden Körpergewichts und zum anderen die Zufriedenheit der Eltern bzw. des Patienten. In regelmäßigen Abständen wird also das Körpergewicht und die Körperlänge – bei Säuglingen auch der Kopfumfang – ermittelt und die Ernährungstherapie unter Umständen angepasst.

Eine Reihe von Daten sollte bei der Konsultation erhoben werden. Bei der Vorstellung des Patienten wird die Bewusstseinslage, die Aktivität und der Allgemein- und Ernährungszustand beurteilt. Erfasst wird, ob der Patient gut gepflegt ist und in welchem Zustand Haut und Schleimhäute sind. Trockene Haut und Schleimhäute sind ein Zeichen für eine zu geringe Flüssigkeitszufuhr. Weitere Merkmale von Flüssigkeitsmangel können dunkler Urin, verbunden mit seltenem Einnässen bzw. Wasserlassen, Obstipation und ebenso eine erhöhte Körpertemperatur sein. Die Auswahl der Sondenkost kann die Stuhlkonsistenz und -frequenz beeinflussen. Dokumentiert werden außerdem Erbrechen, Aufstoßen, Blähungen und Übelkeit, um mögliche Magenentleerungs- oder Transportstörungen des Magen-Darmtraktes zu erfassen. Im Gespräch mit den Eltern und dem Patienten wird nach aktuellen oder durchgemachten Infektionen gefragt.

Komplementiert wird die Erfassung, indem der Pflegezustand des Gastrostomas und der Sonde beurteilt wird und eine Kontrolle der Sondenlage der transnasalen bzw. der perkutanen Sonde erfolgt.

- Gewichtskontrolle und -verlauf
- Beurteilung des Pflegezustandes des Patienten
- Persönlicher Umgang der Eltern mit dem Patienten
- Bewusstseinslage und Aktivität des Patienten
- Beurteilung der Haut und Schleimhäute
- Wundheilung, Veränderungen des Gastrostomas
- Aussehen der Sondensysteme
- Lage der Sondensysteme
- Vorliegen gastrointestinaler Probleme
- Vorliegen von Infektionen
- Stuhlfrequenz
- Stuhlkonsistenz
- Urinmenge
- Ödeme
- Zufriedenheit des Patienten und der Eltern
- Zufriedenheit des Behandlerteams

An Ernährungsdaten werden erhoben: die tägliche Menge der zugeführten Sondenkost (Kalorien), Applikationsart der Sondenkost, Zufuhrgeschwindigkeit der Sondenkost (ml/h), Anzahl und Stunden der Nahrungspausen, Menge und Art der Spülflüssigkeit, Art und Menge der zusätzlich verabreichten Flüssigkeit und ggf. die orale Nahrungsaufnahme.

Pflegeleitfaden: Verbandswechsel bei PEG-Sonde (Brandstätter et al 2005)
Der Verbandswechsel dient der Wundinspektion und der Förderung der primären Wundheilung. Gleichzeitig wird die perkutane Sonde gelockert, um Druckulzera sowohl durch die äußere als auch die innere Halteplatte und ein Überwuchern der inneren Halteplatte mit Schleimhaut (Buried-Bumper-Syndrom) zu vermeiden.

Material
2 Kompressen-Päckchen 7,5 × 7,5 cm steril
1 Schlitzkompressen-Päckchen 7,5 × 7,5 cm steril
Klebeverband 10 × 10 cm
Haut- und Händedesinfektionsmittel
Abwurfschale

Durchführung
1. Patienten entsprechend seines Alters vorbereiten, Eltern den Vorgang erklären
2. Hände gründlich waschen, Hände desinfizieren
3. alle Kompressen Päckchen auf einer sauberen Arbeitsfläche öffnen
4. Kompressen (ohne Schlitz) mit Hautdesinfektionsmittel anfeuchten
5. Verband entfernen, Sonde aus der Halterung lösen, äußere Halteplatte zurückschieben

6. Händedesinfektion
7. Austrittsstelle der PEG mit den zuvor mit Hautdesinfektionsmittel angefeuchteten Kompressen von innen nach außen reinigen und desinfizieren (bei entzündetem Stoma Desinfektion von außen nach innen)
8. Reinigung und Desinfektion der Sonde und der Halteplatte
9. Sonde ca. 2 cm in den Magen vorschieben, anschließend so weit zurückziehen, bis der leichte Widerstand der inneren Halteplatte spürbar ist
10. 1 Schlitzkompresse um das Stoma legen, äußere Halteplatte über die Kompresse schieben, Sonde in der Halterung fixieren
11. Halteplatte mit der zweiten Schlitzkompresse abdecken, Klebeverband anlegen
12. Verbrauchsmaterialien entsorgen
13. Händedesinfektion

Pflegeziele:	Pflegemaßnahmen:
Wundbereich keimarm halten:	keimarm arbeiten
Wundveränderung erkennen:	Verbandswechsel nach der Implantation der Sonde in der ersten Woche **täglich**, danach **zweimal pro Woche** und zusätzlich bei Bedarf
keine Dislokation:	sachgerechte Fixierung der Sonde,
keine Druckulzera:	Zugentlastung **24 h** nach Implantation herbeiführen, Sonde bei jedem Verbandswechsel lockern
kein Buried-Bumper-Syndrom	Sonde in Magen zurückschieben

Metabolisches Monitoring

Zu Beginn der Ernährungstherapie werden Defizite in der Zufuhr von Elektrolyten, Vitaminen und Spurenelementen durch laborchemische Untersuchungen aufgedeckt und bei Bedarf substituiert, im Verlauf der Betreuung kontrolliert und die Dosierung bei verbessertem Ernährungsstatus angepasst. Cave: Refeeding-Syndrom (siehe Abschn. 3.10.1). Serumalbumin stellt einen guten integrativen Marker zum Monitoring mangelernährter Patienten dar, da es sowohl (Mikro-)Inflammation als auch die Körperzusammensetzung beschreibt (Lamprecht et al. 2014).

Neben den zu erhebenden krankheitsspezifischen Laborparametern müssen nur wenige Blutwerte im Verlauf der langzeitigen enteralen Ernährungstherapie erhoben werden:

- Blutbild
- Glukose
- Natrium, Kalium, Kalzium
- Gesamteiweiß, Albumin
- Kreatinin, Harnstoff
- Transaminasen
- Alkalische Phosphatase
- Vitamine und Spurenelemente bei speziellen Fragestellungen
- Eisenstoffwechsel

Grundsätzlich ist die genaue Dokumentation von patientenspezifischen Daten von großer Wichtigkeit, um frühzeitig Veränderungen im Ernährungs- und Allgemeinzustand des Patienten aufzudecken.

5.3.9 Mundhygiene und Zahnpflege

Eine gute Mund- und Zahnpflege verbessert das körperliche Wohlbefinden. Kinder und Jugendliche, die nur vorübergehend oder teilweise enteral/parenteral ernährt werden müssen, führen ihre gewohnten hygienischen Maßnahmen durch.

Mundhygiene
Bei enteraler/parenteraler Ernährung verringert sich die Speichelmenge. Speichel erfüllt verschiedene Funktionen. Er wirkt antibakteriell, antifungal, hält die Mundhöhle feucht und reinigt sie, puffert die Bakterien produzierte Säure remineralisiert die Zähne und hilft beim Zerkleinern und Schlucken der Nahrung. Deshalb wird einer intensiven Mundpflege bei teilweiser oder kompletter enteraler Ernährung besondere Aufmerksamkeit geschenkt. Wird keine Nahrung mehr über den Mund aufgenommen, reduziert sich die Speichelmenge. Es fehlt somit die desinfizierende Wirkung des Speichels. Dadurch werden Infektionen und Soorbefall der Mundhöhle begünstigt. Schleimhautbeläge und Borkenbildung werden bei ungenügender Mundpflege sichtbar. Essen und Schlucken werden durch fehlenden Speichel erschwert.

Häufig atmen Kinder nicht durch die Nase, sondern durch den Mund. Die Mundatmung verstärkt die Mundtrockenheit. Als Ursache für die Mundatmung kommen wiederkehrende Infektionen der oberen Atemwege, Polypen und ein schlankes Nasengerüst in Frage.

Eine regelmäßige Mundpflege schützt die Schleimhäute vor Soorbefall und Infektionen und die Zähne vor Karies. Die Mundhöhle wird regelmäßig feucht ausgewischt oder ausgespült, damit die Schleimhäute feucht bleiben und sich keine Beläge bilden. Der Aufguss von Salbeiblättern ist zur Pflege der Mundschleimhaut geeignet, weil er desinfizierend wirkt und erfrischt. Pinselungen und Spülungen wirken heilend bei Entzündungen der Schleimhäute und des Zahnfleisches. Ähnliche Wirkung erzielt die Spülung mit einem Kamille Aufguss. Sofern die Kinder in der Lage sind Kaugummi zu kauen, ist dies ein einfaches und gutes Mittel, den Speichelfluss zu fördern.

Zahnpflege
Die Pflege der Zähne beginnt mit ihrem Durchbruch durch den Kiefer. So wie das gesunde Kind seine Zähne regelmäßig reinigen soll, trifft dieses Gebot auch für enteral/parenteral ernährte Kinder und Jugendliche zu. Das Zahnfleisch wird mit einer weichen Bürste massiert, damit es besser durchblutet wird. Die Zahnpflege wird durch fluorhaltige Zahncremes unterstützt. Sie bewirkt eine Stärkung des Zahnschmelzes und kann so Kariesbildung vorbeugen.

Nehmen die Kinder Süßigkeiten zu sich, sollten diese nach den Mahlzeiten oder vor dem Zähneputzen angeboten werden, da Zucker einen sehr guten Nährboden für Bakterien bildet und die Entstehung von Karies begünstigt.

Verbleibende Reste kohlenhydrathaltiger Nahrungsmittel (Kartoffeln, Reis, Nudeln) werden im Mund von Bakterien in Säure umgewandelt und können, wie die Fruchtsäuren in Obst oder Säften, Mineralien aus dem Zahnschmelz lösen.

Nach aktuellem Wissensstand sollten die Zähne jedoch nicht direkt nach, sondern erst eine halbe Stunde nach der Aufnahme von Nahrung und Süßigkeiten gebürstet werden. Auf diese Weise wird der Zahnschmelz nach einer „Säureattacke" nicht zusätzlich durch eine mechanische Attacke geschädigt. Für die Praxis sicher eine Empfehlung, die nicht leicht durchzuführen ist. Deshalb sollte, sofern es möglich ist, der Mund mit Wasser gespült werden, um so der Säurebildung vorzubeugen.

Neben mangelnder Zahn- und Mundhygiene entwickeln sich kariogene Prozesse auch, wenn bei ungesunder und unzureichender Ernährung nicht ausreichend Mineralstoffe, Spurenelemente und Vitamine zugeführt werden.

Zahnarztbesuch
Zweimal im Jahr ist als Prophylaxe der Besuch beim Zahnarzt zu empfehlen.

5.3.10 Fallbeispiel

Ernährungs- und Pflegekonzept für einen 10-jährigen Jungen mit Chronischem Darmversagen
Patientendaten
Der Patient ist ein 10-jähriger Junge, der in der 26. Schwangerschaftswoche (SSW) geboren wurde und an Chronischem Darmversagen leidet. Dieser Zustand resultiert aus einer nekrotisierenden Enterokolitis (NEC) die während der Neugeborenen-Periode als Frühchen auftrat. Der Junge wiegt nun 25 kg und ist 130 cm groß, was einem Body-Mass-Index (BMI) von 14,7 kg/m^2 entspricht.

Restdarmlänge ca. 50 cm Jejunum, doppelläufiges Ileostoma, keine Ileocaecalklappe, aber komplettes Colon vorhanden. Der Patient hat eine perkutane endoskopische Gastrostomie (PEG-Sonde) und ein Hickman-Kathetersystem als i. v. Zugang.

Ziel des medizinischen Ernährungsmanagements:
- Adaption des Restdarmes optimieren
- Orale/enterale Autonomie erreichen → Anteil der oralen/enteralen Nahrungszufuhr sollte sukzessive gesteigert und parenterale Ernährung parallel reduziert werden
- Angemessenes Wachstum und Entwicklung gewährleisten
- Komplikationen vermeiden (siehe auch Abschn. 3.10)
- Intestinale Autonomie ohne parenterale Ernährung

Energie- und Flüssigkeitsbedarf:

- **Geschätzter Energiebedarf (EE)**: 600 kcal
- **Parenteraler Energiebedarf (PE)**: 800 kcal
- **Orale Energieaufnahme**: ca. 100 kcal

Der tägliche Energiebedarf liegt bei 1.500 kcal und der Flüssigkeitsbedarf des Patienten liegt zwischen 1800 und 2200 ml. Das Stoma-Output beträgt etwa 500 ml flüssig/breiigen Stuhlgang pro Tag, während die Urinausscheidung ca. 1000 ml pro Tag beträgt.

Diagnosen und Behandlung
Der Patient benötigt eine umfassende Ernährungsberatung sowie enterale und parenterale Ernährung, um seinen Energie- und Nährstoffbedarf zu decken. Außerdem sind besondere Pflegemaßnahmen für die PEG-Sonde, den intravenösen Zugang (Hickman-Katheter) und das Stoma erforderlich.

Ernährungsberatung und -management (Tab. 5.7)
Enterale Ernährung:

- Die PEG-Sonde ermöglicht die Verabreichung von flüssiger Nahrung direkt in den Magen. Es sollte hochkalorische und nährstoffreiche Sondenkost verwendet werden, um den Energiebedarf zu decken.
- Die Verabreichung sollte schrittweise und pumpenassistiert und nachts erfolgen, um die Verträglichkeit zu gewährleisten und Komplikationen wie Erbrechen oder Durchfall zu vermeiden.

Parenterale Ernährung:

- Die parenterale Ernährung wird über das Hickman-Kathetersystem und eine mobile Infusionspumpe und Rucksacksystem verabreicht.
- Eine tägliche Energiezufuhr von 800 kcal durch parenterale Ernährung sollte angestrebt werden.

Orale Ernährung:

- Der Patient sollte ermutigt werden, etwa 300 kcal täglich oral zu sich zu nehmen, um die Darmfunktion zu unterstützen und die orale Nahrungsaufnahme zu fördern.
- Die Nahrung sollte leicht verdaulich und den bevorzugten Lebensmitteln des Kindes entsprechen.

Pflege der Zugänge und des Stomas
PEG-Sondenpflege:

- Tägliche Inspektion und Reinigung der Sondenstelle, um Infektionen zu vermeiden.
- Regelmäßige Überprüfung der Sondenposition und -funktion.

Tab. 5.7 Beispiel eines Aufbauplans von Sondenkost

Aufbauplan für die pumpengesteuerte Sondenernährung bei CDV/KD					
Name: NN, männliches Kind				Geb.: 28.03.2012 (10 Jahre)	
Körpergewicht: 25 kg				Körperlänge: 130 cm	
Perkutane Sonde: PEG					
Nahrungspumpe:		Pumpennummer:			
Sondenkost: z. B. Niedermolekulare Sondennahrung (Oligopeptiddiät) 1750–2000 ml/Tag =1750–2000 kcal/Tag					
Zusätzliche Flüssigkeit:	freies Trinken	ml/Tag			
Datum	**Uhrzeit von-bis**	**Menge [ml]**	**Sondenkost**	**Flussrate**	**Spülen der Sonde**
				[ml/Std]	
Tag 1	18:00–23:00	250	Sondenkost	50	20 ml vor/20 ml nach der Nahrung
Tag 2	18:00–23:00	250	Sondenkost	50	20 ml vor/20 ml nach der Nahrung
Tag 3	20:00–6:00	500	Sondenkost	50	20 ml vor/20 ml nach der Nahrung
Tag 4	20:00–6:00	750	Sondenkost	75	20 ml vor/20 ml nach der Nahrung
Tag 5	20:00–6:00	750	Sondenkost	75	20 ml vor/20 ml nach der Nahrung
Tag 6	20:00–6:00	1000	Sondenkost	100	20 ml vor/20 ml nach der Nahrung
Tag 7	20:00–6:00	1000	Sondenkost	100	20 ml vor/20 ml nach der Nahrung
Tag 8	20:00–6:00	1250	Sondenkost	125	20 ml vor/20 ml nach der Nahrung

(Fortsetzung)

Tab. 5.7 (Fortsetzung)

Aufbauplan für die pumpengesteuerte Sondenernährung bei CDV/KD					
Tag 9	20:00–6:00	**1250**	Sondenkost	125	20 ml vor/20 ml nach der Nahrung
Tag 10	20:00–6:00	**1500**	Sondenkost	150	20 ml vor/20 ml nach der Nahrung
Tag 11	20:00–6:00	**1500**	Sondenkost	150	20 ml vor/20 ml nach der Nahrung
Tag 12	20:00–6:00	**1750**	Sondenkost	175	20 ml vor/20 ml nach der Nahrung
Tag 13	20:00–6:00	**1750**	Sondenkost	175	20 ml vor/20 ml nach der Nahrung
Tag 14	20:00–6:00	**2000**	Sondenkost	200	20 ml vor/20 ml nach der Nahrung

Hickman-Katheterpflege:

- Aseptische Techniken bei der Handhabung des Katheters anwenden, um Infektionen zu verhindern
- Regelmäßiger Verbandswechsel und Inspektion der Katheterstelle. (Siehe Abschn. 5.5).
- Achtung: das Katheterende muss hoch fixiert werden, um einen Kontakt mit dem Stomabeutel und somit eine Kontamination zu vermeiden.

Stomapflege:

- Tägliche Reinigung und Überprüfung der Stomastelle.
- Anwendung von Schutzcremes oder -pasten, um Hautirritationen zu vermeiden.
- Überwachung des Stomaausgangs und Dokumentation des Volumens.

Mundhygiene

- Regelmäßiges Zähneputzen und Mundspülungen, um Mundinfektionen vorzubeugen.
- Einsatz von fluoridhaltigen Zahnpasten und ggf. zusätzlichen Mundpflegeprodukten.

Tab. 5.8 Ernährungsmanagement der medizinischen Ernährungstherapie

Ernährungsmanagement: parenterale, enterale & orale Ernährung *

Name: NN, männliches Kind   Geb.: 28.03.2014 (10 Jahre)
Körpergewicht: 25 kg   Körperlänge: 130 cm

Perkutane Sone: PEG CH 15
Zentraler Zugang: Hickmann Katheter CH 8
Parenterale Ernährung: individuelles Compounding
Sondenkost: Frebini® Energy 1 x 500 ml
orale Kost nach Wunsch und freies Trinken

Nährstoff- Energie- Flüssigkeitsbedarf		enteral	parenteral		oral	
Energie kcal	1.500	600		800	100	
AS g	38	19		19		
G g	175	92		82		
Fett g	53	33		19		
Flüssigkeit m	1.800	500		1.000	300	

Uhrzeit von-bis		Menge [ml]	Sondenkost/ Infusionsplan	Flußrate Sondenkost [ml/Std]	Infusionsplan	Infusions- geschwindigkeit [ml/Std]
20 Uhr	8 Uhr	500 ml	Frebini® Energy	42		
20 Uhr	9 Uhr	1000 ml			Individuelles Compounding	77**

orale Kost nach Wunsch ca. 300 kal und freies Trinken

* Berechnung nach den ESPHAGAN Leitlinie 2028
** Berechnet nach der Max. Infsuionsgeschwindigkeit nach BfArM

Zusammenfassung

Der 10-jährige Patient mit Chronischem Darmversagen erfordert eine interdisziplinäre Betreuung, die eine sorgfältige Ernährungsberatung sowie eine umfassende
Pflege der medizinischen Zugänge und des Stomas beinhaltet. Durch die Kombination aus enteraler, parenteraler und oraler Ernährung kann der Energie- und
Nährstoffbedarf des Patienten gedeckt werden. Regelmäßige Pflege und Überwachung der Zugänge sowie eine gute Mundhygiene sind essenziell, um Komplikationen zu vermeiden und die Lebensqualität des Patienten zu verbessern.

Kurz-mittelfristiges Ziel: Stabile komplikationsfreie Ernährung

Langfristiges Ziel: Rückverlagerung des Stomas, intestinale Autonomie ohne
parenterale Ernährung (Tab. 5.8).

Merke

Das Fallbeispiel stellt nur eine Möglichkeit des Ernährungsmanagements dar und
dient nur als Beispiel und als Verdeutlichung des Kapitels. Die medizinische Ernährung ist sehr individuell und sollte die Bedürfnisse eines jeden Patienten berücksichtigen. Deswegen ist dieses Fallbeispiel nur zu Demonstrationszwecken gedacht
und sollte nicht als Handlungsempfehlung oder praxisnahe Lösung verstanden werden.

5.4   Parenterale Ernährungstherapie bei Kindern und Jugendlichen

Jan de Laffolie

Die parenterale Ernährung von Kindern und Jugendlichen ist erforderlich, wenn orale und enterale Ernährung nicht zur Aufrechterhaltung einer Homöostase mit dem Ziel altersadäquaten Wachstums und Entwicklung ausreichen. Dies umfasst neben Flüssigkeit Energie, Makronährstoffe (Eiweiß, Glukose und Fette), Elektrolyte und Mikronährstoffe.

Parenterale Ernährung als medizinische Maßnahme findet in einer Vielzahl von Situationen statt, mit unterschiedlicher Dauer, Zielsetzung, Zugangswegen und Ausgangssituation. Fokus dieser Darstellung ist die dauerhafte parenterale Ernährung von Kindern und Jugendlichen mit Chronischem Darmversagen zu Hause bzw. in einem ambulanten Umfeld. (Pironi et al. 2023) Spezifisch intensivmedizinische und neonatologische Aspekte werden im Folgenden nicht weiter ausgeführt, sondern vorwiegend Belange der langfristigen heimparenteralen Ernährung berücksichtigt.

5.4.1   Voraussetzungen für eine parenterale Ernährung

Langlebige zentrale Katheter (s. Abschn. 3.5.4) sind notwendige Voraussetzung für langfristige parenterale Ernährung aufgrund der erforderlichen hochosmolaren Lösungen. Für Kinder und Jugendliche sind dabei einlumig getunnelte Kathetersysteme geeignet (Broviac- oder Hickmann-Katheter). Diese tragen ein geringeres Risiko für Komplikationen wie Infektion oder Dislokation.

Vor Entlassung muss auch Umfeld und häusliche Umgebung überprüft und ggf. zur Verbesserung der Patientensicherheit optimiert werden. Umgebung zu Hause, Versorgungsstruktur und Equipment müssen adäquat bereitgestellt und entsprechend geschult sowie im Verlauf auf Ihre Sinnhaftigkeit überprüft werden. Dies gilt insbesondere für den Übergang in die Erwachsenenumgebung im Sinne einer strukturierten Transition.(Goulet et al. 2024)

So sollten Pumpen möglichst leicht mit langer Batteriedauer gerade bei älteren aktiven Kindern Anwendung finden. Ein Ersatz/Service sollte kurzfristig erreichbar sein. Die Ausstattung und Gerätschaften sollten aus möglichst wenig Quellen geliefert werden. Zahlreiche Teilnehmer und das Beschaffen durch die Familie aus sehr unterschiedlichen Quellen kann zu Fehlern und Komplikationen beitragen. Die Planung der Infusionsdauer, -menge und -zusammensetzung, die Durchführung und das Monitoring basieren auf den aktuellen Leitlinien der einschlägigen Fachgesellschaften. Es sollten elektronische Hilfsmittel verwendet, sowie die Zusammensetzung der verfügbaren Bestandteile und Standardmedikamente berücksichtigt werden.

Siehe nachfolgende Tabelle nach aktueller Leitlinie. (Tab. 5.11)

5.4.2 Flüssigkeitszufuhr und Makronährstoffe

Die Infusionsmenge, also die **Flüssigkeitszufuhr,** wird üblicherweise orientiert am erwarteten Bedarf und am 24h-Sammelurin, in dem sowohl Volumenversorgung/ Verlust als auch Elektrolytversorgung geprüft werden können. Dabei müssen auch fäkale Verluste oder Verluste über das Stoma berücksichtigt werden. Die Serumwerte z. B. des Natriums oder Kalziums können hier die Abweichungen aufgrund körpereigener Kompensationsmechanismen nur begrenzt darstellen (Tab. 5.9).

Merke – Unterversorgung mit Flüssigkeit und Natrium kann zu Wachstumsstörungen führen.

Bei hohen Natriumbedarfen kann es notwendig werden, zur Vermeidung einer hyperchlorämischen Azidose einen Teil der Substitution als Natriumacetat zu applizieren. Die Substitution mit Kalium (1–3 mmol/kg/Tag) und Chlorid (2–4 mmol/kg/ Tag) erfolgt nach Laborwerten.

Der Bedarf parenteral zugeführter **Aminosäuren** ist niedriger als bei oraler Zufuhr von Proteinen, dies hängt vor allem mit dem umgangenen „First-Pass" Effekt der Leber zusammen. Dabei verändert sich die Verfügbarkeit unterschiedlicher Aminosäuregruppen, sodass die Zusammensetzung parenteraler Aminosäurelösungen nicht dem Verhältnis bei oraler Zufuhr entspricht. Die Rate der Proteinbiosynthese wird durch limitierende Konzentrationen verfügbarer Aminosäuren bestimmt.

Eine besondere Rolle spielt die Anpassung der Zusammensetzung bei aktuellen Aminosäuremischungen anhand von Modellen, die auf Messungen bei variabler Zufuhr von Arginin, BCAAs, Cystein und Taurin beruhen. Bei Kindern mit langfristiger parenteraler Ernährung wurden häufig niedrige Taurinspiegel gefunden, sodass Taurin als möglicherweise bedingt essenzielle Aminosäure bei Kindern mit heimparenteraler Ernährung diskutiert wurde. (Vinton et al. 1987; Laidlaw und Kopple 1987) (Tab. 5.10).

Aufgrund der spezifischen Bedarfe von Kindern sollten pädiatrische Aminosäuremischungen verwendet werden. Ziel der Aminosäuresubstitution ist der Aufbau einer positiven Stickstoffbilanz mit Proteinbiosynthese und Gewebewachstum analog dem Wachstum gesunder Kinder. Eine Überversorgung führt zu erhöhten Harnstoffkonzentrationen im Blut und metabolischer Azidose.

Pro Gramm zugeführter Aminosäuren muss eine Nicht-Protein-Energiezufuhr von 30–40 kcal geplant werden, um die Bereitstellung zur Proteinbiosynthese zu ermöglichen. Dies entspricht annäherungsweise dem optimalen Verhältnis der Nicht-Protein-Energiezufuhr pro 1g Stickstoff (bei Säuglingen ca. 250:1, abnehmend zu 150:1 bei Jugendlichen). (Abi Nader et al. 2018 und Abi Nader et al. 2016) Beim nierengesunden Kind kann der Serumharnstoffwert näherungsweise zur Beurteilung der Proteinversorgung genutzt werden.

Tab. 5.9 Parenterale Zufuhrempfehlungen aus den ESPGHAN Leitlinien 2018

Alter	<1 Jahr	1–2 Jahre	3–5 Jahre	6–12 Jahre	13–18 Jahre
Flüssigkeit (ml/kg Tag)	120–150	80–120	80–100	60–80	50–70
Na (mmol/kg Tag)	2–3	1–3	1–3	1–3	1–3

Tab. 5.10 Essenzielle, semiessenzielle und nicht essenzielle Aminosäuren (nach Mihatsch et al. 2018)

Essenzielle Aminosäuren	Semiessenzielle Aminosäuren	Nicht-essenzielle Aminosäuren
Histidin	Arginin	Alanin
Isoleuzin	Glyzin	Asparaginsäure
Leucin	Glutamin	Asparagin
Valin	Prolin	Glutaminsäure
Lysin	Tyrosin	Serin
Methionin	Cystein	
Threonin		
Phenylalanin		
Tryptophan		

Die supplementierte **Energiemenge** sollte die Bedarfe des Ruheenergieumsatzes (engl. Resting Energy Expenditure REE), sowie für Aktivitäten, Wachstum, ernährungsbedingte Thermogenese und Korrektur vorbestehender Defizite abdecken. (Joosten et al. 2018)

Die REE kann dabei geschätzt werden, z. B. anhand der Schofield Formel basierend auf Alter, Gewicht, Länge und Geschlecht. Eine Bestimmung mittels indirekter Kalorimetrie ist zwar methodisch überlegen, aber vielerorts nicht verfügbar. Der Parenteral Nutrition Dependency Index (PNDI) wird definiert als Verhältnis der Nicht-Protein Energiebereitstellung durch die parenterale Ernährung zur Ermöglichung adäquaten Wachstums als Anteil der REE.

Eine übermäßige Versorgung mit Energie erhöht das Risiko für Fettablagerung inkl. Leberverfettung, Hyperglykämie und Infektionen. Unterversorgung erhöht das Risiko von Wachstums- und Gedeihstörungen, eingeschränkter Immunfunktion sowie vermehrter Morbidität und Mortalität. Bei akut schwer kranken Patienten sollte allerdings die Energiebereitstellung im Verhältnis zum stabilen Patienten reduziert werden, hier ist eine relative Überversorgung mit verlängerter Beatmungszeit und Krankenhausverweildauer assoziiert (Joosten et al. 2018, Goulet 2024).

Glukose ist der wichtigste Energieträger, die **Glukosezufuhr** darf die oxidative Kapazität nicht überschreiten. Diese wird bei Erwachsenen mit ca. 8 mg/kg KG/min angenommen, bei Frühgeborenen ca. 7 mg/kg/KG/min, Reifgeborenen und Säuglingen bis 12 mg/kg/KG/min. Glukose bestimmt außerdem wesentlich die Osmolarität der verabreichten Infusionslösung. Bei schwer erkrankten Kindern auf der Intensivstation ist eine Hyperglykämie in Phasen der Insulinresistenz und Überversorgung ein unabhängiger Morbiditäts- und Mortalitätsfaktor (Preissig und Rigby 2009; Hirshberg et al. 2008).

Nach raschem Beendigen der Infusion mit hoher Glukosezufuhr besteht das Risiko einer Hypoglykämie. Um dies zu vermeiden sind im häuslichen Setting Pumpen verfügbar, die ein langsames Ausschleichen der Laufraten ermöglichen, im stationären Setting muss dies manuell durchgeführt werden.

Fette sind wichtige Energieträger. Die Lipidlösungen tragen nicht viel zur Osmolarität der Lösungen bei, sind aber bedeutend für die Bereitstellung essenzieller Fettsäuren und fettlöslicher Vitamine.

Die Lipidzufuhrempfehlung wird mit ca. 25–50 % der Nicht-Proteinenergie geschätzt. Eine Mindestzufuhr von 0,25 g/kg/Tag Linolsäure bei Früh- bzw. 0,1 g/kg/Tag Linolsäure bei Neugeborenen und Kindern ist erforderlich, um einem Mangel essenzieller Fettsäuren vorzubeugen. Linolsäure wird primär durch das in den gemischten Lipidemulsionen enthaltene Soja-Öl bereitgestellt.

Eine maximale Lipidoxidierungsrate, die nicht überschritten werden darf, wurde bei Kindern mit ca. 3 g/kg pro Tag bestimmt. Sie sinkt bei Erwachsenen auf 1,7–2,5 g/kg pro Tag (Salas et al. 1991). Üblicherweise wird die Fettzufuhr anhand des Triglyceridspiegels unter laufender Infusion überwacht, dieser sollte 250 mg/dl (entspricht 2,8 mmol/l) bei Neugeborenen und Säuglingen und 400 mg/dl (entspricht 4,5 mmol/l) bei älteren Kindern nicht überschreiten.

Die Steuerung der Fettzufuhr stellt einen wichtigen Prognosefaktor für die IFALD (intestinal failure associated liver disease) dar.

Zur Behandlung der IFALD werden vor allem Fettpausen (wenn tolerierbar) und Optimierung der parenteralen/enteralen Ernährungssituation eingesetzt. (Siehe Abschn 3.11 Hepatopathie bei Chronischem Darmversagen). Die vorübergehend alleinige Fettzufuhr mit Fischölemulsion für einige Wochen wird mit gutem Erfolg eingesetzt. In der Behandlung der IFALD kann Fischöl eine erhebliche Rolle spielen, in mehreren Gruppen wurde bei cholestatischer Lebererkrankung (direktes Bilirubin >2 mg/dl) eine Verbesserung der Werte bei über 80 % der Patienten, die mit Fischöl behandelt wurden, festgestellt. Diese Therapie war weniger erfolgreich bei Kindern mit geringerem Geburtsgewicht, älteren Kindern und weiter fortgeschrittener Lebererkrankung. (Gura et al. 2006; Nandivada et al. 2016)

Reines Sojaöl wird nicht mehr zur dauerhaften Infusion bei Kindern verwendet, stattdessen sind 20 % Lipidemulsionen aus verschiedenen Quellen, z. B. Sojaöl, MCT-Öl, Olivenöl und Fischöl üblich. Insbesondere der Bestandteil des Fischöls als erhebliche Quelle für Omega-3 mehrfach ungesättigte Fettsäuren (polyunsaturated fatty acids PUFA) ist in einigen modernen Lipidemulsionen enthalten. (Goulet 2024; Calder et al. 2020). Zur langfristigen parenteralen Ernährung sind auch langkettige Omega-3 PUFAs (Docosahexaenoic acid (DHA), Eicosapentaenoic acid (EPA)) und Omega-6 PUFAs (Arachnidonic Acid (ARA)) erforderlich, die in der Regulation wichtiger Signalwege eine Rolle spielen (z. B. intrazellulärer Transport, Immunsystem/Regulation von Entzündung, Gehirnentwicklung).

5.4.3 Mikronährstoffe

Zufuhr an Kalzium, Magnesium und Phosphat
Kalzium (Ca) und Knochenstoffwechsel werden über Parathormon, Calcitonin und Vitamin D eng reguliert. Neben der Urinausscheidung sollte auch 1,25-OH-Vitamin-D und Parathormon überprüft werden. Knochenerkrankungen mit verminderter Knochenmineralisierung sind bei Kindern mit langzeitparenteraler Ernährung ein häufiges Problem. Phosphat (P) spielt aber nicht nur im Knochen, sondern auch im Energiestoffwechsel eine wichtige Rolle.

Insbesondere bei Frühgeborenen mit schwerer intrauteriner Wachstums-restriktion muss die Phosphatzufuhr engmaschig überwacht und angepasst werden, um schwere Hypophosphatämien (analog Refeeding-Syndrom) mit erhöhtem Risiko für Hypotonie, kardiale Dysfunktion und Tod zu vermeiden.

Die Zufuhr von Ca und P wird üblicherweise an gering nachweisbarer Urinausscheidung orientierend überwacht: Ausscheidung mit mehr als 1 mmol/l für Ca und P zeigen einen minimalen Überschuss.

Zufuhr von Vitaminen und Spurenelementen

Die parenterale Zufuhr von Vitaminen und Spurenelementen erfolgt in der Regel mit vorgefertigten Mischpräparaten (Beispielhafte Zusammensetzung s. Tab. 5.11, 5.12, 5.13, 5.14, 5.15 und 5.16). Die Zufuhr sollte täglich erfolgen. Fett- und wasserlösliche Vitamine werden dabei der Lipidemulsion-haltigen Infusion zugesetzt. Spurenelemente kommen entweder analog den Vitaminen in die all-in-one Mischung (bzw. den Dreikammerbeutel), oder in die wässrige Phase der Infusion. Einer reinen Lipidemulsion (ohne Beimischung von Glukose und Aminosäuren) dürfen keine Spurenelemente zugesetzt werden. Für die meisten der Substanzen sind genaue Bedarfsanalysen nicht vorhanden, zumeist orientieren sich historische Studien an Spiegelmessungen unter Substitution im Normbereich.

Bei einigen Vitaminen ist der Anteil der Dosis, die wirklich dem Kind zur Verfügung steht, aufgrund von Anhaftung an Leitungen sowie Umbauprozessen durch Licht erheblich geringer. Generell sind die Dosierungen der fettlöslichen Vitamine D oft zu niedrig, auch bei Vitamin E und K sind oft Anpassungen erforderlich.

Tab. 5.11 Üblich angenommene Bedarfe (bei dauerhaft stabiler klinischer Situation) an Makronährstoffen und Energie. (Nach ESPGHAN Leitlinie 2018)

Altersgruppe	Energie (kcal/kg KG/Tag)	Protein (g/kg KG/Tag)	Glukose (g/kg KG/Tag)	Lipide (g/kg KG/Tag)
Früh-/Neugeborene (<3 kg)	90–120	2,5–3,5/1,5–3	5,8–17,3/3,6–17,3	*Max. 3–4*
Säuglinge (3–10 kg)	75–85	1–2,5	8,6–14	*Max. 3*
Kleinkind 2–3 Jahre (10–15 kg)	65–75	1–2,5	4,3–8,6	*Max.3*
4–6 Jahre (30–45 kg)	65–75	2 (–2,5)	4,3–8,6	*Max. 3*
7 Jahre (>45 kg)	65–75	1–2–(2,5)	4,3–5,8	*Max. 3*
	55–65		4,5–5,8	
	30–55		2,9–4,3	

Tab. 5.12 Zufuhrempfehlung Kalzium, Magnesium, Phosphat nach Mihatsch et al. 2018

	Ca mmol/kg/Tag (mg/kg/Tag)	P mmol/kg/Tag (mg/kg/Tag)	Mg mmol/kg/Tag (mg/kg/Tag)
Frühgeborene erste Tage & im Anschluss	0,8–2,0 (32–80) & 1,6–3,5 (100–140)	1,0–2,0 (31–62) & 1,6–3,5 (77–108)	0,1–0,2 (2,5–5,0) & 0,2–0,3 (5,0–7,5)
<=6 Monate	0,8–1,5 (30–60)	0,7–1,3 (20–40)	0,1–0,2 (2,4–5)
7–12 Monate	0,5 (20)	0,5 (15)	0,15 (4)
Älter bis 18 Jahre	0,25–0,4 (10–16)	0,2–0,7 (6–22)	0,1 (2,4)

Tab. 5.13 Zufuhrempfehlungen von Vitaminen für Frühgeborene, Säuglinge, Kinder und Jugendliche

	Vitamin	Frühgeborene	Säuglinge bis 12 Monate	Kinder und Jugendliche (1–18 Jahre)
Fettlösliche Vitamine	Vitamin A	700–1500 IU/kg/Tag (227–455 µg/kg/Tag)	150–300 µg/kg/Tag oder 2300 IU/Tag (697 µg/Tag)	150 µg/Tag
	Vitamin D	200–1000 IU/Tag oder 80–400 IU/kg/Tag	400 IU/Tag oder 40–150 IU/kg/Tag	400–600 IU/Tag
	Vitamin E	2,8–3,5 mg/kg/Tag oder 2,8–3,5 IU/kg/Tag	2,8–3,5 mg/kg/Tag oder 2,8–3,5 IU/kg/Tag	11 mg/Tag oder 11 IU/Tag
	Vitamin K	10 µg/kg/Tag (empfohlen aber momentan nicht möglich)	10 µg/kg/Tag (empfohlen aber momentan nicht möglich)	200 µg/Tag
Wasserlösliche Vitamine	Vitamin C	15–25 mg/kg/Tag	15–25 mg/kg/Tag	80 mg/Tag
	Thiamin (Vit B1)	0,35–0,50 mg/kg/Tag	0,35–0,50 mg/kg/Tag	1,2 mg/Tag
	Riboflavin (Vit B2)	0,15–0,2 mg/kg/Tag	0,15–0,2 mg/kg/Tag	1,4 mg/Tag
	Pyridoxin (Vit B6)	0,15–0,2 mg/kg/Tag	0,15–0,2 mg/kg/Tag	1,0 mg/Tag
	Niacin (Vit B3)	4–6,8 mg/kg/Tag	4–6,8 mg/kg/Tag	17 mg/Tag
	Vitamin B12	0,3 µg/kg/Tag	0,3 µg/kg/Tag	1 µg/Tag
	Pantothensäure (Vit B5)	2,5 mg/kg/Tag	2,5 mg/kg/Tag	5 mg/Tag
	Biotin	5–8 µg/kg/Tag	5–8 µg/kg/Tag	20 µg/Tag
	Folsäure	56 µg/kg/Tag	56 µg/kg/Tag	140 µg/Tag

Tab. 5.14 Zufuhrempfehlungen von Spurenelemente für Frühgeborene, Säuglinge, Kinder und Jugendliche

Spurenelement (µg/kg/Tag)	Frühgeborene	0–3 Monate	3–12 Monate	1–18 Jahre	Maximaldosis
Eisen	200–250	50–100	50–100	50–100	5 mg/Tag
Zink	400–500	250	100	50	5 mg/Tag
Kupfer	40	20	20	20	0,5 mg/Tag
Jod	1–10	1	1	1	5 mg/Tag
Selen	7	2–3	2–3	2–3	100 µg/Tag
Mangan	≤1	≤1	≤1	≤1	50 µg/Tag
Molybdän	1	0,25	0,25	0,25	5 µg/Tag
Chrom	–	–	–	–	5 µg/Tag

Tab. 5.15 Zusammensetzung verschiedener Vitaminpräparate. (Pro Ampulle, keine Gewähr, bitte Fachinformation berücksichtigen)

Vitaminlösung	Vitamin A (i. E.)	Vitamin D2 (i. E.)	Vitamin E (mg)	Vitamin K1 (mg)	Vitamin C (mg)	Vitamin B1 (mg)	Vitamin B2 (mg)	Vitamin B6 (mg)	Vitamin B12 (µg)	Folsäure (µg)	Biotin (µg)	Nicotinamid (mg)
Cernevit/ Natrovit*	3500	220	10,2		125	3,51	4,14	4,53	6	414	69	46
Viant**	3300	200	9,11	0,15	200	6	3,6	6	5	600	60	40
Soluvit N Freka Vit wl					100	3,13	3,6	4,0	5	400	60	40
Vitalipid Infant/FrekaVit fettlöslich infant	2500	400	6,4	0,2								
Vitalipid Adult/ Freka Vit fettlöslich adult	3300 3530	200	9,1	0,15								

*zugelassen ab über 11 Jahren; **zugelassen ab 11 Jahren. (Aus Mangel an Alternativen werden Soluvit N bzw. FrekaVit wasserlöslich bereits für Frühgeborene, Neugeborene und Kinder unter 11 Jahren eingesetzt.)

Tab. 5.16 Zusammensetzung verschiedener Spurenelementpräparate. (Pro Ampulle, keine Gewähr, bitte Fachinformation berücksichtigen)

Präparat	Zn (mg)	Cu (µg)	Mn (µg)	Se (µg)	Fluor (µg)	Jod (µg)	Cr (µg)	Mo (µg)	Fe (mg)
Tracittrans inf	2,5	200	10	20	570	10			
Inzolen Infantibus	585	950	270						
Addel Junior	1	200	5	20		10			
Kidtrayze	5	400	10	70	0	19,6			
Addel Trace*	10	300	55	70			10	20	1
Addaven	5	380	55	70	950	130	10	19	1,1

*für Erwachsene

Merke – nach dem Rote Handbrief von 2019 wird die Applikation parenteraler Ernährung durch lichtgeschützte Leitungen und aus vor Licht geschützten Infusionsbeuteln zumindest für Kinder unter 2 Jahren empfohlen. Dies ist in den praktischen Umsetzungen bei Langzeit-parenteraler Ernährung aufgrund der zuletzt noch nicht verfügbaren lichtgeschützten Spiralleitungen für mobile Infusionspumpen schwierig. Die Spiralleitungen bieten deutlich verbesserte Bewegungsfreiheit. (Siehe Statement der GPGE AG Chronisches Darmversagen zum Thema Lichtschutz).

Vitamin A Mangel betrifft insbesondere Frühgeborene, kann aber in jedem Alter auftreten. Im Frühgeborenenalter ist ein Vitamin A Mangel mit vermehrten Infekten und der Entwicklung einer bronchopumonalen Dysplasie (BPD) assoziiert. Vitamin-A-Toxizität ist bei akuter oder chronischer Überdosierung beschrieben, und zwar (akut >150.000 µg) mit Kopfschmerzen, Schwindel, Sehstörungen und erhöhtem intrakraniellem Druck oder chronisch (ca. 30.000 µg/Tag) als Dermatitis, Alopezie, Ataxie, Cheilitis, Pseudotumor cerebri und Leberfunktionsstörungen (hierzu können Retinyl-Ester bestimmt werden).

Vitamin D als Schlüsselvitamin der Knochengesundheit und Regulation von Calcium- und Phosphatstoffwechsel, wird durch die erhältlichen Lösungen häufig niedrig dosiert, kann aber meist oral oder parenteral ergänzt werden. Bei einer Spiegelbestimmung über 50 nmol/l 25-OH-Vitamin-D wird von einer guten Versorgung ausgegangen. Akute Toxizität wird ab 240–375 nmol/l erwartet, hier entstehen Hyperkalziämie und Hyperphosphatämie, meist sind hierfür aber Zufuhren über 10.000 IE/Tag ursächlich. Allgemein werden Substitutionen bis 1000 IU/Tag für Säuglinge im ersten, 1500 IU/Tag im zweiten Lebensjahr als Höchstdosen angegeben, ältere Kinder mit 2500–3000 IU/Tag.

Vitamin E, ein wichtiges Antioxidans zum Schutz der Membranstabilität kommt in verschiedenen Isoformen vor, die sich in biologischer Aktivität und anderen Eigenschaften unterscheiden. In den moderneren Lipidemulsionen findet sich auch im Vergleich zu historisch reinem Sojaöl eine besser verfügbare Mischung von Isoformen des Vitamin E. Die Rolle von Vitamin E in der Therapie von Leberverfettung (MAFLD) und IFALD (intestinal failure associated liver disease) ist noch nicht geklärt. Es wird in vielen Tiermodellen aber von einem leber-protektiven Effekt des

Vitamin E ausgegangen, der in Interaktion mit der Wirkweise von Fischölen als Fettemulsion steht. Frühgeborene haben ein höheres Risiko für Vitamin-E-Mangel. Bei Frühgeborenen sind niedrige Spiegel assoziiert mit höherem Risiko für intrakranielle Blutung, bronchopulmonale Dysplasie (BPD) und Retinopathie, hohe Level mit nekrotisierender Enterokolitis (NEC) und Sepsis.

Vitamin K ist außerhalb der Synthese von Gerinnungsfaktoren auch für den Knochenstoffwechsel essenziell. Die Zusammensetzung in den Multivitaminpräparaten variiert von täglichen Zufuhren im Maximalbereich der Empfehlung bis hin zu Präparaten komplett ohne Vitamin K.

CAVE Cernevit® und Natrovit® enthalten kein Vitamin K – Vitamin-D-Konzentrationen sind in allen Präparaten im Verhältnis zu den Bedarfen relativ niedrig (s. u.) (Tab. 5.17).

Bei wasserlöslichen Vitaminen ist eine tägliche Zufuhr sehr wichtig, da kaum relevante körpereigene Reserven angelegt werden. Überdosierungen sind aufgrund der einfacheren Ausscheidung seltener, daher werden häufig hohe Dosen gegeben.

Thiamin (Vit B1) ist wichtig für den Stoffwechsel von Kohlenhydraten und Lipiden, das klinische Mangelsyndrom aus neurologischen und kardiovaskulären Symptomen heißt Beriberi und kann bei vollständig parenteral ernährten Kindern auftreten, mit Laktatazidose und im Verlauf Enzephalopathie.

Riboflavin (Vit B2) wird für den Energie- und Aminosäurestoffwechsel benötigt, außerdem für die Funktion der Vitamine B6 und Niacin. Zur Messung kann die Glutathionreduktase im Erythrozyten verwendet werden (EGRAC). Riboflavin ist lichtsensibel, ein Mangel zeigt sich als Anämie, Stomatitis/Dermatitis und in Sehstörungen.

Pyridoxin (Vit B6) ist erforderlich für zahlreiche Stoffwechselprozesse sowie die Synthese von Neurotransmittern und die Entwicklung des Immunsystems. Mangelzustände führen zu Anämie, Dermatitis, Enzephalopathie, Krampfanfällen, Immundysfunktion und Hyperhomocystinämie. Eine Überversorgung führt zu neuropathischen Schmerzen und Hautveränderungen. **Niacinmangel** wird klinisch Pellagra genannt und umfasst gastrointestinale, neurologische Symptome und Hautveränderungen.

Cobalaminmangel **(Vit B12)** führt zu neurologischen und hämatologischen Störungen, dies betrifft insbesondere Kinder mit ausgedehnter Ileum- oder Ileocaecalresektion oder Patienten nach bariatrischer Chirurgie.

Folsäure ist essenziell für viele Stoffwechselprozesse, inkl. Biosynthese von Purinen und Pyrimidinen sowie einiger Aminosäuren. Folsäure beeinflusst Gen-Expressionsmuster und die Neurotransmitter-Synthese. Die Speicherung in der Leber kann in Zeiten vermehrten Wachstums und Erythropoese sowie wiederholter antibiotischer und/oder antikonvulsiver Therapie vermindert sein.

Die **Eisen**zufuhr sollte zunächst oral versucht werden, da die Resorption im oberen Dünndarm auch bei Kurzdarmpatienten eine orale Substitution erlaubt, bei Unverträglichkeit oder ausgeprägtem Mangel wird eine parenterale Substitution erforderlich, in den meisten Fällen mit Eisencarboxymaltose (ab 1 Jahr). Neuere Eisenpräparate weisen bei höheren Kosten oft eine bessere Verträglichkeit auf.

Tab. 5.17 Parenterale Substitutionsprodukte in alphabetischer Reihenfolge. (Quelle ESPGHAN Guideline 2018, bitte Fachinformation beachten)

Product (Distributor)	Vial volume	A (IU)	D (IU)	E (IU)	K (µg)	B1 (mg)	B2 (mg)	B3 (mg)	B5 (mg)	B6 (µg)	B12 (µg)	C (mg)	Biotin (µg)	FA (µg)
Adult														
Cernevit (Baxter)	5 mL	3500	220	11,2	0	3,5	4,1	46	17,3	4,5	6	125	69	414
Infuvite Adult (Baxter)	10 mL	3300	200	10	150	6	3,6	40	15	6	5	200	60	600
M.V.I. 12 (Hospira)	10 mL	3300	200	10	0	6	3,6	40	15	6	5	200	60	600
M.V.I. Adult (Hospira)	10 mL	3300	220	10	150	6	3,6	40	15	6	5	200	60	600
Pabrinex ampoule no.1 (Archimedes Pharma)	5 mL	0	0	0	0	250	4	0	0	50	0	0	0	0
Pabrinex ampoule no.2 (Archimedes Pharma)	5 mL	0	0	0	0	0	0	160	0	0	0	500	0	0
Soluvit N (Baxter)	10 mL	0	0	0	0	2,5	3,6	40	15	4	5	100	60	400
Soluvit N (Baxter)	1 mL	0	0	0	0	3,2	3,6	40	15	4	5	100	60	400
Vitamin B Complex (100 mL) (Bioniche Pharma)	100 mL	0	0	0	0	100	2	100	2	2	0	0	0	0
Vitalipid N Adult (Baxter)	10 mL	3300	200	10	150	0	0	0	0	0	0	0	0	0
Pediatric														
Infuvite Pediatric (Baxter)	5 mL	2300	400	7	200	1,2	1,4	17	5	1	1	80	20	140
M.V.I. Pediatric (Hospira)	5 mL	2300	400	7	200	1,2	1,4	17	5	1	1	80	20	140
Vitalipid N Infant (Baxter)	10 mL	2300	400	7	200	0	0	0	0	0	0	0	0	0

Eisenmangel führt üblicherweise zu einer mikrozytären Anämie, es kann aber auch mittels Ferritin und Transferrinsättigung der Zustand des Speichereisens vor Auftreten einer Anämie beurteilt werden.

Jod ist ggf in keiner der üblichen Spurenelementpräparate ausreichend enthalten, wenn man von einer Zufuhrempfehlung von 1 µg/kg/Tag ausgeht. Die Bedeutung von Iod für die körperliche und kognitive Entwicklung wird allgemein unterschätzt.

Zinkmangel tritt häufig auf und muss entweder durch Präparatewechsel oder zusätzliche Supplementierung behandelt werden. Ein Hinweis kann eine niedrige alkalische Phosphatase im Labor sein, es sollte aber auch der Zinkspiegel bestimmt werden. Ein ausgeprägter Zinkmangel kann neben Hautveränderungen auch zu einer Wachstumsstörung und Infektneigung führen.

Zink und Kupfer verhalten sich häufig komplementär, da die intestinale Aufnahme z. B. von Kupfer durch Zink gehemmt werden kann. **Kupfer** ist ebenfalls ein essenzielles Spurenelement und wichtig für zahlreiche Enzymfunktionen. Patienten mit cholestatischer Lebererkrankung weisen aufgrund der geringeren biliären Elimination höhere Kupferwerte auf, eine Mangelversorgung mit Kupfer äußert sich als (Pan-)Zytopenie und Osteoporose.

Selen und Mangan werden ebenfalls in der Überwachung bei langzeitparenteral ernährten Patienten kontrolliert. Ein Selenmangel führt zu Haarausfall, Infektneigung, Muskelschwäche, Hypothyreose und makrozytärer Anämie. Mangan spielt eher eine Rolle in der Entwicklung der IFALD. Die Manganzufuhr sollte maximal 1 µg/kg/Tag (max. 50µg/Tag) betragen. Molybdän- und Chrommangelerscheinungen spielen in der Praxis keine relevante Rolle (Tab. 5.16).

Nach aktuell geltender Leitlinie soll eine große Anzahl von Kindern und Jugendlichen mit heimparenteraler Ernährung mit Standardbeuteln versorgt werden (zu Vor- und Nachteilen siehe Tab. 5.18).

In einer französischen Umfrage erhielten nur 0,3–7,2 % der Kinder und Jugendlichen Standardbeutel zur HPN, ein Zwischenschritt erscheint mit der Anpassung vorproduzierter Beutel durch Zugabe vor Ort für mehr Kinder möglich. (Goulet et al. 2021; Neelis et al. 2018) Zur Abwägung der Verwendung von Standardbeuteln hat die Gesellschaft für pädiatrische Gastroenterologie und Ernährung (GPGE e.V.) auf Ihrer Homepage unterhalb der Leitlinien sowohl die Zusammensetzung der aktuell erhältlichen Standardbeutel als auch eine Checkliste über den möglichen Einsatz ergänzt.

Tab. 5.18 Exkurs Abwägung Standardbeutel vs. Individuelles Compounding

Vorteile Standardbeutel	Vorteile Compounding
Ungekühlte Lagerung	Infusionszusammensetzung und Menge nach
Lange Haltbarkeit, Verfügbar bei	individuellem Bedarf
Bedarf	Mögliche Risiken:
Vorteile auf Reisen/Ferien etc.	Hygiene, Lagerung, Haltbarkeit, Kompatibilität,
Höchste Sicherheit, da hitzesterilisiert	unpassende Zusammensetzung (Expertise des
Minimiert Risiko der Fehldosierung	Verordners)
oder Auslassen von Nährstoffgruppen	
Stabilitäts- und Kompatibilitätsgeprüft	

Durchführung heimparenteraler Ernährung Die Durchführung heimparenteraler Ernährung (HPE) ermöglicht eine Entlassung und weitgehende Normalisierung des häuslichen Umfelds und Tagesablaufs inkl. des Besuchs von Kindertagesstätten, Schule und Arbeit, Urlaub und Reisen. Gleichwohl müssen wichtige Strukturen und Prozesse vorhanden sein, um die HPE sicher und effektiv durchführen zu können. Die Versorgung durch ein multidisziplinäres spezialisiertes Team führt sowohl bei Erwachsenen als auch bei Kindern zu besseren Ergebnissen. (Pironi et al. 2012)

Essstörungen und psychosoziale Komorbidität
Essstörungen und psychosoziale Komorbidität sind ein häufiges Problem bei Kindern mit langfristiger heimparenteraler Ernährung. Zum einen können diese ihre Ursachen in einer Entwicklungsverzögerung im Rahmen der primären schweren Grunderkrankung haben (z. B. extreme Frühgeburtlichkeit, syndromale Erkrankung, schwerer neonataler Verlauf).

Zum anderen können sie auch Folge der Erkrankung und Therapie sein, oft sind beide Komponenten nicht klar zu trennen.

Die orale oder enterale Ernährung bei Kindern mit Chronischem Darmversagen ist ein wichtiger Faktor für die Adaption des verbleibenden Darms. Dies kann aber zu aversiven Ernährungsstörungen führen, indem Kinder sich gegen die häufige orale Zufuhr wehren. Gleichzeitig kann eine unzureichende orale Zufuhr zu einer verzögerten Entwicklung wichtiger motorischer und neurokognitiver Kompetenzen im Bereich Schlucken, Kauen und Sprache führen. Die Frage einer enteralen Ernährung über Gastro- oder Jejunostomie-Sonden wird kontrovers diskutiert, geht aber über den Rahmen dieses Kapitels hinaus.

Die Therapie der Ernährungsstörungen muss multidisziplinär und frühzeitig erfolgen, hier kann auch eine erweiterte Ernährungs- und Schluckdiagnostik erforderlich sein.

Merke: Am Ende ist die Fortführung einer spezialärztlichen Anbindung auch nach Ende der parenteralen Ernährung notwendig, da viele Patienten eine langfristige Substitution von Spurenelementen und Vitaminen sowie entsprechendes Monitoring benötigen.

5.5 Kathetermanagement und Pflegeaspekte bei heimparenteraler Ernährung

Franziska Lang und Johannes Hilberath

Ein zentralvenöser Langzeitgefäßkatheter ist für Kinder und Jugendliche mit Chronischem Darmversagen und Notwendigkeit der heimparenteralen Ernährung eine conditio sine qua non. Der Verlust von venösen Gefäßzugangsmöglichkeiten kann bei diesen Patienten die Indikation zur Darmtransplantation stellen. Bei anzunehmender längerfristiger Abhängigkeit von teilparenteraler Ernährung ist daher ein besonderer Fokus auf das Vermeiden von Komplikationen, den Schutz der venösen Gefäße, sowie den Erhalt des Katheters zu legen. Dies beginnt bei der Planung der Katheter-Implantation und setzt sich anschließend von Schulungsmaßnahmen zur Katheterpflege, bis zum Monitoring und Management möglicher Komplikationen fort (Hilberath et al. 2024; Sieverding et al. 2022). In diesem Kapitel soll auf die diesbezüglich relevanten fachpflegerischen Aspekte und das Kathetermanagement eingegangen werden.

5.5.1 Allgemeine Besonderheiten der heimparenteralen Ernährungstherapie in der Pädiatrie

Bedeutung der Fachpflege

In nahezu allen Bereichen der pädiatrischen Intestinalen Rehabilitation kommt der Pflege eine zentrale, strukturelle und ganzheitlich patientenorientierte Bedeutung zu. Thematische Schwerpunktbereiche in der Pflege eines Kindes mit Chronischem Darmversagen umfassen unter anderem die Umsetzung enteraler Ernährungstherapien, das Handling diverser Sondensysteme, Stoma- und Wundmanagement, postoperative Pflege sowie zahlreiche diesbezügliche administrative Tätigkeiten. Besonders relevanter pflegerischer Schwerpunkt ist jedoch das korrekte Management der (heim-)parenteralen Ernährungstherapie und die damit einhergehende zentralvenöse Katheterpflege zur Prävention assoziierter kurz- wie auch langfristiger Komplikationen.

Eltern und Angehörigen kommt hierbei eine kritische Rolle zu, da sie die komplexen pflegerischen und medizinischen Maßnahmen im häuslichen Setting umsetzen müssen. Sie sollen deshalb zu Pflegeexperten für ihr Kind ausgebildet werden (Fetzner 2019).

Für eine gelungene Überleitung in das häusliche Umfeld ist die Unterstützung durch ein interdisziplinäres Behandlungsprogramm für das heimparenterale Ernährungsmanagement von Vorteil (Gallotto et al. 2019). Dieser Aspekt findet sich in bekannten Faktoren für eine günstige Gesamtprognose wieder: Betreuung durch ein multidisziplinäres Team, optimal angepasste parenterale Ernährung und das fachgerechte Katheterhandling (Nader et al. 2016).

Katheter-Systeme

Zur Applikation einer langzeitparenteralen Ernährungstherapie ist die Implantation eines zentralvenösen Katheters erforderlich (Nader et al. 2016). Zu möglichen zentralvenösen Kathetern, über welche parenterale Ernährungslösungen (PE) infundiert werden können, zählen u. a. getunnelte Ein- oder Zweilumen-Katheter aus Silikon, Port-Katheter oder auch PICC-Lines (engl. *peripheral inserted central catheters*) – für deren medizintechnische Unterschiede wird auf Abschn. 3.12.2.3 Zentralvenöse Kathetersysteme verwiesen.

Bei pädiatrischen Patienten mit Chronischem Darmversagen werden bevorzugt getunnelte, *single-lumen* Silikonkatheter mit *Cuff*, wie z. B. Hickman- oder Broviac-Katheter, im Bereich des Halses bzw. der oberen Thoraxapertur verwendet (Kolaček et al. 2018; Koletzko et al. 2005). Deutlich seltener kommen Port-Kammersysteme zum Einsatz, deren perkutanes Anstechen die Gefahr kutaner Vernarbungen und lokaler Infektionen birgt. Darüber hinaus ist bekannt (Walker et al. 2003), dass eine langzeitparenterale Ernährungstherapie via Port-Katheter regelhaft zur Ausbildung von Präzipitaten innerhalb der Portkammer führt, welche die langfristige Funktionsfähigkeit einschränken können.

Heimparenterale Ernährung und häusliches Infusionsmanagement
Die komplexe und dynamische Erkrankungssituation der Patienten, z. B. bei variierenden Elektrolyt- und Flüssigkeitsverlusten, erfordert in vielen Fällen eine individuelle, bedarfsangepasste Rezeptierung der Ernährungslösung unter Berücksichtigung moderner Lipidemulsionen und spezifischer Substitutionslösungen (Busch 2016). Für ausgewählte Patienten können auch sog. Fertigbeutel mit vorgegebener Zusammensetzung in Frage kommen (Busch 2016).

Konsequenz der individuellen Voraussetzungen ist ein komplexes Infusionsmanagement, welches insbesondere eine gute Kooperation mit den entsprechenden Apothekendiensten erfordert (Fetzner 2019). Die Auslieferung der PE-Beutel und die Zulieferung der Hilfsmittel nach Hause erfolgt in der Regel über Spezialapotheken. Zur richtigen Einstellung der Infusionslaufrate sollte eine tragbare Infusionspumpe, welche für i. v.-Ernährungstherapien geeignet ist (u. a. zur Einstellung von An- bzw. Abstiegen der Infusionslaufraten), verwendet werden (Hill et al. 2018). Den PE-Beutel kann das Kind in einem speziellen Rucksack mit sich führen (Fetzner 2019). Der Rucksack erfüllt nicht nur den Zweck der Mobilität und des geschützten Transportes, sondern übernimmt auch eine licht- und temperaturschützende Funktion. Die parenterale Ernährung wird über mehrere Stunden bis hin zu 24 h pro Tag verabreicht. Pausenzeiten im Sinne einer Zyklisierung des PE-Angebotes werden je nach Bedarf und Toleranz des Kinds wann immer möglich eingeführt. Sie sind wichtig zur Schonung beispielsweise der Leberfunktion, insbesondere aber auch damit sich das Kind frei bewegen kann (Hill et al. 2018).

5.5.2 Prävention von Katheter-assoziierten Komplikationen

Katheter-assoziierte Komplikationen
Zu den häufigsten und schwerwiegendsten Komplikationen, die im Zusammenhang mit dem Katheter stehen, zählen Katheter-assoziierte Infektionen. Darüber hinaus sind mechanische Komplikationen wie Risse, Brüche und Materialdefekte sowie Katheter Okklusionen, (post-) thrombotische Gefäßverschlüsse und akzidentielle Katheterdislokationen zu nennen (Hartmann et al. 2018).

Ein terminaler Gefäßstatus mit drohendem Verlust an Gefäßzugangsmöglichkeiten für eine Katheter-Neuanlage kann die Indikation für eine Darmtransplantation darstellen (Hartman et al. 2018). Zur Schonung bzw. zum Erhalt des vorhandenen Gefäßsystems sind Katheterwechsel und somit die oben genannten Komplikationen zu vermeiden. Dies unterstreicht die präventive Schlüsselrolle eines konsequent fachgerechten Umganges mit dem zentralvenösen Langzeitverweilkatheter.

Auch in aktuellen Publikationen wird formuliert, dass durch die Komplexität des parenteralen Infusionsmanagements bei Kindern (und Erwachsenen) das Training von Pflegetechniken bezüglich des Katheters, der Infusionen und aller weiteren Hilfsmittel unumgänglich ist, um diese Komplikationen zu vermeiden (Fetzner 2019; Gallotto et al. 2019; Witkowski et al. 2019).

Katheter-assoziierte Infektionen können systemisch, im Verlauf des Tunnels oder lokal um den Katheter-Exit herum entstehen (Casey und Elliott 2010). Häufigste Ursache der mikrobiellen Besiedelung ist die Keimverschleppung über die Umgebung inklusive der Haut des Patienten oder der Hände der pflegenden Person mit Kontamination des Katheterendes („Katheter-Hub") (Chu et al. 2012). Bedeutsamer Risikofaktor für die Entstehung bzw. Persistenz mikrobieller Besiedelung des Katheters ist das Vorhandensein eines intraluminalen Biofilms. Differenzialdiagnostisch muss – insbesondere bei Auftreten von Infektionen trotz strikt aseptischer Katheterpflege – an bakterielle Translokationen bei mukosaler Barrierestörung und die äußerst seltene Ursache der PE-Kontamination gedacht werden (Mutalib et al. 2015). Lokal beschränkte Infektionen, welche nicht zwingend mit einer Bakeriämie (CLABSI, *central line-associated bloodstream infection* oder CRBSI, *catheter-related bloodstream infection*) einhergehen müssen, können sowohl den Katheteraustritt selbst oder den Tunnel betreffen (Casey und Elliott 2010).

Prävention
Der Begriff „Prävention" bedeutet im pflegewissenschaftlichen Kontext in etwa „Maßnahmen, Krankmachendes zu (ver-)meiden und so (Rest-)Gesundheit zu erhalten"

Unter Prävention von Katheter-assoziierten Komplikationen sind alle Maßnahmen gemeint, die entweder auf pharmakologischer, medizintechnischer oder behandlungspflegerischer Ebene zur Risikoreduktion beitragen. Das schließt insbesondere auch sämtliche Maßnahmen zur Eltern- und Angehörigenedukation mit ein. Es ist wichtig zu betonen, dass Katheter-assoziierte Septikämien, bedingt durch Handlingfehler (Kontamination des Katheter-Hubs oder des Katheter-Exits) oder mangelnde Routine in der Hygiene, zu einem hohen Anteil verhindert werden können. (Hartman et al. 2018; Kolaček et al. 2018; Wendel et al. 2020).

Um einer Katheter-assoziierten Infektion bzw. der Biofilm-Ausbildung im Katheterlumen vorzubeugen, werden primär drei Maßnahmen empfohlen: Vermeiden von Blutentnahmen über den zentralvenösen Langzeitverweilkatheter, das strikt aseptische Katheterhandling und die Anwendung einer Katheterblocklösung, beispielsweise mit antimikrobiellen Eigenschaften und der Fähigkeit zur Reduktion einer Biofilmbildung (Chu et al. 2012; Kolaček et al. 2018).

Es besteht also eine eindeutige Korrelation zwischen Pflegequalität und Infektionen, weshalb ein strikt aseptisches Management empfohlen wird (Chu et al. 2012; Kolaček et al. 2018; Machado et al. 2009; Mutalib et al. 2015).

Somit kommt auch in der Erfahrung der Autoren der Eltern- und Angehörigenedukation hinsichtlich des Katheterumgangs eine zentrale Rolle zu: unter Anwendung eines präventiven Maßnahmenpaketes inklusive ausführlichem Schulungsprogramm für die Bezugsperson kann die Rate an Katheter-assoziierten Infektionen und auch Katheterwechseln signifikant gesenkt werden (Hilberath et al. 2024). Darüber hinaus ist die Implementierung Evidenz-basierter Strategien durch Pflegefachkräfte zur Prävention von zentralvenösen Zugangsverlusten sowie Katheter-assoziierter Infektionen auch im stationären Setting erforderlich und erfolgreich (O´Grady et al. 2011; Pittiruti et al. 2009).

5.5.3 Spezifische Aspekte der Katheterpflege bei heimparenteraler Ernährung

Im Folgenden werden nun spezifische Aspekte der Katheterpflege bzw. des heimparenteralen Ernährungsmanagements bei der Pflege eines Kindes mit Chronischem Darmversagen und Langzeit-PE angeführt. Das Kathetermanagement von Kindern mit Chronischem Darmversagen und heimparenteraler Ernährungstherapie unterscheidet sich von dem anderer Patientengruppen (Fetzner 2019). Die Liegezeit von zentralvenösen Kathetern beispielsweise bei hämato-onkologischen Patienten ist in aller Regel begrenzt; während Patienten mit Chronischem Darmversagen mitunter über Jahre, gegebenenfalls auch die gesamte Lebenszeit, auf einen funktionierenden Gefäßkatheter angewiesen sind (*„lifeline"*) (Fetzner 2019; Kolaček et al. 2018; Emedo et al. 2010).

Katheterhandling
Zur Vermeidung von Komplikationen ist die Schulung der Pflegenden, in der Regel der Eltern, in den unterschiedlichsten Themen unabdingbar: allgemeines Wissen zum zentralvenösen Katheter und Grundsätze der (Hand-)Hygiene, Verbandswechsel und Fixierungstechniken, An- bzw. Abschluss der PE, Zubereitung und Zuspritzen von PE-Zusätzen, Bedienung der Infusionspumpe, Erkennen von und Umgang mit Komplikationen und Notfällen (Fetzner 2019; Kolaček et al. 2018; Witkowski et al. 2019).

Auch legen die Autoren Wert auf die Entwicklung eines differenzierten Verständnisses verschiedener Pflegetechniken: ein konsequent aseptisches Non-Touch-Handling unterscheidet sich entscheidend von einer komplett sterilen Arbeitsweise.

Aufgrund der Förderung einer intraluminalen Biofilmbildung sollten keine Blutentnahmen über den zentralvenösen Katheter erfolgen (Kolaček et al. 2018). Ausnahmen sind Notfallsituationen und die Notwendigkeit der Blutabnahme zur mikrobiologischen Untersuchung bei Verdacht auf eine Katheter-assoziierte Infektion (Hartman et al. 2018).

Zum konkret praktischen Prozedere im Handling mit heimparenteraler Ernährung und der Katheterpflege (Verbandswechsel, An- bzw. Abschluss von Infusionen) stehen für diese Patientengruppe leider kaum evidenzbasierte Empfehlungen zur Verfügung. Am Zentrum der Autoren sind folgende Kern-Elemente von besonderer Bedeutung und Teil des Schulungskonzeptes (Fetzner 2019):

Tab. 5.19 Beispielhaftes Monitoring nach S. Hill et al. 2018 ESPGHAN Guideline, Puntis et al. 2018, Sonneville und Duggan 2013

PN - Basis - Check	
Wöchentlich	Nach PE-Start/unter Steigerung der PE. Nach signifikanter Änderung PE
2 - 4 wöchentlich	In instabilen Situationen (wechselnder Stuhlverlust), Veränderung der oralen/enteralen Ernährung
6 - 8 wöchentlich	In stabilen Situationen
Sofort	Bei Bedarf, V. a Entgleisung
Elektrolyte	Na, K, Ca, Cl⁺, Mg, P
Blutgasanalyse	Glukose, Laktat, pH, Bikarbonat, Base excess, ionisiertes Ca
Gerinnung	Quick, PTT
Blutbild	
Nierenwerte	Kreatinin, Harnstoff
Leberwerte	GOT, γGT, Bili dir., AP, Albumin

"Quartal" - Check ca. alle 3 Monate	oder bei Bedarf
Basis - Check	Na, K, Ca, Cl+, Mg, P, Glukose, Laktat, pH, Bikarbonat, BE, ioni. Ca, Quick, PTT, Kreatinin, Harnstoff
	GOT, γGT, Bili dir., AP, Albumin
plus	Triglyceride (Cholesterin), Parathormon, Eisen, Transferinsättigung, Urinstatus

Erweiterter Check ca. alle 6 Monate bzw. 2x/Jahr	oder bei Bedarf
Quartal - Check	Na, K, Ca, Cl+, Mg, P, Glukose, Laktat, pH, Bikarbonat, BE, ioni.Ca, Quick, PTT, Kreatinin, Harnstoff
	GOT, γGT, Bili dir., AP, Albumin
	Triglyceride (Cholesterin), Parathormon, Eisen, Transferinsättigung,
plus	
Vitamine	Vitamin A und E, Vitamin B_{12}, Vitamin b1 (Thiamin), 25- OH-Vitamin D (Calcidiol)
	1,25-Dihydroxy-Vitamin D_3 (Calcitriol)
Spurenelemente	Zink, Selen, Kupfer
Schilddrüse	FT4, TSH
Urin	Urinstatus, Natrium, Ca/Krea, P/Krea, Kreatinin-Clearance, Eiweiß-Differenzierung

Wichtig

1. Konsequent sterile Katheterpflege bei An- und Abschluss der Infusion, Verbandswechsel und bei jeglicher Katheter-Manipulation: Achten auf Tragen eines Mundschutzes aller Beteiligten, geschlossene Türen und Fenster sowie ablenkungsfreie und ungestörte Atmosphäre, Verwendung von sterilen Handschuhen und sterilen Materialien. Grundprinzip: *„steril anfangen und steril bleiben"*
2. Katheterende soll immer in steriler Kompresse geschützt sein
3. Mehrfache Katheter-Fixation in oberer Körperhälfte; Kontamination durch Nähe zu Windelregion bzw. Magendarm-Stomata vermeiden
4. Ausschließliche Verwendung von 10ml-Spritzen; kleinere Spritzenvolumina vermeiden (Vermeidung von zu hohem Druck auf das Katheter-Material)
5. *Keine* regelhaften Blutentnahmen über den Katheter. Ausnahme: in lebensbedrohlichen Notfällen oder bei konkretem V.a. Katheterinfektionen
6. Verbandsmaterial regelmäßig den Bedingungen anpassen
7. Intensive Elternschulung in Theorie und Praxis mit Möglichkeit zu praktischen Übungen an Schulungs-Dummys (begleitetes *hands-on training* mit Feedback); Aushändigen von Schulungsunterlagen
8. Vorhandensein einer Katheter-Material-schonenden „Notfall-Klemme" für den Fall eines Materialdefektes; Information über passendes Katheter-Repair-Set; Vorbereitung der pflegenden Angehörigen auf Notfallsituationen
9. Regelhafte Evaluation der Katheterpflege durch gemeinsame Ausübung der Pflegepraxis und spezifische Pflegeanamnesen

- **Katheterdefekte und -dislokationen: angepasste Katheter-Fixation**
  Katheterdefekte und -dislokationen entstehen unter anderem aufgrund von unzureichender Fixation und Schutz des Katheter-Materials vor akzidentiellem Zug bzw. Trauma. Eine mehrfache Katheter-Fixation (z. B. mit einem Vlies-Stretchverband, einem Zügel und ggf. einer Katheter-Tasche) ist daher erforderlich. (Fetzner 2019). Idealerweise sollte der Katheter knickfrei mit einer Sicherheitskurve in der oberen Körperhälfte fixiert sein (Abb. 5.3).
  Die Fixation sollte u. a. den Kalibersprung vom Materialstärkeren zum dünneren Katheter Anteil einbeziehen, da an dieser Stelle besonders häufig Katheterdefekte durch mechanische Belastung bei Abknicken auftreten („Sollbruchstelle"). Wichtig ist, dass der Stretchverband ohne Zugwirkung aufgebracht wird, damit Hautschädigungen, wie z. B. Spannungsblasen vermieden werden können.
  Zur Instillation von i. v.-Substitutionen bzw. zum Spülen des Katheters selbst sollten 10-ml-Spritzen verwendet werden; kleinere Spritzenvolumina bauen einen höheren Druck auf das Katheter-Lumen auf – dieser kann das innere Lumen des Katheters beschädigen. Häufig vernachlässigt, aus unserer Sicht jedoch erforderlich, ist das Aushändigen eines Katheter-Ausweises an den Patien-

Abb. 5.3 Katheter
Fixation. (© F. Lang
(ehem. Winkler, mit
freundlicher
Genehmigung))

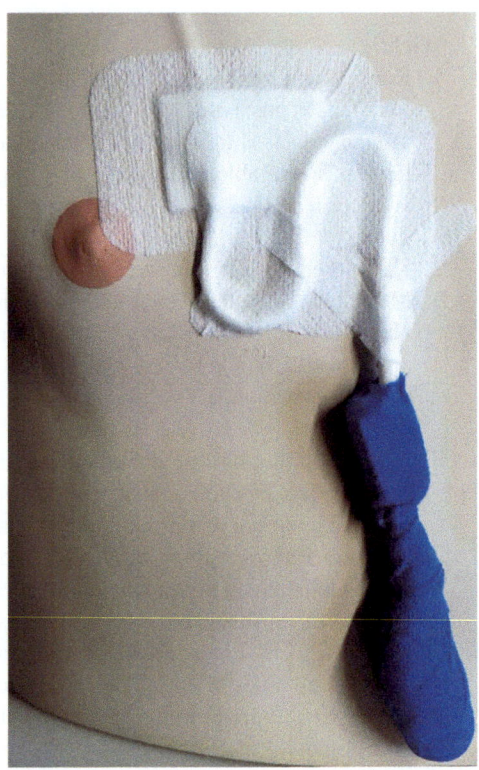

ten bzw. die Eltern mit Angabe von Hersteller und Katheter- Eigenschaften wie
z. B. der Größe sowie Informationen zum passenden Reparatur-Set. Wann immer
möglich soll ein defekter Katheter repariert statt gewechselt werden.

- **Katheter-Spülung und Katheter-Block**
  Mit der Umstellung auf eine zyklisierte PE-Applikation wird der Katheter täglich über einige Stunden bis Tage nicht befahren. In dieser Zeit soll eine geeignete i. v.-Lösung im Katheter- Lumen verbleiben, welche als Katheter-Block
  bezeichnet wird. Der ideale Katheter- Block wirkt antiinfektiv, verhindert und
  löst Biofilmbildung, beugt Fibrin- und Thromboseentstehung vor und schont das
  Katheter-Material. Es stehen dementsprechend verschiedene Katheterblock-
  lösungen mit unterschiedlichen Eigenschaften zur Verfügung. Eine europäische
  Umfrage ergab, dass große Unterschiede in der Wahl des Katheter-Blocks bestehen (Hojsak et al. 2018). Im deutschsprachigen Raum kommen als Katheter-
  Block vor allem Natriumchlorid (0,9%) oder Taurolidinpräparate (+/- Citrat) zur
  Anwendung. Die Arbeitsgruppe „Chronisches Darmversagen" der Gesellschaft
  für Pädiatrische Gastroenterologie und Ernährung (GPGE) empfiehlt nach Bewertung der vorhandenen Literatur in einer Stellungnahme von 2022 den Einsatz
  von Taurolidinpräparaten bei Kindern mit Langzeit-parenteraler Ernährung zur
  Infektionsprophylaxe (Stellungnahme 2022). Der in anderen Regionen teils wei-

ter verbreitete Block mit Ethanol senkt zwar die Rate an Katheter-assoziierten Infektionen, erhöht jedoch das Risiko für Katheterokklusionen und Material-defekte (Kolaček et al. 2018; Wendel et al. 2020; Wong et al. 2012). Die An-wendung von Heparin als Mono-Katheterblock ist inzwischen obsolet aufgrund unzureichender bis kontraproduktiver Infektionsprophylaxe und Förderung der Biofilmbildung.

Die meisten Guidelines geben keine explizite Empfehlung für Spülvolumina an (Hartman et al. 2018; Kolaček et al. 2018; Wendel et al. 2020).

Damit intraluminale Ablagerungen frühzeitig verhindert werden, gibt die Zentrumsempfehlung der Autoren 10 ml als adäquates Spülvolumen vor. Wich-tig ist dabei die pulsatile Spültechnik (d. h. stoßweise Instillation von NaCl 0,9 %). Der Katheter-Block mit bspw. Taurolidin-Präparaten darf langsam instil-liert werden. Um darüber hinaus einen Rückfluss von Blut in die Katheterspitze zu verhindern, sollte die Klemme konsequent unter positivem Flow (also wäh-rend des Spülvorgangs) geschlossen werden.

Zur Verhinderung von Blutreflux und mikrobieller Kontamination können nadelfreie Konnektionssysteme bzw. Rückschlagventile eingesetzt werden. Die Evidenz dieser Einzelkomponente im Management zur Vermeidung von Katheter-assoziierten Komplikationen bei Kindern mit Darmversagen ist jedoch limitiert und kontrovers (Simon und Trautmann 2008).

Katheterverband Die Art des Verbandsmaterials am Katheter-Eintritt sollte regelmäßig den Bedingungen angepasst werden (Tab. 5.20) (Wendel et al. 2020). Dies spielt insbesondere bei vermehrtem Schwitzen im Sommer oder großer kör-

Tab. 5.20 Unterscheidung der beiden Pflegetechniken ANTT® vs. komplett sterile Arbeitsweise. (Clare und Rowley 2018)

ANTT® (aseptic non touch technique)	Steriles Arbeiten
Vermeidung von Kontamination durch: Nichtberühren von Arealen, über die eine direkte oder indirekte Kontamination bzw. Keimverschleppung erfolgen kann	Vermeidung von Kontamination durch: Ausschließliche Verwendung von sterilen Materialien, inkl. steriler Handschuhe
• Verfolgt das Prinzip der Asepsis • Vorbereiten einer sterilen Arbeitsfläche, Abwerfen von sterilen Materialien, sterile Materialien werden nur einmal gebraucht, nur sterile Materialien kommen in Kontakt mit potenziell infektiösen Eintrittspforten bzw. Materialien • Hände sind dabei unsteril (desinfizierte Hände, unsterile Handschuhe)	• Aseptisches Basisprinzip: Steril anfangen und steril bleiben • Verwendung von sterilen Handschuhen und sterilen Materialien obligat • Tragen eines Mund-Nasen-Schutzes für alle Anwesenden im Raum verpflichtend • Geschlossene Fenster und Türen obligat • Trotz steriler Handschuhe berühren nur die sterilen Materialien die relevanten Kontaktflächen

perlicher Aktivität bzw. individuellen Faktoren eine Rolle (Fetzner 2019). Da gerade die Pflege des Katheter-Exits bei Komplikationen sehr aufwändig ist, sollte auf prophylaktische Maßnahmen großer Wert gelegt werden.nach Katheter-Neuanlagen sollten – solange der Katheter noch kutan angenäht ist – für ca. 4 Wochen Folienverbände (meist Polyurethanfolien mit Polyacrylat-Haftung) vermieden werden. Ratsam sind klassische, postoperative Pflasterschnellverbände mit integriertem Vlieskissen, welche dadurch eine gute Saugfähigkeit, sowie entsprechende Atmungsaktivität bieten. Hier sollte der Verbandswechsel alle zwei bis maximal drei Tage durchgeführt werden. Nach Entfernung von Fäden und bei reizlosem Katheter-Exit im Verlauf kann auf Folienverbände gewechselt werden. Hier sollte der Verbandswechsel spätestens alle 7 Tage durchgeführt werden. Wichtig ist hier das möglichst luftleere Abkleben des Katheter-Exits. Für Kinder über einem Jahr können Verbände mit Sichtfenster zur jederzeit möglichen Inspektion des Exits und Chlorhexidingluconat zur Infektionsprophylaxe sinnvoll sein (Wendel et al. 2020). Zur regelhaften Körperpflege (Duschen bzw. Baden) sollte die gesamte Katheter-Versorgung inklusive Verband und Katheterende wasserdicht abgeklebt werden. Mittlerweile gibt es speziell für diesen Einsatz konzipierte Duschversorgungen (wasserdichte Katheter-Beutel mit Haftring). Aber auch unsterile Folienverbände können ein sicheres Abkleben ermöglichen (Tab. 5.21).Hinzuzufügen ist, dass Silikonverbände ursprünglich von den meisten Herstellern nicht zur Katheter-fixation zugelassen sind; im Sinne eines „off-label-use" kann man hier jedoch auf hypoallergene Alternativen zurückgreifen, welche sich im Praxistest als sicher erwiesen haben.

Tab. 5.21 Eine Übersicht zur Auswahl von Verbandsmaterialien am Katheter-Exit. (Vasel-Biergans 2018)

	Standard-Auswahl	Hypoallergene Variante I	Hypoallergene Variante II
Kleber	Polyacrylat	Silikon	Synthetischer Kautschuk
Weitere Eigenschaften	Trägermaterial • Polyestervliesstoff (Pflasterverbände) ODER • Polyurethanfilm (Folienverbände) • ggf. integriertes Wundkissen aus - Polyestervlies - Viskose - Polyethylen-Mikronetz - Baumwoll-Acrylfaser-Mischungen	• Haftung v. a. über Körperwärme • Geringere Haftkraft als Polyacrylat: Ränder können mit zusätzlicher Silikon-Fixation abgedichtet werden	Trägermaterial • Polyestervliesstoff (Pflasterverbände) ggf. integriertes, spezialbeschichtetes, nicht verklebendes Wundkissen
Vorteile	• Gute Haftung • Folienverbände: Sichtfenster zur Exit-Beurteilung, Wasserfestigkeit • Pflasterverbände: Atmungsaktivität	• Geeignet bei akut gereizter Haut/Allergien	• Gute Haftung • Geeignet bei empfindlicher Haut

Granulome am Katheter-Exit

Risikofaktoren für die Entstehung von Granulomen am Katheter-Exit sind Feuchtigkeit, Keimbelastung und mechanische Belastung (übermäßiger Druck oder Reibung) (Klippe et al. 2016; von Stebut 2017; Kötter 2022). Erfahrungsgemäß ist die Chance auf Granulomrückbildung bei frühestmöglichem Therapiebeginn am höchsten: Sobald erste Anzeichen von Hypergranulation am Katheter-Exit entstehen, sollte zeitnah ein mikrobiologischer Abstrich entnommen werden. Um eine rechtzeitige Verkümmerung des vitalen Gewebes zu erzielen, ist fortan ein **täglicher Verbandswechsel** in sterilem Handling mit gründlicher Desinfektion, gründlichem Trocknen und einer Lokalbehandlung mit lokalem Steroid in Kombination mit einem Antibiotikum (z. B. durch Verwendung von Augentropfen) ratsam. Eine Einwirkzeit bei der Lokalbehandlung von mind. 2–3 min ist erfahrungsgemäß sinnvoll; auch hier sollte der Katheter-Exit nochmals gründlich getrocknet werden. Keinesfalls sollte ein Folienverband, sondern ein Pflasterverband mit Vlieskissen aufgebracht werden.

Bei der Auswahl des Desinfektionsmittels kann ein klassisches Schleimhautantiseptikum verwendet werden; sollte jedoch ein hartnäckiger Hautkeim wie z. B. ein *Staphylococcus aureus* nachzuweisen sein, ist statt einer lokalen Antibiotika-Behandlung ein gezielter Einsatz eines spezifischen Antiseptikums wie z. B. eines Polihexanids ratsam.

- **Freizeitaspekte (Sportliche Aktivitäten und Schwimmen)**
  Freizeitaktivitäten, trotz eines zentralvenösen Langzeitverweilkatheters, haben für die betroffenen Patienten und Familien einen hohen Stellenwert und Bedeutung für die Lebensqualität. Sportliche Aktivitäten inklusive Schulsport mit einem zentralvenösen Katheter bergen jedoch Risiken: Insbesondere gilt es, eine Katheter-Dislokation und Materialdefekte zu vermeiden, bspw. durch optimale Fixationstechnik, Tragen einer Katheter-Tasche oder einer Thorax-Weste. Die NASPGHAN (North American Society for Pediatric Gastroenterology, Hepatology and Nutrition) empfiehlt Kontaktsportarten zu vermeiden, wenn auch die sportliche Beteiligung eine wichtige physische und emotionale Komponente in der Förderung der Lebensqualität von Kindern bedeutet (Wendel et al. 2020). Wir befürworten hingegen die körperliche Aktivität von Kindern mit Chronischem Darmversagen ausdrücklich und empfehlen eine individuelle Risikoabwägung gemeinsam mit Patienten und Eltern vorzunehmen.

  Schwimmen bei Vorhandensein eines zentralvenösen Katheters hat ein unvollständig definiertes, jedoch potenziell großes Risiko für Komplikationen (Wendel et al. 2020). Es existieren aktuell keine allgemeingültigen Empfehlungen bezüglich des Schwimmens bei Kindern mit Chronischem Darmversagen. Eine Umfrage unter 16 Zentren ergab, dass stark abweichende Herangehensweisen praktiziert werden: vom strikten Verbot bis hin zur Erlaubnis im offenen Meer zu schwimmen (Miller et al. 2014). Es gibt Nachweise für Kontaminationen chlorhaltiger, stehender oder fließender Gewässer mit humanpathogenen Keimen (u.a. mit Pseudomonaden). Eine situationsangepasste Pflege (u.a. wasserdichtes Abkleben der Katheter Versorgung, aseptischer Verbandswechsel unmittelbar nach Freizeitaktivität) kann das Infektionsrisiko möglicherweise minimieren (Wendel et al. 2020). In der Erfahrung der Autoren ist auch diesbezüglich eine individuelle Entscheidung mit allen Beteiligten zu treffen, da eine vollständige Risikovermeidung nicht möglich ist. Wesentliche Faktoren zur Prävention sind aus unserer Sicht: Verwendung eines Folienverbandes mit Chlorhexidin-Gluconat-Patch bei reizlosem Katheter-Exit, eine begrenzte Aufenthaltsdauer im Wasser, unmittelbare Kontrolle des Kathetereintritts nach Verlassen des Wassers, ggf. steriler Verbandswechsel bei Defiziten bzw. obligatorisch nach jeder Schwimm-Aktivität.

5.5.4 Eltern- und Angehörigenedukation: Informieren, Schulen, Beraten

Die Überleitung eines Kindes mit Chronischem Darmversagen und Heim-PE ins häusliche Setting ist vielschichtig. Um in diesem Kontext Eltern zu Pflegeexperten ihrer eigenen Kinder zu machen (Fetzner 2019) ist eine nähere Betrachtung der Patienten- und Familienedukation im Allgemeinen sinnvoll. Der Begriff der Patientenedukation (engl. *patient education*) umfasst „alle psychologischen und pädagogischen Maßnahmen zur Verbesserung des Gesundheitszustandes" (Norman und Crill 2011) und dient dazu, die Familien zur Selbstpflege zu befähigen und ihnen Autonomie und Selbstkontrolle im Alltag zu ermöglichen.

Es lässt sich zwischen verschiedenen Strategien in der Eltern- und Angehörigenedukation unterscheiden (Norman und Crill 2011):

- Bei der *Information* handelt es sich um das Erklären bestimmter Sachverhalte, beispielsweise zum Thema Hygiene, Infusionen, Katheter, Pflegematerialien bzw. um das gezielte Mitteilen (mündlich oder schriftlich) von Inhalten.
- Beim *Schulen bzw. Anleiten* (auch: Unterweisung, Training) geht es darum, Inhalte und insbesondere Fertigkeiten beispielsweise zur Heim-PE-Therapie in einem schrittweise geplanten Prozess (beispielsweise nach Schulungscurriculum) zu vermitteln; am Ende steht ein definiertes Ziel (ggf. mit Überprüfung).
- Bei der *Beratung* spricht man von einem ergebnisoffenen und dialogischen Prozess, bei dem eine maßgeschneiderte und individuelle (Problem-)Lösung vorbereitet wird, beispielsweise bei der Beratung bei lokalen Problemen mit dem Katheter-Exit.

Gerade bei seltenen Erkrankungen sind die betroffenen Kinder und Familien häufig an spezialisierte Zentren gebunden, für welche teilweise ein weiter Weg in Anspruch genommen wird. Um Schulungsprogramme für die Pflege eines Kindes mit Chronischem Darmversagen und heimparenteraler Ernährungstherapie weitläufig zu etablieren, bedarf es mehr Evidenz zur Wirksamkeit von Elternschulungen durch Pflegekräfte bezüglich der Katheterpflege bzw. des heimparenteralen Ernährungsmanagements. Eine besondere etablierte Schulungsform ist das *hands-on-training* (engl.). Hierbei führen die pflegenden Eltern bzw. Angehörigen praktische Übungen selbst am eigenen Kind oder zumindest an einer Puppe durch. Es bleibt also nicht nur bei „Unterweisungen". Das Schulungsprogramm am Zentrum der Autoren beinhaltet ebenfalls ein hands-on-training, eingebettet in ein weiterreichendes Katheterpflege-Konzept. Die Analyse dieser Vorgehensweise ergab eine signifikante Reduktion Katheter-assoziierter Komplikationen (Hilberath et al. 2024).

5.5.5 Entlassmanagement bei Kindern mit Chronischem Darmversagen und heimparenteraler Ernährungstherapie

Einer Entlassvorbereitung muss ausreichend Zeit eingeräumt werden. Sicherzustellen ist die nachhaltige Etablierung der wichtigsten grundlegenden Pflegeaspekte vor Überleitung vom klinischen ins häusliche Setting bei der Pflege eines Kindes mit CDV und Langzeit-PE (Koletzko et al. 2005). Die Einweisung ins Infusionspumpenmanagement vor der Entlassung ist ebenso wichtig wie die Koordination mit Spezialapotheken, welche die Eltern bereits in der Klinik über die Versorgung zu Hause informieren. Die Zulieferung der Hilfsmittel und der (meist zu kühlenden) parenteralen Ernährung, sowie Beratung bezüglich Mobilität mit dieser Spezialversorgung (bspw. Infusionsrucksack) und Klärung weiterer Alltagsfragen gehören zu einem reibungslosen Übergang von der Klinik nach Hause (Fetzner 2019).

Des Weiteren sollen die Rolle der Institutionen und Ansprechpartner im klinischen Bereich wie auch im niedergelassenen Sektor, die Aufgaben bzw. Zuständigkeiten des Homecare-Providers und der Apotheke sowie eines eventuellen Pflegedienstes zusammen mit der Familie thematisiert werden. Die verlässliche Koordination der häuslichen Pflege im Rahmen der Entlassplanung sowie die Terminierung von Folgeterminen und Kontrollen ist erforderlich.

Die entlassende Institution ist verantwortlich für eine adäquate Patienten- und Angehörigenedukation und die Entwicklung diverser Schulungsmaterialien (Koletzko et al. 2005). Homecare-Unternehmen tragen Verantwortung bezüglich einer kontinuierlichen Pflegebegleitung der Heim-PE-Patienten. Die Organisation aller PE-relevanter Materialien für Zuhause und das Angebot für weitere Schulungsmaßnahmen gehören mit der Etablierung eines Notfallplans für Zuhause zu den Hauptaufgaben (Koletzko et al. 2005). Ein interprofessioneller Ansatz für die Versorgung ist grundsätzlich essenziell (Koletzko et al. 2005). Entsprechend sollten alle Parteien, die am Entlassprozedere beteiligt sind, ihre Rollen und Zuständigkeiten klar definieren. Auch ist es wichtig, dass mindestens zwei Pflegende (Elternteile oder nahe Bezugspersonen) auf alle HPE-relevante Prozesse eingelernt werden, um im Notfall eine Ersatzpflege stellen zu können (Koletzko et al. 2005). Die Schulung sollte im besten Fall einige Wochen vor der Erstentlassung stattfinden. Die Sicherstellung einer angemessenen Nachsorge im häuslichen Bereich kann herausfordernd sein – der niedergelassene Kinderarzt, welche in der Regel für die Basis-Versorgung zuständig ist, sollte möglichst früh in den Entlassprozess miteinbezogen werden. Die Eltern müssen darüber aufgeklärt werden, zu welchem Zeitpunkt welche Institution aufzusuchen ist (Hilberath et al. 2024). Eine diesbezügliche Auflistung der Kontaktmöglichkeiten bei Fragen und (sich anbahnenden) Komplikationen vermittelt betroffenen Familien ein Gefühl der Sicherheit und hilft Zeit- und Reibungsverluste durch fehlgelaufene Kommunikationswege zu vermeiden.

5.6 Transition

Michaela Brandstätter

Unter Transition versteht man im medizinischen Kontext den geplanten Übergang von Jugendlichen und jungen Erwachsenen mit chronischen Erkrankungen oder speziellen gesundheitlichen Bedürfnissen von der pädiatrischen in die Erwachsenenmedizin. Dieser Prozess umfasst nicht nur den Wechsel der medizinischen Betreuungsteams, sondern auch die Vorbereitung der Patienten auf ein höheres Maß an Eigenverantwortung im Umgang mit ihrer Gesundheit und ihrer Behandlung.

Die Transition zielt darauf ab, die Kontinuität der Versorgung zu gewährleisten und sicherzustellen, dass die besonderen Bedürfnisse der Patienten auch im Erwachsenenalter weiterhin angemessen berücksichtigt werden. Dies schließt eine umfassende Aufklärung über die Erkrankung, das Erlernen von Selbstmanagement-Fähigkeiten und die psychosoziale Unterstützung ein. Eine erfolgreiche Transition kann dazu beitragen, gesundheitliche Komplikationen zu minimieren und die Lebensqualität der Betroffenen zu verbessern.

Die Transition von Kindern mit Chronischem Darmversagen in die Erwachsenenversorgung ist ein komplexer und wichtiger Prozess, der sorgfältige Planung und Zusammenarbeit erfordert. Kinder mit dieser Diagnose sind oft auf langzeitige parenterale Ernährung angewiesen und benötigen spezialisierte medizinische Betreuung.

Während der Transition geht es darum, den Übergang von der pädiatrischen in die erwachsene Gesundheitsversorgung reibungslos zu gestalten. Dies beinhaltet die Vorbereitung des Jugendlichen auf mehr Eigenverantwortung im Umgang mit seiner Erkrankung und der Behandlung. Ein interdisziplinäres Team aus Kinderärzten, Gastroenterologen, Ernährungsberatern und Psychologen arbeitet eng zusammen, um individuelle Übergangspläne zu entwickeln, die auf die spezifischen Bedürfnisse und Lebensumstände des Patienten abgestimmt sind.

Ein zentraler Aspekt der Transition ist die Aufklärung des Patienten und seiner Familie über die Erkrankung, die Behandlungsoptionen und mögliche Komplikationen. Dies umfasst Schulungen zum Management der parenteralen Ernährung und zur Erkennung von Infektionszeichen und möglichen weiteren Komplikationen. Gleichzeitig wird der Aufbau einer stabilen, vertrauensvollen Beziehung zu den neuen Behandlern in der Erwachsenenmedizin gefördert. Dies erfordert Geduld und oft Mühe, um diesen Prozess zu starten, zu begleiten und Kinder und junge Erwachsene vertrauensvoll in die Hände eines neuen Behandlerteams zu übergeben.

Psychosoziale Unterstützung spielt ebenfalls eine entscheidende Rolle. Jugendliche mit Chronischem Darmversagen müssen oft mit den emotionalen und sozialen Herausforderungen ihrer Erkrankung umgehen. Hier können psychosoziale Begleitung und die Integration in Selbsthilfegruppen wertvolle Unterstützung bieten.

Einige Kliniken bieten bereits Transitionssprechstunden an, die in Zusammenarbeit mit Teams von Kindergastroenterologen und Erwachsenenmedizinern durchgeführt werden. Dies fördert einen intensiven fachlichen Austausch und eine strukturierte Übergabe, was den jungen Erwachsenen den Übergang von der Jugend- in die Erwachsenenmedizin erleichtert.

Die Zielsetzung der Transition ist es, die Kontinuität der Versorgung zu gewährleisten und die Lebensqualität der Betroffenen zu verbessern. Eine gut organisierte Transition kann dazu beitragen, gesundheitliche Komplikationen zu minimieren und den jungen Erwachsenen ein möglichst selbstbestimmtes Leben zu ermöglichen.

Im Rahmen von Programmen der Deutschen Gesellschaft für Transitionsmedizin (transitionsmedizin.net) sowie des Berliner Transitionsprogramms (Berliner TransitionsProgramm e.V.) werden teilweise gemeinsame Sprechstunden angeboten. Häufig scheitern diese jedoch an der fehlenden Finanzierung durch die Krankenkassen.

Das Hauptproblem bei der Transition von Patienten mit Chronischem Darmversagen liegt in der Seltenheit der Erkrankung und der Tatsache, dass es kaum Zentren gibt, die sowohl Kinder als auch Erwachsene am selben Standort betreuen. Dies erschwert die Durchführung gemeinsamer Transitionssprechstunden erheblich, weshalb der Austausch über die Patienten meist telefonisch erfolgt.

5.7 Monitoring

Michaela Brandstätter

Die Überwachung der medizinischen Therapie inklusive der Ernährungstherapie ist individuell sehr unterschiedlich. Berücksichtigt werden müssen die Erkrankung, die zu einem CDV/KD geführt hat, das Alter sowie in welchem Stadium (Hypersekretion-, Adaption- oder Stabilisierungsphase) sich der Erkrankte befindet. Auch müssen mögliche Komplikationen sowie Komorbiditäten berücksichtigt werden.

Im Behandlerteam ist abzustimmen, in welchen Abständen oder Perioden die Betroffenen regelmäßig die Ambulanz aufsuchen sollten. Dieses Kapitel soll eine mögliche Vorgehensweise aufzeigen. Beachten Sie, dass es sehr viele individuelle Abweichungen gibt, die berücksichtigt werden müssen.

5.7.1 Überwachung der medizinischen Ernährungstherapie von CDV/KD im ambulanten Bereich

Die Überwachung des Krankheitsverlaufes und der medizinischen Ernährungstherapie von CDV/KD im ambulanten Bereich ist von entscheidender Bedeutung, um die Nährstoff- sowie Flüssigkeitsversorgung zu sichern, Dysbalancen der Erkrankung und Komplikationen zu vermeiden und die Lebensqualität der Patienten zu verbessern. Ein systematischer Ansatz durch regelmäßige Überprüfung und Anpassung der Ernährungspläne, kontinuierliche Laborkontrollen, umfassende Ernährungsberatung, Unterstützung bei der Anwendung von Ernährungssystemen sowie psychosoziale Begleitung kann die Lebensqualität der Patienten erheblich verbessert und Komplikationen können effektiv vermieden werden. Ein enger Austausch zwischen Patienten, Angehörigen und dem Behandlungsteam ist dabei unerlässlich.

Hier sind die wesentlichen Aspekte der Überwachung:

Regelmäßige Ernährungsbewertung und -anpassung
Eine kontinuierliche Bewertung und Anpassung der Ernährungspläne (oral, enteral, parenteral) ist notwendig, um den wechselnden Bedürfnissen der Patienten gerecht zu werden. Individuelle Nährstoffanforderungen führen zu Anpassungen der Nährstoffzufuhr basierend auf dem aktuellen klinischen Status und den spezifischen Bedürfnissen des Patienten. Auch die Art der medizinischen Ernährungstherapie und die Entscheidung zwischen oraler, enteraler und parenteraler Ernährung oder einer Kombination aller, soll eine optimale Nährstoffzufuhr gewährleisten.

Laborkontrollen
Regelmäßige Laborkontrollen sind essenziell, um den medizinischen Verlauf der Erkrankung und den Ernährungszustand sowie die metabolische Balance zu überwachen.

Blutbild und Elektrolyte: Überwachung von Hämoglobin, Hämatokrit, Natrium, Kalium, Kalzium und Magnesium zur frühzeitigen Erkennung von Mangelzuständen oder Dysbalancen.

Leber- und Nierenfunktion: Regelmäßige Kontrolle von Leberenzymen und Nierenparametern zur Überwachung der Organfunktion.

Vitamin- und Spurenelementstatus: Überprüfung von Vitamin B12, Vitamin D, Eisen, Zink und anderen wichtigen Mikronährstoffen.

Entzündungsmarker: C-reaktives Protein (CRP) und andere Entzündungsmarker sollten regelmäßig überprüft werden, um mögliche Infektionen oder Entzündungen zu erkennen.

Überwachung von individuellen Parametern je nach Erkrankung, die zu einem CDV/KD führte, sind zusätzlich notwendig.

Ernährungsberatung und Schulung
Notwendig ist eine individuelle Beratung, die Anpassungen an die spezifischen Bedürfnisse und Lebensumstände des Patienten berücksichtigt. Wiederholte Schulungen von Patienten und Angehörigen mit Vermittlung von Wissen über geeignete Nahrungsmittel, Kochtechniken und die Handhabung von Ernährungssonden oder Infusionssystemen sind sinnvoll.

Ein intensives Training der Betroffenen und bei Bedarf Angehörigen zu frühzeitigem Erkennen und Vermeiden von metabolischen sowie infektiösen Komplikationen.

Anpassung an soziale und kulturelle Präferenzen mit Berücksichtigung der kulturellen und sozialen Hintergründe bei der Planung der medizinischen Ernährungstherapie.

Unterstützung bei der Anwendung von Ernährungssystemen
Viele Patienten mit CDV/KD sind auf komplexe Ernährungssysteme angewiesen, deren Handhabung sorgfältige Schulung und Unterstützung erfordert:

Parenterale Ernährung: Anleitung zur sicheren Handhabung von Infusionssystemen, Prävention von Infektionen und Überwachung der Katheterpflege.

Enterale Ernährung: Schulung zur Pflege und Handhabung von Ernährungssonden sowie zur Prävention von Komplikationen wie Okklusionen oder Infektionen.

Psychosoziale Unterstützung
CDV/KD und die damit verbundene Ernährungstherapie stellen eine erhebliche Belastung dar. Durch eine regelmäßige *psychologische Beratung* erfahren Betroffene Unterstützung bei der Bewältigung der Diagnose und der damit verbundenen Lebensveränderungen. Auch *Selbsthilfegruppen* führen zu einem regelmäßigen Austausch mit anderen Betroffenen zur Förderung des psychischen Wohlbefindens und zur Stärkung der sozialen Unterstützung. (Siehe KisE e.V.).

Monitoring und Feedback
Ein kontinuierliches Monitoring und regelmäßiges Feedback sind entscheidend für den Erfolg der medizinischen Therapie. Es ist hilfreich, wenn Betroffene selbst Tagebücher führen.

Ernährungstagebuch
Das Führen eines detaillierten Ernährungstagebuchs, vor allem am Ende der Hypersekretions- und zu Beginn der Adaptionsphase durch den Patienten zur Selbstüberwachung und zur Besprechung bei Kontrollterminen. Enthalten sollten die Art (oral, enteral, parenteral) und Menge der aufgenommenen Nahrung, auftretende Symptome und besondere Vorkommnisse sein.

Bilanztagebuch
Ein Bilanztagebuch wird notwendig, um die Flüssigkeitszufuhr und -ausfuhr eines Patienten systematisch zu überwachen und aufzuzeichnen. Es wird benötigt, um den Flüssigkeitshaushalt des Patienten zu beurteilen und sicherzustellen, dass er ausgeglichen ist. Ein Bilanztagebuch enthält typischerweise folgende Informationen:

Flüssigkeitszufuhr
Datum und Uhrzeit: Wann die Flüssigkeitszufuhr (oral, enteral, parenteral) erfolgt ist.

Art der Flüssigkeit: Beschreibung der zugeführten Flüssigkeit (z. B. Wasser, Tee, Infusionen).

Menge der Flüssigkeit: Die genaue Menge der aufgenommenen Flüssigkeit, gemessen in Millilitern (ml).

Flüssigkeitsausfuhr
Beschreibung der Art der Ausscheidung (z. B. Urin, Erbrochenes, Drainagen).
Menge der Flüssigkeit: Die genaue Menge der abgegebenen Flüssigkeit, ebenfalls gemessen in Millilitern (ml).

Sonstige Parameter
Regelmäßige Gewichtsmessungen können zusätzliche Hinweise auf Flüssigkeitsverschiebungen geben. Hilfreich können notwendige zusätzliche Notizen zu besonderen Beobachtungen oder ungewöhnlichen Umständen (z. B. Schwitzen, Fieber, Durchfall) sein.

Bilanzierung
Berechnung der Differenz zwischen der zugeführten und abgegebenen Flüssigkeitsmenge für jeden Tag. Der Nutzen des **Bilanztagebuchs** ist die Überwachung des Flüssigkeitshaushalts. Es hilft, Dehydration oder Überwässerung frühzeitig zu erkennen und zu vermeiden. Eine Anpassung der Therapie erfolgt auf Basis dieser Daten, dadurch kann das Behandlungsteam die Flüssigkeitszufuhr und -abgabe besser steuern und die Zufuhr anpassen. Es bietet eine präzise Dokumentation, die bei Übergaben und in der interdisziplinären Kommunikation zwischen Ärzten, Pflegepersonal und anderen Beteiligten genutzt werden kann.

Beschwerdetagebuch
Betroffene sollten regelmäßig und systematisch Beschwerden, Symptome und gesundheitlichen Veränderungen festhalten. Wie z. B.:
Datum und Uhrzeit: Wann die Beschwerden auftreten.
Beschreibung der Beschwerden: Detaillierte Schilderung der Art und Intensität der Symptome (z. B. Schmerzart, Dauer, Häufigkeit).
Begleitende Umstände: Informationen über Aktivitäten, Nahrungsaufnahme, Medikamente oder Ereignisse, die den Beschwerden vorausgegangen sind oder diese begleitet haben.
Bewertung der Beschwerden: Subjektive Einschätzung der Schwere der Beschwerden, oft auf einer Skala von 1 bis 10.
Ergriffene Maßnahmen: Dokumentation von Maßnahmen, die zur Linderung der Beschwerden unternommen wurden (z. B. Einnahme von Medikamenten, Ruhe, Anwendungen).
Beobachtete Veränderungen als Notizen über Verbesserungen oder Verschlechterungen der Symptome im Verlauf der Zeit notieren. Ein Patienten-Beschwerdetagebuch dient dazu, dem Patienten und den behandelnden Ärzten einen detaillierten Überblick über den Verlauf und die Muster der Beschwerden zu geben. Es hilft, die Wirksamkeit von Behandlungen zu beurteilen und mögliche Auslöser oder Zusammenhänge zu identifizieren, was zu einer gezielteren und effektiveren Therapie führen kann.
Es ist notwendig regelmäßige Wiedervorstellungstermine durchzuführen: Periodische Kontrolltermine zur Bewertung des Allgemein- und Ernährungsstatus und zur Anpassung der Therapie je nach Phase und Schweregrad der Erkrankung.
Protokolle wie individuelles Beschwerdeprotokoll, Bilanz- sowie Ernährungsprotokoll finden Sie im Anhang.

5.7.2 Praktische Vorschläge zur Überwachung von Patienten mit heimenteraler und/oder heimparenteraler Ernährung

Die Überwachung von Patienten, die auf heimenterale (HEE) oder heimparenterale Ernährung (HPE) angewiesen sind, ist essenziell, um ihre Gesundheit und Lebensqualität zu sichern und Komplikationen zu vermeiden. Hier sind einige praktische Vorschläge zur effektiven Überwachung:

Regelmäßige klinische Beurteilungen
Körperliche Untersuchung: Regelmäßige körperliche Untersuchungen durch den Hausarzt oder Spezialisten, um den allgemeinen Gesundheitszustand, den Ernährungsstatus und Anzeichen von Komplikationen zu überwachen.

Gewichtskontrolle: Wöchentliche Gewichtsmessungen zur Überwachung des Ernährungszustands und zur Anpassung der Kalorienzufuhr.

Symptomüberwachung: Patienten sollten auf Symptome wie Durchfall, Verstopfung, Bauchschmerzen, Fieber, Schwellungen und Hautveränderungen achten und diese berichten.

Schulung und Aufklärung
Eine umfassende Schulung von Patienten, Angehörigen und Pflegekräfte auf die Handhabung der Ernährungssysteme, die Erkennung von Komplikationen und die richtige Hygienepraxis sind wichtige Voraussetzung für die Versorgung im ambulanten Bereich.

Technische Überprüfung
Eine regelmäßige Wartung und Überprüfung der Ernährungspumpen, Infusionssysteme und anderer technischer Geräte durch geschultes Personal sind notwendig, um deren einwandfreie Funktion sicherzustellen.

Die Katheter- und Sondenpflege erfordert eine intensive Schulung der Patienten und Pflegekräfte in der richtigen Pflege und Handhabung von Ernährungssonden und Venenkathetern, um Infektionen und mechanische Komplikationen zu vermeiden.

Psychosoziale Unterstützung
Eine regelmäßige **psychosoziale Beratung** hilft den Patienten und deren Familien bei der Bewältigung der emotionalen und psychologischen Belastungen der Langzeiternährung.

Auch Selbsthilfegruppen können den Austausch mit anderen Betroffenen fördern und Unterstützung bieten.

Interdisziplinäre Zusammenarbeit
Für die Koordination der Versorgung ist eine enge Zusammenarbeit zwischen Hausärzten, Ernährungsberatern, Gastroenterologen, Pflegepersonal, Pflegediensten und anderen Fachärzten notwendig, um eine ganzheitliche und koordinierte Betreuung sicherzustellen. Regelmäßige Konsultationen und Fallbesprechungen im interdisziplinären Behandlerteam sind notwendig, um den Fortschritt der Patienten zu überwachen und die Behandlungspläne anzupassen.

Infektionsprävention

Strikte Einhaltung aseptischer Techniken ist eine zwingende Voraussetzung bei der Zubereitung und Verabreichung der Nahrung, insbesondere bei parenteraler Ernährung, um Infektionen zu verhindern. Patienten sollten regelmäßig auf Anzeichen von Infektionen (z. B. Fieber, Rötung, Schwellung an der Kathetereinstichstelle) überwacht werden.

Durch die Umsetzung dieser praktischen Vorschläge kann die Betreuung von Patienten mit heimenteraler und heimparenteraler Ernährung optimiert werden, was zu einer besseren Lebensqualität, geringeren Komplikationsraten und einer effektiveren Ernährungstherapie führt (Bischoff et al. 2024; Brandstätter und Roos-Liegmann 2005) (Tab. 5.22).

Tab. 5.22 Praktische Vorschläge zur Überwachung bei Patienten mit HEE und HPE. (Tabelle modifiziert nach Bischoff et al. 2024; Lamprecht et al. 2014; Joosten et al. 2018)

| Parameter | Frequenz | | Zuständigkeit |
	HEE	HPE	
Allgemeinzustand, Körpertemperatur	1–2-mal wöchentlich, ab dem 2. Monat 1–2-mal monatlich bei stabilem Zustand	Täglich, 1–2-mal wöchentlich bei stabilem Zustand	Pflegefachkraft bzw. Patient oder Betreuer, bei Problemen Hausarzt
Körpergewicht/BMI	monatlich	1–2-mal wöchentlich bei instabilem Zustand, sonst monatlich	Pflegefachkraft bzw. Patient oder Betreuer
Proteinstatus (Oberarmumfang, Muskelkraft, Albumin)	quartalweise	Alle 1–3 Monate	Pflegefachkraft oder Ernährungsfachkraft
Körperzusammensetzung (BIA)	halbjährlich oder jährlich	halbjährlich	Pflegefachkraft oder Ernährungsfachkraft
Flüssigkeitshaushalt (Urinausscheidung, ggf. Stomaausscheidung, Ödembildung)	1–2-mal wöchentlich, ab dem 2. Monat monatlich bei stabilem Zustand	Täglich, ab der 2. Woche wöchentlich, ab dem 2. Monat 1–2-mal monatlich bei stabilem Zustand je nach individuellem Zustand und Art der Operation	Pflegefachkraft bzw. Patient oder Betreuer, bei Problemen Hausarzt

(Fortsetzung)

Tab. 5.22 (Fortsetzung)

Parameter	Frequenz HEE	HPE	Zuständigkeit
Stuhlgang (Anzahl und Konsistenz)	1–2 Mal wöchentlich, ab dem 2. Monat monatlich bei stabilem Zustand	1–2-mal wöchentlich, ab dem 2. Monat 1–2-mal monatlich bei stabilem Zustand	Pflegefachkraft oder Ernährungsfachkraft
Hautaustrittstelle der perkutanen Sonde bzw. des Katheters	wöchentlich	Anfangs täglich, später 1–2-mal wöchentlich	Pflegefachkraft bzw. Patient oder Betreuer (nach entsprechendem Trainingsprogramm)
Routinelabor (Blutbild, CRP, Glukose, Elektrolyte wie Na, K, Cl, Ca, Mg, P, Kreatinin, Harnstoff, Leberwerte, Triglyceride)	1-mal wöchentlich, ab dem 2. Monat 1-mal monatlich, ab dem 3. Monat quartalsweise bei stabilem Zustand	1-mal wöchentlich, ab dem 2. Monat 1-mal monatlich, ab dem 3. Monat quartalsweise bei stabilem Zustand	Hausarzt
Speziallabor (z. B.Ferritin, Transferritinsättigung, weitere Mikronährstoffanalyse wie Vit D, Vit B12, Folsäure, Zn, Cu, Se, Mn, Albumin, Präalbumin, Bicarbonat, CHE, INR u. a.)	Je nach klinischem Zustand alle 3 bis 12 Monate	Je nach klinischem Zustand alle 3 bis 12 Monate	Hausarzt oder Krankenhaus
Leber Ultraschalluntersuchung	jährlich	jährlich	Hausarzt oder Krankenhaus
Knochendichtemessung (DEXA)	Bei V. a Osteoporose	Alle 2 Jahre	Im Krankenhaus

5.7.3 Verhalten bei Notfällen

Notfälle können bei Patienten mit CDV/KD lebensbedrohlich sein und erfordern schnelles und gezieltes Handeln. Hier sind die wesentlichen Schritte, die in einem Notfall beachtet werden und auf die Betroffene, Angehörige und bei Bedarf Eltern und Pflegedienste geschult werden müssen.

Erkennen eines Notfalls
Symptome einer Infektion: Fieber, Schüttelfrost, Schmerzen an der Infusionsstelle oder Rötung und Schwellung um den Katheter können auf eine Infektion hinweisen.

Dehydration: Zeichen von Dehydration, wie starker Durst, trockene Schleimhäute, verminderte Urinausscheidung, Schwindel oder Verwirrtheit.

Elektrolytungleichgewicht: Symptome wie Muskelkrämpfe, Herzrhythmusstörungen, Schwäche oder Verwirrtheit.

Blockade oder Fehlfunktion der Ernährungssonde oder des Katheters: Schwierigkeiten bei der Verabreichung der Ernährung oder Schmerzen an der Einführungsstelle.

Notfallkontakte benachrichtigen
Sofortige Information des behandelnden Arztes und rufen eines **Rettungsdienstes** bei schwerwiegenden Symptomen wie hohem Fieber, starker Dehydration, Verwirrtheit oder Herzrhythmusstörungen.

Transport ins Krankenhaus
Alle relevanten medizinischen Informationen und eine Liste der aktuellen Medikamente und Infusionstherapie des Patienten sollten bereitgehalten werden.

Nachsorge
Alle Ereignisse und Maßnahmen, die während des Notfalls ergriffen wurden, sollten dokumentiert werden, um eine genaue Berichterstattung an die medizinischen Fachkräfte zu ermöglichen. Nach der akuten Phase sollten der Versorgungsplan und die Präventionsstrategien überprüft und gegebenenfalls angepasst werden, um zukünftige Notfälle zu vermeiden.

Ein systematisches und gut vorbereitetes Vorgehen kann die Sicherheit und das Wohlbefinden von Patienten mit CDV/KD erheblich verbessern und dazu beitragen, Notfälle effizient und wirksam zu bewältigen.

5.7.4 Vorgehen beim Beenden der parenteralen/ enteralen Ernährungstherapie

Das Beenden einer parenteralen oder enteralen Ernährungstherapie erfordert sorgfältige Planung und Überwachung, um sicherzustellen, dass der Übergang zu oraler Ernährung reibungslos und ohne Komplikationen verläuft. Vor allem bei Kindern besteht, da oft der Darm noch wächst (Bischoff et al. 2024), die reelle Chance eines erfolgreichen „Weanings", vor allem der parenteralen Ernährungstherapie.

> **Zitate aus der S3 Leitlinie Heimenterale (HEE) und heimparenterale Ernährung (HPE) (Bischoff et al. 2024)**
> Die HEE sollte beendet werden, wenn die Ernährungsziele erreicht sind und die orale Energieaufnahme des Patienten seinem Energie- und Nährstoffbedarf entspricht.
>
> Die HPE sollte beendet werden, wenn das gewünschte Gewicht sowie eine Normalisierung des Proteinstatus erreicht sind bzw. die orale bzw. enterale Energieaufnahme des Patienten seinem Erhaltungsbedarf entspricht.
>
> Zur geplanten Beendigung von HEE oder HPE sollte eine standardisierte und gleichzeitig individualisierte Schulung von stufenweisen Kostaufbau durch eine Ernährungsfachkraft erfolgen.

Bewertung des Ernährungsstatus
Voraussetzungen sind eine gründliche ärztliche Untersuchung und medizinische Beurteilung, um sicherzustellen, dass der Patient in der Lage ist, ausreichende Nährstoffe und Flüssigkeiten oral aufzunehmen. Mit Labortests muss der Ernährungsstatus überprüft werden und eine klinische Beurteilung zur Sicherstellung einer stabilen Nährstoffversorgung erfolgen.

Planung des Übergangs
Die parenterale oder enterale Ernährung sollte schrittweise reduziert werden, während die orale Nahrungsaufnahme entsprechend gesteigert wird. Die Rate der Reduktion und die Art der zugeführten Nahrung sollten individuell angepasst werden, abhängig von der Toleranz des Patienten und dem spezifischen klinischen Zustand.

Überwachung während des Übergangs
Durch regelmäßige und häufige Überprüfung der Gewichtsentwicklung, der Flüssigkeitsbilanz, der Elektrolytwerte und allgemeiner gesundheitlicher Parameter. Auf mögliche Symptome wie Übelkeit, Erbrechen, Durchfall oder Verstopfung, die auf Schwierigkeiten beim Übergang hinweisen könnten, sollte geachtet werden.

Ernährungsberatung und Unterstützung
Zusammenarbeit mit einem Ernährungsberater zur Erstellung eines ausgewogenen und an die Bedürfnisse des Patienten angepassten Ernährungsplans. Patienten und Pflegepersonal sollten geschult und unterstützt werden, um den Übergang zu erleichtern und die Einhaltung des Ernährungsplans zu gewährleisten.

Langfristige Nachsorge
Nach Beendigung der parenteralen oder enteralen Ernährung ist eine kontinuierliche Überwachung notwendig, um sicherzustellen, dass der Patient weiterhin ausreichende Nährstoffe erhält und keine Rückfälle auftreten. Der Ernährungsplan sollte regelmäßig überprüft und angepasst werden, um den sich ändernden Bedürfnissen des Patienten gerecht zu werden.

Ein gut durchdachtes und schrittweise durchgeführtes Vorgehen beim Beenden der parenteralen oder enteralen Ernährungstherapie ist entscheidend, um die Ernährungssicherheit des Patienten zu gewährleisten und Komplikationen zu vermeiden. (Bischoff et al. 2024) siehe Tab. 22

Literatur

Abi Nader E, Lambe C, Talbotec C, Pigneur B, Lacaille F, Garnier-Lengliné H, Petit LM, Poisson C, Rocha A, Corriol O et al (2016) Outcome of home parenteral nutrition in 251 children over a 14-y period: report of a single center. Am J Clin Nutr 103:1327–1336
Abi Nader E, Lambe C, Talbotec C, Dong L, Pigneur B, Goulet O (2018) A new concept to achieve optimal weight gain in malnourished infants on total parenteral nutrition. J Parenter Enteral Nutr 42:78–86

Bischoff S C, Arends J, Dörje F, Gerlach H, Kröner-Hermann R, Plauth M, et al. (2024) S3-Leitlinie Heimenterale und heimparenterale Ernährung. Aktuelle Ernährungsmedizin.;49(4):73–155.

Brandstätter M, Roos-Liegmann B (2005) Künstliche Ernährung bei Kindern: enteral – parenteral, ambulant und stationär. Verlag: Urban & Fischer Verlag/Elsevier GmbH, Sitz: München / Jena, S 21-87, 181-185

Brandstätter M et. al (2005) Künstliche Ernährung bei Kindern. 104:196

Busch A (2016) Immer weniger Kinder benötigen eine Darmtransplantation. Pädiatrie: Kinder-Und Jugendmedizin Hautnah 28(S1):6–11. https://doi.org/10.1007/s15014-016-0786-8

Calder PC, Waitzberg DL, Klek S, Martindale RG (2020) Lipids in parenteral nutrition: biological aspects. J Parenter Enteral Nutr 44(Suppl 1):S39–S44

Casey AL, Elliott TS (2010) Prevention of central venous catheter-related infection: update. Br J Nurs 19(2):78–87. https://doi.org/10.12968/bjon.2010.19.2.46289

Chu H-P, Brind J, Tomar R, Hill S (2012) Significant reduction in central venous catheter – related bloodstream infections in children on HPN after starting treatment with taurolidine line lock. J Pediatr Gastroenterol Nutr 55(4):403–407. https://doi.org/10.1097/MPG.0b013e31825bb0ae

Clare S, Rowley S (2018) Implementing the Aseptic Non-Touch Technique (ANTT®) clinical practice framework for aseptic technique: a pragmatic evaluation using a mixed methods approach in two London hospitals. J Infect Prev 19(1):6–15. https://doi.org/10.1177/1757177417720996

Emedo MJ, Godfrey EI, Hill SM (2010) A qualitative study of the quality of life of children receiving intravenous nutrition at home. J Pediatr Gastroenterol Nutr 50(4):431–440. https://doi.org/10.1097/MPG.0b013e3181afd541

Fetzner L (2019) Pflege von Kindern mit chronischem Darmversagen. JuKiP – Ihr Fachmagazin Für Gesundheits- Und Kinderkrankenpflege 08(3):102–105. https://doi.org/10.1055/a-0883-4642

Goulet O (2024) An overview of parenteral nutrition from birth to adolescence based on a composite fish oil containing lipid emulsion and a pediatric amino acid solution. Nutrients 16(3):440

Goulet O, Breton A, Coste ME, Dubern B, Ecochard-Dugelay E, Guimber D, Loras-Duclaux I, Abi Nader E, Marinier E, Peretti N et al (2021) Pediatric home parenteral nutrition in france: a six-year national survey. Clin Nutr 40:5278–5287

Gallotto M, Rosa CM, Takvorian-Bené M, McClelland J, Tascione C, Carey A, Raphael BP (2019) Caregiver training for pediatric home parenteral nutrition: A5-session discharge curriculum. J Infus Nurs 42(3):132–136. https://doi.org/10.1097/NAN.0000000000000320

Gura KM, Duggan CP, Collier SB, Jennings RW, Folkman J, Bistrian BR, Puder M (2006) Reversal of parenteral nutritionassociated liver disease in two infants with short bowel syndrome using parenteral fish oil: implications for future management. Pediatrics 118:e197–e201

Hartman C, Shamir R, Simchowitz V, Lohner S, Cai W, Decsi T, Braegger C, Bronsky J, Cai W, Campoy C, Carnielli V, Darmaun D, Decsi T, Domellöf M, Embleton N, Fewtrell M, Fidler Mis N, Franz A, Goulet O, Yan W (2018) SPGHAN/ESPEN/ESPR/CSPEN guidelines on pediatric parenteral nutrition: complications. Clin Nutr 37(6):2418–2429. https://doi.org/10.1016/j.clnu.2018.06.956

Hilberath J, Sieverding L, Urla C, Michel J, Busch A, Tsiflikas I, Slavetinsky C, Hartleif S, Schunn M, Winkler F, Riegger F, Fuchs J, Sturm E, Warmann S (2024) Vascular rehabilitation in children with chronic intestinal failure reduces the risk of central-line associated bloodstream infections and catheter replacements. Clin Nutr 43(7):1636–1641. https://doi.org/10.1016/j.clnu.2024.05.026

Hill S, Ksiazyk J, Prell C, Tabbers M, Braegger C, Bronsky J, Cai W, Campoy C, Carnielli V, Darmaun D, Decsi T, Domellöf M, Embleton N, Fewtrell M, Fidler Mis N, Franz A, Goulet O, Hartman C, Hill S, Yan W (2018) ESPGHAN/ESPEN/ESPR/CSPEN guidelines on pediatric parenteral nutrition: home parenteral nutrition. Clin Nutr 37(6):2401–2408. https://doi.org/10.1016/j.clnu.2018.06.954

Hirshberg E, Larsen G, Van Duker H (2008) H. Alterations in glucose homeostasis in the pediatric intensive care unit: hyperglycemia and glucose variability are associated with increased mortality and morbidity. Pediatr Crit Care Med 9:361–366

Hojsak I, Lacaille F, Gupte G. L, Köglmeier J. (2018) Central line in long-term parenteral nutrition in children: a European survey 67(3),409–413. https://doi.org/10.1097/MPG.0000000000002064

Joosten K et al (2018) ESPGHAN/ESPEN/ESPR/CSPEN 2018 guidelines on pediatric parenteral nutrition: energy. Clin Nutr 37:2309–2314

Klippe AHJ, Kirsten D, Andrée C (2016) Rudolf Virchow (1821–1902) und der Ursprung des Begriffes „Granulom"* Rudolf Virchow (1821–1902) and the Origin of the Term „Granuloma". Pneumologie 70:122–127. https://doi.org/10.1055/s-0042-118082

Kolaček S et al (2018) ESPGHAN/ESPEN/ESPR guidelines on pediatric parenteral nutrition: Venous access. Clin Nutr 37(6 Pt B):2379–2391

Koletzko B, Goulet O, Hunt J, Krohn K, Shamir R, Parenteral Nutrition Guidelines Working Group et al (2005) Guidelines on Paediatric Parenteral Nutrition of the European Society of Paediatric Gastroenterology, Hepatology and Nutrition (ESPGHAN) and the European Society for Clinical Nutrition and Metabolism (ESPEN), supported by the European Society of Paediatric Research (ESPR). J Pediatr Gastroenterol Nutr 41(Suppl. 2):S1e87

Kötter I. (2022) Granulomatous diseases – Granuloma, the (un)known species? A brief introduction. In Zeitschrift fur Rheumatologie (Vol. 81, 7, pp. 531–534). Springer Medizin. https://doi.org/10.1007/s00393-022-01251-z

Kromer-Hauschild K et al (2001) Monatsschr Kinderheilkd

Lamprecht G, Pape UF, Witte M, Pascher A und das DGEM-Steering Committee (2014) S3-Leitlinie der Deutschen Gesellschaft für Ernährungsmedizin e.V. in Zusammenarbeit mit der AKE, der GESKES und der DGVS Klinische Ernährung in der Gastroenterologie (Teil 3) – Chronisches Darmversagen. Aktuel Ernahrungsmed 39(2):e57–e71.

Laidlaw SA, Kopple JD (1987) Newer concepts of the indispensable amino acids. Am J Clin Nutr 46:593–605

Machado JDC, Suen VMM, de Castro FJF, Marchini JS (2009) Biofilms, infection, and parenteral nutrition therapy. J Parenter Enteral Nutr 33(4):397–403. https://doi.org/10.1177/0148607108327526

Miller J, Dalton MK, Duggan C, Lam S, Iglesias J, Jaksic T, Gura KM (2014) Going with the flow or swimming against the tide: should children with central venous catheters swim? Nutr Clin Pract 29(1):97–109. https://doi.org/10.1177/0884533613515931

Mihatsch W et al (2018) ESPGHAN/ESPEN/ESPR/CSPEN guidelines on pediatric parenteral nutrition: calcium, phosphorus and magnesium. Clin Nutr 37(6 Pt B):2360–2365

Mutalib M, Evans V, Hughes A, Hill S (2015) Aseptic non-touch technique and catheter-related bloodstream infection in children receiving parenteral nutrition at home. United European Gastroenterol J 3(4):393–398. https://doi.org/10.1177/2050640615576444

Nader EA, Lambe C, Talbotec C, Pigneur B, Lacaille F, Garnier-Lenglin H, Petit LM, Poisson C, Rocha A, Corriol O, Aigrain Y, Chardot C, Ruemmele FM, Colomb-Jung V, Goulet O (2016) Outcome of home parenteral nutrition in 251 children over a 14-y period: Report of a single center. American Journal of Clinical Nutrition 103(5):1327–1336. https://doi.org/10.3945/ajcn.115.121756

Nandivada P, Baker MA, Mitchell PD, O'Loughlin AA, Potemkin AK, Anez-Bustillos L, Carlson SJ, Dao DT, Fell GL, Gura KM et al (2016) Predictors of failure of fish-oil therapy for intestinal failure-associated liver disease in children. Am J Clin Nutr 104:663–670

Neelis E, de Koning B, van Winckel M, Tabbers M, Hill S, Hulst J, Widen H (2018) Variation in organisation and clinical practice of paediatric intestinal failure teams: an international survey. Clin Nutr 37:2271–2279

Norman JL, Crill CM (2011) Optimizing the transition to home parenteral nutrition in pediatric patients. Nutr Clin Pract 26(3):273–285. https://doi.org/10.1177/0884533611405797

O'Grady NP, Alexander M, Burns LA, Dellinger EP, Garland J, Heard SO, Lipsett PA, Masur H, Mermel LA, Pearson ML, Raad II, Randolph AG, Rupp ME, Saint S, Healthcare Infection Control Practices Advisory Committee (HICPAC) (2011) Guidelines for the prevention of intravascular catheter-related infections. Clin Infect Dis 52(9). https://doi.org/10.1093/cid/cir257

Puntis JWL-gJWL, et al (2018) ESPGHAN/ESPEN/ESPR guidelines on pediatric parenteral nutrition: organisational aspects, Clin Nutr 18pii:S0261–5614(18)31172-5.

Pironi L et al (2023) ESPEN practical guideline: Home parenteral nutrition. Clinical Nutrition 42(3): 411–430

Pironi L, Goulet O, Buchman A, Messing B, Gabe S, Candusso M et al (2012) Home Artificial Nutrition and Chronic Intestinal Failure Working Group of ESPEN. Outcome on home parenteral nutrition for benign intestinal failure: a review of the literature and benchmarking with the European prospective survey of ESPEN. Clin Nutr 31(6):831e45

Preissig CM, Rigby MR (2009) Hyperglycaemia results from beta-cell dysfunction in critically ill children with respiratory and cardiovascular failure: a prospective observational study. Crit Care 13:R27. [CrossRef]

Pittiruti M, Hamilton H, Biffi R, MacFie J, Pertkiewicz M (2009) ESPEN guidelines on parenteral nutrition: central Venous Catheters (access, care, diagnosis, and therapy of complications). Clin Nutr 28(4):365–377. https://doi.org/10.1016/j.clnu.2009.03.015

Salas JS, Dozio E, Goulet OJ, Marti-Henneberg C, Moukarzel E, Ricour C (1991) Energy expenditure and substrate utilization in the course of renutrition of malnourished children. J Parenter Enteral Nutr 15:288–293

Simon A, Trautmann M (2008) Nadelfreie Konnektionsventile und Blutstrominfektionen – Kommentar aus klinischer Sicht. Needleless connection valves – commentary from a clinical perspective. Dtsch Med Wochenschr 133:206–208

Sieverding L, Michel J, Urla C, Sturm E, Winkler F, Hofbeck M, Fuchs J, Hilberath J, Warmann S (2022) Spectrum of interventional procedures during hybrid central line placement in pediatric intestinal rehabilitation patients with end-stage vascular access. Front Nutr 9. https://doi.org/10.3389/fnut.2022.863063

Sonneville K, Duggan C (2013) Manual of pediatric nutrition. People's Medical Publishing House – USA, Ltd.,

Stellungnahme (2022) der Arbeitsgruppe Chronisches Darmversagen der Gesellschaft für pädiatrische Gastroenterologie und Ernährung (GPGE e. V.). Stellungnahme der AG Chronisches Darmversagen zu Taurolidin-haltigen Katheterblock-Lösungen zur Prävention katheterassoziierter Infektionen bei Kindern mit chronischem Darmversagen und langzeitiger parenteraler Ernährung. Bonn: GPGE

Vasel-Biergans A (2018) Wundauflagen, Bd 14. Wissenschaftliche Verlagsgesellschaft, Stuttgart

Vinton NE, Laidlaw SA, Ament ME, Kopple JD (1987) Taurine concentrations in plasma, blood cells, and urine of children undergoing long-term total parenteral nutrition. Pediatr Res 21:399–403. [CrossRef]

von Stebut E (2017) Was ist ein Granulom? Hautarzt 68(7):520–525). Springer. https://doi.org/10.1007/s00105-017-4000-x

Walker W, Warkins J, Duggan C (2003) Nutrition in pediatrics. Basic science and clinical applications. BC Decker, Hamilton

Witkowski MC, de Silveira RS, Durant DM, de Carvalho AC, DLA N, Anton MC, Marques MF, Zarth SM, Issi HB, HAS G (2019) Training of children's and adolescents' family members in home parenteral nutrition care Tt Capacitação Dos Familiares De Crianças E Adolescentes Para Os Cuidados Com Nutrição Parenteral Domiciliar. Revista Paulista de Pediatria 37(3):305–311. https://doi.org/10.1590/1984-0462/;2019;37;3;00002

Wendel D, Mezoff EA, Raghu VK, Kinberg S, Soden J, Avitzur Y, Rudolph JA, Gniadek M, Cohran VC, Venick RS, Cole CR (2020) Management of central venous access in children with intestinal failure. A Position Paper from the NASPGHAN Intestinal Rehabilitation Special Interest Group. J Pediatr Gastroenterol Nutr. https://doi.org/10.1097/MPG.0000000000003036

Wong T, Clifford V, McCallum Z, Shalley H, Peterkin M, Paxton G, Bines JE (2012) Central venous catheter thrombosis associated with 70% ethanol locks in pediatric intestinal failure patients on home parenteral nutrition: a case series. J Parenter Enteral Nutr 36(3):358–360. https://doi.org/10.1177/0148607111414713

Chancen des Casemanagements – Interdisziplinäre Versorgungen

6

Antje Paul

6.1 Einleitung

Die Betreuung von Patienten mit Chronischem Darmversagen (CDV) und Kurzdarmsyndrom (KD) erfordert ein zielgerichtetes und strukturiertes Case Management. Diese komplexen Krankheitsbilder erfordern nicht nur ein tiefgehendes medizinisches Verständnis, sondern auch eine eng abgestimmte Zusammenarbeit zwischen verschiedenen Fachdisziplinen, um den umfassenden Bedürfnissen der Patienten gerecht zu werden.

Das Ziel des Case Managements besteht darin, die Lebensqualität der Patienten zu verbessern, ihre Autonomie zu fördern und gleichzeitig eine optimale medizinische Versorgung zu gewährleisten. Dies geschieht durch eine individuelle, ganzheitliche Betreuung, die sich auf eine strukturierte Fallkoordination und einen bedarfsgerechten Einsatz von Ressourcen stützt. Insbesondere bei CDV/KD-Patienten ist es unerlässlich, die verschiedenen Versorgungsstrukturen effizient miteinander zu vernetzen, um die hohen Anforderungen an der medizinischen Ernährungstherapie, Betreuung und psychosoziale Unterstützung zu erfüllen.

Der Case Management-Prozess kann sowohl bei Erwachsenen als auch bei Kindern und Jugendlichen angewandt werden. Aufgrund der unterschiedlichen Bedürfnisse dieser Altersgruppen erfordert der Prozess jedoch differenzierte Herangehensweisen. Während bei Erwachsenen häufig die Bewältigung von chronischen Begleiterkrankungen im Vordergrund steht, liegt bei Kindern und Jugendlichen der Fokus vermehrt auf der Entwicklung und der Anpassung an den Alltag mit der Erkrankung. Beide Gruppen profitieren gleichermaßen von einer engmaschigen Begleitung durch interdisziplinäre Fachkräfte.

A. Paul (✉)
Berlin, Deutschland

© Der/die Autor(en), exklusiv lizenziert an Springer-Verlag GmbH, DE, ein Teil von Springer Nature 2025
T. Jannasch, M. Brandstätter (Hrsg.), *Therapiemanual Kurzdarmsyndrom und Chronisches Darmversagen*, https://doi.org/10.1007/978-3-662-70710-4_6

6.2   Begrifflichkeit

Im **Case Management** lassen sich zwei zentrale Ansätze unterscheiden: das **Fallmanagement** und das **Systemmanagement**. Diese Konzepte greifen in der Praxis oft ineinander, um eine umfassende Versorgung sicherzustellen.

Fallmanagement bezieht sich auf die direkte Unterstützungsarbeit für einzelne Patienten. Es umfasst die gezielte Begleitung und Steuerung des individuellen Hilfeprozesses, um die Versorgung und das persönliche Netzwerk der betroffenen Person effektiv und effizient zu optimieren. Ziel des Fallmanagements ist es, Patienten durch den komplexen Versorgungsprozess zu führen, Ressourcen zugänglich zu machen und die Qualität der Betreuung zu verbessern.

Systemmanagement hingegen fokussiert sich auf das übergeordnete Versorgungsnetzwerk. Hierbei geht es darum, Makro-Netzwerke zu nutzen, zu erweitern und zu initiieren, um ein nachhaltiges und strukturiertes Versorgungsmanagement auf regionaler oder überregionaler Ebene sicherzustellen. Durch das gezielte Zusammenführen verschiedener Leistungserbringer und Akteure im Gesundheitswesen wird die Effizienz und Qualität der Versorgung auf einer systemischen Ebene gesteigert (Löcherbach et al. 2002; Kleve et al. 2008).

In der praktischen Anwendung des Case Managements fließen diese beiden Aspekte nahtlos ineinander. Der Erfolg einer optimalen Patientenbetreuung erfordert sowohl die direkte Unterstützung der Einzelperson als auch die Integration in ein breiteres Versorgungsnetzwerk, das Ressourcen effizient miteinander verbindet.

6.3   Indikationskriterien

Das Case Management wird dann angewendet, wenn verschiedene Versorgungssysteme und professionelle Akteure beteiligt sind, die in ihrer Funktionsweise differieren und auf die komplexen Bedürfnisse von Patienten mit besonderem Unterstützungsbedarf abgestimmt werden müssen. Es dient dazu, die Versorgung dieser Personen zu koordinieren und zu optimieren, insbesondere bei komplexen Hilfesituationen.

Auf der Einzelfallebene ist das Case Management indiziert, wenn folgende Kriterien erfüllt sind:

1. **Komplexe Bedarfslage:** Es liegen mehrere interagierende Faktoren vor, die eine umfassende und koordinierte Versorgung erfordern.
2. **Beteiligung mehrerer Leistungsanbieter:** Unterschiedliche Akteure und Leistungserbringer müssen im Einzelfall aufeinander abgestimmt werden, um eine integrierte Versorgung sicherzustellen.
3. **Nicht-Einhalten von Regelversorgungspfaden:** Der Patient profitiert nicht ausreichend von den standardisierten Versorgungswegen, sodass individuelle Lösungen notwendig sind.

4. **Fehlende eigene Ressourcen:** Die betroffene Person verfügt nicht über die erforderlichen Ressourcen, um den Hilfebedarf eigenständig zu decken, sodass professionelle Unterstützung notwendig wird.
5. **Einwilligung der betroffenen Person:** Eine zentrale Voraussetzung ist die Einwilligung der Person mit Unterstützungsbedarf zur Teilnahme am Case Management. Dies kann auch eine schrittweise Entwicklung des Einverständnisses im Verlauf der Betreuung sein.

6.4 Rechte und Pflichten

Damit das Case Management optimal funktioniert, sind klare Regelungen bezüglich der **Rechte** und **Pflichten** aller Beteiligten von zentraler Bedeutung. Diese lassen sich in **vertragliche und gesetzliche Rechte** unterteilen, die sowohl für den Case Manager als auch für die Person mit Unterstützungsbedarf bindend sind.

Die gesetzlichen Rechte sind im Grundgesetz verankert und in der Pflege-Charta in acht Artikeln festgehalten:

- **Artikel 1:** Selbstbestimmung und Hilfe zur Selbsthilfe
- **Artikel 2:** Körperliche und seelische Unversehrtheit, Freiheit und Sicherheit
- **Artikel 3:** Privatheit
- **Artikel 4:** Pflege, Betreuung und Behandlung
- **Artikel 5:** Information, Beratung und Aufklärung
- **Artikel 7:** Religion, Kultur und Weltanschauung
- **Artikel 8:** Palliative Begleitung, Sterben und Tod

6.4.1 Pflichten der Person mit Unterstützungsbedarf

1. **Aktive Beteiligung:** Die Person soll sich aktiv in den Case-Management-Prozess einbringen, da der Erfolg des Prozesses maßgeblich von ihrer Mitwirkung abhängt.
2. **Prozessgestaltung:** Der Prozess lebt von der kontinuierlichen Kommunikation und Rückmeldung seitens der Person.
3. **Information über Veränderungen:** Bei Veränderungen der eigenen Situation sollte die Person den Case Manager umgehend informieren und neu entstandene Ressourcen mitteilen.

6.4.2 Pflichten des Case Managers

1. **Datenschutz:** Ein sensibler Umgang mit den personenbezogenen Daten des Patienten muss gewährleistet sein.

2. **Verständliche Kommunikation:** Der Case Manager ist verpflichtet, die nächsten Schritte in einer für den Patienten verständlichen Sprache zu erklären.
3. **Einbeziehung in Entscheidungen:** Der Patient sollte aktiv in die Entscheidungsfindung eingebunden werden.
4. **Umgang mit Unsicherheiten:** Der Case Manager muss auf Unsicherheiten und Ängste der Patienten eingehen und entsprechende Unterstützung bieten.
5. **Risikokommunikation und Motivation:** Der Case Manager sollte auf potenzielle Risiken hinweisen, lösungsorientiert arbeiten und den Patienten motivieren.

Wenn der Erfolg des Case-Management-Prozesses gefährdet ist, kann der Prozess jederzeit abgebrochen werden. Eine erfolgreiche Zusammenarbeit setzt dabei Loyalität und Engagement von beiden Seiten voraus.

6.4.3   Rechte der Person mit Unterstützungsbedarf

1. **Mitsprache:** Die Person hat das Recht, bei der Auswahl von Versorgungs- und Hilfsangeboten mitzusprechen.
2. **Entbindung von der Schweigepflicht:** Der Patient kann den Case Manager von der Schweigepflicht entbinden, damit dieser in vollem Umfang tätig werden kann.
3. **Teilnahme an Fallbesprechungen:** Die Person hat das Recht, an Fallbesprechungen teilzunehmen, die sie betreffen.

6.4.4   Rechte des Case Managers

1. **Zugang zu relevanten Informationen:** Der Case Manager hat das Recht, alle für den Prozess relevanten Dokumente und Informationen von den beteiligten Institutionen einzuholen und diese bei Bedarf an Netzwerkpartner weiterzuleiten. Es ist wichtig, dass alle Beteiligten stets auf dem aktuellen Stand sind.
2. **Kommunikation im Namen des Patienten:** Der Case Manager kann im Rahmen der vereinbarten Aufgaben als Anwalt des Patienten agieren und mit Institutionen und Leistungserbringern kommunizieren.

6.5   Handlungsebenen

6.5.1   Prozessabschnitte der individuellen Fallsteuerung

Das Case Management folgt einem standardisierten Prozess, der in mehrere Phasen unterteilt ist (Abb. 6.1):

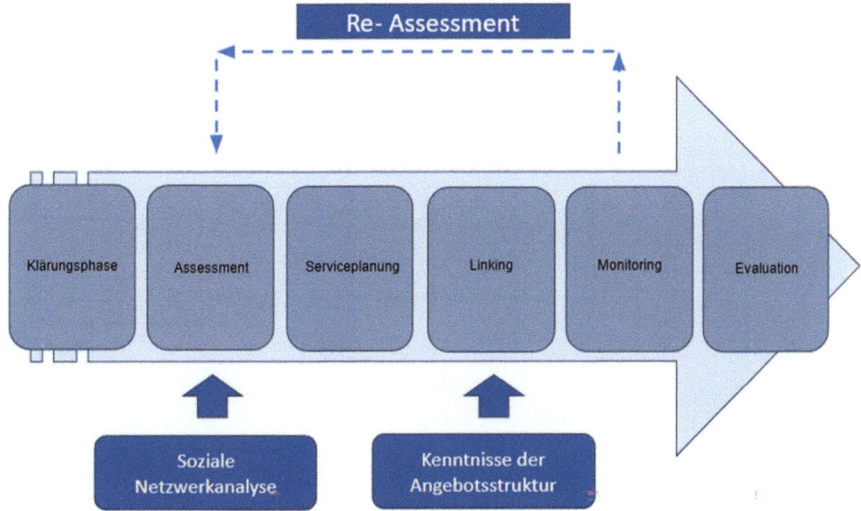

Abb. 6.1   Prozessabschnitte der individuellen Fallsteuerung

Phase 1: Klärungsphase
Diese Phase wird in drei Teilschritte gegliedert:

1. **Access:** Dieser Schritt beschreibt den Zugang zum Case Management, der durch den Erstkontakt mit dem Patienten erfolgt. Der Kontakt kann telefonisch, per E-Mail oder persönlich stattfinden und kann auch durch Dritte, wie z. B. einen Case Manager aus einer Klinik, initiiert werden.
2. **Case Finding:** In einem ersten Gespräch werden festgelegte Kriterien erfasst, wie z. B. das Vorliegen einer komplexen Bedarfslage (Screening). Auf Basis dieser Informationen wird entschieden, ob die Person mit Unterstützungsbedarf für das Case Management infrage kommt.
3. **Intaking:** In diesem Schritt wird entschieden, wann und ob das Case Management beginnt. Gemeinsam mit dem Patienten wird die weitere Vorgehensweise besprochen. Zudem werden die Einverständniserklärung und die Datenschutzerklärung unterzeichnet.

Phase 2: Assessment
In der Assessment-Phase wird der Ist-Zustand der Person systematisch und ganzheitlich analysiert. Gemeinsam mit dem Patienten/Klienten werden in einem Beratungsgespräch Informationen gesammelt, bewertet und dokumentiert. Dabei wird auf verschiedene Lebensbereiche eingegangen (Abb. 6.2), wie z. B.:

- Aktuelle Wohn- und Lebenssituation (z. B. Alleinlebend oder in Partnerschaft)
- Beschäftigungssituation (z. B. berufstätig, im Krankenstand oder bereits berentet)

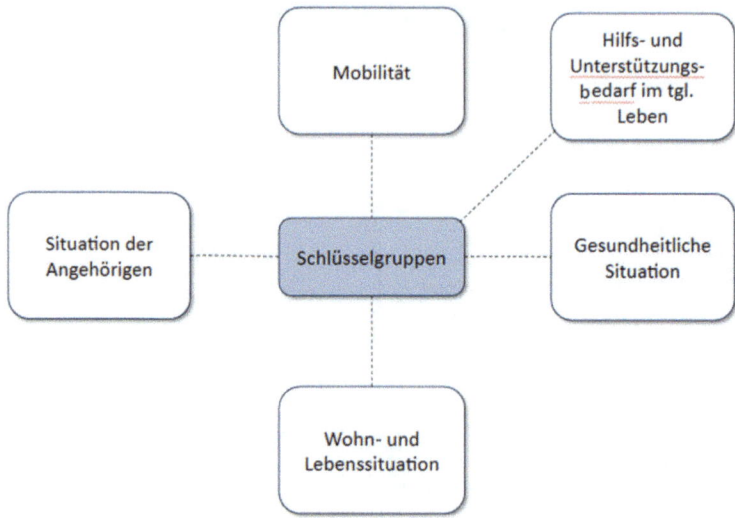

Abb. 6.2 Assessment-Phase. (Modifiziert nach Richtlinien des GKV-Spitzenverbandes zur einheitlichen Durchführung der Pflegeberatung nach § 7aSGB IX vom 07. Mail 2018)

- Soziale Kontakte und Unterstützung durch Angehörige
- Ärztliche und pflegerische Betreuung im Umfeld
- Herausforderungen durch die krankheitsbedingte Situation im häuslichen Umfeld

Die Erwartungen und Wünsche des Patienten sowie seines sozialen Umfelds werden erfragt und dokumentiert. Das Ziel dieser Phase ist die Klärung der Bedarfe, Bedürfnisse, Ressourcen und Probleme. Diese Informationen bilden die Grundlage für die Zielformulierung und die Erstellung des Service- bzw. Hilfeplans.

Zur Unterstützung des Assessments können verschiedene Instrumente und Methoden eingesetzt werden, wie z. B. vorbereitete Fragebögen, Leitfäden, Moderations- und Gesprächsführungstechniken sowie Netzwerkkarten, die den Beziehungszusammenhang des Patienten visuell darstellen (Abb. 6.3). Die Dauer des Assessments richtet sich nach der Komplexität der Problemlage und dem individuellen Unterstützungsbedarf der Person. Es wird in der Regel zu Beginn des Prozesses durchgeführt, kann jedoch im Verlauf nach einem Monitoring als Re-Assessment wiederholt werden.

Phase 3: Service-/Hilfeplanung
Die Serviceplanung führt zur Erstellung eines Serviceplans, der als verbindlicher Vertrag zwischen Case Manager und Patient dient. Dieser schriftliche Plan dokumentiert die vereinbarten Maßnahmen und Leistungen und ist die Grundlage für die Umsetzung der Hilfsangebote (Der ICN-Ethikkodex für Pflegefachpersonen 2021).

Die Planung erfolgt im Anschluss des Assessment und stellt eine Verbindlichkeit zwischen Klienten und Case Manager da, die von beiden Akteuren unterschrieben wird.

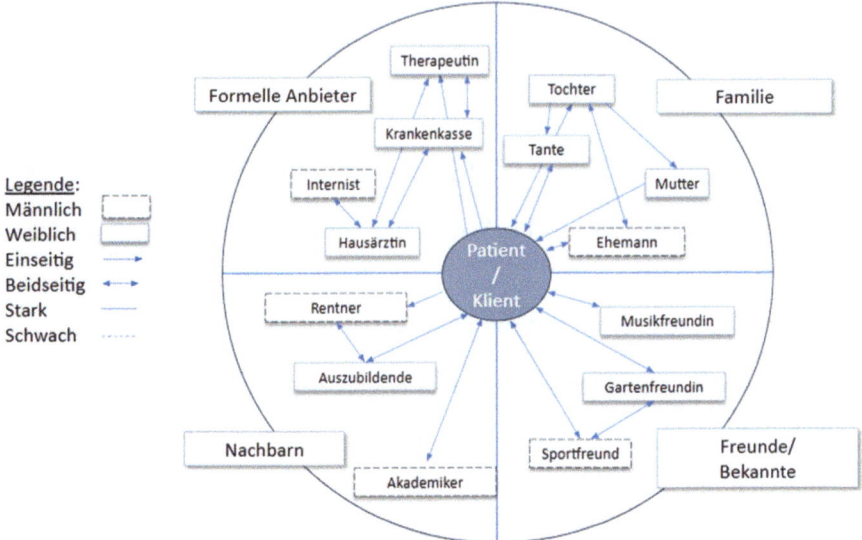

Abb. 6.3   Netzwerkkarte

Der Plan sollte ein übergeordnetes, langfristiges Ziel definieren, das nach Abschluss des Case Managements erreicht werden soll. Zusätzlich werden mittel- und kurzfristige Ziele festgelegt, die nach dem **SMART-Modell** formuliert werden:

- **Spezifisch:** Die Ziele sollten konkret und präzise formuliert sein und auf bestimmte Handlungen oder Verhaltensweisen abzielen, die beobachtbar und überprüfbar sind.
- **Messbar:** Ziele und Teilziele müssen messbar sein. Es sollten Indikatoren festgelegt werden, anhand derer der Patient und der Case Manager den Fortschritt und die Zielerreichung bewerten können.
- **Akzeptabel:** Die Zielformulierung sollte von beiden Seiten akzeptiert werden. Es muss ein Konsens zwischen Patienten und Case Manager über die Ziele und deren Erreichung bestehen.
- **Realistisch:** Die Ziele sollten realistisch und angemessen sein, basierend auf den Fähigkeiten und Möglichkeiten des Patienten, ohne zu überfordern.
- **Terminiert:** Die Erreichung der Ziele sollte zeitlich klar definiert sein. Es muss ein konkreter Zeitpunkt festgelegt werden, bis zu dem das Ziel oder Teilziel erreicht werden soll.

Neben den Zielen werden im Serviceplan auch die Maßnahmen und Leistungen beschrieben, die zur Zielerreichung notwendig sind. Ebenso wird festgehalten, wer für die Durchführung der Maßnahmen verantwortlich ist und wer die Kosten trägt. Eine zeitliche Planung zur Zielerreichung wird ebenfalls festgelegt. Dabei ist es wichtig, die Ziele positiv und motivierend zu formulieren.

Der Serviceplan wird mindestens einmal erstellt, kann jedoch, ähnlich wie das Assessment, nach dem Monitoring angepasst und reformuliert werden, was in den meisten Fällen auch erfolgt.

Phase 4: Linking
Einer der wichtigsten Phasen des Case-Management-Prozesses, um die definierten Ziele zu erreichen.
Linking ist ein Prozess, der die Vermittlung von Personen mit Unterstützungsbedarf an passende, formelle und informelle Angebote umfasst. Dazu gehören:

- **Ermittlung geeigneter Leistungsanbieter:** Identifikation von ökonomisch vertretbaren Angeboten.
- **Vorbereitung zur Kontaktaufnahme:** Gegebenenfalls Begleitung der Person zu den Angeboten.

Müssen mehrere Maßnahmen und Leistungen vermittelt werden, ist auch deren Vernetzung zu entwickeln. Die Fallsteuerung dient in dieser Phase dazu, die geplanten Angebote und Maßnahmen in den Case-Management-Prozess zu integrieren, sodass die erarbeiteten Ziele ohne große Reibungsverluste erreicht werden können (Der ICN-Ethikkodex für Pflegefachpersonen 2021).
Linking besteht aus vier Schritten, die in der Regel ineinander übergehen:

1. **Vorbereitung:**
   - Vor der Kontaktaufnahme zu den Akteuren muss ein Gespräch mit dem Klienten stattfinden. Dieser sollte dem Prozess offen und positiv gegenüberstehen.
   - Der Case Manager hat die Aufgabe, den richtigen Akteur für seinen Klienten zu finden, der mit dessen Erwartungen, Ängsten und Befürchtungen umgehen kann.
2. **Vermittlung:**
   - Hat der Case Manager in seinem Netzwerk einen passenden Leistungsanbieter gefunden, wird dieser über alle relevanten Daten informiert, um eine erfolgreiche Umsetzung der Maßnahmen und Leistungen zu gewährleisten.
3. **Anpassung:**
   - Falls im Laufe des Prozesses die angeforderte Qualität oder das Erreichen des Ziels gefährdet ist (z. B. durch nicht erbrachte oder mangelhafte Leistungen), hat der Case Manager die Aufgabe, die Bedingungen anzupassen, da die Erreichung des Ziels im Vordergrund steht.
4. **Fallbezogene Vernetzung:**
   - Sind mehrere Akteure parallel in den Fall involviert, müssen diese abgestimmt werden. Die Maßnahmen und Leistungsdurchführungen sollten in einer kooperativen Zusammenarbeit optimiert werden (Der ICN-Ethikkodex für Pflegefachpersonen 2021).

- Ein zentraler Aspekt ist die Transparenz und Kommunikation zwischen den Akteuren, um das Ziel gemeinsam mit dem Klienten erfolgreich zu erreichen. Geeignete Methoden können Fallbesprechungen, Kooperationsvereinbarungen, Netzwerkstammtische und die Falldokumentation sein.

Wichtig für den Erfolg des Linking ist, dass der Case Manager über ein gut ausgebautes Netzwerk verfügt, das kontinuierlich gepflegt und erweitert wird. Netzwerkkarten des Case Managers bieten einen Überblick über das aktuelle Netzwerk und dienen als Zugang für alle Case Manager im Unternehmen. Im Linking sind nicht alle Akteure gleichzeitig im Prozess involviert; sie werden je nach Bedarf und Situation aktiviert.

Phase 5: Monitoring
Das Monitoring umfasst die Fallbeobachtung und die Fallsteuerung.
Die Hauptaufgaben des Monitorings sind die Absicherung, Prüfung sowie kontinuierliche Bewertung der vermittelten und organisierten Unterstützungsangebote hinsichtlich der Zielerreichung. Im Falle von Abweichungen muss das Case Management auf der Fall- und/oder Angebotsebene aktiv werden und gegebenenfalls ein Re-Assessment durchführen.

Der Case Manager greift nicht direkt in die fachdienstliche Kompetenz der am Hilfeprozess beteiligten Professionen ein. Für ein wirksames Monitoring sind daher funktionierende Kontakte sowie verbindliche Absprachen und Vereinbarungen unerlässlich (Der ICN-Ethikkodex für Pflegefachpersonen 2021).
Ziele des Monitorings sind:

- **Maßnahmensteuerung:** Überprüfung, ob diese gemäß den Vereinbarungen im Hilfeplan durchgeführt werden.
- **Feedback des Klienten:** Wie fühlt sich der Klient in dieser Situation? Ist er noch motiviert oder denkt er daran, den Case Management Prozess abzubrechen?
- **Beziehung zu Netzwerkpartnern:** Diese kann durch telefonischen Austausch, Hospitationen oder Fallkonferenzen gefestigt werden.

Das Monitoring wird in der Regel vor Ort, z. B. bei einem Hausbesuch, durchgeführt. Alle im Serviceplan festgelegten Maßnahmen werden besprochen und hinterfragt. Der Klient gibt Feedback über den aktuellen Bearbeitungsstand und die Zusammenarbeit mit den Akteuren.

Anhand der Ergebnisse des Monitorings entscheidet der Case Manager, ob der Serviceplan angepasst werden muss (Re-Assessment). Das Monitoring findet in einem festgelegten Zeitraum statt, der schriftlich festgelegt und allen Akteuren mitgeteilt wird. Es endet erst mit dem Abschluss des Case Managements.

Phase 6: Evaluation
Die Evaluation kann sich auf alle Phasen des Case-Management-Prozesses beziehen.

Die abschließende Bewertung des Case-Management-Prozesses umfasst die Prüfung und zusammenfassende Beurteilung der Ergebnisse der im Verlauf des Case Managements erbrachten Leistungen sowie der beobachteten Veränderungen im Hilfebedarf der Person.

Die Evaluation besteht aus einer reflektierenden Zusammenfassung des gesamten Leistungsprozesses, in der die erreichten Zielsetzungen und -zustände festgehalten werden, sowie der Analyse von Bedingungen, die eine positive Zielerreichung möglicherweise verhindern.

Abschließend werden die in der Klärungsphase abgeschlossenen schriftlichen Bedingungen und Verträge beendet.

Obwohl das Case Management hier endet, kann die Betreuung des Klienten darüber hinaus fortgesetzt werden, beispielsweise durch telefonische Nachfragen zum aktuellen Ist-Zustand. Diese Gespräche können in regelmäßigen Abständen stattfinden, um dem Klienten zu zeigen, dass er auch außerhalb des Case-Management-Prozesses weiterhin Unterstützung erhält.

Im Zentrum des Case-Management-Prozesses steht der Patient und dessen Angehörigen.

Jeder Patient erhält die gleiche respektvolle Zuwendung und Förderung, unabhängig von Geschlecht, Alter, Nationalität, Glauben, Weltanschauung und Herkunft (Der ICN-Ethikkodex für Pflegefachpersonen 2021). Die Gewährleistung einer möglichst hohen Lebensqualität unter größtmöglicher Selbstbestimmung ist entscheidend, wobei die Privatsphäre und Lebenssituation des Patienten geachtet werden. Diese Patienten benötigen für den Erhalt oder die Wiederherstellung ihrer Lebensqualität:

- Bestmögliche Linderung körperlicher Symptome,
- Respektierung ihrer Würde,
- Psychosoziale Unterstützung,
- Angebote der spirituellen Begleitung bis zum Tod.

Die Rolle der Angehörigen ist ebenfalls wichtig und verdient Aufmerksamkeit. Sie leisten einen wesentlichen Beitrag zur Versorgung und Begleitung ihrer Angehörigen und benötigen Unterstützung in der Pflege und in sozialen Belangen. Durch Schulungen und Anleitungen werden sie zu Co-Therapeuten, um Sicherheit und Selbstständigkeit zu erlangen (Vollmer-Klitzing, J., Leitbild der Koordinationsstelle Kurzdarmsyndrom).

6.6   Fallbeispiel

Patient:
Herr L.

Krankheitsverlauf:

- **Bypass-Operation am Herzen mit komplikationsreichem Verlauf:** Notfall-Operation mit Dünndarmresektion und Anlage eines Dünndarmstomas nach Verletzung eines der zentralen Blutgefäße im Bauchraum.
- **Weiterer Verlauf:** Portanlage, parenterale Ernährung und Flüssigkeitstherapie, Anschlussheilbehandlung.

6.6.1 Der Case-Management-Prozess

1. Phase: Klärungsphase

Die Erstkontaktaufnahme erfolgte telefonisch über die Tochter des Patienten. Sie erklärte die aktuelle Situation des Vaters in der Rehaklinik, dass dieser nicht über den zentralvenösen Katheter ernährt wird, weiterhin stark an Gewicht verloren hat und an Fatigue leidet. Zudem fiel die Dünndarmstoma-Versorgung immer wieder vom Bauch ab, und die Haut um das Stoma war gerötet und schmerzhaft.

Es wurde ein Termin für einen Vor-Ort-Besuch in der Rehaklinik für den nächsten Tag mit der Tochter vereinbart. Zu diesem Termin erschienen die Ehefrau und Tochter von Herrn L., die sehr besorgt um seinen Gesundheitszustand waren. Im weiteren Verlauf des Gesprächs wurde die interdisziplinäre Arbeit und die damit verbundenen Aufgaben vorgestellt. Herr L. erfüllte alle Kriterien, um in den Case-Management-Prozess aufgenommen zu werden. Sowohl er als auch seine Angehörigen waren von dem Konzept überzeugt. Herr L. unterzeichnete die Einverständniserklärung sowie das Datenschutzformular.

2. Phase: Assessment/Linking

Das Assessment wurde beim ersten Hausbesuch, am Tag der Entlassung, durchgeführt und aufgrund der psychischen Situation auf zwei Tage aufgeteilt (Abb. 6.4).

Zusammenfassung der Informationssammlung

1. **Wohn- und Lebenssituation:**
   Der Patient lebt mit seiner Ehefrau in einer 3-Zimmer-Wohnung in der zweiten Etage; ein Fahrstuhl ist nicht vorhanden. Das Verhältnis zwischen den beiden ist herzlich. Sie haben zwei erwachsene Kinder, die sich sehr rührend um ihre Eltern kümmern.
2. **Situation der Angehörigen:**
   Beide Kinder wohnen nicht im Wohnort der Eltern, kommunizieren jedoch mehrmals täglich per Telefon und versuchen, einmal pro Woche vor Ort zu sein. Die Tochter möchte über weiterführende Maßnahmen informiert werden. Beide Kinder sind im Außendienst tätig.
3. **Gesundheitliche Situation:**
   Herr L. ist aufgrund seines High-Output-Stomas auf parenterale Ernährung angewiesen. Der zentrale Zugang erfolgt über ein Portkatheter-System. Aktuell

Netzwerk Hr. L

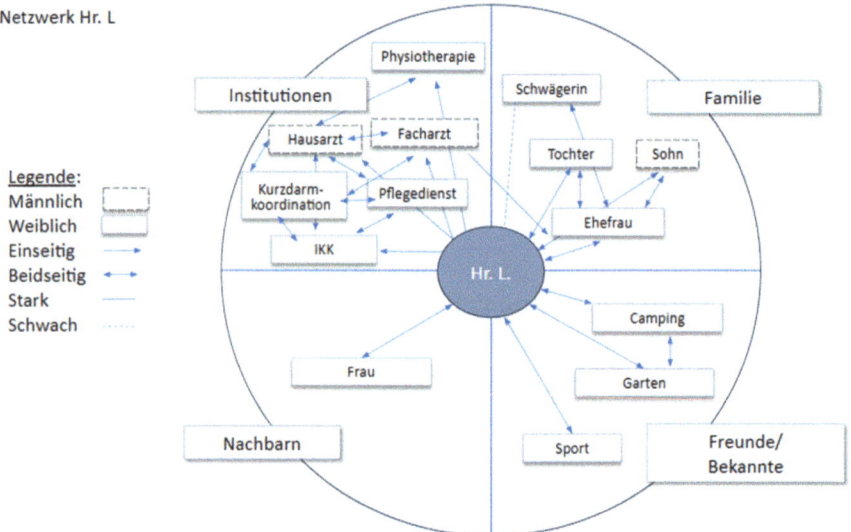

Abb. 6.4 Netzwerkkarte Herr L.

hat er hohe Flüssigkeits- und Elektrolytverluste über das Dünndarmstoma, etwa
3,5 l. Der Stuhlgang ist flüssig und gelblich. Makro- und Mikronährstoffe werden nicht über den restlichen Darm resorbiert; Nahrungsbestandteile sind im
Stuhl sichtbar. Die orale Nahrungsaufnahme gestaltet sich schwierig, da er mo-
mentan wenig Appetit hat. Er versucht, drei Mahlzeiten am Tag zu essen, und
seine Trinkmenge beträgt etwa 1000 ml. Herr L. äußert ein Durstgefühl und befindet sich in einer Mangelernährung, was durch eine bioelektrische Impedanz-
analyse (BIA) bestätigt wurde. Das Dünndarmstoma ist gerötet und der Patient
berichtet von einem Brennen an der Haut des Stomas. In dem Gespräch hatten
Herr und Frau L. mehrfach Tränen in den Augen; die Situation und die Be-
drohung durch den Tod müssen erst verarbeitet werden.
4. **Mobilität:**
    Herr L. ist in der Wohnung mit Unterstützung seiner Ehefrau mobil. Außer-
    halb der Wohnung ist er vorerst auf ein Hilfsmittel angewiesen.
5. **Hilfe- und Unterstützungsbedarf im Alltag:**
    Herr L. benötigt Unterstützung von einem Pflegedienst bei der Grundpflege,
    dem Wechsel der Dünndarmstoma-Versorgung sowie beim An- und Abschluss
    der parenteralen Ernährung. Im Verlauf ist eine Ernährungsberatung erforder-
    lich, um geeignete Lebensmittel auszuwählen, die der Darm in der aktuellen
    Phase resorbieren kann. Seine Mobilität ist stark eingeschränkt; in der Wohnung
    kann er sich mit Hilfe seiner Frau fortbewegen, während dies außerhalb der
    häuslichen Umgebung nur mit einem Hilfsmittel (Rollstuhl) möglich ist. Dies ist
    wichtig, um soziale Kontakte zu pflegen und wichtige Arzttermine wahrzu-
    nehmen. Zudem ist die Anbindung an einen Psychologen entscheidend, um den
    Krankheitsverlauf und dessen Folgen zu verarbeiten. Eine Anpassung des Pflege-

grades ist notwendig und ein Antrag auf Schwerbehinderung sollte gestellt werden. Auch die Anbindung an einen Stomatherapeuten ist erforderlich.

6. **Sonstiges:**
   Der Patient möchte wieder ein normales Leben führen, was sein größter Wunsch ist. Er wird in diesem Wunsch bestärkt, der Weg dorthin ist lang, aber möglich. Alle Akteure, die im Prozess involviert sind, werden versuchen, dazu beizutragen.

Zusammenfassung der Hauptziele, die erreicht werden sollen

1. **Lebensqualität und soziale Teilhabe:**
   Innerhalb von einem Jahr möchte ich wieder mehr Lebensqualität erfahren, an Gewicht zunehmen, fitter werden sowie Freunde treffen und aktiv am Leben teilnehmen.
2. **Akzeptanz und Verständnis der Erkrankung:**
   In den kommenden Monaten möchte ich meine Krankheit akzeptieren und verstehen, um besser mit ihr umgehen zu können.

Linking

Im Rahmen der Erstellung des Hilfeplans für Herrn L. werden alle relevanten Akteure benannt und in den Prozess eingebunden. Ein enges Verhältnis zu den Netzwerkpartnern wird aktiv gepflegt, da das Wohl des Patienten stets im Vordergrund steht. Die Kommunikation mit den beteiligten Partnern erfolgt regelmäßig über Telefonate und Hausbesuche, um Transparenz gegenüber den Patienten zu gewährleisten. Nur durch eine enge Zusammenarbeit kann das übergeordnete Ziel – die Verbesserung der Lebensqualität – erreicht werden.

Von zentraler Bedeutung ist die kontinuierliche Erweiterung des Netzwerks. Dazu gehören der Austausch und die Kooperation mit Selbsthilfegruppen, fachbezogenen Vereinen, spezialisierten Kliniken für Chronisches Darmversagen und Kurzdarmsyndrom, Kurzdarmsprechstunden, Homecare-Versorgern sowie der Pharmaindustrie.

Die Case Manager begleiten die Patienten zu Facharztterminen sowie in Studiensprechstunden, um neue Therapiemöglichkeiten schnellstmöglich umzusetzen oder bei Bedarf weitere Netzwerkpartner einzubeziehen. Sie schulen Pflegedienste im Umgang mit Patienten, die an Chronischem Darmversagen oder Kurzdarmsyndrom leiden, um ein besseres Verständnis der Erkrankung zu fördern. Darüber hinaus erfolgt eine kontinuierliche Kommunikation mit Kranken-, Pflege- und Rentenkassen sowie Apotheken, um den Case-Management-Prozess optimal zu unterstützen.

Monitoring

Das Monitoring bei Herrn L. wird bei jedem Hausbesuchstermin durchgeführt. Der Hilfeplan sowie das Assessment werden regelmäßig überprüft und dem Bedarf angepasst.

Evaluation

Das Abschlussgespräch mit Herrn L. fand nach zwei Jahren im Case-Management-Prozess statt. Kurz vor dem Gespräch wurde eine Operation durchgeführt, bei der

der Dünndarm wieder an den Dickdarm angeschlossen wurde. Dies brachte den großen Vorteil, dass der Darm seine Funktionen, insbesondere die Resorption von Makro- und Mikronährstoffen, wieder vollständig übernehmen konnte. Der zentralvenöse Zugang konnte dadurch entfernt werden.

Die Evaluation wurde im häuslichen Umfeld von Herrn L. durchgeführt, in Anwesenheit seiner Ehefrau und Tochter. Gemeinsam wurde der gesamte Case-Management-Prozess reflektiert, und die verschiedenen Phasen sowie die erreichten Ziele wurden besprochen. Es wurde festgestellt, dass alle Maßnahmen maßgeblich dazu beigetragen haben, das Hauptziel – eine Steigerung der Lebensqualität – zu erreichen. Herrn L. geht es heute sehr gut. Er hält sich weitgehend an die Ernährungsempfehlungen, gönnt sich jedoch gelegentlich Ausnahmen, mit denen er gut umzugehen weiß.

Die Mobilität ist noch nicht vollständig wiederhergestellt, aber kleine Fahrradtouren sind inzwischen wieder möglich, was allen Beteiligten ein Lächeln ins Gesicht zauberte. Auch die sozialen Kontakte haben sich wieder verstärkt – regelmäßige Treffen zum Kartenspielen oder gemeinsame Fahrradtouren gehören wieder zum Alltag. Die Stomaversorgung funktioniert sehr gut und der Therapeut muss nur noch bei Bedarf hinzugezogen werden. Fachärztliche Kontrolluntersuchungen finden einmal jährlich oder nach Bedarf statt.

Es wurde gemeinsam vereinbart, telefonisch in Kontakt zu bleiben und einmal jährlich einen Hausbesuch durchzuführen. Herr L. hat zudem jederzeit die Möglichkeit, sich bei Problemen direkt an den Case Manager zu wenden.

6.7   Fazit und Herausforderungen

Das Case Management stellt einen erheblichen Mehrwert im ambulanten medizinischen Bereich dar. Ein zentraler Vorteil besteht darin, dass verschiedene Akteure aktiv an dem Prozess teilnehmen, um das Hauptziel des Patienten zu erreichen.

Allerdings gibt es auch Nachteile: Der Case-Management-Prozess kann scheitern, wenn die erforderlichen Akteure nicht verfügbar sind, beispielsweise aufgrund von Fachkräftemangel oder wenn der vereinbarte Netzwerkvertrag nicht umgesetzt wird.

Die Herausforderungen im Case-Management-Prozess von Patienten mit Chronischem Darmversagen (CDV) und Kurzdarmsyndrom (KD) sind vielschichtig. Aktuell sind die täglich geleisteten Arbeiten am Patienten nicht mit den Krankenkassen abrechenbar, da eine entsprechende Vergütungsstruktur in Deutschland bislang nicht etabliert ist. Daher besteht das Ziel darin, in den kommenden Jahren mit den Krankenkassen zu handeln, das Projekt zu präsentieren und dessen Bekanntheit in der Öffentlichkeit zu steigern. Nur so können diese Leistungen anerkannt und finanziell vergütet werden.

Bereits heute stellt es einen bedeutenden Mehrwert für die Patienten dar, dass es unsere tägliche Aufgabe ist, ihre Lebensqualität zu steigern und die parenterale Ernährung auf ein Minimum zu reduzieren, soweit dies mit der Therapie vereinbar ist.

Jeder Tag, an dem die parenterale Ernährung nicht erforderlich ist, bedeutet einen gewonnenen Tag an Lebensqualität.

Literatur

Der ICN-Ethikkodex für Pflegefachpersonen (2021) International Council of Nurses. Genf
Kleve H, Haye B, Hampe-Grosser A, Müller M (2008) Systemisches Case Management: Falleinschätzung und Hilfeplanung in der Sozialen Arbeit. Carl-Auer Verlag GmbH, Heidelberg
Leitbild der Koordinationsstelle Kurzdarmsyndrom, Jutta Vollmer Klitzing
Löcherbach P, Klug W, Remmel-Faßbender R, Wendt W-R (2002) Case Management. Fall- und Systemsteuerung in Theorie und Praxis. Luchterhand, Neuwied

Zentren für Chronisches Darmversagen/ Kurzdarmsyndrom

Erwachsenenheilkunde (Auszug)

Universitätsklinikum Frankfurt/Main
Medizinische Klinik I, Gastroenterologie und Hepatologie, Pneumologie und Allergologie, Endokrinologie und Diabetologie sowie Ernährungsmedizin
60629 Frankfurt, Theodor-Stern Kai 7
Fr. Prof. Irina Blumenstein

Universitätsklinikum Aachen Viszeralchirurgie
Klinik für Allgemein-, Viszeral-, Kinder- und Transplantationschirurgie
52074 Aachen, Pauwelsstraße 30
Hr. Prof. Dr. Martin von Websky

Klinikverbund Südwest/Leonberg
Medizinische Klinik II – Gastroenterologie, Onkologie, Palliativmedizin, Allgemeine Innere Medizin
71229 Leonberg, Rutesheimer Straße 50
Klinik für Allgemein- und Viszeralchirurgie
Hr. Prof. Dr. Wolfgang Steurer

Universitätsmedizin Rostock
Zentrum für Innere Medizin, Medizinische Klinik II, Abt. Gastroenterologie und Endokrinologie
18057 Rostock, Ernst-Heydemann-Str. 6
Hr. Prof. Dr. Georg Lambrecht

Ludwig-Maximilians-Universität (LMU) München
Medizinische Klinik und Poliklinik II, Gastroenterologie
Interdisziplinäres Zentrum für Diätetik und Ernährungsmedizin (IZDE)
81377 München, Marchioninistraße 15
Fr. PD Dr. Helga Török

© Der/die Herausgeber bzw. der/die Autor(en), exklusiv lizenziert an Springer-Verlag GmbH, DE, ein Teil von Springer Nature 2025
T. Jannasch, M. Brandstätter (Hrsg.), *Therapiemanual Kurzdarmsyndrom und Chronisches Darmversagen*, https://doi.org/10.1007/978-3-662-70710-4

Charité – Universitätsmedizin Berlin, Campus Charité Mitte (CCM)
Medizinische Klinik mit Schwerpunkt Hepatologie und Gastroenterologie
   10117 Berlin, Charitéplatz 1
   Fr. Dr. Elisabeth Blüthner

Klinikum rechts der Isar, Technische Universität München (TUM)
Klinik und Poliklinik für Chirurgie
   81675 München, Ismaninger Straße 22
   Hr. Prof. Marc Martignoni

Universitätsklinikum Leipzig
Klinik und Poliklinik für Gastroenterologie und Onkologie
   4103 Leipzig, Liebigstraße 20
   Fr. Dr. Charlotte Ackmann

Universitätsklinikum Essen
Klinik für Gastroenterologie, Hepatologie und Transplantationsmedizin
   Klinik für Gastroenterologie und Hepatologie
   45147 Essen, Hufelandstraße 55
   Hr. PD Dr. Christoph Schramm

Sophien- und Hufeland-Klinikum Weimar
Klinik für Allgemein-, Viszeral- und Gefäßchirurgie
   99425 Weimar, Henry-van-de-Velde-Straße 2
   Hr. Prof. Dr. Henning Mothes

Universitätsklinikum Schleswig-Holstein, Campus Kiel
Klinik für Innere Medizin I mit den Schwerpunkten Gastroenterologie, Hepatologie, Pneumologie, internistische Intensivmedizin, Endokrinologie, Infektiologie, Rheumatologie, Ernährungs- und Altersmedizin
   24105 Kiel, Arnold-Heller-Straße 3
   Hr. Prof. Dr. Konrad Aden

Kinder- und Jugendheilkunde (Auszug)

Altonaer Kinderkrankenhaus gGmbH (AKK)
Interdisziplinäres Zentrum für Darm- und Ernährungsstörungen
   22763 Hamburg, Bleickenallee 38
   Hr. Dr. Gunter Burmester

Universitätsklinikum Schleswig-Holstein, Campus Lübeck
Klinik für Kinder- und Jugendmedizin
   Pädiatrische Gastroenterologie, Poliklinik, Kindernotaufnahme
   23562 Lübeck, Ratzeburger Allee 160
   Fr. Dr. Martina Kohl-Sobania

Universitätsklinikum Tübingen
Klinik für Kinderheilkunde und Jugendmedizin
  Zentrum für Chronisches Darmversagen und Intestinale Rehabilitation
  72076 Tübingen, Hoppe-Seyler-Str. 1
  Hr. Dr. Johannes Hilberath

Universitätsklinikum Leipzig
Universitätsklinik und Poliklinik für Kinder und Jugendliche
  Klinik und Polklinik für Kinder- und Jugendmedizin
  Pädiatrische Gastroenterologie und Hepatologie
  04103 Leipzig, Liebigstraße 20a, Haus 6
  Hr. Dr. Gunter Flemming

Universitätsklinikum Würzburg
Pädiatrische Gastroenterologie
  Universitäts-Kinderklinik Würzburg
  97080 Würzburg, Josef-Schneider-Straße 2
  Fr. Dr. Anke Dick

Universitätsklinikum Ulm
Klinik für Innere Medizin 1
  89075 Ulm, Eythstraße 24
  Hr. Dr. Jochen Klaus

Ludwig-Maximilians-Universität (LMU) Integriertes Sozialpädiatrisches Zentrum (iSPZ Hauner MCU)) im Dr. von Haunerschen Kinderspital
Zentrum für Entwicklung und komplex chronisch kranke Kinder, Teilstandort Haus Goethe, Lindwurmstr. 83, 80337 München
  80337 München, Lindwurmstraße 4
  Fr. Dr. Katrin Krohn

Justus-Liebig-Universitätsklinikum Gießen (UKGM)
Zentrum für Kinderheilkunde und Jugendmedizin
  Allgemeine Pädiatrie und Neonatologie, Kindergastroenterologie, -hepatologie und Ernährung
  Fachbereich 11 – Medizin
  35392 Gießen, Feulgenstr. 10–12
  Hr. Prof. Dr. de Laffolie

Charité – Universitätsmedizin Berlin, Campus Virchow-Klinikum (CVK)
Klinik für Pädiatrie mit Schwerpunkt Gastroenterologie, Nephrologie und Stoffwechselmedizin
  13353 Berlin, Augustenburger Platz 1
  Hr. Prof. Philip Bufler

Universitätsklinikum Erlangen, Kinderklinik
Pädiatrische Gastroenterologie, Hepatologie und Endoskopie
  Kinder- und Jugendklinik
  91054 Erlangen, Loschgestr. 15
  Hr. Prof. Dr. André Hörning
  Fr. Dr. Aline Rückel

Stichwortverzeichnis

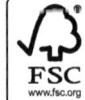